Monika Neubeck

Evidenzbasierte Selbstmedikation

Monika Neubeck

Evidenzbasierte Selbstmedikation

2015/2016

Monika Neubeck, Kaiserslautern

Deutscher Apotheker Verlag

Anschrift der Autorin

Dr. Monika Neubeck
Stelzenberger Weg 16
67661 Kaiserslautern

Bibliografische Information der Deutschen Nationalbibliothek
Die Deutsche Nationalbibliothek verzeichnet diese Publikation in der Deutschen Nationalbibliografie; detaillierte bibliografische Daten sind im Internet unter http://dnb.d-nb.de abrufbar.

2., überarbeitete und erweiterte Auflage 2015
ISBN 978-3-7692-6205-6 (Print)
ISBN 978-3-7692-6413-5 (E-Book, PDF)

Birkenwaldstraße 44, 70191 Stuttgart
www.deutscher-apotheker-verlag.de
Printed in Germany

Satz: abavo GmbH, Buchloe
Druck und Bindung: AZ Druck, Berlin
Umschlaggestaltung und -abbildung: deblik, Berlin

Vorwort

Als ich 2011 mit den ersten Recherchen zur 1. Auflage dieses Buches begann, wurde ich häufig mit fragenden Augen angesehen. „Worüber schreibst Du? Wie bitte? Was ist das denn?“. Auch sogenannten Studierten musste man damals in der Regel erklären, was „Evidenzbasierte Selbstmedikation“ bedeutet.

Heute hat sich das Blatt gewendet. Mittlerweile ist die Bedeutung der Evidenz bis zur Basis vorgedrungen. In den Apotheken kennt man neben QMS auch die evidenzbasierte Medizin oder Pharmazie. Allein die sehr guten Verkaufszahlen der 1. Auflage dieses Buches sprechen für sich. Aber auch die vielen Einladungen zu Vorträgen und Diskussionsrunden haben mir gezeigt, dass das Thema mit regem und kritischem Interesse verfolgt wird. Der Tenor ist einhellig: Im Bereich der Selbstmedikation besteht nach wie vor ein hoher Bedarf an qualitativ hochwertigen Studien. Und bei Weitem nicht nur in dieser Disziplin. Auch in anderen medizinischen Bereichen wie z.B. in der Kardiologie oder Neurologie sind für relevante Indikationen noch keine evidenzbasierten Therapieoptionen vorhanden.

Das gesetzte Ziel ist eindeutig: Der Kunde/Patient soll optimal versorgt werden, am besten mit Therapeutika, deren gute Wirksamkeit zweifelsfrei belegt ist. Selbst dem in erster Linie wirtschaftlich motivierten Apotheker muss daran gelegen sein, dass nicht nur gekauft wird, sondern langfristig Zufriedenheit herrscht. Durch gute Beratung und die Empfehlung tatsächlich wirksamer und verträglicher Präparate ist eine dauerhafte Kundenbindung möglich. Nur so kann man den Kunden davon abhalten, sich auf häufig zweifelhafte Ratschläge aus dem Internet zu verlassen. Die Chance des Apothekers und seiner Fachkräfte besteht darin, sich mit fundierter Fachkenntnis von der Gerüchteküche des „www“ oder der bunten Presse abzuheben. Die wenig reißerische aber ehrliche Auskunft, dass ein nur unter bestimmten Umständen wirksames Präparat die Heilung unterstützen kann, fördert das Vertrauen der Kunden sicher mehr als die Ankündigung einer 100%igen Genesung mit anschließender Enttäuschung.

Die Umsetzung dieses Gedankens ist für das immer stärker geforderte Apothekenteam nicht einfach. Es braucht ein sicheres Konzept, um den Kunden gut und verantwortungsvoll zu beraten, und solides Fachwissen, um dem möglichen Teilwissen des Gegenübers souverän begegnen zu können. Das Team benötigt aufbereitete Informationen, die nicht in der Hauptsache aus Werbung und firmengesponserten Fortbildungen gewonnen wurden, sondern aus qualitativ hochwertigen klinischen Studien.

In dem vorliegenden Buch wurden Therapiemöglichkeiten zu 39 typischen Indikationen der Selbstmedikation beleuchtet und bewertet. Zusätzlich wurden in der 2. Auflage die Indikationen Demenz, Depressionen sowie Prostata- und Wechseljahrsbeschwerden hinzugenommen. Mit wenig Aufwand kann man sich jeweils einen kurzen Überblick über das Krankheitsbild ins Gedächtnis zurückrufen und anhand der aufgezeigten Behandlungsalternativen, die unter Berücksichtigung evidenzbasierter Gesichtspunkte bewertet wurden, umfassend und mit gutem Gewissen beraten. Der Kunde fühlt sich gut aufgehoben und wird sicher gerne in die kompetente Apotheke zurückkommen.

An dieser Stelle möchte ich mich ganz herzlich für die sehr hilfreiche Unterstützung von Herrn Professor Dr. med Christian Steffen (Königswinter) bedanken. Er war bei dieser neuen Auflage des Buchs als Lektor tätig und hat mich mit seinem großen Fachwissen bei der Einschätzung der Substanzen beraten. Mein großer Dank gilt ebenso Frau Dr. Jutta Zwicker, die mir bereits beim Verfassen der 1. Auflage sehr hilfreich zur Seite stand und insbesondere für die Inhalte der neuen Kapitel der 2. Auflage entscheidende Impulse gab.

Kaiserslautern, im Herbst 2014 — Dr. Monika Neubeck

Inhaltsverzeichnis

Abkürzungsverzeichnis

5-HT	5-Hydroxytryptamin (Serotonin)
ACE	Angiotensin Converting Enzyme (Angiotensin-Konversionsenzym)
AkdÄ	Arzneimittelkommission der deutschen Ärzteschaft
BfArM	Bundesinstitut für Arzneimittel und Medizinprodukte
BMI	body mass index
BPH	benigne Prostatahyperplasie
cAMP	cyklisches Adenosinmonophosphat
CGRP	Calcitonin gene-related peptide (Calcitonin-Gen-assoziiertes Peptid)
CHIVA	Cure Conservatrice et Hémodynamique de l'Insuffisance Veineuse en Ambulatoire (ambulante, blutflusskorrigierende Behandlung von Krampfadern)
COX	Cyclooxygenase
COPD	chronic obstructive pulmonary disease (chronisch-obstruktive Lungenerkrankung)
CYP450	Cytochrom-P450
DEET	N,N-diethyl-m-toluamide (N,N-Diethyl-3-methylbenzamid)
DMARD	disease-modifying antirheumatic drug (krankheitsmodifizierendes Antirheumatikum)
EKG	Elektrokardiogramm
ETEC	Enterotoxin-bildende Escherichia coli-Stämme
FSME	Frühsommer-Meningoenzephalitis
GABA	gamma-aminobutyric acid (Gamma-Amino-Buttersäure)
HBV	Hepatitis-B-Virus
HCV	Hepatitis-C-Virus
HIS	International Headache Society (Internationale Kopfschmerzgesellschaft)
HIV	humanes Immundefizienz-Virus (human immunodeficiency virus)
HPV	humane Papillomaviren
ICAM-1	intercellular adhesion molecule 1 (Interzelluläres Adhäsionsmolekül-1)
IgE	Immunglobulin E
IPSS	internationaler Prostata-Symptom-Score
KG	Körpergewicht
LGI	low glycemic index (niedriger glykämischer Index)
MRSA	Methicillin-resistenter Staphylococcus aureus
NMDA	N-Methyl-D-Aspartat
NSAID	non-steroidal anti-inflammatory drug (nichtsteroidales Antirheumatikum)
ORS	oral rehydration solution (orale Rehydratisierungslösung)
PAF	platelet-activating factor (plättchenaktivierender Faktor)
PBO	Piperonylbutoxid
PDGF	platelet-derived growth factor (thrombozytärer Wachstumsfaktor)
PPI	Protonenpumpeninhibitor
PSA	prostataspezifisches Antigen
RCT	randomized controlled trial (randomisierte kontrollierte Studie)
SSRI	selective serotonin reuptake inhibitor (Serotonin-Wiederaufnahmehemmer)
TENS	transkutane elektrische Nervenstimulation
TIA	transitorische ischaemische Attacke
TNFα	tumor necrosis factor α (Tumornekrosefaktor α)
WHO	World Health Organization (Weltgesundheitsorganisation)
ZNS	Zentralnervensystem
β-hCG	humanes Choriongonadotropin β

1 Einführung

In der modernen Medizin stehen höhere Ansprüche an die Behandlungsqualität einem immer größer werdenden Feld von Behandlungsmöglichkeiten gegenüber. Für den Therapieverantwortlichen wird es immer komplizierter, zeitnah wirksame und für den individuellen Patienten geeignete therapeutische Möglichkeiten zu identifizieren.

Die „Evidenzbasierte Medizin" spielt mittlerweile in der Medizin eine wichtige Rolle. Dieser Bereich legt besonderen Wert auf empirische wissenschaftliche Erkenntnisse zur Wirksamkeit und Sicherheit von therapeutischen Möglichkeiten (▸ Anhang).

Nicht nur in der Medizin, auch in der Pharmazie erlangen evidenzbasierte Empfehlungen immer größere Bedeutung. In der Apotheke hat man im hektischen Alltag jedoch selten Zeit, sich zuverlässige Informationen über ein bestimmtes Thema aus der Primär- oder Sekundärliteratur herauszusuchen. Zudem fehlt es verständlicherweise häufig an Übung, verfügbare klinische Studien hinsichtlich ihrer Aussagekraft und Qualität einzuschätzen. Daher ist es in der Apothekenpraxis hilfreich, auf aufgearbeitete Informationen zurückgreifen zu können.

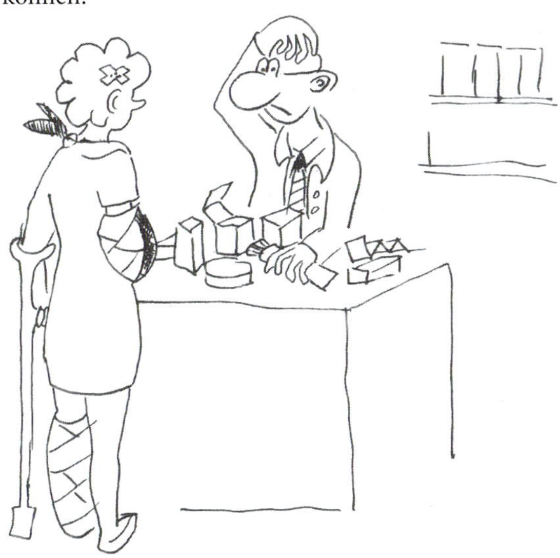

Abb. 1.1 Wie soll man bei dieser Auswahl die richtige Entscheidung treffen?

Ziel dieses Buches ist es, verschiedene Therapieansätze im Bereich der Selbstmedikation genau zu beleuchten, und Sie als Apotheker oder Apothekenfachkraft bei der Beratung zu einer „rationalen Selbstmedikation“ zu unterstützen. Dabei wird neben der Darstellung der wesentlichen pharmakologischen Eigenschaften eines Wirkstoffs und wichtiger Hinweise, z. B. zum Einsatz bei bestimmten Patientengruppen, ein besonderes Augenmerk auf aktuelle wissenschaftliche Erkenntnisse zum Wirksamkeitsnachweis gelegt. Wie gut ist die Datenlage zu den verschiedenen Arzneistoffen? Ist die Wirksamkeit belegt? Wie kann man die Nutzen-Risiko-Relation des Wirkstoffs einschätzen? Um diese Fragen beantworten zu können, wurden zur Bewertung der einzelnen Arzneistoffe verschiedene Studienergebnisse, Meta-Analysen, Übersichtsartikel sowie nationale und internationale Leitlinien herangezogen. Einzelne RTCs wurden unterstützend eingebunden oder bei häufig angewendeten Substanzen und Präparaten hinzugezogen, die trotz ihrer starken Verbreitung nicht in größeren Übersichtsartikeln eingebunden waren. Dabei war es erstaunlich, dass verschiedene Gebiete der Selbstmedikation bereits sehr gut untersucht sind, zu anderen Indikationen jedoch kaum Informationen vorliegen. Gelegentlich traf man bei einem Thema trotz Befragung etablierter Quellen auf abweichende oder sogar gegensätzliche Aussagen. Hier wurden die einzelnen Quellen besonders sorgfältig gegeneinander abgewogen, um letztlich eine nach bestem Wissen und Gewissen vertretbare Bewertung geben zu können.

Eine evidenzbasierte Aussage für Kombinationspräparate ist noch schwieriger zu erreichen, als für einzelne Substanzen. Eine fundierte Beurteilung setzt voraus, dass jede enthaltene Einzelsubstanzen in jeder möglichen Kombination mit den weiterhin enthaltenen Inhaltsstoffen als Einzel- und/oder als Doppelkombination jeweils gegeneinander und gegen Placebo untersucht werden. Nur so kann sicher herausgefunden werden, ob jeder Inhaltsstoff eines Kombinationspräparats wirklich seine eigene Daseinsberechtigung innerhalb der betreffenden Zubereitung hat. Für die korrekte Bewertung einer Dreifachkombination wie z. B. einem Schmerzmittel aus Paracetamol, Acetylsalicylsäure und Coffein, wären somit 8 Behandlungsarme erforderlich, die jeweils gegeneinander geprüft werden müssten. Aber selbst zu dieser häufig eingesetzten Kombination liegen keine vollständigen Überkreuz-Untersuchungen vor. Ähnliches gilt für Pflanzenextrakte mit einer Vielzahl von Inhaltsstoffen, die noch dazu in sehr unterschiedlichen Qualitäten vorliegen können. Homöopathische und anthroposophische Arzneimittel werden in der vorliegenden Betrachtung ebenfalls nur am Rande erwähnt. Häufig sind auf diesen Gebieten nicht einmal einzelne RTCs verfügbar, geschweige denn Metaanalysen.

Um in der Apotheke eine schnelle und fundierte Entscheidung zu ermöglichen, wurden die Arzneistoffe nach einem Punktesystem bewertet und die wichtigsten Informationen im Kasten „Zusammenfassende Bewertung“ kurz dargestellt.

Bewertungsschema

●●●●

- Die therapeutische Wirksamkeit und der patientenrelevante Nutzen sind bei der entsprechenden Indikation in klinischen Studien (z. B. randomisierte kontrollierte Studien) nachgewiesen und
- es besteht eine positive Nutzen-Risiko-Relation.

●●●○

- Für die Substanz liegen positive Daten vor, die Bewertung der therapeutischen Wirksamkeit und des patientenrelevanten Nutzens ist jedoch noch nicht abschließend möglich, hierzu werden weitere Studien benötigt und/oder
- die therapeutische Wirksamkeit ist etwas geringer als bei einer anderen Substanz der entsprechenden Indikation.
- Das Nutzen-Risiko-Verhältnis ist positiv bzw. überwiegend positiv.

●●○○

- Die Substanz ist im Vergleich zu anderen Behandlungsoptionen weniger wirksam und/oder
- sie weist eine schlechtere Evidenzlage auf und/oder
- sie besitzt ein ungünstigeres Nebenwirkungsprofil.
- Die Anwendung kann dennoch bei speziellen Patientenkollektiven indiziert sein.

●○○○

- Die therapeutische Wirksamkeit und der patientenrelevante Nutzen sind nicht ausreichend bestätigt und/oder
- die bisherigen Daten deuten auf Unwirksamkeit hin und/oder
- der Arzneistoff besitzt nach bisherigen Erkenntnissen eine ungünstige Nutzen-Risiko-Relation.

In den Recherchen wurde auf zum jetzigen Zeitpunkt vorhandene Evidenz zurückgegriffen. Es ist möglich, dass sich die Bewertungen durch neue Studien ändern könnten, insbesondere wenn bislang noch nicht viele qualitativ hochwertige Studien zu einem bestimmten Thema vorliegen. Je qualitativ hochwertiger die bisherigen Studien sind, desto geringer ist die Wahrscheinlichkeit, dass sich durch zukünftige Studien etwas ändert.

Therapiemöglichkeiten

Nicht zu jeder Indikation lagen ausreichende Nachweise aus der Literatur vor, die eine vertretbare Beurteilung der Behandlungsmöglichkeiten ermöglicht hätten. Manche gängigen Gebiete der Selbstmedikation wie zum Beispiel Sonnenbrand (▸ Kap. 30) oder auch Zahnungsbeschwerden (▸ Kap. 40) sind bislang kaum in Studien untersucht. In diesen Fällen wurde auf eine Bewertung im Rahmen des Punktesystems verzichtet. Im Kasten „Therapiemöglichkeiten" wurde jedoch der bisherige Kenntnisstand zusammengefasst, um die Einschätzung der entsprechenden Arzneimittel zu erleichtern, jedoch ohne dass bislang ausreichend „Evidenz" vorliegt.

Im Anschluss an jede Indikation und deren Therapiemöglichkeiten wurden weiterhin die Grenzen der Selbstmedikation deutlich aufgezeigt. Um die Patienten im Beratungsgespräch optimal beraten zu können, wurden auch gängige ärztliche Therapieoptionen zu den entsprechenden Indikationen aufgezeigt. Alle aufgeführten Handelsnamen wurden exemplarisch ausgewählt und erheben keinen Anspruch auf Vollständigkeit.

Das vorliegende Werk soll Sie in Ihrem Beratungsalltag in der Apotheke bei der Umsetzung einer rationalen und evidenzbasierten Pharmazie unterstützen und Ihnen bei der Auswahl der geeigneten Arzneimittel für den jeweiligen Patienten behilflich sein.

2 Akne

Akne (Acne vulgaris) ist eine Verhornungsstörung im Bereich der Talgdrüsen und die weltweit am häufigsten auftretende dermatologische Erkrankung. Etwa 80 % der Jugendlichen sind in der Pubertät davon betroffen. Akne kann jedoch, insbesondere bei Frauen, auch bis ins hohe Erwachsenenalter persistieren oder dann erst auftreten.

Durch die Verhornungsstörung mit gleichzeitiger Überproduktion von Talg kommt es vor allem im Gesicht und am Rücken zur Bildung von Mitessern, Pickeln und entzündlichen Hautveränderungen wie Papeln oder Pusteln. Als primäre pathogenetische Faktoren der androgenabhängigen Erkrankung sind eine verstärkte Sebumproduktion, Verhornungsstörungen, Kolonisierung der Follikel mit Propionibacterium acnes und die Freisetzung von Entzündungsmediatoren anzusehen. Bei stärkeren Formen besteht die Gefahr der Narbenbildung. In jedem Fall ist die psychische Belastung der Patienten mit unreiner Haut sehr hoch. In Abhängigkeit vom Schweregrad kann es zu einer Reduktion der Lebensqualität sowie zur Ausbildung von Angst, Depressionen und sozialer Stigmatisierung kommen. Eine Evidenz für die Effektivität einer Psychotherapie bei Akne liegt derzeit jedoch nicht vor.

Wesentliche Ursachen sind genetische Faktoren (> 80 %), hormonelle Störungen sowie klimatische Gegebenheiten wie UV-Strahlung und Luftfeuchtigkeit. Ein direkter Einfluss durch die Ernährung konnte bislang nicht nachgewiesen werden. Wahrscheinlich wirken hohe Blutzuckerspiegel sowie proinflammatorische, sebozytäre Lipide und auch Rauchen als Co-Faktoren. Ferner können zahlreiche Arzneimittel wie Glucocorticoide oder Androgene zur Entstehung von Akne beitragen.

Eine effektive nichtmedikamentöse Akne-Therapie beruht auf folgenden Maßnahmen:
- Gezielte Reinigung und Pflege der Haut
- Additive manuelle Aknetherapie unter hautärztlicher Kontrolle (Kosmetikerin)

Die Reinigung der Haut sollte schonend und ohne rückfettende Zusätze unter Einsatz von Syndets und Einmalwaschlappen erfolgen. Das zur Nachreinigung benutzte Gesichtswasser sollte einen Alkoholgehalt von maximal 5–10 % aufweisen, da höhere Alkoholanteile die Haut zu stark entfetten. Zur Hautpflege können hydrophile Zubereitungen oder Hydrogels verwendet werden. Peelings sollte man nur 1–2-mal pro Woche anwenden, wobei stark entzündete Bereiche mit eitrigen Pusteln ausgespart werden müssen, um Schmierinfektionen zu verhindern. Zur Einschätzung des Nutzens mechanischer oder chemischer Peelings mit Aluminiumoxid oder Mikropartikeln bzw. α-Hydroxysäuren bedarf es weiterer Untersuchungen. Das eigenhändige Ausquetschen von Mitessern und Pusteln ist in jedem Fall zu vermeiden. Aufgrund des ungünstigen Nutzen-Risiko-Profils wird UV-Strahlung nicht zur Therapie der Akne empfohlen. Die Effektivität anderer Licht-Behandlungen wie z. B. die photodynamische Therapie mit Photosensibilisatoren kann noch nicht abschließend beurteilt werden.

Zur Selbstmedikation stehen vor allem keratolytisch und antimikrobiell wirksame Externa sowie Zink zur peroralen Substitution zur Verfügung.

2.1 Topische Aknetherapeutika

2.1.1 Benzoylperoxid

Wirkung

Benzoylperoxid wirkt antimikrobiell, komedolytisch und keratoplastisch.

Durch Abspaltung von reaktiven Sauerstoff-Spezies wird die Vermehrung von Propionibakterien gehemmt, auch von solchen, die bereits eine Resistenz gegen topische Antibiotika entwickelt haben. In der Folge wird die Lipolyse durch bakterielle Enzyme unterbunden. Der Anteil der freien Fettsäuren in den Lipiden der Hautoberfläche wird reduziert. Benzoylperoxid wirkt weiterhin regulierend auf pathologische Verhornungsstörungen. Nach anfänglicher Hautreizung tritt ein Schäleffekt mit Komedolyse ein.

Dosierung

- 2,5–10%ige Zubereitungen 1–3-mal täglich dünn auftragen

Die Behandlung beginnt einschleichend mit einmal täglicher Aufbringung eines schwächeren Präparats und kann dann langsam gesteigert werden.

Pharmakokinetische Eigenschaften

Wirkungseintritt

Die Wirkung tritt innerhalb von wenigen Tagen ein. Eine Behandlungsdauer von etwa 4–8 Wochen kann ausreichend sein.

Metabolismus und Ausscheidung

Benzoylperoxid wird in größerem Ausmaß über die Haut aufgenommen und dabei vollständig in Benzoesäure umgewandelt. Diese wird z. T. in der Leber mit Glycin zu Hippursäure konjugiert. Die Ausscheidung erfolgt fast ausschließlich renal.

Besondere Hinweise

Es liegen Untersuchungen vor, dass 2,5%ige Zubereitungen bei besserer Verträglichkeit genauso gut wirksam sind wie 5 oder 10%ige. Anders als lokale Antibiotika löst Benzoylperoxid keine Resistenzentwicklung aus. Therapielimitierend ist der Reizeffekt mit Rötung, Schuppung und Brennen. Ein Schleimhautkontakt sollte vermieden werden. Bei 0,5–2,5 % der Patienten kommt es zu Kontaktsensibilisierungen. Benzoylperoxid erhöht die Lichtempfindlichkeit der Haut. Sonnenbäder sind daher nicht angeraten. Bei der Behandlung von atopischer Haut ist Vorsicht geboten. Kleidung und Haare können durch

Benzoylperoxid gebleicht werden. Bei der Anwendung während der Schwangerschaft und der Stillzeit ist eine sorgfältige Nutzen-Risiko-Abwägung erforderlich, ebenso bei der Behandlung von Kindern < 14 Jahren.

Zusammenfassende Bewertung

●●●●

Benzoylperoxid wird als Standardtherapeutikum zur topischen Behandlung der Akne angesehen und in der nationalen S2k-Leitlinie und der europäischen S3-Leitlinie ausdrücklich empfohlen. Die therapeutische Wirksamkeit bei leichten bis mittelschweren Krankheitsformen ist belegt. Eine Kombinationsbehandlung, auch mit topischen Antibiotika oder Retinoiden, ist möglich.

2.1.2 Salicylsäure

Wirkung

Salicylsäure löst als Schälmittel vorhandene Komedonen auf und bewirkt durch Lockerung der Hornsubstanz die Bildung neuer Hautzellen. Die Substanz wirkt in niedrigen Konzentrationen keratoplastisch und ab 5 % keratolytisch. Diese keratolytische Wirkung beruht auf der direkten Einwirkung auf die interzellulären Kittsubstanzen bzw. die Desmosomen, die den Verhornungsvorgang fördern. Weiterhin zeigt Salicylsäure antiseptische, antiproliferative und entzündungshemmende Effekte.

Dosierung

- Erwachsene und Kinder > 4 Jahre: 0,5–10%ige Zubereitungen 1–2-mal täglich dünn auftragen

Bei Kindern darf eine Tagesdosis von 0,2 g Salicylsäure nicht überschritten werden.

Pharmakokinetische Eigenschaften

Wirkungseintritt

Zum genauen Wirkungseintritt liegen keine Erkenntnisse vor.

Metabolismus und Ausscheidung

Salicylsäure wird nach transdermaler Aufnahme z. T. in Salicylursäure, Glucuronide, Gentisinsäure und Dihydroxybenzoesäure umgewandelt. Die Ausscheidung erfolgt fast ausschließlich renal. Insbesondere bei Niereninsuffizienz kann es daher zu systemischen toxischen Reaktionen kommen.

Besondere Hinweise

Die Bioverfügbarkeit nach topischer Applikation liegt bei 10–25 %, daher sind starke systemische Nebenwirkungen möglich. Dies gilt insbesondere bei der Behandlung von Kindern oder bei großflächiger Anwendung. Bei Patienten mit Niereninsuffizienz sollte das Mittel maximal an drei aufeinanderfolgenden Tagen auf höchstens handtellergroße Areale aufgetragen werden. Ein Schleimhautkontakt sollte vermieden werden. Während der Schwangerschaft ist, zumindest wenn große Areale behandelt werden sollen, die Rücksprache mit einem Arzt angeraten. Für die Behandlung von Kindern <4 Jahren besteht eine Kontraindikation.

Salicylsäure kann bei Postakne-Zuständen mit superfizieller Vernarbung als chemische Peelsubstanz eingesetzt werden.

Zusammenfassende Bewertung

●●○○

Die topische Behandlung mit Salicylsäure zählt in der aktuellen europäischen evidenzbasierten Leitlinie nicht zu den bevorzugten Therapiemöglichkeiten bei Acne vulgaris. Abgesehen von der relativ schwachen Wirkung können durch Resorption erhebliche Nebenwirkungen auftreten.

2.1.3 Teebaumöl

Wirkung

Teebaumöl weist gegenüber vielen Mikroorganismen antibakterielle und antimykotische Wirkungen auf, wie z. B. gegenüber Propionibacterium acnes. Die enthaltenen Mono- und Sesquiterpene wie 1-Terpinen-4-ol dringen in Biomembranen von Bakterien, Pilzen und Viren ein und stören deren Funktion. Es kommt zum Verlust der Barrierefunktion und somit zum Austreten von Ionen. An Staphylococcus aureus wurde nach Einwirkung von Teebaumöl u. a. ein Verlust an Kaliumionen nachgewiesen. Die vollständige Lyse eines Bakteriums konnte nicht gezeigt werden.

In-vitro-Untersuchungen ergaben Hinweise auf eine mögliche Antitumorwirkung von Teebaumöl. An Melanomzellen konnte eine Apoptose-Induktion gezeigt werden.

Dosierung

- Als 5%ige Zubereitung 1–2-mal täglich auftragen

Pharmakokinetische Eigenschaften

Wirkungseintritt

Zum genauen Wirkungseintritt liegen keine Erkenntnisse vor.

Metabolismus und Ausscheidung

Aufgrund seiner Lipophilie wird Teebaumöl gut über die Haut und die Schleimhäute resorbiert. Zur weiteren Pharmakokinetik liegen keine Erkenntnisse vor.

Besondere Hinweise

Zum Einsatz von Teebaumöl bei Acne vulgaris liegen einige kleinere vielversprechende kontrollierte Studien vor. Im Vergleich zu Benzoylperoxid setzt die Wirkung etwas später ein, allerdings wurden auch seltener Nebenwirkungen beobachtet. Teebaumöl kann als Zellgift Reizungen verursachen oder allergische Reaktionen auslösen. Insbesondere gealtertes Öl enthält vermehrt p-Cymen und Ascaridol, die möglicherweise das Auftreten von Kontaktdermatitiden begünstigen. Dieser Alterungsprozess setzt bereits innerhalb weniger Tage nach dem Öffnen ein. Ein zugelassenes Teebaumöl-Fertigarzneimittel mit definierter Indikation steht derzeit nicht zur Verfügung.

Zusammenfassende Bewertung

●●○○

Teebaumöl kann bei leichter Akne angewendet werden. Trotz vielversprechender Wirkungen in verschiedenen klinischen Studien sind zur abschließenden Beurteilung methodisch hochwertige randomisierte klinische Untersuchungen erforderlich. Die Verträglichkeit von Teebaumöl ist möglicherweise etwas besser als die von Benzoylperoxid.

2.1.4 Anmerkungen

- Der Nutzen topischer Zubereitungen mit Chlorhexidin und Zinkacetat konnte bislang nicht ausreichend belegt werden, so dass keine Empfehlung für die Akne-Therapie stattfinden kann.
- Povidon-Iod zeigt als Halogen aknefördernde Effekte. Die Anwendung kann somit nicht empfohlen werden.
- Schwefel wirkt komedogen, von einer Anwendung zur Aknetherapie wird daher abgeraten.
- Triclosan kann die Resistenzbildung von Bakterien fördern, die durch Kreuzresistenz auch auf Doxycyclin und Ciprofloxacin übergreifen kann. Von einer Anwendung zur Aknetherapie wird daher abgeraten.

2.2 Perorale Aknetherapeutika

2.2.1 Perorales Zink

Wirkung

Zink ist als Spurenelement ein Cofaktor zahlreicher Enzyme im zellulären Metabolismus. Mögliche Wirkungsmechanismen bei Akne ergeben sich aus antiinflammatorischen Wirkungen durch Hemmung der Granulozytenchemotaxis, Expression von TNF-alpha und des Adhäsionsmoleküls ICAM-1. Weiterhin wurden für Zink antiandrogene Effekte durch Inhibition der 5-alpha-Reduktase sowie eine Wachstumshemmung von Propionibacterium acnes, antibakterielle sowie Sebum-reduzierende Wirkungen nachgewiesen.

Dosierung

- Erwachsene: 25–50 mg täglich
- Kinder > 10 Jahre: 0,5–1 mg/kg KG täglich

Pharmakokinetische Eigenschaften

Wirkungseintritt und -dauer

Eine Wirkung von Zink ist erst nach längerer Behandlung zu erwarten.

Metabolismus und Ausscheidung

Etwa 30 % des eingenommenen ionischen Zinks werden über einen aktiven, sättigbaren und einen passiven, nicht sättigbaren Prozess aus dem Dünndarm resorbiert. Kupfer-, Eisen-, Calcium- und Phosphationen können diesen Vorgang behindern. Zinkionen unterliegen einem enterohepatischen Kreislauf. Hauptspeicherorgane sind Haare, Augen,

2

Prostata, Muskulatur und Knochen. Die Ausscheidung erfolgt zu bis zu 85 % über die Fäzes. Zudem wird Zink über Haut, Haare, Sperma, Urin und Schweiß eliminiert.

Besondere Hinweise

Es können gastrointestinale Beschwerden wie Diarrhö auftreten. Die Gefahr einer akuten Zink-Vergiftung besteht bei einmaliger Aufnahme von etwa 2 g Zink, chronische Vergiftungserscheinungen wurden bei Applikation von mehr als 110 mg Zink pro Tag beobachtet. Für die perorale Gabe bei der Aknebehandlung liegen keine Erkenntnisse zur Wirksamkeit und Sicherheit bei Kindern < 10 Jahren vor.

Zusammenfassende Bewertung

●●○○

Zur peroralen Anwendung von Zink liegen insbesondere bei entzündlichen Akneformen positive Befunde vor. Die Wirksamkeit war jedoch in Studien schwächer im Vergleich zu Minocyclin und Tetracyclinen. Eine endgültige Beurteilung ist derzeit aufgrund der bisherigen Datenlage nicht möglich.

2.3 Abgrenzung zu verschreibungspflichtigen Arzneimitteln und anderen ärztlichen Therapieverfahren

Ärztliche Hilfe sollte bei Acne vulgaris immer dann in Anspruch genommen werden, wenn sich starke, evtl. eitrige Entzündungen über größere Bereiche ausdehnen oder über längere Zeit bestehen. Um die Bildung von Narben zu vermeiden, kann mit verschreibungspflichtigen Externa, die Antibiotika wie Clindamycin enthalten, behandelt werden. Ebenso ist die topische Applikation von Azelainsäure oder von Retinoiden wie Adapalen, Isotretinoin und Tretinoin möglich. Bei Frauen im konzeptionsfähigen Alter lässt sich durch Einnahme oraler Kontrazeptiva ebenfalls eine Besserung des Hautbildes erreichen. Als geeignete Gestagene haben sich z. B. Drospirenon oder Levonorgestrel erwiesen. Ggf. kann auf Präparate mit Antiandrogenen wie Cyproteronacetat oder Chlormadinonacetat zurückgegriffen werden. Bei schweren Fällen können Tetracycline, Erythromycin oder Minocyclin als systemische Antibiotika gegeben werden. In sehr schweren Fällen ist die Einnahme des jedoch stark teratogen wirkenden Isotretinoins möglich. Systemische Glucocorticoide werden für den Einsatz bei Akne nicht empfohlen. In Sonderfällen (z. B. Acne fulminans oder Exazerbation unter systemischer Isotretinointherapie) können sie jedoch auch lokal injiziert werden. Insbesondere bei plötzlich auftretender, starker Akne ist die Anfertigung eines Hormonstatus angeraten, um schwerwiegende Erkrankungen wie z. B. ein polyzystisches Ovarialsyndrom oder ein Hypophysen- bzw. Nebennierenrindenadenom, auszuschließen.

Tab. 2.1 Leitliniengerechte Empfehlungen zur stadiengerechten Aknetherapie

Empfehlungen	Acne comedonica (hauptsächlich Mitesser)	Leichte bis mittelschwere Acne papulopustulosa	Schwere Acne papulopustulosa	Acne conglobata (sehr schwere Akneform)
Mittel der Wahl		Benzoylperoxid + Adapalen (lokal) oder Benzoylperoxid + Clindamycin (lokal)	Isotretinoin (oral)	Isotretinoin (oral)
Empfohlene Alternativen	Adapalen (lokal)	Benzoylperoxid (lokal) oder Azelainsäure (lokal) oder Adapalen (lokal)	Systemische Antibiotika + Adapalen (lokal) oder Systemische Antibiotika + Azelainsäure (lokal) oder Systemische Antibiotika + Benzoylperoxid (lokal) + Adapalen (lokal)	Systemische Antibiotika (z. B. Doxycyclin) + Azelainsäure (lokal)

Orale antiandrogene Kontrazeptiva können als Alternativen für Frauen eingesetzt werden. Bei der systemischen Gabe von Antibiotika sollte beachtet werden, dass sie nicht in Monotherapie eingesetzt werden sollen. Die Behandlung mit oralem Isotretinoin sollte sehr schweren Formen vorbehalten bleiben, die potenziell schweren Nebenwirkungen und Teratogenität sind zu beachten.

2.4 Fertigarzneimittel (exemplarische Auswahl)

Wirkstoff	Präparatebeispiele®
Benzoylperoxid	Aknefug, Benzaknen, PanOxyl
Salicylsäure	Aknefug Liquid
Zinkionen (peroral)	Cefazink, Unizink, Zink Verla, Zinkaspart Kapseln, ZINKOTASE

Literatur

Ammon H, Mutschler E, Scholz H (Hrsg.). Arzneimittel Information und Beratung. 12. Akt.lfg., Wissenschaftliche Verlagsgesellschaft Stuttgart, 2013

Bassett IB, Pannowitz DL, Barnetson RS. A comparative study of tea-tree oil versus benzoylperoxide in the treatment of acne, Med J Aust; 15;153(8):455–458, 1990

Brandt S. The clinical effects of zinc as a topical or oral agent on the clinical response and pathophysiologic mechanisms of acne: a systematic review of the literature, J Drugs Dermatol; 12(5):542–545, 2013

Calcabrini A, Stringaro A, Toccacieli L, Meschini S, Marra M, Colone M, Salvatore G, Mondello F, Arancia G, Molinari A. Terpinen-4-ol, the main component of Melaleuca alternifolia (tea tree) oil inhibits the in vitro growth of human melanoma cells, J Invest Dermatol; 122(2):349–60, 2004

Carson CF, Hammer KA, Riley TV. Melaleuca alternifolia (Tea Tree) oil: a Review of Antimicrobial and other Medicinal Properties, Clin Microbiol Rev; 19/1:50–62, 2006

Costa A, Lage D, Moisés TA. Acne and diet: truth or myth? An Bras Dermatol; 85:3, 2010

Drugdex® System. Thomson Healthcare, Zugegriffen 04/2014

Dreno B, Amblard P, Agache P, Sirot S, Litoux P. Low doses of zinc gluconate for inflammatory acne, Acta Derm Venereol; 69(6):541–543, 1989

Enshaieh S, Jooya A, Siadat AH, Iraji F. The efficacy of 5 % topical tea tree oil gel in mild to moderate acne vulgaris: a randomized, double-blind placebo-controlled study, Indian J Dermatol Venereol Leprol; 73(1):22–25, 2007

Fachinformationen der einzelnen Wirkstoffe

Hamacher H, Wahl MA. Selbstmedikation, 2. Aufl., Wissenschaftliche Verlagsgesellschaft Stuttgart, 2011

Hamilton F, Car J, Layton A. Acne vulgaris. BMJ; 338:bmj.a2738, 2009

James WD. Acne. N Engl J Med; 352:1463–1472, 2005

Kanlayavattanakul M, Lourith N. Therapeutic agents and herbs in topical application for acne treatment. Int J Cosmet Sci; 33/4:289–297, 2011

Magin P, Pond D, Smith W, Watson A. A systematic review of the evidence for „myths and misconceptions“ in acne management: diet, face-washing and sunlight, Fam Pract; 22/1:62–70, 2005

Meynadier J. Efficacy and safety study of two zinc gluconate regimens in the treatment of inflammatory acne, Eur J Dermatol;10(4):269–273, 2000

Nast A, Dréno B, Bettoli V, Degitz K, Erdmann R, Finlay AY, Ganceviciene R, Haedersdal M, Layton A, López-Estebaranz JL, Ochsendorf F, OpricaC, Rosumeck S, Rzany B, Sammain A, Simonart T, Veien NK, Živković MV, Zouboulis CC, Gollnick H. European evidence based (S3) Guidelines for the treatment of acne, JEADV; 26 (S1):1–29, 2012

Purdy S, de Berker D. Acne vulgaris, Clinical evidence; 01:1714, 2011

S2k-Leitlinie Behandlung der Akne; AWMF-Registernr. 013/017; 2011

Sinclair W, Jordaan HF. Acne Guideline 2005 Update. S Afr Med J; 95/11:881–892, 2005

Veith WB, Silverberg NB. The association of acne vulgaris with diet. Cutis; 8/2:84–01, 2011

Well D. Acne vulgaris: A review of causes and treatment options, Nurse Pract; 10/38(10):22–31, 2013

Wichtl M. Teedrogen und Phytopharmaka. 5. Aufl., Wissenschaftliche Verlagsgesellschaft Stuttgart, 2009

Wyk van B-E, Wink C, Wink M. Handbuch der Arzneipflanzen. 1. Aufl., Wissenschaftliche Verlagsgesellschaft Stuttgart, 2004

3 Allergische Rhinitis/Heuschnupfen

Bei der allergischen Rhinitis handelt es sich um eine Überempfindlichkeitsreaktion, die durch eine IgE-Antikörper-vermittelte Entzündung der Nasenschleimhaut ausgelöst wird. Die Ursachen sind in der Regel multifaktoriell, wobei sowohl genetische Faktoren als auch Umwelteinflüsse eine Rolle spielen. Charakteristisch sind die nasalen Symptome wie Niesen, Juckreiz, Sekretion und Obstruktion, begleitend treten häufig Sinusitis und Konjunktivitis auf. Die Beschwerden können so schwer sein, dass Lebensqualität und Leistungsfähigkeit der betroffenen Patienten stark eingeschränkt sind. Die WHO teilt die allergische Rhinitis in die intermittierende und die persistierende Form ein. Dabei treten bei der persistierenden Form definitionsgemäß die Symptome länger als 4 Wochen im Jahr und an mehr als 4 Tagen pro Woche auf. Da die allergische Rhinitis als Risikofaktor für Asthma gilt, sollen alle Patienten die an einer persistierenden Rhinitis leiden, regelmäßig ärztlich untersucht werden.

Die Therapie basiert auf vier Säulen:
- Allergenkarenz (soweit möglich)
- Immuntherapie (falls geeignet)
- Patientenschulung
- Pharmakotherapie

Ein Nutzen durch Schleimhautbefeuchtungen und -spülungen mit Salz-, Dexpanthenol- oder Hydroxypropylcellulose-Lösungen konnte bislang nicht eindeutig nachgewiesen werden. Eine Indikation zur Pharmakotherapie besteht, wenn die klinischen Symptome die alltäglichen Aktivitäten einschränken oder den Schlaf beeinträchtigen. Treten die Symptome erstmalig auf, liegt eine schwere persistierende Form vor oder tritt nach 7–15 Tagen Behandlung im Rahmen der Selbstmedikation keine Besserung auf, sollte an einen Arzt verwiesen werden.

Zur Selbstmedikation stehen perorale H_1-Antihistaminika und Sympathomimetika sowie verschiedene intranasal anzuwendende Arzneimittel zur Verfügung.

3.1 Perorale H_1-Antihistaminika

3.1.1 Loratadin

Wirkung

Loratadin wird als selektiver peripherer H_1-Antagonist der zweiten Generation zur symptomatischen Behandlung der allergischen Rhinitis eingesetzt.

Dosierung

- Erwachsene und Kinder > 2 Jahre und KG > 30 kg: 10 mg 1-mal täglich

Pharmakokinetische Eigenschaften

Wirkungseintritt und -dauer

Die antihistaminerge Wirkung tritt nach 1–4 Stunden ein und erreicht nach 8–12 Stunden ihr Maximum. Die Wirkungsdauer liegt bei 24–48 Stunden.

Metabolismus und Ausscheidung

Loratadin unterliegt einem ausgeprägten First-Pass-Metabolismus durch CYP3A4 und CYP2D6, wobei der Hauptmetabolit Desloratadin für die klinische Wirkung verantwortlich ist. Die Exkretion erfolgt renal und über die Fäzes.

Besondere Hinweise

Loratadin soll bei Patienten mit schweren Leberfunktionsstörungen nur unter Reduktion der Initialdosis angewendet werden. Bei geriatrischen Patienten und Patienten mit Nierenfunktionsstörungen ist keine Dosisanpassung notwendig.

Zusammenfassende Bewertung

●●●●

Loratadin gehört zu den Mitteln der ersten Wahl bei leichter allergischer Rhinitis bei Erwachsenen und Kindern, in randomisierten kontrollierten Studien zeigte es überlegene Wirksamkeit im Vergleich zu Placebo. Es hat bei der Mehrzahl der Patienten und bei Anwendung in therapeutischen Dosen keine klinisch relevanten sedierenden oder anticholinergen Effekte. Eventuelle Einschränkung des Reaktionsvermögens gilt es zu beachten.

3.1.2 Cetirizin

Wirkung

Cetirizin ist ein wirksamer und selektiv peripherer H_1-Antagonist der zweiten Generation und wird zur Linderung von nasalen und okularen Symptomen der allergischen Rhinitis eingesetzt.

Dosierung

- Erwachsene und Jugendliche ab 12 Jahren: 1-mal täglich 10 mg
- Kinder von 2–12 Jahren: 2-mal täglich 5 mg
- Kinder mit einem Körpergewicht < 30 kg: 1-mal täglich 5 mg

Pharmakokinetische Eigenschaften

Wirkungseintritt und -dauer

Die antihistaminerge Wirkung tritt innerhalb von 20 Minuten ein und erreicht nach einer Stunde ihr Maximum. Die Wirkungsdauer liegt bei mindestens 24 Stunden.

Metabolismus und Ausscheidung

Cetirizin wird nur zu einem geringen Teil metabolisiert, etwa 2/3 der Dosis werden unverändert renal ausgeschieden.

Besondere Hinweise

Bei älteren Menschen muss, soweit die Nierenfunktion unauffällig ist, die Dosis nicht reduziert werden. Bei schweren Nierenfunktionsstörungen ist Cetirizin kontraindiziert, bei leichteren Formen muss die Dosis angepasst werden. Bei Patienten mit eingeschränkter Leberfunktion ist keine Dosisanpassung erforderlich.

Zusammenfassende Bewertung

●●●●

Cetirizin gehört zu den Mitteln der ersten Wahl für die Behandlung der leichten allergischen Rhinitis bei Erwachsenen und Kindern, in randomisierten kontrollierten Studien zeigte es überlegene Wirksamkeit im Vergleich zu Placebo. Aufgrund der pharmakokinetischen und pharmakodynamischen Eigenschaften wird das Interaktionspotenzial als gering eingeschätzt. Cetirizin zeigt nur geringe Nebenwirkungen auf das ZNS (z. B. Schläfrigkeit) und ist praktisch frei von anticholinergen Wirkungen. Das Reaktionsvermögen kann durch die Einnahme von Cetirizin verringert sein, was für das Autofahren und das Bedienen von Maschinen relevant sein kann. Vorsicht ist besonders im Zusammenhang mit Alkohol angezeigt.

3.1.3 Dimetinden

Wirkung

Dimetinden ist ein H_1-Antihistaminikum der ersten Generation und wird zur symptomatischen Akutbehandlung bei allergischen Erkrankungen eingesetzt.

Dosierung

Erwachsene

- Peroral (unretardiert): 3-mal täglich 1–2 mg
- Peroral (retardiert): 1-mal täglich 4 mg

Kinder und Jugendliche > 6 Jahre

- Peroral (unretardiert): 3-mal täglich 1 mg

Der Wirkstoff ist bei dieser Indikation erst für Kinder ab 6 Jahren zugelassen.

Pharmakokinetische Eigenschaften

Wirkungseintritt und -dauer

Die antihistaminerge Wirkung tritt innerhalb von 30 Minuten ein und erreicht nach 2–5 Stunden ihr Maximum. Die Wirkungsdauer liegt bei 8–10 Stunden.

Metabolismus und Ausscheidung

Dimetinden wird in der Leber metabolisiert. Die Ausscheidung von Wirkstoff und Metaboliten erfolgt sowohl biliär als auch renal.

Besondere Hinweise

Bei Patienten mit Glaukom und Prostatahypertrophie ist bei der Anwendung von Dimetinden Vorsicht geboten.

> **Zusammenfassende Bewertung**
>
> ●●○○
>
> H_1-Antihistaminika der ersten Generation werden aufgrund einer ungünstigen Nutzen-Risiko-Relation bei allergischer Rhinitis nicht mehr empfohlen. Die sedierenden und anticholinergen Wirkungen sind zu beachten. Dimetinden kann jedoch in Erwägung gezogen werden, wenn der sedierende Effekt, zum Beispiel bei Kindern, erwünscht ist.

3.1.4 Clemastin

Wirkung

Clemastin ist ein H_1-Antihistaminikum der ersten Generation und wird zur symptomatischen Linderung von allergischer Rhinitis eingesetzt, wenn gleichzeitig eine Sedierung indiziert ist.

Dosierung

- Erwachsene und Jugendliche ab 12 Jahren: 1 mg 2-mal täglich
- Kinder > 6 Jahren: 0,5–1 mg 2-mal täglich
- Kinder von 5–6 Jahren: 0,5 mg 2-mal täglich
- Kinder von 2–4 Jahren: 0,25 mg 2-mal täglich

Pharmakokinetische Eigenschaften

Wirkungseintritt und -dauer

Die antihistaminerge Wirkung von Clemastin setzt innerhalb von 2 Stunden ein und erreicht nach 5–7 Stunden ihr Maximum. Die Wirkungsdauer beträgt 10–12 Stunden.

Metabolismus und Ausscheidung

Clemastin wird intensiv in der Leber metabolisiert. Die Metabolite werden hauptsächlich über die Nieren ausgeschieden.

Besondere Hinweise

Patienten mit Leber- und Niereninsuffizienz dürfen Clemastin nicht anwenden. Zahlreiche Kontraindikationen sind zu beachten, z. B. Engwinkelglaukom, stenosierendes Magengeschwür, symptomatische Prostatahyperplasie. Bei Patienten mit kardialen

Erkrankungen werden EKG-Kontrollen empfohlen. Das Interaktionspotenzial (z. B. mit Makrolid-Antibiotika und Antimykotika vom Azol-Typ) ist bei dieser Substanz zu berücksichtigen.

Zusammenfassende Bewertung

●●○○

H_1-Antihistaminika der ersten Generation werden aufgrund einer ungünstigen Nutzen-Risiko-Relation bei allergischer Rhinitis nicht mehr empfohlen. Die sedierenden und anticholinergen Wirkungen sind zu beachten. Clemastin kann jedoch in Erwägung gezogen werden, wenn der sedierende Effekt, zum Beispiel bei Kindern, erwünscht ist.

3.2 Systemische α-Sympathomimetika

3.2.1 Pseudoephedrin

Wirkung

Systemische α-Sympathomimetika wie Pseudoephedrin bewirken eine Vasokonstriktion und somit eine Abschwellung der Schleimhäute. Bei allergischer Rhinitis wird eine Verbesserung der Nasenatmung erreicht.

3

Dosierung

- Erwachsene und Kinder > 12 Jahre: 2-mal täglich 120 mg

Pharmakokinetische Eigenschaften

Wirkungseintritt und -dauer

Die abschwellende Wirkung von Pseudoephedrin setzt innerhalb von 15–30 Minuten ein und erreicht nach etwa einer Stunde ihr Maximum. Die Wirkungsdauer liegt bei 3–4 Stunden, für Retardformulierungen bei 8–10 Stunden.

Metabolismus und Ausscheidung

10–30 % der resorbierten Dosis werden in der Leber in den aktiven Metaboliten Norpseudoephedrin umgewandelt. Dieser kann zentrale Erregungszustände hervorrufen. Die Ausscheidung erfolgt zu 70–90 % renal.

Besondere Hinweise

Systemische α-Sympathomimetika wie Pseudoephedrin können Tachykardien, Unruhe, Schlaflosigkeit und Hypertonie auslösen. Sie dürfen nicht bei Patienten < 12 bzw. > 60 Jahren angewendet werden, ebenso nicht bei eingeschränkter Leber- oder Nierenfunktion sowie während der Schwangerschaft.

Zusammenfassende Bewertung

●●○○

Durch peroral verabreichte α-Sympathomimetika wie Pseudoephedrin wird die Wirkung von peroralen H_1-Antihistaminika verstärkt. Mögliche Nebenwirkungen und bestehende Kontraindikationen sind zu berücksichtigen.

3.3 Lokal anzuwendende Arzneimittel

3.3.1 Beclometason

Wirkung

Topische Glucocorticoide führen bei regelmäßigem Einsatz zur Reduktion aller nasalen und okularen Symptome der allergischen Rhinitis. Die Konzentration von Entzündungsmediatoren in der Nasenschleimhaut wird nachhaltig reduziert. Beclometason wirkt antiexsudativ und antientzündlich, hemmt die Leukozytenmigration, tonisiert die Blutgefäße und führt zur Zurückbildung der ödematösen Schleimhaut.

Dosierung

- Erwachsene und Kinder > 12 Jahre: 2-mal täglich 0,1 mg je Nasenloch

Pharmakokinetische Eigenschaften

Wirkungseintritt

Die Wirkung setzt innerhalb von einigen Tagen ein und erreicht nach etwa 2 Wochen ihr Maximum. Zur Überbrückung können initial zusätzlich topische Vasokonstriktoren oder orale Antihistaminika gegeben werden, bis die volle Wirkung von Beclometason eintritt.

Metabolismus und Ausscheidung

Die Biotransformation findet in der Leber und in der Lunge statt. U. a. entsteht der pharmakologisch aktive Metabolit Beclometason-17-monopropionat. Die Ausscheidung erfolgt überwiegend mit den Fäzes, nur 10–15 % werden im Urin wiedergefunden.

Besondere Hinweise

Der Wirkungseintritt topischer Glucocorticoide ist protrahiert. Vor der Anwendung müssen bestehende Mykosen des Mund- und Rachenraums behandelt werden. Wegen möglicher systemischer Wirkungen ist Beclometason für die Behandlung von Kindern < 12 Jahren nicht freigegeben. Eine Anwendung während der Schwangerschaft sollte insbesondere im ersten Trimenon vermieden werden.

Zusammenfassende Bewertung

●●●●

Intranasal verabreichte Glucocorticoide wie Beclomethason sind derzeit als effektivste Therapiemöglichkeit bei allergischer Rhinitis anzusehen. Die Wirksamkeit wurde in randomisierten kontrollierten Studien bestätigt. Sie sind besser wirksam als perorale bzw. intranasale H_1-Antihistaminika und auch als Leukotrien-Antagonisten. Das Risiko für systemische Nebenwirkungen ist minimal.

3.3.2 Azelastin

Wirkung

Azelastin ist ein selektiver H_1-Antagonist mit antiallergischer und antientzündlicher Wirkung und zusätzlichen mastzellstabilisierenden Eigenschaften. Die Substanz bewirkt eine Hemmung der Freisetzung und Synthese von Mediatoren wie Histamin, Leukotrienen, PAF und Serotonin in der Früh- und Spätphase allergischer Reaktionen.

Dosierung

- Erwachsene und Kinder > 6 Jahre: 2-mal täglich 0,14 mg je Nasenloch

Pharmakokinetische Eigenschaften

Wirkungseintritt und -dauer

Die Wirkung tritt innerhalb von wenigen Minuten ein und hält bis zu acht Stunden an.

Metabolismus und Ausscheidung

Azelastin unterliegt in der Leber einer ausgeprägten Biotransformation durch P450-Isoenzyme. U. a. entsteht der pharmakologisch aktive Metabolit N-Desmethylazelastin. Die Ausscheidung erfolgt zu 75 % mit den Fäzes und zu 25 % mit dem Urin.

Besondere Hinweise

Bei Applikation vor dem Allergenkontakt ist die Wirkung effektiver. Eine Anwendung während der Schwangerschaft und der Stillzeit wird aus Sicherheitsgründen nicht empfohlen.

Zusammenfassende Bewertung

●●●○

Intranasal verabreichtes Azelastin ist gut zur Behandlung der allergischen Rhinitis geeignet. Es ist ebenso wirksam wie peroral applizierte H_1-Antihistaminika der zweiten Generation und besitzt mastzellstabilisierenden Eigenschaften. Die Wirksamkeit wird als etwas geringer als bei den intranasalen Corticosteroiden eingeschätzt. Mit wesentlichen lokalen und systemischen Nebenwirkungen muss normalerweise nicht gerechnet werden.

3

3.3.3 Levocabastin

Wirkung

Levocabastin ist ein sehr selektiver H_1-Antagonist zur Behandlung der allergischen Rhinitis. Symptome wie Niesen, Juckreiz der Nase und Rhinorrhö werden gemildert.

Dosierung

- Erwachsene und Kinder > 1 Jahr: 2–4-mal täglich 0,1 mg je Nasenloch

Pharmakokinetische Eigenschaften

Wirkungseintritt und -dauer

Die Wirkung tritt innerhalb von 30 Minuten ein und hält bis zu 12 Stunden an.

Metabolismus und Ausscheidung

Levocabastin wird kaum biotransformiert. Die Ausscheidung erfolgt überwiegend renal. Nur etwa 20 % der resorbierten Dosis erscheinen in den Fäzes.

Besondere Hinweise

Bei Applikation vor dem Allergenkontakt ist die Wirkung effektiver. Insbesondere bei Patienten mit Niereninsuffizienz sollte die Dosis reduziert (halbiert) werden. Eine Anwendung von Levocabastin während der Schwangerschaft und der Stillzeit wird aus Sicherheitsgründen nicht empfohlen.

> **Zusammenfassende Bewertung**
>
> ●●●○
>
> Intranasal verabreichtes Levocabastin ist gut zur Behandlung der allergischen Rhinitis geeignet. Mit wesentlichen lokalen und systemischen Nebenwirkungen muss normalerweise nicht gerechnet werden. Die Wirksamkeit wird als etwas geringer als bei den intranasalen Corticosteroiden eingeschätzt. Anders als Azelastin besitzt Levocabastin keine mastzellstabilisierenden Eigenschaften.

3.3.4 Cromoglicinsäure

Wirkung

Cromoglicinsäure blockiert den mit dem IgE-Rezeptor gekoppelten Calciumkanal und hemmt dadurch den Einstrom von Calcium in die Mastzellen. Die Degranulation der Mastzellen wird gehemmt und somit die Freisetzung von Entzündungsmediatoren. Es kommt zu einer Linderung der Symptome einer allergischen Rhinitis.

Dosierung

- Erwachsene und Kinder > 2 Jahre: 2–4-mal täglich 2,8 mg pro Nasenloch

Pharmakokinetische Eigenschaften

Wirkungseintritt

Die Wirkung tritt innerhalb von 1–2 Wochen ein.

Metabolismus und Ausscheidung
Cromoglicinsäure wird kaum resorbiert und nicht biotransformiert. Der resorbierte Anteil wird über die Nieren und mit den Fäzes ausgeschieden.

Besondere Hinweise
Die Substanz ist nur bei prophylaktischer Gabe wirksam und sollte aufgrund ihres verzögerten Wirkungseintritts möglichst mehrere Tage vor dem erwarteten Allergenkontakt als Dauertherapie appliziert werden (Pollenflugkalender!).

> **Zusammenfassende Bewertung**
>
> ●●○○
>
> Cromoglicinsäure ist bei allergischer Rhinitis langsamer und schwächer wirksam als topische Glucocorticoide und auch als perorale und topische Antihistaminika. Die Substanz ist sehr gut verträglich und kann daher als Langzeittherapie und nach Nutzen-Risiko-Abwägung auch während der Schwangerschaft bzw. Stillzeit angewendet werden.

3.3.5 Topische α-Sympathomimetika (z. B. Oxymetazolin, Xylometazolin)

Wirkung
Topische α-Sympathomimetika wirken vasokonstriktorisch und bewirken so ein Abschwellen der Schleimhäute. Hieraus resultieren eine erleichterte Nasenatmung und ein verbesserter Sekretabfluss.

Dosierung
- Erwachsene: 0,05–0,1%ige Lösung
- Kinder: 0,01–0,05%ige Lösung

Es können bis zu 3-mal täglich 1–2 Tropfen oder 1 Sprühstoß je Nasenloch appliziert werden.

Pharmakokinetische Eigenschaften
Wirkungseintritt und -dauer
Die Wirkung setzt innerhalb von 5–10 Minuten ein und hält 5–8 Stunden an.

Metabolismus und Ausscheidung
Zum pharmakokinetischen Verhalten der intranasal anzuwendenden α-Sympathomimetika liegen nur unzureichende Daten vor.

Besondere Hinweise
Bei längerer Anwendung topischer Vasokonstriktoren kann es zur Atrophie der Nasenschleimhaut kommen. Die Therapiedauer sollte daher auf 5–7 Tage begrenzt bleiben. Während der Schwangerschaft ist erhöhte Vorsicht geboten.

Zusammenfassende Bewertung

●●○○

Topische α-Sympathomimetika wie Oxymetazolin oder Xylometazolin werden in aktuellen Leitlinien zur Anwendung bei allergischer Rhinitis allenfalls bei Patienten mit stark verstopfter Nase empfohlen. Die Indikation ist auf die initiale, kurzzeitige additive Gabe, z. B. zur anfänglichen Unterstützung einer Behandlung mit topischen Glucocorticoiden, beschränkt.

3.4 Abgrenzung zu verschreibungspflichtigen Arzneimitteln und anderen ärztlichen Therapieverfahren

Für die verschreibungspflichtigen Antihistaminika der dritten Generation (Desloratadin und Levocetirizin) konnte im Vergleich zu den Antihistaminika der zweiten Generation noch kein eindeutiger klinischer Vorteil belegt werden. Bei älteren verschreibungspflichtigen Antihistaminika (z. B. Astemizol, Terfenadin) ist das kardiotoxische Potenzial zu beachten. Intranasale Corticosteroide sind sehr wirksam und gelten als Mittel der Wahl bei schweren Formen der allergischen Rhinitis, insbesondere bei persistierender Rhinitis. Systemische Corticosteroide sollen hingegen nur zum Einsatz kommen, wenn die intranasale Anwendung nicht ausreichend wirksam ist. Leukotrienrezeptor-Antagonisten waren in Untersuchungen in ihrer Wirksamkeit in Bezug auf eine Reduzierung der nasalen Symptome und einer Verbesserung der Lebensqualität bei Rhinokonjunktivitis vergleichbar mit H_1-Antihistaminika, den intranasalen Glucocorticoiden waren sie jedoch unterlegen. Eine Kombination von peroralen Antihistaminika und Leukotrienrezeptor-Antagonisten wird nicht als sinnvoll angesehen, da hierdurch keine stärkere Besserung erzielt werden kann als durch die jeweilige alleinige Anwendung.

Eine spezifische Immuntherapie ist indiziert, wenn nur ein oder zwei Allergene relevant sind und Pharmakotherapie oder Allergenkarenz nicht ausreichend wirksam sind. Die Wirksamkeit der subkutanen Immuntherapie ist bei Hausstaubmilben- und Pollenallergie gut dokumentiert. Mehrere kontrollierte Studien belegen die Wirksamkeit der sublingualen Immuntherapie bei der allergischen Rhinokonjunktivitis durch Gräserpollenallergene.

3.5 Fertigarzneimittel (exemplarische Auswahl)

Wirkstoff	Präparatebeispiele®
Azelastin	Allergodil, Vividrin akut
Beclomethason (intranasal)	ratioAllerg, Rhinivict nasal
Cetirizin (peroral)	Cetiderm, Reactine, Zyrtec, Cetirigamma, Cetirizin AL, Cetirizin HEXAL
Clemastin (peroral)	Tavegil
Cromoglicinsäure (topisch)	Allergocrom, Cromo-ratiopharm, Vividrin Nasenspray gegen Heuschnupfen
Dimetinden (peroral)	Fenistil
Levocabastin	Livocab
Loratadin (peroral)	Loraderm, Lorano, Loratadin STADA
Oxymetazolin	Nasivin, WICK Sinex Schnupfenspray
Pseudoephedrin	Aspirin Complex, Reactine duo, Rhinopront
Xylometazolin	Olynth, Otriven, nasic, Snup, schnupfen endrine

3

Literatur

Ammon H, Mutschler E, Scholz H (Hrsg.). Arzneimittel Information und Beratung. 12. Akt.lfg., Wissenschaftliche Verlagsgesellschaft Stuttgart, 2013

Arzneimittelkommission der deutschen Ärzteschaft; Arzneiverordnungen (Hrsg.), 22. Aufl., Medizinische Medien Informations GmbH, 2009

Bousquet J et al. Allergic Rhinitis and its Impact on Asthma (ARIA) 2008 Update (in collaboration with the World Health Organization, GaLen and AllerGen). Allergy:63 (Suppl. 86): 8–160, 2008

Braido F, Sclifò F, Ferrando M, Canonica GW. New therapies for allergic rhinitis, Curr Allergy Asthma Rep; 14(4):422, 2014

Calderon MA, Alves B et al. Allergen injection immunotherapy for seasonal allergic rhinitis, Cochrane Database of Systematic Reviews, Issue 1, 2007

Drugdex® System. Thomson Healthcare, Zugegriffen 04/2014

Fachinformationen der entsprechenden Wirkstoffe

Hamacher H, Wahl MA. Selbstmedikation, 2. Aufl., Wissenschaftliche Verlagsgesellschaft Stuttgart, 2011

Hermelingmeier KE, Weber RK, Hellmich M, Heubach CP, Mösges R. Nasal irrigation as an adjunctive treatment in allergic rhinitis: a systematic review and meta-analysis, Am J Rhinol Allergy; 26(5):e119–125, 2012

Leitlinie der Deutschen Gesellschaft für Allergologie und klinische Immunologie: Allergische Rhinokonjunktivitis. Allergo J, 12:182–97, 2003

Mösges R, König V, Köberlein J. The effectiveness of modern antihistamines for treatment of allergic rhinitis – an IPD meta-analysis of 140,853 patients. Allergol Int; 62(2):215–222, 2013

Nasser M, Fedorowicz Z, Aljufairi H, McKerrow W. Antihistamines used in addition to topical nasal steroids for intermittent and persistent allergic rhinitis in children (Review), Cochrane Database of Systematic Reviews, Issue 7, 2010

S3-Leitlinie Allergieprävention; AWMF-Registernr. 061/016; 2009

S2-Leitlinie Die spezifische Immuntherapie (Hyposensibilisierung) bei IgE-vermittelten allergischen Erkrankungen; AWMF-Registernr. 061/004; 2008

S2k-Leitlinie Rhinosinusitis; AWMF-Registernr. 017/049; 2011

Sheikh A, Panesar SS, Salvilla S. Hay fever in adolescents and adults, Clinical Evidence; 11:509, 2009

Simons FER. Advances in H_1-Antihistamines. N Engl J Med; 351:2203–2217, 2004

Wilson AM, O'Byrne PM, Parameswaran K. Leukotriene-receptor antagonists for allergic rhinitis: a systematic review and meta-analysis. Am J Med, 116:338–44, 2004

4 Atopische Dermatitis/Neurodermitis

Atopische Dermatitis bzw. Neurodermitis ist eine chronische bzw. chronisch-rezidivierende, nicht kontagiöse Hauterkrankung. In Europa sind zeitweilig etwa 10–15 % der Kinder bis zu 6 Jahren betroffen. Bei Erwachsenen ist die Prävalenz seltener, sie liegt in Deutschland bei 2–3 %. Insgesamt kam es innerhalb der letzten 50 Jahre zu einer Vervier- bis Versechsfachung der Krankheitsfälle. Die Ursachen für diese Entwicklung werden kontrovers diskutiert. Von einer genetischen Disposition ist auszugehen, andere pathogenetische Faktoren wie Barrierefunktionsstörungen in der Haut sind jedoch auch von Bedeutung. Es wurde eine Reihe von Polymorphismen von Mediatoren der atopischen Entzündung beschrieben, die mit einem erhöhten Risiko für die Neurodermitis assoziiert sind. Einige stimmen mit Genlokalisationen für respiratorische atopische Erkrankungen oder auch Psoriasis überein.

Die Hauterscheinungen sind meist mit quälendem Juckreiz verbunden. Der Verlauf ist wechselhaft mit Krankheitsschüben unterschiedlicher Dauer und Schwere. Eine häufig auftretende Komplikation sind Infektionen durch Bakterien, Viren und Pilze. Atopische Dermatitis kann zu einer erheblichen Minderung der Lebensqualität, mit Einschränkung der Leistungsfähigkeit durch schlechten Schlaf oder auch zu Depressionen führen. Ein erheblicher Anteil der Patienten zeigt IgE-vermittelte Überempfindlichkeit gegen Allergene aus der Luft bzw. der Nahrung. Begleitend treten oft allergische Rhinokonjunktivitis und allergisches Asthma bronchiale auf.

Das chronische Krankheitsbild der atopischen Dermatitis und die fehlende Heilbarkeit durch spezifische Maßnahmen bedingen die Anwendung individueller Therapieformen. Reduktion und Vermeidung individueller Provokationsfaktoren, Vermeidung von feuchten Milieus und starker Hautverschmutzung oder -reizung sowie die Teilnahme an Neurodermitis-Schulungen können hilfreich sein.

Folgende nichtmedikamentöse Maßnahmen können nach Empfehlung der S2-Leitlinie Neurodermitis eingesetzt werden:

- Eliminationsdiäten
- Reduktion von Hausstaubmilben
- Psychotherapie
- Phototherapie
- Neurodermitis-Schulung

Gezielte Eliminationsdiäten sind nur bei nachgewiesener Sensibilisierung gegen bestimmte Nahrungsmittel sinnvoll. Nach etwa zwei Jahren sollte die Signifikanz dieser Allergie erneut überprüft werden. Für diätetische Substitution mit γ-Linolensäure liegen bei atopischer Dermatitis keine Wirksamkeitsnachweise vor. In Beobachtungsstudien konnte für dreimonatiges ausschließliches Stillen, außer bei bestehender Kuhmilchallergie, kein reduziertes Neurodermitis-Risiko für den Säugling gezeigt werden. Trotzdem empfehlen aktuelle Leitlinien ein mindestens dreimonatiges ausschließliches Stillen bei Atopie in der Familienanamnese.

Encasing-Maßnahmen sind nur bei bestehender Sensibilisierung gegen Hausstaubmilben wirksam. Psychotherapien mit verhaltenstherapeutischen Interventionen wirken sich nachweislich positiv auf die Krankheitsverarbeitung und die Schweregradbesserung aus. Eine Phototherapie ist ebenfalls als kurzzeitige Intervention bei Neurodermitis geeignet. Derzeit ist die Wirksamkeit der UVB-Therapie bei mittelgradig ausgeprägter Neurodermitis und die der Hochdosis-UVA-1-Therapie im akuten, schweren Schub am besten gesichert.

Atopische Dermatitis kann im Rahmen der Selbstmedikation im Wesentlichen mit topischen Basistherapeutika (Emollienzien), Glucocorticoiden, Antipruriginosa und Antihistaminika gelindert werden.

4.1 Topische Therapeutika

4.1.1 Hydrocortison bzw. Hydrocortisonacetat

Wirkung

Hydrocortison und das entsprechende Acetat sind schwach wirksame Glucocorticoide. Sie wirken entzündungshemmend, antiexsudativ, antiallergisch und antipruriginös und führen somit zu einem schnellen Abheilen der atopischen Dermatitis.

Dosierung

- 0,25–0,5%ige Zubereitungen dünn auf die Hautregion auftragen, im akuten Zustand 2-mal täglich, als Erhaltungstherapie 2-mal wöchentlich, ggf. zusätzlich zu bzw. alternierend mit Emollienzien

Vor allem bei Behandlung größerer Hautareale sollte nach spätestens zwei Wochen ärztlicher Rat eingeholt werden.

Pharmakokinetische Eigenschaften

Wirkungseintritt

Die Wirkung tritt innerhalb von 2–7 Tagen ein.

Metabolismus und Ausscheidung

Hydrocortison penetriert rasch in die Haut. Das Penetrationsvermögen hängt u. a. vom Hautzustand, Applikationsort und vom verwendeten Vehikel ab. Im Stratum corneum als der stärksten Permeationsbarriere bildet sich ein epidermales Depot, von dem aus der Wirkstoff langsam an das darunterliegende Gewebe abgegeben wird. Dort setzt die Metabolisierung ein. Hydrocortison wird bis zu 95 % an Transcortin und Albumine gebunden.

Die systemische Biotransformation erfolgt hauptsächlich in der Leber, die Ausscheidung vorwiegend renal.

Besondere Hinweise

Rezeptfrei erhältliche topische Glucocorticoide sind zur kurzzeitigen Behandlung der atopischen Dermatitis geeignet. Bei Erfordernis einer längerfristigen Therapie sollte jedoch unter ärztlicher Anleitung auf potentere verschreibungspflichtige Substanzen mit besserer Nutzen-Risiko-Relation zurückgegriffen werden. Als Nebenwirkungen können Hautatrophien, Teleangiektasien, Hautinfektionen, periorale Dermatitis, steroidinduzierte Rosazea und Striae distensae auftreten. Diese sind bei Hydrocortison geringer als bei verschreibungspflichtigen Glucocorticoiden. Kinder reagieren jedoch besonders empfindlich, daher dürfen Kinder < 6 Jahren nur unter ärztlicher Aufsicht behandelt werden. Topische Glucocorticoide sollten nicht bei bakteriellen, viralen oder mykotischen Superinfektionen eingesetzt werden. Die Anwendung auf Schleimhäuten oder im Gesicht ist zu vermeiden. Während dem 1. Trimenon der Schwangerschaft besteht eine Kontraindikation. Im weiteren Verlauf der Schwangerschaft sowie während der Stillzeit sollte die Behandlung auf kleinere Areale begrenzt bleiben. Während der Stillzeit darf die Zubereitung nicht auf die Brust aufgebracht werden, um eine Übertragung auf den Säugling zu vermeiden.

Zusammenfassende Bewertung

●●●○

Topische Glucocorticoide sind zur Behandlung der atopischen Dermatitis Mittel der ersten Wahl. Ihr Einsatz wird in der S2e-Leitlinie Neurodermitis empfohlen, allerdings sind verschreibungspflichtige Substanzen besser untersucht. Das rezeptfrei erhältliche Hydrocortison zeigt eine schnelle und zuverlässige Wirkung bei überschaubarem Nebenwirkungsprofil. Es wirkt jedoch insgesamt schwächer als verschreibungspflichtige potentere Glucocorticoide wie zum Beispiel Betamethason-17-valerat.

4.1.2 Emollienzien

Wirkung

Bei atopischer Dermatitis ist die Haut meist sehr trocken und schuppig. Emollienzien sind wirkstofffreie Zubereitungen wie Cremes, (Wasch-)Lotionen, Salben oder Badezusätze, die aufgrund unterschiedlicher Mechanismen eine Befeuchtung oder Rückfettung der Haut bewirken. Hydrophile Cremes führen z. B. den äußeren Hautschichten Feuchtigkeit zu, paraffinhaltige Zubereitungen verhindern durch einen Okklusiveffekt einen Wasserverlust. Die Haut wird geschmeidiger und die Barrierefunktion kann leichter wieder hergestellt werden. Allergie auslösende Substanzen können somit schlechter eindringen.

Dosierung

- Emollienzien möglichst häufig, mindestens 3–4-mal täglich auf die Haut auftragen

Pharmakokinetische Eigenschaften

Wirkungseintritt

Die Wirkung tritt meist innerhalb weniger Stunden ein.

Metabolismus und Ausscheidung

Emollienzen enthalten keine Wirksubstanzen im eigentlichen Sinne.

Besondere Hinweise

Emollienzien können auch bei besonders empfindlichen Patienten wie Säuglingen oder während der Schwangerschaft über längere Zeit eingesetzt werden. Sie können im Rahmen der alternierenden topischen Glucocorticoid-Therapie angewendet werden. Man erreicht sogar eine Einsparung der Steroide, u. a. auch wegen einer verbesserten Permeation dieser Substanzen in die Haut.

Zusammenfassende Bewertung

●●●○

Emollienzien gelten entsprechend nationaler und internationaler Leitlinien als wichtige Basistherapie bei atopischer Dermatitis. Auch wenn es nur wenige randomisierte kontrollierte klinische Studien gibt, die die Wirksamkeit untersuchen, besteht unter Experten Konsens über die Wirksamkeit dieser Therapieform. Die Basispflege sollte als Langzeittherapie erfolgen. Emollienzien bewirken, dass Glucocorticoide sparsamer verwendet werden können.

4.1.3 Harnstoff

Wirkung

Harnstoff bewirkt eine Durchfeuchtung der Haut und eine verbesserte Penetration von anderen topisch wirkenden Substanzen wie z. B. von Glucocorticoiden. Der genaue Wirkungsmechanismus ist nicht bekannt.

Dosierung

- 5–15%ige Zubereitungen 1–2-mal täglich auf die betroffenen Regionen auftragen

Pharmakokinetische Eigenschaften

Wirkungseintritt

Die Wirkung tritt innerhalb von 1–2 Stunden ein.

Metabolismus und Ausscheidung

Harnstoff wird aus Öl/Wasser-Emulsionen schneller freigesetzt als aus Wasser/Öl-Emulsionen. Aus Letzteren penetriert er jedoch in weit tiefere Hautschichten wie Dermis und Epidermis. Die Ausscheidung des resorbierten Harnstoffs erfolgt vor allem durch den Urin, in geringerem Maß auch durch den Schweiß.

Besondere Hinweise

Harnstoff enthaltende Zubereitungen bewirken, dass topische Glucocorticoide eingespart werden können, da die Haut besser auf diese Substanzen anspricht. Die Substanz führt gelegentlich zu einem Brennen auf der Haut. Insbesondere Kinder bis etwa zum 5. Lebensjahr sind davon betroffen. Die Anwendung auf stark entzündeten Arealen sollte vermieden werden, ebenso die Anwendung auf der Brust während der Stillzeit.

Zusammenfassende Bewertung

●●●○

Harnstoff führt bei atopischer Dermatitis zu einer signifikanten Verbesserung der Hautdurchfeuchtung. Die Wirkung scheint effektiver als bei Emollienzien alleine. Zur endgültigen Beurteilung sind jedoch weitere kontrollierte Untersuchungen an größeren Patientenkollektiven erforderlich.

4.1.4 Dimetinden

Wirkung

Dimetinden ist ein H_1-Antihistaminikum der ersten Generation. Bei topischer Applikation wirkt es kühlend, jedoch nur sehr kurz juckreizstillend.

Dosierung

- 0,1%ige Zubereitungen mehrmals täglich dünn auftragen

Pharmakokinetische Eigenschaften

Wirkungseintritt

Die Wirkung tritt innerhalb weniger Minuten ein.

Metabolismus und Ausscheidung

Das Ausmaß der kutanen Resorption ist nicht bekannt. Nach systemischer Aufnahme wird Dimetinden in der Leber metabolisiert. Die Ausscheidung von Wirkstoff und Metaboliten erfolgt sowohl biliär als auch renal.

Besondere Hinweise

Dimetinden sollte nicht auf stark entzündete oder verletzte Haut aufgetragen werden, auch nicht im Bereich der Augen. Möglicherweise können durch topisch appliziertes Dimetinden Allergien ausgelöst werden. Bei Kindern < 2 Jahren dürfen nur sehr kleine Flächen behandelt werden.

Zusammenfassende Bewertung

●○○○

Der Einsatz topischer H_1-Antihistaminika wie Dimetinden wird bei atopischer Dermatitis in aktuellen Leitlinien nicht empfohlen, da die Wirkung therapeutisch nicht relevant und nur sehr kurz anhaltend ist.

4.1.5 Gerbstoffe

Wirkung

Bei atopischer Dermatitis wirken synthetische oder pflanzliche Gerbstoffe nach topischer Applikation leicht entzündungshemmend und juckreizstillend. Proteine an der Hautoberfläche vernetzen sich und bilden einen künstlichen Schorf. Nässende Wunden trocknen schneller ab.

Dosierung

- 1–2%ige Zubereitungen 1–2-mal täglich dünn auftragen

Die Anwendung kann auch in Form eines Badezusatzes erfolgen. Die Behandlungsdauer beträgt normalerweise etwa 4 Wochen.

Pharmakokinetische Eigenschaften

Wirkungseintritt

Die Wirkung tritt innerhalb von 2–3 Stunden ein.

Metabolismus und Ausscheidung

Der Eiweiß-Gerbstoff-Komplex wird in den oberen Hautschichten gebunden. Es kommt zur Einlagerung im Stratum corneum, nicht jedoch im Stratum basale.

Besondere Hinweise

Gravierende Nebenwirkungen von Gerbstoff-haltigen Externa sind nicht bekannt. Bei Augenkontakt sollte sofort gespült werden. Gelegentlich kann es innerhalb von 30 Minuten nach dem Auftragen zur Hautirritation mit Brennen und Rötung sowie Juckreiz kommen. Bei großflächiger Anwendung auf Verbrennungen bis 2. Grades sind allerdings hepatotoxische Nebenwirkungen beobachtet worden.

> **Zusammenfassende Bewertung**
>
> ●●○○
>
> Zur Behandlung von atopischer Dermatitis mit Gerbstoffen liegen keine ausreichenden Daten aus kontrollierten Untersuchungen vor. Aufgrund der Ergebnisse offener Studien kann in Einzelfällen eine antipruriginöse Behandlung erwogen werden.

4.1.6 Polidocanol

Wirkung

Polidocanol ist ein Oberflächenanästhetikum und lindert bei atopischer Dermatitis den Juckreiz. Die Substanz hemmt sensorische, motorische und autonome Nervenfasern und hebt örtlich begrenzt sowohl die Erregbarkeit der sensiblen Endorgane (Rezeptoren) als auch das Leitungsvermögen der sensiblen Nervenfasern reversibel auf.

Dosierung

- 5–10%ige Zubereitungen ein- bis mehrmals täglich dünn auftragen

Pharmakokinetische Eigenschaften

Wirkungseintritt

Die Wirkung tritt innerhalb weniger Minuten ein.

Metabolismus und Ausscheidung

Das Ausmaß der Resorption ist nicht bekannt. Im Tierversuch wird der resorbierte Anteil überwiegend renal ausgeschieden.

Besondere Hinweise

Polidocanol kann allergische Reaktionen verursachen. Zur Anwendung während der Schwangerschaft und der Stillzeit liegen keine ausreichenden Erfahrungen vor.

> **Zusammenfassende Bewertung**
>
> ●●○○
>
> Der Einsatz von Polidocanol kann bei atopischem Ekzem erfolgen, wenn der Juckreiz besonders quälend ist. Die Substanz hat jedoch keinen Einfluss auf die entzündliche Reaktion. Kontrollierte Untersuchungen liegen nicht in ausreichender Zahl vor.

4.1.7 Anmerkungen

Folgende Therapeutika zeigen tendenziell positive Effekte bei der Behandlung der atopischen Dermatitis; eine Empfehlung auf der Basis kontrollierter Studien kann jedoch zurzeit nicht gegeben werden:

- Zinkhaltige Externa haben einen adstringierenden, antiinflammatorischen und kühlenden Effekt, auch wirken sie juckreizstillend. Die Anwendung kann daher bei entzündlichen Läsionen erfolgen.
- Bei chronischer Neurodermitis kann das Tragen von antimikrobiell wirkender Unterwäsche erwogen werden. Die Beschichtungen bestehen aus Silbernitrat oder Ammoniumverbindungen.

Von der Anwendung folgender Therapeutika wird abgeraten:

- Kamille oder Bittersüß können bei nicht relevantem Effekt Kontaktdermatitiden auslösen.
- Steinkohleteerhaltige Präparate sollten aufgrund des bestehenden mutagenen, kanzerogenen und teratogenen Risikos nur ausnahmsweise angewendet werden.
- Die Zulassungen von Arzneimitteln, die Bufexamac enthalten, wurden wegen der allergieauslösenden Wirkung am 5. Mai 2010 vom BfArM widerrufen.

4.2 Systemische Therapeutika

4.2.1 Dimetinden

Wirkung

Dimetinden ist wie Diphenhydramin oder Clemastin ein H_1-Antihistaminikum der ersten Generation. Es wirkt mäßig antipruriginös und sedierend.

Dosierung

Erwachsene

- Peroral (unretardiert): 3-mal täglich 1–2 mg
- Peroral (retardiert): 1-mal täglich 4 mg

Kinder und Jugendliche

- Peroral (unretardiert): 3-mal täglich 1 mg

Pharmakokinetische Eigenschaften

Wirkungseintritt und -dauer

Die antihistaminerge Wirkung tritt innerhalb von 30 Minuten ein und erreicht nach 2–5 Stunden ihr Maximum. Die Wirkungsdauer liegt bei 8–10 Stunden.

Metabolismus und Ausscheidung

Dimetinden wird in der Leber metabolisiert. Die Ausscheidung von Wirkstoff und Metaboliten erfolgt sowohl biliär als auch renal.

Besondere Hinweise

Bei Patienten mit Glaukom und Prostatahypertrophie ist bei der Anwendung von Dimetinden Vorsicht geboten. Die Verordnung sedierender Antihistaminika erfordert eine entsprechende Aufklärung hinsichtlich der zentral dämpfenden Wirkung und den Hinweis, dass die Einnahme daher möglichst am Abend erfolgen sollte. Zeigen junge Patienten nach Einnahme von Antihistaminika Unruhezustände, so kann dies auf eine paradoxe Reaktion zurückzuführen sein, das Präparat muss abgesetzt werden.

> **Zusammenfassende Bewertung**
>
> ●●○○
>
> H_1-Antihistaminika der ersten Generation wie Dimetinden können bei atopischer Dermatitis unterstützend eingesetzt werden. Sie wirken nicht nur mäßig juckreizstillend, sondern verbessern auch durch ihren sedierenden Effekt die Schlafqualität. Eine direkte klinisch relevante Wirkung auf die Erkrankung selbst konnte nicht nachgewiesen werden.

4.2.2 Cetirizin

Wirkung

Cetirizin ist wie Loratadin ein selektiv peripherer H_1-Antagonist der zweiten Generation. Die Substanz wirkt schwach antipruriginös.

Dosierung

- Erwachsene und Jugendliche ab 12 Jahren: 1-mal täglich 10 mg
- Kinder von 2–12 Jahren: 2-mal täglich 5 mg
- Kinder mit einem Körpergewicht < 30 kg: 1-mal täglich 5 mg

Pharmakokinetische Eigenschaften

Wirkungseintritt und -dauer

Die antihistaminerge Wirkung tritt innerhalb von 20 Minuten ein und erreicht nach einer Stunde ihr Maximum. Die Wirkungsdauer liegt bei mindestens 24 Stunden.

Metabolismus und Ausscheidung

Cetirizin wird nur zu einem geringen Teil metabolisiert, etwa 2/3 der Dosis werden unverändert renal ausgeschieden.

Besondere Hinweise

Bei schweren Nierenfunktionsstörungen ist Cetirizin kontraindiziert, bei leichteren Formen muss die Dosis angepasst werden. Bei Patienten mit eingeschränkter Leberfunktion ist keine Dosisanpassung erforderlich.

> **Zusammenfassende Bewertung**
>
> ●●○○
>
> Nicht sedierende H_1-Antihistaminika wie Cetirizin wirken nur mäßig juckreizstillend, jedoch nicht sedierend. Eine Verbesserung des Hautzustands bei atopischer Dermatitis konnte nicht nachgewiesen werden.

4.2.3 Natriumcromoglicat

Wirkung

Natriumcromoglicat blockiert den mit dem IgE-Rezeptor gekoppelten Calciumkanal und hemmt dadurch den Einstrom von Calcium in die Mastzellen. Die Degranulation der Mastzellen wird gehemmt und somit die Freisetzung von Entzündungsmediatoren.

Dosierung

- Erwachsene: 4-mal täglich 200–500 mg peroral
- Kinder von 2–14 Jahren: 4-mal täglich 100–200 mg peroral
- Säuglinge und Kleinkinder > 2 Monate: 20–40 mg/kg KG peroral, verteilt auf 4 Einzelgaben

Die Einnahme erfolgt 15–30 Minuten vor einer Mahlzeit.

Pharmakokinetische Eigenschaften

Wirkungseintritt

Ein direkter therapeutischer Effekt ist bei atopischer Dermatitis nicht feststellbar.

Metabolismus und Ausscheidung

Nach oraler Applikation werden weniger als 2 % des Wirkstoffs resorbiert und in unmetabolisierter Form zu gleichen Teilen renal und biliär eliminiert.

Besondere Hinweise

Zur Anwendung während der Schwangerschaft und der Stillzeit liegen keine ausreichenden Erfahrungen vor. Insbesondere im 1. Trimenon ist besondere Vorsicht geboten. Für Kinder < 2 Jahren besteht eine Kontraindikation.

> **Zusammenfassende Bewertung**
>
> ●○○○
>
> Natriumcromoglicat zeigte bislang keine therapeutisch relevanten Effekte bei der Behandlung der atopischen Dermatitis.

4.2.4 Probiotika

Wirkung

Probiotika wie Lactobacillus acidophilus kommen im Gastrointestinaltrakt des Menschen vor. Sie besitzen keine pathogenen Eigenschaften und können das Wachstum pathogener Keime verhindern. Der Wirkungsmechanismus ist nicht klar.

Dosierung

Je nach Probiotikum unterschiedlich entsprechend der Zulassung. Die Einnahme erfolgt zusammen mit einer Mahlzeit.

Pharmakokinetische Eigenschaften

Wirkungseintritt

Ein Wirkungseintritt ist nur nach längerer Einnahme zu erwarten.

Metabolismus und Ausscheidung

Nach Beendigung der Einnahme verschwinden die Probiotika sehr schnell wieder aus dem Gastrointestinaltrakt.

Besondere Hinweise

Abgesehen von leichten gastrointestinalen Störungen treten keine relevanten Nebenwirkungen auf. Bei Patienten mit stark geschwächter Immunabwehr sollte die Einnahme vermieden werden. Kleinkinder < 2 Jahren sollten nur unter ärztlicher Aufsicht behandelt werden. Die Einnahme während der Schwangerschaft und der Stillzeit ist möglich.

Zusammenfassende Bewertung

●●○○

In einigen Studien konnte bei Kindern eine Besserung der Symptome durch Probiotika gezeigt werden. Die Einnahme von Lactobacillus acidophilus während des letzten Trimenons der Schwangerschaft durch die Mutter kann das Neurodermitis-Risiko für das Kind nicht senken.

4.2.5 Gamma-Linolensäure

Wirkung

Gamma-Linolensäure wird normalerweise im menschlichen Körper aus Linolsäure gebildet, bei Neurodermitikern ist dennoch häufig ein relativer Mangel nachweisbar. Die Substanz ist ein Vorläufer der Dihomogammalinolensäure und der Arachidonsäure.

Dosierung

- Tagesdosis: etwa 250 mg Gamma-Linolensäure
- Kinder unter 1 Jahr 100 mg Gamma-Linolensäure

Nachtkerzenöl enthält davon etwa 10 %, Borretschöl 20 %.

Pharmakokinetische Eigenschaften

Wirkungseintritt

Der Wirkungseintritt ist bei längerfristiger Einnahme zu erwarten.

Metabolismus und Ausscheidung

Gamma-Linolensäure wird wie andere Fettsäuren resorbiert.

Besondere Hinweise

Es liegen neuere Untersuchungen vor, die den Einsatz von Präparaten mit Gamma-Linolensäure bei Kindern < 1 Jahr befürworten.

> **Zusammenfassende Bewertung**
>
> ●●○○
>
> In einigen Studien führte Gamma-Linolensäure zu einer Verbesserung der Symptome. Ergebnisse aus umfangreicheren kontrollierten Untersuchungen bleiben abzuwarten.

4.2.6 Anmerkungen

- Es liegen verschiedene Untersuchungen vor, die auf einen Zusammenhang zwischen Vitamin-D-Mangel und atopischer Dermatitis sprechen. Um die Substitution von Vitamin D zur Behandlung von Neurodermitis empfehlen zu können, sind weitere klinische Untersuchungen erforderlich. Allerdings sollte generell bei einem bestehenden Mangel substituiert werden. Schwerwiegende Mangelzustände, die durch höhere Vitamin-D-Dosierungen ausgeglichen werden müssen, sollten unter ärztlicher Aufsicht behandelt werden.
- Die Wirksamkeit der systemischen Gabe von Vitamin-B- bzw. Vitamin-E- oder Multivitaminpräparaten konnte nicht belegt werden.

4.3 Abgrenzung zu verschreibungspflichtigen Arzneimitteln und anderen ärztlichen Therapieverfahren

Schwere Zustände atopischer Dermatitis bedürfen der Behandlung mit verschreibungspflichtigen Substanzen. Topische Glucocorticoide zählen aufgrund der guten Nutzen-Risiko-Relation zu den Mitteln der ersten Wahl. Schwere akute Krankheitsschübe können insbesondere bei Erwachsenen kurzzeitig auch mit oralen Glucocorticoiden behandelt werden. Topische Calcineurininhibitoren wie Pimecrolimus und Tacrolimus stellen eine Alternative zu topischen Glucocorticoiden dar. Sie bewirken auch bei längerfristiger Anwendung keine Atrophie der Haut und können daher auf Körperregionen mit dünner Haut angewendet werden. Anders als Glucocorticoide führen sie bei Applikation im Gesicht nicht zu steroidinduzierter Rosacea oder perioraler Dermatitis. Wegen eines noch nicht ganz ausgeräumten Krebsverdachts sollten sie zurzeit dennoch als Reservesubstanzen angesehen werden.

Moderat bis mäßig ausgeprägte Ekzeme bei atopischer Dermatitis bedürfen in der Regel keiner zusätzlichen antimikrobiellen Therapie. Bei Auftreten einer bakteriellen Superinfektion sollte dagegen zusätzlich topisch antibiotisch behandelt werden. Von einer längerfristigen Anwendung wird wegen der Gefahr der Resistenzbildungen und der Sensibilisierung abgeraten. Bei schwereren Fällen können auch systemische Antibiotika indiziert sein.

Sehr schwere chronische atopische Dermatitis kann im Erwachsenenalter mit Ciclosporin A behandelt werden. Aufgrund des Nebenwirkungsspektrums sollte spätestens nach zwei Jahren Therapiedauer ein Auslassversuch unternommen werden.

Andere ebenfalls vielversprechende Pharmaka wie Azathioprin, Methotrexat, Mycophenolat-Mofetil, Anti-IgE-Antikörper (Omalizumab) oder Interferone sind bislang noch nicht ausreichend hinsichtlich Sicherheit und Wirksamkeit bei atopischer Dermatitis untersucht.

4.4 Fertigarzneimittel (exemplarische Auswahl)

Wirkstoff	Präparatebeispiele®
Cetirizin (peroral)	Cetiderm, Reactine, Zyrtec, Cetirigamma, Cetirizin AL, Cetirizin HEXAL
Dimetinden (peroral)	Fenistil
Dimetinden (topisch)	Fenistil Gel
Emollienzien	Avene XeraCalm, Balneum Hermal, Bepanthol, Excipial
Gamma-Linolensäure (peroral)	manako
Gerbstoffe (topisch)	Tannolact, Tannosynth
Harnstoff	Elacutan, Optiderm, Remederm Creme Widmer
Hydrocortison	Ebenol, Hydrocutan Creme, Linola akut
Natriumcromoglicat (peroral)	Allergoval, Colimune Sachets, PENTATOP
Polidocanol	Balneum Hermal, Linola Fett N Ölbad
Probiotika	Perenterol, Probiocult, Symbioflor, Colibiogen, Hylak, Mutaflor

Literatur

Ammon H, Mutschler E, Scholz H (Hrsg.). Arzneimittel Information und Beratung. 12. Akt.lfg., Wissenschaftliche Verlagsgesellschaft Stuttgart, 2013

Atopic eczema in children, Guideline commissioned by the National Institute for Health and Clinical Excellence (NICE), 2007

Bath-Hextall FJ, Delamere FM, Williams HC. Dietary exclusions for established atopic eczema, Cochrane Database of Systematic Reviews, Issue 1, 2008

Bieber T. Atopic Dermatitis. N Engl J Med; 358:1483–1494, 2008

Birnie AJ, Bath-Hextall FJ, Ravenscroft JC, Williams HC. Interventions to reduce Staphylococcus aureus in the management of atopic eczema, Cochrane Database of Systematic Reviews, Issue 3, 2008

Drugdex® System. Thomson Healthcare, Zugegriffen 04/2014

Fachinformationen der entsprechenden Wirkstoffe

Foolad N, Armstrong AW. Prebiotics and probiotics: the prevention and reduction in severity of atopic dermatitis in children, Benef Microbes; Jan 24:1–10, 2014 [Epub ahead of print]

Hamacher H, Wahl MA. Selbstmedikation, 2. Aufl., Wissenschaftliche Verlagsgesellschaft Stuttgart, 2011

Mesquita Kde C1, Igreja AC2, Costa IM3. Atopic dermatitis and vitamin D: facts and controversies, An Bras Dermatol; 88(6):945–953, 2013

Morse PF, Horrobin DF, et al. Meta-analysis of placebo-controlled studies of the efficacy of Epogam in the treatment of atopic eczema. Relationship between plasma essential fatty acid changes and clinical response; Brit J Dermatol;121(1): 75–90, 1989

Osborn DA, Sinn JKH. Prebiotics in infants for prevention of allergic disease and food hypersensitivity (Review), Cochrane Database of Systematic Reviews, Issue 4, 2007.

Pelucchi C, Chatenoud L, Turati F, Galeone C, Moja L, Bach JF, La Vecchia C. Probiotics supplementation during pregnancy or infancy for the prevention of atopic dermatitis: a meta-analysis, Epidemiology; 23(3):402–414, 2012

S2-Leitlinie Allergieprävention; AWMF-Registernr. 061/016; 2009

S2e-Leitlinie Neurodermitis; AWMF-Registernr. 013/027; 2008

Samochocki Z, Bogaczewicz J, Jeziorkowska R, Sysa-Jędrzejowska A, Glińska O, Karczmarewicz E, McCauliffe DP, Woźniacka A. Vitamin D effects in atopic dermatitis, J Am Acad Dermatol; 69(2):238–244, 2013

Schmitt J, Apfelbacher CJ, Flohr C. Eczema, Clinical Evidence; 05:1716, 2011

Scottish Intercollegiate Guidelines Network (SIGN). Management of atopic eczema in primary care. Edinburgh: SIGN No 125; 2011.

Sher LG, Chang J, Patel IB, Balkrishnan R, Fleischer AB Jr. Relieving the pruritus of atopic dermatitis: a meta-analysis, Acta Derm Venereol; 92(5):455–461, 2012

Silverberg JI. Atopic Dermatitis: An Evidence-Based Treatment Update, Am J Clin Dermatol; Jan 25, 2014. [Epub ahead of print]

Simons FER. Advances in H_1-Antihistamines. N Engl J Med; 351:2203–2217, 2004

Staab D, Diepgen TL, Fartasch M, Kupfer J. Age related structured educational programmes for the management of atopic dermatitis in children and adolescents: multicentre, randomised controlled trial. BMJ; 332:933–938, 2006

van Gool CJAW, Thijs C, Henquet CJM, van Houwelingen AC, Dagnelie PC, Schrander J, Menheere PPCA, van den Brandt PA. γ-Linolenic acid supplementation for prophylaxis of atopic dermatitis–a randomized controlled trial in infants at high familial risk. Am J Clin Nutr, 77(4):943–951, 2003

Wichtl M. Teedrogen und Phytopharmaka. 5. Aufl., Wissenschaftliche Verlagsgesellschaft Stuttgart, 2009

Williams H. Atopic Dermatitis. N Engl J Med; 352:2314–2324, 2005

http://www.kinderklinik-luebeck.de/pina/faq/index.php3?k_id

5 Blasenentzündung

Eine Blasenentzündung geht meist auf eine bakterielle Infektion der unteren Harnwege, meist durch Escherichia coli aus dem Darm, zurück. Ein Befall mit Viren oder Pilzen oder eine durch Medikamente ausgelöste Blasenentzündungen ist selten. Die Keime dringen meist von außen über die Harnröhre in die Blase ein und bewirken eine Entzündung der Harnblasenschleimhaut bzw. der gesamten Blase. Das Vorhandensein von mehr als 100 000 Keimen pro ml Urin gilt als sicherer Nachweis für einen Infekt. Typische Symptome sind Schmerzen und Brennen beim Wasserlassen, ständiger Harndrang, Schmerzen im Unterleib und schlecht riechender Urin, ggf. mit Blutbeimischung. Die Selbstheilungsrate einer Blasenentzündung liegt bei 25–40 %. Am häufigsten sind Frauen betroffen, da deren Harnröhre wesentlich kürzer ist als bei Männern und der Harnröhrenausgang näher am After und in feuchterem Milieu liegt. Von einer chronischen Blasenentzündung wird gesprochen, wenn mehr als 2 Infekte pro Jahr auftreten. Die Therapie unterscheidet sich grundsätzlich nicht von der einer einmaligen Infektion.

Risikofaktoren für das Auftreten einer Blasenentzündung sind:
- Schwangerschaft
- Postmenopause
- Diabetes mellitus
- Immunschwäche
- Einengung der Harnwege
- Katheterisierung
- Vesiko-ureteraler Reflux oder
- Blasenfunktionsstörungen durch neuronale Erkrankungen

Begünstigend wirken Unterkühlung, eine geschwächte Immunabwehr sowie die Verwendung von Verhütungsmittel wie Diaphragmen oder spermiziden Cremes. Es konnte nicht nachgewiesen werden, dass Maßnahmen wie Vermeiden des Einhaltens von Harndrang, Blasenentleerung innerhalb von 15 Minuten nach dem Geschlechtsverkehr, Säuberung nach dem Stuhlgang von vorne nach hinten sowie das Tragen weiter Baumwollunterwäsche einer Blasenentzündung vorbeugen.

Bei beginnenden Beschwerden kann die Erkrankung zunächst durch Trinken von 2–3 Litern Flüssigkeit pro Tag behandelt werden. Wärme in Form von Wärmflaschen,

Sitzbädern oder Umschlägen führt zu einer Entspannung der Muskulatur und wirkt somit schmerzlindernd. Im Rahmen der Selbstmedikation kommt neben der Behandlung einer leichten oder beginnenden Blasenentzündung der Prophylaxe rezidivierender Harnwegsinfekte besondere Bedeutung zu. Zur Verfügung stehen hier Substanzen oder Pflanzenextrakte zur Ansäuerung des Urins wie Methionin oder Cranberry-Präparate sowie Pflanzenextrakte mit antibakterieller Wirkkomponente zur Unterstützung einer Durchspülungstherapie.

5.1 Substanzen mit direktem oder indirektem Einfluss auf das Keimwachstum

5.1.1 Cranberry-Zubereitungen

Wirkung

Die in Cranberry-Zubereitungen enthaltenen Proanthocyanidine verhindern offenbar ein Anhaften von Keimen an der Blasenschleimhaut. Außerdem kommt es zu bakteriostatischen Effekten durch eine Ansäuerung des Harns.

Dosierung

- 3-mal täglich etwa 300 mg Cranberry-Extrakt oder 100–250 ml reiner Saft

Bislang liegen noch keine Hinweise auf eine Richtdosis vor.

Pharmakokinetische Eigenschaften

Wirkungseintritt

Zum Wirkungseintritt liegen keine Erkenntnisse vor.

Metabolismus und Ausscheidung

Zur Pharmakokinetik von Cranberry-Extrakten liegen keine Erkenntnisse vor.

Besondere Hinweise

Cranberry-Zubereitungen sind nach aktuellen klinischen Studien bei der Prävention von Harnwegsinfekten nicht hilfreich. Ebenso sind bislang keine Erkenntnisse hinsichtlich einer Richtdosis verfügbar, zumal zwischen den einzelnen Zubereitungen erhebliche Qualitätsunterschiede bestehen. Nach Anwendung von Cranberry-Zubereitungen sind leichte gastrointestinale Störungen möglich.

Zusammenfassende Bewertung

●●○○

Cranberry-Zubereitungen können zur Prophylaxe von Harnwegsinfekten nicht explizit empfohlen werden. In aktuellen kontrollierten klinischen Studien an erwachsenen Frauen, Älteren, Schwangeren und Kindern konnte laut einem Cochrane-Review bislang keine signifikante Reduktion des Erkrankungsrisikos nachgewiesen werden.

5.1.2 Bärentraubenblätter-Extrakt

Wirkung

Extrakte aus Bärentraubenblättern zeigen in vitro antimikrobielle Wirksamkeit gegen Escherichia coli, Proteus vulgaris, Ureaplasma urealyticum, Mycoplasma hominis, Staphylococcus aureus, Pseudomonas aeruginosa, Klebsiella pneumoniae, Enterococcus faecalis, verschiedene Streptococcus-Stämme sowie gegen Candida albicans. Die Wirkung wird in erster Linie auf die in der Droge enthaltenen Phenylglykoside Arbutin und Methylarbutin zurückgeführt. Aus diesen entsteht Hydrochinon-Glucuronid, dessen antimikrobiell wirksames Aglykon Hydrochinon in der Harnblase enzymatisch durch Bakterien freigesetzt wird. Die Wirkung ist somit an die Anwesenheit von Bakterien gebunden.

Dosierung

- Erwachsene und Jugendliche >12 Jahre: 3-mal täglich 500–600 mg Trockenextrakt entsprechend etwa 100–200 mg Hydrochinon-Anteil. (Tagesmaximaldosis 400–800 mg Hydrochinon-Derivate)

Im Rahmen der Selbstmedikation sollte Bärentrauben-Extrakt nicht länger als 7 Tage angewendet werden.

Pharmakokinetische Eigenschaften

Wirkungseintritt

Zum Wirkungseintritt liegen keine Erkenntnisse vor.

Metabolismus und Ausscheidung

Arbutin wird in der Leber zu Hydrochinon biotransformiert und mit Glucuron- bzw. Schwefelsäure konjugiert. Die Ausscheidung erfolgt zu mehr als 70 % renal.

Besondere Hinweise

Die Wirksamkeit von Bärentraubenblätter-Extrakt zur Behandlung und Vorbeugung von Harnwegsinfekten wurde bislang nicht ausreichend nachgewiesen. Wegen des Verdachts auf erbgutverändernde Wirkungen dürfen die Extrakte nicht während der Schwangerschaft oder der Stillzeit angewendet werden. Auch für Kinder <12 Jahren besteht eine Kontraindikation. Bei Herz- oder Niereninsuffizienz ist besondere Vorsicht geboten. Unter der Einnahme kann es zu gastrointestinalen Störungen, allergischen Reaktionen und Leberschäden kommen.

Zusammenfassende Bewertung

●○○○

Bärentraubenblätter-Extrakte können aktuell nicht zur Behandlung oder Prophylaxe von Harnwegsinfekten empfohlen werden. Die wissenschaftliche Evidenz zu Sicherheit und Wirksamkeit ist sehr dürftig. Eine mögliche mutagene Wirkung kann nicht ausgeschlossen werden. Werden Bärentraubenblätter eingesetzt, sollten die empfohlene Dosis und Therapiedauer unbedingt beachtet werden.

5.1.3 Goldrutenkraut-Extrakt

Wirkung

Die schwach diuretische Wirkung von Goldrutenkraut-Extrakt wird dem Phenolglykosid Leiocarposid zugeschrieben, die schwach antiphlogistischen, analgetischen, spasmolytischen und antimikrobiellen Effekte den enthaltenen Flavonoiden und Saponinen.

Dosierung

- Erwachsene und Kinder > 12 Jahre: 3–4-mal täglich 350–500 mg Trockenextrakt

Zur Anwendung bei Kindern < 12 Jahren liegen keine ausreichenden Erfahrungen vor.

Pharmakokinetische Eigenschaften

Wirkungseintritt

Zum Wirkungseintritt liegen keine Erkenntnisse vor.

Metabolismus und Ausscheidung

Zur Pharmakokinetik von Goldrutenkraut-Extrakt liegen keine Erkenntnisse vor.

Besondere Hinweise

Die Wirksamkeit von Goldrutenkraut-Extrakt zur Behandlung und Vorbeugung von Harnwegsinfekten wurde bislang nicht ausreichend nachgewiesen. Es können allergische Reaktionen auftreten. Während der Schwangerschaft und der Stillzeit sollte die Applikation sicherheitshalber vermieden werden.

> **Zusammenfassende Bewertung**
>
> ●●○○
>
> Goldrutenkraut-Extrakte können nur eingeschränkt zur Behandlung oder Prophylaxe von Harnwegsinfekten empfohlen werden. In-vitro-Studien weisen zwar auf diuretische, spasmolytische und antibakterielle Effekte hin, die klinische Relevanz dieser Effekte wurde jedoch bislang nicht in kontrollierten randomisierten klinischen Studien bestätigt.

5.1.4 Anmerkungen

- Bei starken Schmerzen können kurzzeitig Analgetika eingenommen werden (▸ Kap. 17, Kopfschmerzen). Paracetamol empfiehlt sich eher für die Behandlung kleinerer Kinder, Ibuprofen für Kinder > 6 Jahren oder Erwachsene. Die Einnahme von Acetylsalicylsäure sollte ohne ärztlichen Rat bei Kindern unter 16 Jahren unterbleiben.
- Zu traditionell bei Harnwegsinfekten häufig angewendeten Phytopharmaka wie Brennnessel, Brunnenkresse, Goldrute, Kapuzinerkresse, Meerrettich, Orthosiphon oder Schachtelhalm liegen keine ausreichenden Wirksamkeitsnachweise aus kontrollierten klinischen Studien vor, die eine explizite Empfehlung an dieser Stelle rechtfertigen.
- Wacholderpräparate sollten wegen einer möglichen Reizung des Nierenparenchyms vermieden werden.

- Methionin soll durch Erzeugung eines sauren Milieus die Vermehrung von Bakterien hemmen und die Wirksamkeit einiger Antibiotika verbessern. Die Wirksamkeit wurde jedoch nach Datenlage der Datenbank Medline bislang nicht in größeren kontrollierten randomisierten Studien nachgewiesen. Weiterhin besteht insbesondere bei Leberinsuffizienz die Gefahr der Entstehung neurotoxischer Metabolite.
- Lactobazillen haben in verschiedenen kleineren klinischen Studien positive Wirkungen gezeigt. Zur abschließenden Beurteilung sind randomisierte Untersuchungen an größeren Patientenkollektiven erforderlich.

5.2 Abgrenzung zu verschreibungspflichtigen Arzneimitteln und anderen ärztlichen Therapieverfahren

Bei erstmals auftretenden, länger als 5 Tage anhaltenden, häufig wiederkehrenden Beschwerden, wenn starkes Fieber oder starke Schmerzen hinzukommen oder wenn kleinere Kinder oder Schwangere betroffen sind, sollte ein Arzt aufgesucht werden. Zunächst müssen differenzialdiagnostisch schwerwiegendere Ursachen wie z. B. Nierenbeckenentzündungen, Blasensteine, Harnröhrenverengungen, Phimosen, Prostataadenome oder Blasentumoren ausgeschlossen werden. Bei behandlungsbedürftiger Blasenentzündung sind Antibiotika Mittel der Wahl. Bei Pyelonephritis senkt ein sofortiger Behandlungsbeginn das Risiko für eine Schädigung des Nierenparenchyms. Bei chronischen Harnwegsinfekten (ab 3 Erkrankungen pro Jahr) führt die prophylaktische Anwendung von Antibiotika wie Cotrimoxazol, Nitrofurantoin, Cefaclor oder Fluorchinolonen zumindest bei Erwachsenen zu signifikant reduzierten Rezidivraten. Es besteht jedoch die Gefahr von Allergie- und Resistenzentwicklung. Bei Frauen, die einen direkten Zusammenhang zwischen Geschlechtsverkehr und nachfolgend auftretender Blasenentzündung feststellen, kann eine postkoitale prophylaktische Einnahme sinnvoll sein. Während der Schwangerschaft kann ein unbehandelter Harnwegsinfekt zu vorzeitigen Wehen führen. Eine antibiotische Behandlung mit Penicillinen, Cephalosporinen oder Fosfomycintrometamol sollte daher erwogen werden. Für die topische Behandlung mit Estrogenen zur Prophylaxe von Harnwegsinfekten nach der Menopause konnte bislang kein eindeutiger Nutzen nachgewiesen werden. Zum Nutzen einer prophylaktischen Immuntherapie mit Zubereitungen aus immunaktiven Escherichia-coli-Stämmen liegen vielversprechende kleinere Untersuchungen vor. Für eine endgültige Beurteilung sind jedoch weitere kontrollierte klinische Studien an größeren Patientenkollektiven erforderlich. Bei der interstitiellen Zystitis, einer schmerzhaften chronischen Harnblasenentzündung ohne Keimnachweis, deren Ursache noch nicht endgültig geklärt ist, behandelt man zzt. mit Analgetika, Antidepressiva oder topisch mit Dimethylsulfoxid, Hyaluronsäure bzw. Chondroitinsulfat. Bei rezidivierenden Blasenentzündungen aufgrund von anatomischen Besonderheiten sollte eine chirurgische Korrektur erwogen werden.

5.3 Fertigarzneimittel (exemplarische Auswahl)

Wirkstoff	Präparatebeispiele®
Bärentraubenblätter	Arctuvan, Cystinol, Uvalysat
Cranberry	Das gesunde Plus Cranberry Kapseln, ZeinPharma Cranberry Kapseln
Goldrutenkraut	Cystinol long, Solidago Hevert, Urol flux

Literatur

Arzneimittelkursbuch 2010/11, 16. Ausgabe, Arzneimittel-Verlags-GmbH, Berlin

Assessment report on Arctostaphylos uva-ursi (L.) Spreng., folium, EMA/HMPC/573462/2009

Assessment report on Solidago virgaurea L., herba, EMEA/HMPC/285759/2007

Barrons R, Tassone D. Use of Lactobacillus probiotics for bacterial genitourinary infections in women: a review. Clin Ther; 30(3):453–68, 2008

Bauer HW, Rahlfs VW, Lauener PA, Blessmann GS. Prevention of recurrent urinary tract infections with immuno-active E. coli fractions: a meta-analysis of five placebo-controlled double-blind studies. Int J Antimicrob Agents; 19(6):451–6, 2002

Beerepoot MA, Geerlings SE, van Haarst EP, van Charante NM, ter Riet G. Nonantibiotic prophylaxis for recurrent urinary tract infections: a systematic review and meta-analysis of randomized controlled trials, J Urol; 190(6):1981–1989, 2013

Bergman J, Schjøtt J, Blix HS. Prevention of urinary tract infections in nursing homes: lack of evidence-based prescription? BMC Geriatr; 1 (11):69, 2011

Craig JC, Simpson JM, Williams GJ, Lowe A, Reynolds GJ, McTaggart SJ, Hodson EM, Carapetis JR, Cranswick NE, Smith G, Irwig LM, Caldwell PHY, Hamilton S, Roy LP. Antibiotic Prophylaxis and Recurrent Urinary Tract Infection in Children. N Engl J Med; 361:1748–59, 2009

Drugdex® System. Thomson Healthcare, Zugegriffen 04/2014

Fachinformationen der einzelnen Wirkstoffe

Fihn SD. Acute Uncomplicated Urinary Tract Infection in Women. N Engl J Med; 349:259–66, 2003

Geerlings SE, Beerepoot MA, Prins JM. Prevention of Recurrent Urinary Tract Infections in Women: Antimicrobial and Nonantimicrobial Strategies, Infect Dis Clin North Am; 28(1):135–147, 2014

Goldman RD. Cranberry juice for urinary tract infection in children. Can Fam Physician; 58(4):398–401, 2012

Grin PM, Kowalewska PM, Alhazzan W, Fox-Robichaud AE. Lactobacillus for preventing recurrent urinary tract infections in women: meta-analysis, Can J Urol; 20(1):6607–6614, 2013

Guay DR. Contemporary management of uncomplicated urinary tract infections. Drugs; 68(9):1169–205, 2008

Hamacher H, Wahl MA. Selbstmedikation, 2. Aufl., Wissenschaftliche Verlagsgesellschaft Stuttgart, 2011

Jepson RG, Mihaljevic L, Craig J. Cranberries for preventing urinary tract infections, Cochrane Database of Systematic Reviews, Abstract, 2012

Larcombe J. Urinary tract infection in children, Clinical Evidence; 02:306, 2010

Montini G, Tullus K, Hewitt I. Febrile Urinary Tract Infections in Children. N Engl J Med; 365:239–250, 2011

Nicolle L, Anderson PA, Conly J, Mainprize TC, Meuser J, Nickel JC, Senikas VM, Zhanel GG. Uncomplicated urinary tract infection in women. Current practice and the effect of antibiotic resistance on empiric treatment. Can Fam Physician; 52:612–8, 2006

S3-Leitlinie Harnwegsinfektionen; AWMF-Register-Nr. 043/044; 2010

Scottish Intercollegiate Guidelines Network (SIGN). Management of suspected bacterial urinary tract infection in adults. Edinburgh: SIGN No 88; 2012

Sen A. Recurrent cystitis in non-pregnant women, Clinical Evidence; 07:801, 2008

Wichtl M. Teedrogen und Phytopharmaka. 5. Aufl., Wissenschaftliche Verlagsgesellschaft Stuttgart, 2009

Wyk van B-E, Wink C, Wink M. Handbuch der Arzneipflanzen. 1. Aufl., Wissenschaftliche Verlagsgesellschaft Stuttgart, 2004

6 Demenz

In Deutschland leiden über eine Millionen Patienten unter Demenz (lat. mens = Verstand). Die Erkrankung geht mit dem Verlust der intellektuellen Funktionen, signifikanten Störungen der Fähigkeit alltägliche Tätigkeiten durchzuführen und Veränderungen der Persönlichkeit sowie des Sozialverhaltens einher. Mit zunehmendem Alter ist jeder Mensch zu einem gewissen Ausmaß von normaler Vergesslichkeit betroffen. Diese Störungen treten jedoch nur vorübergehend oder gelegentlich auf, auch bleiben i. d. R. soziale Kontakte erhalten. Bei Demenz handelt es sich im Unterschied zu normaler Altersvergesslichkeit um einen letztlich irreversiblen Verlust der kognitiven Fähigkeiten. Die Erkrankung kann sehr schnell fortschreiten. Mitunter dauert es jedoch auch Jahre, bis eine relevante Verschlechterung wahrgenommen wird. Die mittlere Überlebenszeit nach Diagnose liegt bei 8–10 Jahren. Nicht nur die Patienten selbst leiden häufig unter den Veränderungen. Auch für die Angehörigen kann die Situation sehr belastend sein. Die meisten Betroffenen sind älter als 80 Lebensjahre. Die Demenz-Inzidenz bei den 65–69-Jährigen liegt bei 1,2 %, bei den 85–89-Jährigen bei 24 %. Im fortgeschrittenen Stadium werden Angehörige nicht mehr erkannt und es kommen Depressionen oder aggressives Verhalten hinzu. Das hohe Alter und die Gebrechlichkeit der Betroffenen erschwert die Pflege zusätzlich. Demenz-Patienten haben grundsätzlich das Recht, über ihre Diagnose informiert zu werden. Man sollte jedoch auch respektieren, wenn keine detaillierte Aufklärung über die Erkrankung und die Prognose gewünscht ist. Eine Heilung ist derzeitig nicht möglich.

Die wichtigsten Demenzformen sind Alzheimer-, Lewy-Körper- und Pseudodemenz sowie vaskuläre Demenz. Etwa zwei Drittel der Patienten sind an der häufigsten Form, der Alzheimer-Demenz erkrankt. Die nach dem Psychiater und Neuropathologen Alois Alzheimer benannte Demenzform tritt insbesondere nach dem 60. Lebensjahr auf. Die Lewy-Körper-Demenz kann sowohl als eigenständige Erkrankung als auch sekundär, im Rahmen einer bereits bestehenden Parkinson-Krankheit auftreten. Neben den klassischen Parkinson-Symptomen gelten visuelle Halluzinationen, Delusionen oder Stürze als charakteristische Anzeichen. Bei einer Pseudodemenz nimmt der Patient Symptome einer Demenz wahr, ist jedoch nicht demenzkrank. Auslöser können Medikamente, Entzündungen, Tumore, Verletzungen des Gehirns oder Infektionskrankheiten sein. Die vaskuläre Demenz beruht auf Störungen der Gehirndurchlutung. Sie kann plötzlich oder schleichend auftreten und ist häufig mit Harninkontinenz, Bewegungsstörungen oder

Gleichgewichtsproblemen assoziiert. Grundsätzlich können mehrere Demenzformen parallel auftreten.

Im Verlauf einer Demenz-Erkrankung kommt es zur Schrumpfung von Nervenzellen und zum Verlust von Nervenzellkontakten. Als Folge werden gespeicherte Informationen unwiederbringlich gelöscht. Zunächst kann das Gehirn dies durch Herstellung neuer Verknüpfungen ausgleichen. Nach einiger Zeit kommt es jedoch zu einem massiven Verlust an Nervenzellen sowie zu einer Veränderung der Hirnstruktur. Spätestens wenn auch ein Neurotransmittermangel hinzukommt, sind die Ausfälle offensichtlich. Ein Mangel an Acetylcholin bewirkt Störungen in der Gedächtnisleistung, das Fehlen von Noradrenalin oder Serotonin führt zu Verhaltensänderungen und kann Depressionen oder Angstzustände auslösen. Weitere Folgen des Untergangs von Nervenzellen ist die Durchsetzung des Hirngewebes mit Amyloid-Plaques und Neurofibrillen. Innerhalb der Nervenzellen entstehen die neurotoxischen Proteine Amyloid-beta-40 und -42, die den Stofftransport stoppen und auch bei Trisomie-21-Patienten nachweisbar sind.

Nach Diagnosestellung einer Demenz ist der Einsatz unterstützender, nicht-medikamentöser Behandlungsmethoden möglich, um eine Verzögerung des Krankheitsverlaufs zu erreichen. Bislang konnte allerdings nicht eindeutig geklärt werden, ob kognitive Stimulation, Musik- oder Aromatherapie, Tanz, künstlerische Beschäftigung, Gedächtnisübungen, Ergotherapie, ausreichende Hydratisierung oder die Unterstützung von Freizeitaktivitäten und Kontakten die kognitiven Fähigkeiten stabilisieren oder verbessern können.

Im Rahmen der Selbstmedikation kann der Versuch unternommen werden, das Fortschreiten einer Demenz mit pflanzlichen oder chemischen Therapeutika aufzuhalten. Auch zur Prophylaxe und Behandlung von Hirnleistungsstörungen im Rahmen der normalen Altersvergesslichkeit werden Ginsengwurzel, Ginkgo, Knoblauch, DHEA (2-Dimethylaminoethanol), Procain, Folsäure oder Vitamin E eingesetzt.

6.1 Pflanzliche Therapeutika

6.1.1 Ginsengwurzel

Wirkung

Zubereitungen aus der Ginsengwurzel sollen die natürliche Widerstandsfähigkeit des Organismus stärken, die Erholung nach Belastungen beschleunigen und sowohl sedierend als auch stimulierend oder leistungssteigernd wirken. An kultivierten Zellen wurden eine gesteigerte Aktivität natürlicher Killerzellen, eine vermehrte Interferon- und Komplementproduktion und eine Zunahme der Phagozytoseaktivität des retikuloendothelialen Systems festgestellt. Ebenso konnte eine Stimulation der Hirnrinde sowie ein Anstieg der kortikalen Dopamin-, Noradrenalin-, Serotonin- und cAMP-Konzentrationen nachgewiesen werden. Weiterhin kommt es zu einer Steigerung der Glucoseaufnahme in die Erythrozyten sowie zu einer Hemmung der Thrombozytenaggregation und der Thromboxanbildung. In verschiedenen Stressmodellen, z. B. Immobilisationstest und Kältetest, wurde die Belastbarkeit von Nagern erhöht. Die Wirkungen werden überwiegend den Ginsenosiden zugeschrieben.

Dosierung

- Tagesdosis: 1–2 g Droge als Pulver oder Aufguss

Pharmakokinetische Eigenschaften

Wirkungseintritt

Erkenntnisse über Wirkungseintritt und -dauer liegen nicht vor.

Metabolismus und Ausscheidung

Im Tierversuch überwinden Ginsenoside die Blut-Hirn-Schranke nicht. Weitere Daten zum pharmakokinetischen Verhalten von Ginseng-Extrakten sind nicht verfügbar.

Besondere Hinweise

Die meisten der vorliegenden, sehr heterogenen klinischen Studien wurden an gesunden Patienten durchgeführt. In einigen deutete sich eine leichte Besserung der kognitiven Funktion, des Verhaltens und der Lebensqualität an. Über die Wirksamkeit von Ginseng bei bestehender Demenz liegen allerdings praktisch keine Daten vor. Ginseng ist gut verträglich. Lediglich nach peroraler Einnahme von höheren Dosierungen ab etwa 3 g Droge kann es zu Diarrhö, Hautausschlag, Schlaflosigkeit, Euphorie, Ödemen, Bluthochdruck sowie zu vaginalen Blutungen in der Menopause kommen.

Zusammenfassende Bewertung

●●○○

Eine endgültige Beurteilung der Wirksamkeit von Ginseng-Extrakten zur Demenz-Behandlung ist aufgrund der vorliegenden klinischen Studien nicht möglich. Hinweise auf eine mögliche Verbesserung der kognitiven Funktionen durch die gut verträgliche Droge müssen in größeren Untersuchungen an Demenzkranken überprüft werden.

6.1.2 Ginkgo-Extrakt

Wirkung

Zubereitungen aus Ginkgo biloba werden bei Gedächtnis- und Konzentrationsstörungen, Verwirrtheit, Depression, Angst, Schwindel, Tinnitus und Kopfschmerzen eingesetzt. Die Wirkung wird auf eine verbesserte Durchblutung aufgrund von Vasodilatation, Reduktion der Blutviskosität, Modifikationen im Neurotransmittersystem und Reduktion freier Sauerstoffspezies zurückgeführt. Als Folge wird im Tierversuch die Toleranz des Hirngewebes gegenüber Schädigungen durch Sauerstoffmangel erhöht und negative Auswirkungen von Hypoxie und Ischämie vermindert.

An der neuroprotektiven Wirkung ist offenbar in erster Linie der Inhaltsstoff Bilobalid beteiligt, der als Antagonist an der Glycin-Bindungsstelle des NMDA-Rezeptors wirkt. Die durchblutungsfördernde Wirkung wird auf Ginkgolide zurückgeführt, die als Antagonisten von PAF (Platelet Activating Factor) die Thrombozytenaggregation hemmen. Als Folge werden insbesondere die Mikrozirkulation und die Fließeigenschaften des Blutes verbessert. In Ginkgo-Extrakten enthaltene Flavonoide und deren Abbauprodukte wirken zusätzlich als Radikalfänger. Sie sollen toxische Sauerstoffradikale inaktivieren und die Prostacyclinsynthese fördern. Ebenso hemmen Ginkgo-Präparate die altersbedingte Reduktion von muscarinergen Cholinozeptoren und α_2-Adrenozeptoren und fördern die Aufnahme von Cholin im Hippocampus. Eine Verbesserung der cholinergen Signalübertragung könnte somit die kognitive Leistungsfähigkeit steigern.

Dosierung

- Tagesdosis für Erwachsene: 240 mg verteilt auf 2–3 Einzelgaben

Zur Behandlung von Kindern und Jugendlichen liegen keine Erfahrungen vor.

Pharmakokinetische Eigenschaften

Wirkungseintritt

Erkenntnisse über Wirkungseintritt und -dauer liegen nicht vor.

Metabolismus und Ausscheidung

Die Terpenlactone Ginkgolid A, Ginkgolid B und Bilabolid werden nach peroraler Gabe nahezu vollständig aus dem Magen-Darm-Trakt resorbiert. Die Plasmaproteinbindung liegt zwischen 50 und 70 %. Die Eliminationshalbwertszeit wird für Ginkgolid A und Bilobalid mit 3 h, für Ginkgolid B mit etwa 6 h angegeben.

Besondere Hinweise

Zur Wirksamkeit von Ginkgo-Präparaten bei Demenz liegen widersprüchliche Studien vor. Die Wirksamkeitsnachweise hängen stark von den jeweils angewendeten Tests ab. Bei Patienten mit bereits fortgeschrittener Alzheimer-Demenz sind die beobachteten Effekt stärker als bei Gesunden oder im Anfangsstadium Erkrankten. Ginkgo-Extrakte sind gut verträglich. Sehr selten wird unter der Einnahme über Magen-Darm-Beschwerden, Kopfschmerzen, Schwindel, Verstärkung bestehender Schwindelbeschwerden, Juckreiz oder allergische Hautreaktionen berichtet. Bei plötzlich auftretender Schwerhörigkeit und/oder Hörverlust sollte unverzüglich ein Arzt aufgesucht werden. Insbesondere bei Langzeitbehandlung mit Ginkgo kann die Blutungsneigung erhöht sein. Bei gleichzeitiger Anwendung von Substanzen, die die Blutgerinnung hemmen, ist daher Vorsicht geboten, die Einnahme sollte bei diesen Patienten nur unter ärztlicher Aufsicht erfolgen. Vor chirurgischen Eingriffen kann ein Absetzen eines Ginkgo-Präparats erforderlich sein. Bei gemeinsamer Behandlung mit Trazodon kann es zum Koma kommen, bei Applikation mit Diuretika zu Hypertonie. Ebenso kann nicht ausgeschlossen werden, dass bei Epileptikern durch die Einnahme von Ginkgo-Zubereitungen das Auftreten von Krampfanfällen gefördert wird. Wegen der möglicherweise erhöhten Blutungsgefahr sollte die Einnahme während der Schwangerschaft unterbleiben. Zur Anwendung von Ginkgo-Präparaten während der Stillzeit liegen keine Erfahrungen vor.

Zusammenfassende Bewertung

●●○○

Standardisierte Ginkgo-Extrakte können zur unterstützenden Behandlung bei Demenz eingesetzt werden. Aus einigen kontrollierten Studien konnte bei guter Verträglichkeit ein Nutzen abgeleitet werden. Allerdings sind wegen der Uneinheitlichkeit der Testergebnisse weitere Untersuchungen zur Wirksamkeit der Droge sowie zur Dosisfindung erforderlich. Die Wirkung reicht nicht an die von Cholinesterasehemmern heran.

6.1.3 Knoblauch

Wirkung

Knoblauch-Präparate hemmen die Thrombozytenaggregation, verlängern die Blutungszeit, steigern die fibrinolytische Aktivität und wirken antiatherosklerotisch. Als Folge kommt es zu einer Verbesserung der Durchblutung und zur Reduktion des Blutdrucks. Weiterhin wirkt die Droge antibakteriell, antimykotisch und über eine Hemmung der HMG-CoA-Reduktase lipidsenkend. Die Wirkung wird auf den Hauptinhaltsstoff Alliin bzw. auf das hieraus im Körper entstehende Allicin sowie auf Ajoene zurückgeführt. Die einzelnen Effekte sind nicht besonders stark ausgeprägt, ergeben jedoch über ihr zusammenwirken einen antiatherosklerotischen Gesamteffekt.

Dosierung

- Erwachsene und Kinder > 12 Jahren: 3-mal täglich 300 mg Knoblauch-Extrakt oder eine 1 bis 2 Knoblauchzehen entsprechende Menge (etwa 4 g)

Die Behandlung kann zeitlich unbegrenzt erfolgen. Für die Behandlung von Kindern liegen keine Erfahrungen vor.

Pharmakokinetische Eigenschaften

Wirkungseintritt

Erkenntnisse über Wirkungseintritt und -dauer liegen nicht vor.

Metabolismus und Ausscheidung

Daten zum pharmakokinetischen Verhalten von Knoblauch-Präparaten sind nicht verfügbar.

Besondere Hinweise

Knoblauch-Präparate sind wegen ihrer Durchblutungs-verbessernden Wirkung eher zur Therapie vaskulär bedingter Gedächtnisstörungen geeignet. Selten treten unter der Einnahme gastrointestinale Beschwerden und allergische Reaktionen auf. Bei Patienten mit verstärkter Blutungsneigung besteht eine Kontraindikation. Bei gleichzeitiger Einnahme von Substanzen, die die Blutgerinnung hemmen, ist besondere Vorsicht geboten. Zur Anwendung während der Schwangerschaft und der Stillzeit liegen keine Erfahrungen vor. Die Einnahme von Knoblauch ist mit Veränderungen des Geruchs von Haut und Atemluft assoziiert.

Zusammenfassende Bewertung

●●○○

Knoblauch-Präparate können versuchsweise zur Prophylaxe oder zur unterstützenden Behandlung insbesondere vaskulär bedingter Demenzformen eingesetzt werden. Kleinere klinische Studien ergaben Hinweise auf positive Wirkungen bei guter Verträglichkeit. Zur endgültigen Beurteilung sind weitere und größere kontrollierte Untersuchungen erforderlich.

6

6.2 Chemische Therapeutika

6.2.1 DHEA (Dehydroepiandrosteron)

Wirkung

Dehydroepiandrosteron ist das am häufigsten vorkommende Steroidhormon im menschlichen Körper. In Abhängigkeit vom jeweiligen hormonellen Niveau verhält es sich wie ein Estrogen oder wie ein Androgen, da es für beide Hormongruppen als Vorstufe fungiert. In jungen Erwachsenen sind die DHEA-Blutspiegel hoch und sinken mit fortschreitendem Alter ab. DHEA soll unter anderem den Energieverbrauch von Zellen senken und damit deren Lebensdauer erhöhen.

Dosierung

- Tagesdosis für Erwachsene: 1-mal 50 mg

Pharmakokinetische Eigenschaften

Wirkungseintritt

Erkenntnisse über Wirkungseintritt und -dauer liegen nicht vor.

Metabolismus und Ausscheidung

DHEA wird nach peroraler Gabe bereits in der Darmwand in den entsprechenden Sulfatester umgewandelt. Durch CYP450-Enzyme, insbesondere CYP3A4, entstehen verschiedene Androgene und Estrogene. Die Ausscheidung erfolgt überwiegend renal. Die Eliminationshalbwertszeit beträgt bei Männern 5–7 und bei Frauen 7–12 Stunden.

Besondere Hinweise

Der Einsatz von DHEA als Anti-Aging-Medikament ist aufgrund fehlender Wirksamkeitsnachweise kritisch zu beurteilen. In Placebo-kontrollierten Untersuchungen an älteren Menschen wurden keine lebensverlängernden Effekte festgestellt. Ein Nutzen bei der Vorbeugung oder Behandlung von Demenz konnte ebenfalls nicht nachgewiesen werden. Die vorliegenden Studien fanden an sehr kleinen Patientenkollektiven statt und überdeckten mit maximal einem Jahr einen zu kleinen Zeitraum. Die Studienschwerpunkte lagen meist nicht bei der Evaluierung der kognitiven Funktionen: Insgesamt war eine Bewertung somit nicht möglich. Weiterhin wird durch DHEA eine Begünstigung der Ovario-, Mammo- und Prostata-Karzinogenese vermutet. Bei Patienten mit erhöhtem Tumorrisiko, z. B. für hormonabhängig wachsende Tumoren, sowie bei Schwangeren und Stillenden darf die Substanz daher nicht angewendet werden. Auch bei Patienten mit Neigung zu Depressionen oder Stimmungsschwankungen ist Vorsicht geboten. Bei Patienten mit schwerwiegenden psychiatrischen Störungen ist die Behandlung wegen Exazerbationsgefahr zu vermeiden, insbesondere bei gleichzeitiger Behandlung mit Antidepressiva. Zur Behandlung von Leber- oder Niereninsuffizienten liegen keine Erfahrungen vor. Von der Anwendung bei Kindern und Jugendlichen wird wegen der Hormonwirkung abgeraten.

Zusammenfassende Bewertung

●○○○

DHEA-Präparate können derzeit nicht zur Demenz-Behandlung oder -Prophylaxe empfohlen werden. Die überwiegende Mehrheit der vorliegenden, wenig aussagekräftigen Studien konnte keinen über die Placebowirkung hinausgehenden Effekt nachweisen. Zudem besteht ein Verdacht hinsichtlich der Auslösung von Ovarial-, Mamma- und Prostatakarzinomen.

6.2.2 Folsäure

Wirkung

Folsäure wird im Körper durch die Dihydrofolsäure-Reduktase zur Wirkform Tetrahydrofolsäure reduziert. Diese fungiert als Coenzym bei der Übertragung von C-1-Resten, im Rahmen der Synthese der Nucleinsäuren, des Porphyringerüsts und einiger Aminosäuren und besitzt somit eine zentrale Stellung im Intermediärstoffwechsel aller lebenden Zellen. Die Körperreserven an Folsäure sind mit 5–10 mg relativ gering. Wird keine Folsäure mit der Nahrung zugeführt, kommt es nach 4–5 Monaten zur Manifestation einer megaloblastischen Anämie. Ein Folsäure-Mangel während der Schwangerschaft kann zu kongenitalen Neuralrohrdefekten (Spina bifida) beim Fetus führen. Auslöser sind Fehlernährung, insuffiziente Resorption oder gestörte Biotransformation von Folsäure. Mangelzustände sind meist mit hohem Homocystein-Blutspiegel assoziiert, was wiederum mit einem erhöhten Risiko für Arterien-Erkrankungen, Demenz und Morbus Alzheimer korrelieren soll.

Dosierung

- Tagesdosis: 1–3-mal 0,5–5 mg

Pharmakokinetische Eigenschaften

Wirkungseintritt und -dauer

Erkenntnisse über Wirkungseintritt und -dauer liegen nicht vor.

Metabolismus und Ausscheidung

Folsäure wird nach Hydrolyse und Reduktion sowie Methylierung gut und vollständig resorbiert. Bei intaktem enterohepatischem Kreislauf wird die mit der Galle sezernierte Folsäure praktisch quantitativ reabsorbiert. Hauptspeicherorgan ist die Leber.

Besondere Hinweise

Die Datenlage zur Gabe von Folsäure bei Demenz ist sehr uneinheitlich. In Untersuchungen an gesunden älteren Patienten mit und ohne zusätzliche Vitamin-B_{12}-Gabe war kein Nutzen hinsichtlich kognitiver Fähigkeiten oder Stimmung feststellbar. Lediglich in einer Studie an Patienten mit sehr hohen Homocystein-Spiegeln konnte eine Besserung durch die Applikation von Folsäure gezeigt werden. In einer Pilotstudie an Demenz-Patienten wurde ein verbessertes Ansprechen auf Cholinesterasehemmer nachgewiesen. Weitere Untersuchung an erkrankten Patienten ergaben keine Verbesserung der kognitiven Fähigkeiten durch Folsäure bzw. Folsäure plus Vitamin B_{12}.

Folsäure ist sehr gut verträglich. Ein durch Folsäure hervorgerufener Retikulozyten-Anstieg kann einen Vitamin-B_{12}-Mangel maskieren. Wegen der Gefahr irreversibler neurologischer Störungen ist vor Therapie einer Megaloblastenanämie sicherzustellen, dass diese nicht auf einem Vitamin-B_{12}-Mangel beruht. Die Gabe von Folsäure kann die Blutspiegel von Antikonvulsiva wie Phenytoin, Phenobarbital oder Primidon senken und dadurch die Krampfbereitschaft erhöhen. Hohe Folsäure-Dosen können die Wirkung gleichzeitig verabreichter Folsäureantagonisten hemmen. Während der Schwangerschaft sollten maximal 5 mg Folsäure pro Tag eingenommen werden. Ein hoher Folsäurespiegel korreliert mit einer erhöhten Inzidenz von Mehrlingsschwangerschaften.

Zusammenfassende Bewertung

●●○○

Folsäure kann als Therapieversuch zur unterstützenden Behandlung einer Demenz eingesetzt werden. Einige klinische Studien mit oder ohne Kombination mit Vitamin B_{12} ergaben Hinweise auf eine mögliche Verbesserung der kognitiven Funktionen, bei sehr guter Verträglichkeit. Zur endgültigen Beurteilung sind wegen der Uneinheitlichkeit der bisherigen Erkenntnisse weitere Untersuchungen erforderlich.

6.2.3 Procain

Wirkung

Procain soll nach peroraler oder intramuskulärer Gabe als Anti-Aging-Substanz sowie zur Verbesserung der kognitiven Fähigkeiten beitragen. Ein Wirkungsmechanismus ist nicht bekannt. U.a. werden Effekte wie die Regeneration von Neuronen, die Modulation von Zellmembranen, eine verbesserte Sauerstoffversorgung, antioxidative Aktivität, Infektions- und Toxinschutz, antidepressive Wirkungen sowie eine Hemmung der HMG-CoA-Reduktase diskutiert.

Dosierung

- Intramuskulär: 3-mal pro Woche 100 mg Procain
- Peroral: 1-mal täglich 50 mg Procainhydrochlorid

Pharmakokinetische Eigenschaften

Wirkungseintritt und -dauer

Erkenntnisse über Wirkungseintritt und -dauer liegen nicht vor. Wegen der raschen Hydrolyse ist eine Wirkung nicht zu erwarten.

Metabolismus und Ausscheidung

Procain wird durch Plasmacholinesterasen rasch hydrolysiert. Im Wesentlichen entstehen die Metaboliten Aminobenzoesäure und Diethylaminoethanol. Die Ausscheidung erfolgt hauptsächlich renal in Form von Metaboliten.

Besondere Hinweise

Die Wirksamkeit von Procain zur Behandlung von Demenz konnte in neueren klinischen Untersuchungen mit akzeptablen Studiendesigns nicht belegt werden. Dagegen ergab sich ein erhöhtes Risiko für schädigende Wirkungen wie Migräne.

Zusammenfassende Bewertung

●○○○

Procain kann nicht zur Behandlung der Demenz empfohlen werden. Wenige aktuellere klinische Studien ergaben uneinheitliche und negative Resultate bezüglich der Wirksamkeit. Weiterhin wurde festgestellt, dass das Risiko für schädigende Effekte den möglichen Nutzen von Procain überwiegt.

6.2.4 Vitamin E

Wirkung

Vitamin E besteht aus verschiedenen fettlöslichen Substanzen mit antioxidativen und nicht-antioxidativen Wirkungen. Die am häufigsten vorkommenden Vitamin-E-Formen sind Tocopherole und Tocotrienole. Vitamin E wird häufig fälschlicherweise synonym für α-Tocopherol allein verwendet, den am besten erforschten Bestandteil. Vitamin E kommt in den Membranen aller tierischen Zellen vor und wird von photosynthetisch aktiven Organismen wie Pflanzen und Cyanobakterien gebildet. Als Radikalfänger schützt das Substanzgemisch mehrfach ungesättigte Fettsäuren in Membranlipiden, Lipoproteinen und Depotfett vor einer Zerstörung durch Oxidation. Dabei wird es selbst zu einem reaktionsträgen mesomeriestabilisierten Radikal umgewandelt, das wiederum unter Bildung eines regenerierbaren Ascorbatradikals reduziert wird. Aufgrund seiner antioxidativen Wirkungen könnte Vitamin E dazu beitragen, pathologische Prozesse bei der Entstehung von Demenz einzudämmen.

Dosierung

- Tagesdosis: 500–1 000 I. E.

Pharmakokinetische Eigenschaften

Wirkungseintritt und -dauer

Erkenntnisse über Wirkungseintritt und -dauer liegen nicht vor.

Metabolismus und Ausscheidung

Die Bestandteile von Vitamin E werden zu 70–80 % hepatisch biotransformiert. Es entstehen pharmakologisch aktive Glucuronsäure-Konjugate. Die Ausscheidung erfolgt überwiegend über die Galle und die Fäzes.

Besondere Hinweise

Die bei Demenz empfohlenen Dosen liegen erheblich über dem Bedarf an Vitamin E (ca. 10 I. E. täglich). Aus den wenigen vorliegenden klinischen Studien konnte kein eindeutiger Nutzen durch Vitamin E bei der Behandlung von Demenz-Patienten abgeleitet werden. Auch konnte der Verdacht einer erhöhten Mortalität bei Einnahme hoher Vitamin-E-Dosierungen bislang nicht ausgeräumt werden. Bei Patienten mit verstärkter Blutungsneigung oder gleichzeitiger Anwendung von Medikamenten, die die Blutgerinnung beeinflussen, ist Vorsicht geboten. Die Applikation während der Schwangerschaft sollte nur bei nachgewiesenem Vitamin-E-Mangel erfolgen.

Zusammenfassende Bewertung

●○○○

Vitamin E kann nicht zur Behandlung von Demenz empfohlen werden. Aus wenigen klinischen Studien ergab sich kein unterschied zur Placebowirkung. Auch besteht ein Verdacht einer möglicherweise erhöhten Mortalität unter Vitamin-E-Einnahme.

6.2.5 Anmerkungen

- Acetylsalicylsäure könnte theoretisch zur unterstützenden Behandlung von Patienten mit vaskulärer Demenz hilfreich sein. Entsprechende aussagekräftige Untersuchungen liegen derzeit allerdings nicht vor.
- Für Präparate mit Omega-3-Fischölen oder NSAIDs wurden bislang keine Hinweise auf Verbesserungen der kognitiven Fähigkeiten bei Demenz gefunden.
- Zur Behandlung mit Lecithin, Moxaverin, Pyritinol oder Salbei-Extrakten liegen keine aussagekräftigen Studien vor.

6.3 Abgrenzung zu verschreibungspflichtigen Arzneimitteln und anderen ärztlichen Therapieverfahren

Sobald Angehörigen eines Patienten eine relevante Veränderung der kognitiven Fähigkeiten auffällt, sollte ein Arzt aufgesucht werden. Dies gilt insbesondere, wenn die Beschwerden plötzlich auftreten oder Begleitsymptome wie Schwindel oder Ohrensausen hinzukommen. Durch differenzialdiagnostische Untersuchungen können transitorische ischämische Attacken, Apoplex, Hirntumoren, Herzerkrankungen, Schilddrüsenfunktionsstörungen, Parkinson-Erkrankungen, Depressionen, verschleppte Infektionen, arterielle Entzündungen, Embolie oder Enzephalopathien von den verschiedenen Demenzformen oder normaler Altersvergesslichkeit abgegrenzt werden. Neben kognitiven, Verhaltens- und Persönlichkeitstests kann eine Demenzerkrankung über körperliche Untersuchungen, Liquorpunktion, Labortests und bildgebende Diagnostik mittels Computertomographie, Magnetresonanztomographie, Single-Photon-Emissionstomographie oder Positronen-Emissionstomographie diagnostiziert und frühzeitig eine optimale Behandlungsstrategie eingeleitet werden.

Zur Behandlung von leichter bis mittelschwerer Demenz werden Cholinesterasehemmer wie Rivastigmin, Galantamin oder Donepezil eingesetzt. Sie bewirken eine Reduktion des Abbaus von Acetylcholin und gleichen bis zu einem gewissen Grad ein Defizit dieses Neurotransmitters aus. Bei mittelschwerer und schwerer Alzheimer-Demenz wird bevorzugt der NMDA-Antagonist Memantin angewendet. Der Wirkstoff blockiert Glutamat-Wirkungen, die zu Funktionseinschränkungen und zum Absterben von Nervenzellen führen. Nachgewiesenermaßen schreitet eine Demenz unter der Therapie mit den genannten verschreibungspflichtigen Medikationen langsamer voran, die kognitiven Fähigkeiten bleiben zumindest für einen gewissen Zeitraum erhalten.

Antipsychotika wie die konventionellen Substanzen Chlorpromazin und Haloperidol sowie die atypischen Neuroleptika Olanzapin und Risperidon können unterstützend bei mit Demenz assoziierten Verhaltensstörungen angewendet werden. Antidepressiva sind lediglich bei Patienten mit entsprechender Komorbidität hilfreich, nicht aber für die Behandlung der Demenz selbst. Das sedierend wirkende Antidepressivum Trazodon kann bei depressiven Demenzpatienten zu einer Reduktion von Agitiertheit beitragen. Der Nutzen einer Estrogen-Gabe bei dementen Frauen wird kontrovers diskutiert. Beruht eine Demenz auf der Verlegung von Arterien, die für die Gehirnversorgung relevant sind, können diese durch künstliche Gefäße ersetzt werden.

6.4 Fertigarzneimittel (exemplarische Auswahl)

Wirkstoff	Präparatebeispiele®
DHEA (Dehydroepiandrosteron)	Decanol, nutrimental DHEA, Vitagerin
Folsäure	Femibion, folsan, Folsäure Heumann, TAXOFIT Folsäure
Ginkgo-Extrakt	CRATON, Gingium, Gingo STADA, GINKOBIL-ratiopharm, Tebonin, tetesept Ginkgo
Ginseng-Extrakt	Abtei Ginseng-Aktiv, Ardey-aktiv, Korea Ginseng extra, Pharmaton Vitalkapseln
Knoblauch	beni-cur, Kwai, Sapec
Procain	Gero-H^3-Aslan, K.H.3, NeyGero
Vitamin E	Doppelherz aktiv Vitamin E, Eusovit, Optovit

6

Literatur

Birks J, Evans JG. Ginkgo biloba for cognitive impairment and dementia, Cochrane Database of Systematic Reviews, Issue 1, 2009

Borek C. Significance of Garlic and Its Constituents in Cancer and Cardiovascular Disease – Garlic Reduces Dementia and Heart-Disease Risk, J Nutr; 136:810S–812S, 2006

Butler R, Radhakrishnan R. Dementia, Clinical Evidence; 09:1001, 2012

DeKosky ST, Williamson JD, Fitzpatrick AL, Kronmal RA, Ives DG, Saxton JA, Lopez OL, Burke G, Carlson MC, Fried LP, Kuller LH, Robbins JA, Tracy RP, Woolard NF, Dunn L, Snitz BE, Nahin RL, Furberg CD; Ginkgo Evaluation of Memory (GEM) Study Investigators, Ginkgo biloba for prevention of dementia: a randomized controlled trial; JAMA 300(19):2253–62, 2008

Drugdex® System. Thomson Healthcare, Zugegriffen 04/2014

Fachinformationen der einzelnen Wirkstoffe

Farina N, Isaac MGEKN, Clark AR, Rusted J, Tabet N. Vitamin E for Alzheimer's dementia and mild cognitive impairment, Cochrane Database of systematic Reviews, Issue 11, 2012

Geng J, Dong J, Ni H, Lee MS, Wu T, Jiang K, Wang G, Zhou AL, Malouf R. Ginseng for cognition, Cochrane Database of Systematic Reviews, Issue 12, 2010

Galasko DR, Peskind E, Clark CM, Quinn JF, Ringman JM, Jicha GA, Cotman C, Cottrell B, Montine TJ, Thomas RG, Aisen P. Antioxidants for Alzheimer Disease: A Randomized Clinical Trial With Cerebrospinal Fluid Biomarker Measures, Arch Neurol; 69(7): 836–841, 2012

Grimley Evans J, Malouf R, Huppert FAH, Van Niekerk JK. Dehydroepiandrosterone (DHEA) supplementation for cognitive function in healthy elderly people, Cochrane Database of Systematic Reviews, Issue 4, 2006

Keeley P. Delirium at the end of life, Clinical Evidence; 07:2405, 2009

Malouf R, Grimley Evans J. Folic acid with or without vitamin B_{12} for the prevention and treatment of healthy elderly and demented people, Cochrane Database of Systematic Reviews, Issue 4, 2008

Mancuso C1, Siciliano R, Barone E, Preziosi P. Natural substances and Alzheimer's disease: from preclinical studies to evidence based medicine, Biochim Biophys Acta; 1822(5):616–624, 2012

S3-Leitlinie Demenzen. Deutsche Gesellschaft für Psychiatrie, Psychotherapie und Nervenheilkunde (DGPPN), Deutsche Gesellschaft für Neurologie (DGN), 2009

Scottish Intercollegiate Guidelines Network (SIGN). Management of patients with dementia. Edinburgh: SIGN No 86; 2006.

Snitz BE, O'Meara ES, Carlson MC, Arnold AM, Ives DG, Rapp SR, Saxton J, Lopez OL, Dunn LO, Sink KM, DeKosky ST; Ginkgo Evaluation of Memory (GEM) Study Investigators, Ginkgo biloba for preventing cognitive decline in older adults: a randomized trial, JAMA.;302(24):2663–2670, 2009

Szatmári S, Bereczki D. Procaine treatments for cognition and dementia, Cochrane Database of Systematic Reviews, Issue 4, 2008

Wichtl M. Teedrogen und Phytopharmaka. 5. Aufl., Wissenschaftliche Verlagsgesellschaft, Stuttgart 2009

Wyk van B-E, Wink C, Wink M. Handbuch der Arzneipflanzen. 1. Aufl., Wissenschaftliche Verlagsgesellschaft Stuttgart, 2004

7 Depressionen

In Deutschland leiden etwa 6,5 Millionen Menschen, an einer Depression. Etwa 10 % erkranken ein- oder mehrmals im Leben an einer solchen Episode. Obwohl von vielen unterschätzt, ist eine Depression eine ernstzunehmende und vielschichtige Erkrankung, keinesfalls eine vorübergehende Niedergeschlagenheit oder Schwäche, die allein mit Willenskraft überwunden werden kann. Die Betroffenen berichten von Hoffnungslosigkeit, Hilflosigkeit, Antriebslosigkeit, Schuldgefühlen, Angst und der Unfähigkeit, Gefühle empfinden zu können. Häufig kommen körperliche Beschwerden wie Schlaflosigkeit, Appetit-, Konzentrations- und Gedächtnisstörungen oder schnelle Ermüdung hinzu. Auch Verdauungsstörungen, Luftnot, Schwindel, Kopfschmerzen und andere chronische Schmerzzustände sind möglich. Die Patienten leben eher passiv und zurückgezogen und vermeiden soziale Kontakte. Äußerlich können Mimik und Gestik erstarrt sein, die Stimme klingt leise und monoton. Zusätzlich kann eine erhöhte Suizidgefahr bestehen. Insgesamt führt eine Depression zu einer Reduktion der Leistungsfähigkeit und kann sowohl das Leben der Betroffenen als auch das der Angehörigen maßgeblich beeinträchtigen. Eine besondere Krankheitsform ist die bipolare Störung, bei der neben depressiven Phasen auch manische Episoden auftreten. Depressionen gehen mit Veränderungen der Gehirnstruktur und Gehirnfunktion einher. Obwohl die Erkrankung familiär gehäuft vorkommt, besteht nach derzeitigem Kenntnisstand jedoch kein zwingender genetischer Zusammenhang. Patienten mit entsprechender Disposition können gesund bleiben, während andere erkranken, in deren Familie noch nie eine solche Störung aufgetreten ist.

Auslöser für eine Depression können einschneidende Lebensereignisse wie Trennung, finanzielle Sorgen oder Todesfälle, körperliche Erkrankungen wie Schilddrüsenunterfunktion, Schlaganfall, Herzinfarkt, Krebs, Morbus Parkinson und Hormonstörungen oder eine Medikamenteneinnahme sein. Spätere Episoden werden häufig schon durch wesentlich geringere Belastungen ausgelöst als Erstmanifestationen. Die Inzidenz einer Depression ist bei Frauen etwa doppelt so häufig wie bei Männern. Offenbar tragen hormonelle Schwankungen im Verlauf des weiblichen Zyklus, während einer Schwangerschaft, nach einer Entbindung sowie in der Prämenopause und Menopause zur Pathogenese bei. Suizid aufgrund einer postnatalen Depression zählt zu den Hauptgründen für die Müttersterblichkeit in Industrieländern. Männer sind dagegen seltener bereit, sich eine Depression einzugestehen und Hilfe zu suchen. Anstelle von Hoffnungs- und Hilflosigkeit zeigen sie sich eher reizbar, verärgert und enttäuscht und neigen verstärkt dazu, die

Erkrankung mit Aktionismus, Alkohol und Drogenkonsum zu überdecken. Die Suizidrate ist bei Männern vierfach höher als bei Frauen und erreicht im Alter von 85 Jahren einen Höhepunkt.

Diagnostisch werden einmalig auftretende depressive Episoden, wiederholt auftretende und wieder völlig abklingende rezidivierende Depressionen und sich über Jahre immer wieder verstärkende, nie völlig abklingende dysthyme Störungen unterschieden.

Ohne geeignete Therapie können die Symptome jahrelang anhalten. Es ist nicht bekannt, in welchem Ausmaß Entspannungstechniken wie autogenes Training oder progressive Muskelrelaxation, Bewegung an der Sonne und der frischen Luft, Lichttherapien, bessere Alltagsstrukturierung, Hypnose, Stressvermeidung und der Besuch von Selbsthilfegruppen zur Besserung einer Depression beitragen können. Insbesondere sportlicher Betätigung wird jedoch eine große Bedeutung zugemessen. Psychotherapeutische Maßnahmen wie Gesprächs- oder Verhaltenstherapien können die Ursache einer depressiven Verstimmung für den Patienten offenlegen und helfen, die persönliche Problematik verarbeiten. Als Folge kommt es zu signifikanten Verbesserungen der Erkrankung und deutlich geringeren Rückfallquoten. Falls therapeutische Maßnahmen nicht ausreichen oder nicht schnell genug wirksam sind, z. B. um einen Suizid zu vermeiden, ist die Gabe von Antidepressiva eine weitere geeignete therapeutische Möglichkeit. Zur Behandlung von Depressionen im Bereich der Selbstmedikation stehen Pflanzenextrakte, insbesondere aus Johanniskraut, zur Verfügung. Mittelschwere bis schwere Depressionen sollen jedoch, wegen der damit assoziierten Gefahren, in jedem Fall der ärztlichen Behandlung unterstellt werden.

7.1 Pflanzliche Therapeutika

7.1.1 Johanniskraut-Extrakt

Wirkung

Für wässrig-alkoholische Johanniskraut-Extrakte wurden im Rahmen einer Reihe kontrollierter klinischer Studien antidepressive Effekte nachgewiesen. Als Wirkungsmechanismus werden eine Reuptake-Hemmung von Noradrenalin, Dopamin, Serotonin und GABA an den entsprechenden Synapsen angenommen. In der Folge kommt es zu einer Down-Regulation von β- und zu einer Up-Regulation von 5-HT_2-Rezeptoren. Die Wirkung wird insbesondere auf die Inhaltsstoffe Hypericin und Hyperforin zurückgeführt.

Dosierung

- Tagesdosis: 750–900 mg Trockenextrakt, verteilt auf 1–2 Einzelgaben

Wegen der unterschiedlichen Wirksamkeit sollte auf den Einsatz von hochwertigen und standardisierten Extrakten geachtet werden. Zur Anwendung bei Kindern < 12 Jahren liegen keine ausreichenden Erfahrungen zu Sicherheit und Wirksamkeit vor. Wenn die Beschwerden mittelschwer bis schwer sind oder sich innerhalb von 4 Wochen nicht eindeutig gebessert haben, sollte ein Arzt aufgesucht werden.

Pharmakokinetische Eigenschaften

Wirkungseintritt

Die maximale antidepressive Wirkung tritt innerhalb von 2–4 Wochen ein.

Metabolismus und Ausscheidung

Zur Pharmakokinetik von Johanniskraut-Extrakten ist lediglich bekannt, dass Hypericin in der Leber zu Pseudohypericin, dem 2-Hydroxymethyl-Derivat von Hypericin biotransformiert wird. Weiterhin sind in der Droge Substanzen enthalten, die eine starke Induktion verschiedener CYP450-Isoenzyme bewirken können.

Besondere Hinweise

Johanniskraut ist das in Deutschland am häufigsten angewandte Antidepressivum. Zum Wirksamkeits- und Verträglichkeitsnachweis entsprechender Extrakte bei Depressionen liegen eine Reihe klinischer Studien mit guten Resultaten vor. In vergleichenden Studien wurde eine ähnlich gute Wirksamkeit wie bei den verschreibungspflichtigen Standardmedikationen, z. B. tricyclischen Antidepressiva oder SSRI, festgestellt. Dabei kam es unter der Einnahme von Johanniskraut signifikant seltener zum Therapieabbruch wegen unerwünschter Wirkungen. Besonders bei hellhäutigen Personen besteht die Gefahr einer Photosensibilisierung. Bei Einnahme während der Stillzeit wurden beim Säugling Koliken, Schwindel und Lethargie beobachtet. Die Inhaltsstoffe von Johanniskraut-Extrakten können in erheblichem Ausmaß die CYP450-Isoenzyme CYP1A1, CYP1A2, CYP2D6 und CYP3A4 induzieren. Als Folge kann die Biotransformation vieler Arzneistoffe wie Antiepileptika, Antikoagulanzien, Ciclosporin, Methadon, oraler Kontrazeptiva und anderen Arzneimitten beschleunigt und somit deren Wirkung abgeschwächt werden. Ein Serotonin-Syndrom ist bei Kombination mit SSRI und Triptanen möglich. Im Zweifelsfall sollte von einer Kombination abgeraten und zumindest initial ärztlicher Rat eingeholt werden.

Zusammenfassende Bewertung

●●●○

Johanniskraut-Extrakte können zur Behandlung von leichten Depressionen im Rahmen der Selbstmedikation empfohlen werden. Sie sind vergleichbar gut wirksam wie verschreibungspflichtige Antidepressiva, bei besserer Verträglichkeit. Bei der Anwendung ist besonders auf unterschiedliche Extraktqualitäten und das Interaktionspotenzial zu achten.

7.1.2 Baldrian-Extrakt

Wirkung

Klinische Untersuchungen für wässrige bzw. ethanolisch-wässrige Baldrianwurzel-Trockenextrakte ergaben Hinweise auf eine mögliche Verkürzung der Einschlaflatenz und eine Verbesserung der Schlafqualität. Die eindeutige Zuordnung dieser Wirkungen zu einem oder mehreren Inhaltsstoffen konnte bislang nicht erfolgen. Als mögliche Wirkungsmechanismen werden Interaktionen mit $GABA_A$-, Benzodiazepin-, $5\text{-}HT_{1A}$- und Adenosin-A_1- bzw. -A_{2a}-Rezeptoren diskutiert.

Dosierung

- Erwachsene und Jugendliche > 12 Jahre: 1–3-mal täglich 600 mg Trockenextrakt

Die Einnahme sollte vorzugsweise etwa 30 Minuten vor dem Schlafengehen erfolgen.

Pharmakokinetische Eigenschaften

Wirkungseintritt

Die schlaffördernde Wirkung setzt nach 2–3 Wochen ein.

Metabolismus und Ausscheidung

Zur Pharmakokinetik von Baldrian-Zubereitungen liegen keine Erkenntnisse vor.

Besondere Hinweise

Baldrian-Extrakte können bei Depressionen, die mit Schlafstörungen einhergehen, möglicherweise eine gewisse Erleichterung bringen. Eine direkte Verbesserung der depressiven Stimmungslage durch die Droge ist derzeit nicht bekannt. Zur sedierenden Wirksamkeit von Baldrian-Extrakten liegen sich widersprechende Untersuchungen vor. In den Fällen, in denen eine sedierende Wirkung gefunden werden konnte, setzte diese erst nach 2–3 Wochen ein. Allerdings kommt es unter der Einnahme nicht zu Hang-over- oder Reboundphänomenen beim Absetzen. Die Einnahme während der Schwangerschaft und der Stillzeit sollte sicherheitshalber unterbleiben. Wegen möglicher mutagener Effekte durch in ethanolischen Auszügen enthaltene Valepotriate sollte besser auf wässrige Extrakte zurückgegriffen werden.

Zusammenfassende Bewertung

●○○○

Zum Nutzen von Baldrian-Extrakten im Rahmen der Behandlung von Depressionen liegen keine aussagekräftigen Untersuchungen vor. Einige klinische Studien ergaben Hinweise auf eine leichte sedierende Wirkung. Lediglich eine günstige Beeinflussung von Schlafstörungen als Begleitsymptomen einer Depression wäre denkbar.

7.1.3 Lavendelöl

Wirkung

Lavendelöl wird als mild wirkendes Sedativum bei Unruhezuständen, Einschlafstörungen und Appetitlosigkeit verwendet. In tierexperimentellen Untersuchungen mit Lavendelöl wurden nach oraler Applikation anxiolytische, antidepressive und sedierende Eigenschaften nachgewiesen. Die lipophilen Monoterpene Linalool und Linalylacetat interagieren mit Biomembranen und verändern die Aktivität von Ionenkanälen, Transportern und Rezeptoren. Mindestens eine Komponente des ätherischen Öls bindet, ähnlich wie Benzodiazepine, allosterisch an den $GABA_A$-Rezeptor. Weiterhin wird eine Blockade präsynaptischer spannungsabhängiger Calciumkanäle, ähnlich der Wirkung des Anxiolytikums Pregabalin, postuliert.

Dosierung

- Erwachsene ab 18 Jahren: 1-mal täglich 80 mg

Die Einnahme sollte wegen des mitunter intensiven Geschmacks mit ausreichend Flüssigkeit erfolgen.

Wenn nach zweiwöchiger Anwendung keine relevante Besserung zu verzeichnen ist, sollte ein Arzt konsultiert werden. Die Behandlung von Depressionen und Angststörungen bei Kindern sollte generell unter ärztlicher Aufsicht durchgeführt werden.

Pharmakokinetische Eigenschaften

Wirkungseintritt

Zum genauen Wirkungseintritt liegen keine Erkenntnisse vor.

Metabolismus und Ausscheidung

Zum pharmakokinetischen Verhalten von Lavendelöl sind keine Daten verfügbar.

Besondere Hinweise

In kleineren klinischen Studien über kurze Zeiträume konnten für Lavendelöl allenfalls anxiolytische und sedierende Effekte gezeigt werden. Zur Behandlung von Depressionen liegen dagegen keine aussagekräftigen Untersuchungen vor. Ein Therapieversuch bei leicht depressiven Patienten ist daher höchstens bei begleitenden Angst- und Unruhezuständen sinnvoll. Unter der Einnahme von Lavendelöl kann es zu Magen-Darm-Beschwerden, wie z. B. Aufstoßen oder allergischen Reaktionen kommen. Erfahrungen zur Anwendung während der Schwangerschaft und der Stillzeit liegen nicht vor.

Zusammenfassende Bewertung

●●○○

Zubereitungen aus Lavendelöl können allenfalls bei leichten Depressionen, die mit einer Angstsymptomatik und Unruhezuständen einhergehen, versuchsweise eingesetzt werden. Antidepressive Wirkungen konnten beim Menschen bislang nicht nachgewiesen werden.

7.1.4 Anmerkungen

- Zum Wirksamkeitsnachweis von beruhigend oder sedierend wirkenden Pflanzen-Extrakten aus Passionsblume, Melisse oder Hopfen bei Depressionen liegen keine verlässlichen Studien vor. Positive Effekte sind allenfalls bei Patienten mit im Zusammenhang mit Depressionen auftretender Unruhe oder Schlafstörungen zu erwarten. Mit einer Stimmungsaufhellung ist jedoch nach derzeitigem Kenntnisstand nicht zu rechnen. Hinzu kommt der fehlende eindeutige Wirksamkeitsnachweis bei Schlafstörungen für diese Pflanzenextrakte (▸Kap. 26).
- Zur Wirksamkeit von Agnus-castus-Präparaten bei zyklusbedingten depressiven Verstimmungen liegen keine aussagekräftigen klinischen Untersuchungen vor.
- Bei depressiven Verstimmungen, die mit Schlafstörungen oder Unruhe einhergehen, können über kurze Zeit H_1-Antihistaminika wie Dimenhydrinat oder Doxylamin eingesetzt werden. Diese Substanzen besitzen jedoch keine eigentliche antidepressive Wirkung.
- Zum Nutzen einer Substitution mit Folsäure oder Omega-3-Fettsäuren liegen keine verlässlichen Daten vor.

7.2 Abgrenzung zu verschreibungspflichtigen Arzneimitteln und anderen ärztlichen Therapieverfahren

Mittelschwere bis schwere Depressionen sollen, u. a. wegen der möglicherweise bestehenden Suizidgefahr, durch einen Arzt oder erfahrenen Psychotherapeuten behandelt werden. Bei über Wochen andauernden oder starken Beschwerden ist daher das Aufsuchen eines Arztes angeraten. Angehörige sollten wegen einer möglichen Suizidgefahr besonders aufmerksam sein. Differentialdiagnostisch kann eine endogene Depression von anderen psychiatrischen Erkrankungen, Durchblutungsstörungen des Gehirns oder von Nebenwirkungen, verursacht durch Medikamente wie Antihypertonika oder Glucocorticoide, abgegrenzt werden. In Gesprächs- oder Verhaltenstherapien können der Depression zugrundeliegende Bedingungen erkannt und in den Lebenszusammenhang eingeordnet werden. Über die Psychotherapie können wirksame Verhaltensweisen erlernt werden, um mit den Problemen im Leben, einschließlich der Depression, besser umgehen zu können. Bei mittelschweren bis schweren Depression kann eine zusätzliche Therapie mit Antidepressiva sinnvoll sein. Durch die medikamentöse Unterstützung wird relativ rasch eine Symptombesserung erreicht und somit möglicherweise ein Suizid abgewendet.

Ärztlich oder psychotherapeutisch verordnete nichtmedikamentöse Therapieoptionen sind Schlafentzugstherapie, Magnetstimulation des Gehirns, Nervus-Vagus-Stimulation und Elektrokrampftherapie. Letztere wird insbesondere dann eingesetzt, wenn bei schweren und lebensbedrohlichen Depressionen mit Medikamenten keine Besserung erzielt werden kann. Vor dieser Behandlung, die unter Kurznarkose durchgeführt wird, wird ein muskelentspannendes Mittel gegeben.

Johanniskraut-Extrakte werden auch unter ärztlicher Aufsicht bei leichten bis mittelschweren Depressionen angewendet. Bei starken oder lange anhaltenden Krankheitszuständen haben sich diese bislang als etwas weniger effektiv erwiesen als Standardtherapeutika. Weitere häufig eingesetzte Antidepressiva sind selektive Serotonin-Wiederaufnahmehemmer (z. B. Citalopram, Fluoxetin, Paroxetin und Sertralin), selektive Serotonin/Noradrenalin-Wiederaufnahmehemmer (z. B. Venlafaxin), tricyclische Antidepressiva (z. B. Amitriptylin, Doxepin und Imipramin), tetracyclische Antidepressiva (z. B. Maprotilin, Mirtazapin) und Monoaminoxidase-Hemmer (z. B. Moclobemid). Bei bipolaren Störungen wird häufig zusätzlich mit Lithium oder Antikonvulsiva wie Carbamazepin, Gabapentin, Lamotrigin und Valproinsäure behandelt.

Bis zum Einsetzen der vollen Wirksamkeit eines Antidepressivums können mehrere Wochen vergehen. Darüber sollen der Patient und die Angehörigen, wegen der möglicherweise weiter bestehenden Suizidgefahr, in Kenntnis gesetzt werden. Sobald sich eine Besserung einstellt, sollten die Medikamente sechs bis neun Monate lang weiter genommen werden, um ein Wiederauftreten der Depression zu verhindern. Bei bipolaren Störung und rezidivierenden Depressionen ist häufig eine langfristige Therapie erforderlich.

7.3 Fertigarzneimittel (exemplarische Auswahl)

Wirkstoff	Präparatebeispiele®
Baldrian-Extrakt	Baldrivit, Innovadorm Mono, Sedonium
Johanniskraut-Extrakt	Felis, Hyperforat, Laif, Neuroplant Aktiv, Texx
Lavendelöl	Lasea

Literatur

Butler R, Hatcher S, Price J, von Korff M. Depression in adults: psychological treatments and care pathways, Clinical Evidence; 08:1016, 2007

Cipriani A, Barbui C, Butler R, Hatcher S, Geddes J. Depression in adults: drug ans physiccal treatments, Clinical Evidence; 05:1003, 2011

Cooney GM, Dwan K, Greig CA, Lawlor DA, Rimer J, Waugh FR, McMurdo M, Mead GE. Exercise for depression, Cochrane Database for Systematic Reviews, Issue 9, 2013

Craig M, Howard L. Postnatal depression, Clinical Evidence; 01:1407, 2009

Drugdex® System. Thomson Healthcare, Zugegriffen 04/201

Fachinformationen der einzelnen Wirkstoffe

Geddes J, Briess D. Bipolar disorder, Clinical Evidence; 10:1014, 2008

Hamacher H, Wahl MA. Selbstmedikation, 2. Aufl., Wissenschaftliche Verlagsgesellschaft, Stuttgart 2011

Hazell P. Depression in children and adolescents, Clinical Evidence; 10:1008, 2011

Kasper S, Gastpar M, Müller WE, Volz H-P, Möller H-J, Dienel A, Schläfke S. Efficacy and safety of silexan, a new, orally administered lavender oil preparation, in subthreshold anxiety disorder – evidence from clinical trials, Wien Med Wochenschr; 160/21–22:547–556, 2010

Kumar S, Malone D. Panic disorder, Clinical Evidence; 12:1010, 2008

Linde K, Berner MM, Kriston L. St John's wort for major depression, Cochrane Database for Systematic Reviews, Issue 4, 2008

Miyasaka LS, Atallah ÁN, Soares B. Valerian for anxiety disorders, Cochrane Database for Systematic Reviews, Issue 4, 2006

Nahas R, Sheikh O. Complementary and alternative medicine for the treatment of major depressive disorder (Clinical review), Can Fam Physician; 57:659–663, 2011

S3-Leitlinie Bipolare Störungen; AWMF-Registernr. 038/019, 2012

S3-Leitlinie Unipolare Depression; AWMF-Registernr. nvl/005, 2012

Wichtl M. Teedrogen und Phytopharmaka. 5. Aufl., Wissenschaftliche Verlagsgesellschaft, Stuttgart 2009

Woelk H, Schläfke S. A multi-center, double-blind, randomised study of the Lavender oil preparation Silexan in comparison to Lorazepam for generalized anxiety disorder, Phytomedicine; 17(2):94–99, 2010

Wyk van B-E, Wink C, Wink M. Handbuch der Arzneipflanzen. 1. Aufl., Wissenschaftliche Verlagsgesellschaft Stuttgart, 2004

8 Durchfall

Man spricht von Durchfall (Diarrhö), wenn es bei Erwachsenen bei erhöhter Darmmotilität öfter als dreimal am Tag zu wässrigem oder breiigem Stuhlgang kommt. Begleitend sind Symptome wie Erbrechen, Kopfschmerzen, Fieber oder Blut im Stuhl möglich. Die Erkrankung kann auf virale oder bakterielle Infekte zurückgeführt werden, aber z. B. auch auf Nahrungsmittelunverträglichkeiten, Medikamente (z. B. Antibiotika), Stress, Entzündungen, Reizdarmsyndrom oder chemische Noxen. Mögliche prinzipielle Mechanismen sind die unzureichende Resorption osmotischer Substanzen, die verstärkte Sekretion von Elektrolyten und Wasser in das Darmlumen, die gesteigerte Permeabilität der Darmschleimhaut oder eine verstärkte Darmmotilität. Viral oder bakteriell verursachter Durchfall kann durch Trinkwasser, Nahrung (z. B. unvollständig gegartes Fleisch, rohe Eier, Salat) sowie durch Kontakt- oder Schmierinfektionen übertragen werden. 40 % aller infektiös bedingten Durchfälle bis zum Alter von 5 Jahren werden durch Rotaviren verursacht. Enterotoxische E. coli, Bacillus cereus, Campylobacter perfringens oder Staphylococcus aureus produzieren die krankheitsauslösenden Toxine bereits in den Nahrungsmitteln. Invasive Keime wie Salmonellen, Shigellen, Yersinien, Campylobacter oder invasive E. coli erzeugen neben Durchfällen meist auch Fieber. Hygienemaßnahmen und entsprechende Vorsicht bei der Nahrungsaufnahme kann eine Übertragung verhindern. Reisende in gefährdete Länder sollten nur abgefülltes bzw. frisch abgekochtes Wasser trinken bzw. damit Zähne putzen. Rohes Gemüse oder Obst ohne Schale sollten vermieden werden. Bei Säuglingen kann durch Stillen ein Infektionsschutz erreicht werden, auch bei akuten Durchfällen sollte das Stillen nicht unterbrochen werden.

Leichter Durchfall bedarf normalerweise keiner ärztlichen Behandlung. Aufgrund des hohen Leidensdrucks ist jedoch eine frühzeitige symptomatische Therapie sinnvoll. Als wichtigste Maßnahme sollte zur Vermeidung einer Exsikkose peroral Flüssigkeit, z. B. in Form von Elektrolytlösungen mit Glucose, zugeführt werden. Anderenfalls kann es zu Schwäche, Muskelkrämpfen oder Herzrhythmusstörungen kommen. Die Hemmung der Darmmotilität wird nicht nur bei stressbedingtem, sondern auch bei viral oder bakteriell verursachtem Durchfall als sinnvolle Maßnahme eingeschätzt. Die Relevanz einer Ausscheidung toxischer Substanzen durch dünnflüssigen Stuhl wurde in der Vergangenheit offenbar überbewertet. Auch von einer frühzeitigen Nahrungsaufnahme wird nicht mehr abgeraten. Stark fetthaltige oder scharfe Speisen sowie die Darmmotilität anregende Stoffe wie Coffein oder Kohlensäure sollten allerdings gemieden werden. Die häufig empfohlene Kombination von Salzstangen und Cola ist ungeeignet.

Im Rahmen der Selbstmedikation ist neben der peroralen Flüssigkeits-, Elektrolyt- und Glucosezufuhr die Anwendung von Antisekretorika, Motilitätshemmern, Immunstimulanzien oder von Adsorbenzien möglich.

8.1 Antisekretorika

8.1.1 Racecadotril

Wirkung

Das Prodrug Racecadotril wird im Gewebe zum pharmakologisch aktiven Thiorphan hydrolysiert. Dieses ist ein Inhibitor der Enkephalinase, einer Zellmembran-Peptidase, die insbesondere im Dünndarmepithel zum Abbau exogener und endogener Peptide wie den Enkephalinen beiträgt. Racecadotril schützt selektiv endogene Enkephaline, die vor allem im Verdauungstrakt physiologisch aktiv sind, vor Biotransformation. Als Folge kommt es zu einer Verlängerung des antisekretorischen Effekts, ohne dass die Darm-Motilität und die Verweildauer beeinflusst werden.

Dosierung

- Erwachsene: 3-mal täglich 100 mg (Tagesmaximaldosis 300 mg)

Die Behandlung sollte bis zum Auftreten von 2 geformten Stühlen fortgesetzt werden. Im Rahmen der Selbstmedikation darf die Anwendung nur bei Erwachsenen und über einen Zeitraum von bis zu 3 Tagen erfolgen.

Pharmakokinetische Eigenschaften

Wirkungseintritt

Die Wirkung tritt innerhalb von 0,5 Stunden ein und hält über etwa 8 Stunden an.

Metabolismus und Ausscheidung

In den Geweben entsteht durch Hydrolyse nahezu quantitativ der für die Wirkung von Racecadotril verantwortliche Metabolit Thiorphan. Die Ausscheidung erfolgt zu 82 % renal in Form von inaktiven Metaboliten. In den Fäzes werden nur geringere Substanzmengen wiedergefunden.

Besondere Hinweise

Akute Durchfälle können mit dem Antisekretorikum Racecadotril effektiver behandelt werden als durch den Motilitätshemmer Loperamid. Im Gegensatz zu diesem verlängert Racecadotril nicht die Transitzeit und verursacht seltener Nebenwirkungen wie bakterielle Kolonisationen, abdominale Blähungen oder ein toxisches Megakolon. Auch wurde bislang keine Interaktionen mit anderen Medikationen bekannt. Bei blutigen oder eitrigen Stühlen, schweren Durchfälle nach Antibiotika-Einnahme sowie bei chronischen Durchfällen darf Racecadotril nicht angewendet werden. Bei Nieren- oder Leberinsuffizienz ist Vorsicht geboten. Die Behandlung von Kindern und Jugendlichen < 18 Jahren ist der ärztlichen Aufsicht unterstellt. Zur Anwendung während der Schwangerschaft und der Stillzeit liegen keine Erfahrungen vor. Nach derzeitigem Kenntnisstand ist das Missbrauchspotenzial von Racecadotril niedriger als das von Loperamid.

Zusammenfassende Bewertung

●●●●

Racecadotril kann zur kurzzeitigen symptomatischen Behandlung akuter, auch bakteriell oder viral bedingter Durchfälle bei Erwachsenen empfohlen werden. Die Wirksamkeit wurde in doppelblinden randomisierten Studien belegt. Die Substanz ist wirksamer und besser verträglich ist als das motilitätshemmende Opioid Loperamid. Die bestehenden Kontraindikationen sind unbedingt einzuhalten.

8.2 Motilitätshemmer

8.2.1 Loperamid

Wirkung

Loperamid wirkt als Agonist an peripheren Opiatrezeptoren. Die Substanz hemmt die Darmmotilität, erhöht den Tonus des Darms und vermindert die propulsive Peristaltik. In der Folge kommt es zu einer Reduktion der Stuhlentleerungsfrequenz. Loperamid wirkt weiterhin antisekretorisch und führt somit zu einer Verfestigung des Stuhls. Durch die Erhöhung des Analsphinktertonus wird zusätzlich der Stuhldrang reduziert.

Dosierung

- Erwachsene: initial 4 mg, danach 2 mg nach jedem ungeformten Stuhl (Tagesmaximaldosis 12 mg)
- Kinder > 12 Jahre: initial 2 mg, danach 2 mg nach jedem ungeformten Stuhl (Tagesmaximaldosis 8 mg)

Im Rahmen der Selbstmedikation ist die Anwendung auf 48 Stunden zu begrenzen.

Pharmakokinetische Eigenschaften

Wirkungseintritt

Die Wirkung tritt innerhalb von 1–3 Stunden ein und hält über etwa 40 Stunden an.

Metabolismus und Ausscheidung

Aufgrund eines ausgeprägten First-Pass-Effekts liegt die perorale Bioverfügbarkeit von Loperamid bei nur 0,3 %. Hauptbiotransformationswege sind die oxidative N-Desmethylierung und N-Desalkylierung unter Beteiligung von CYP3A4 und CYP2C8. Die Ausscheidung erfolgt überwiegend mit den Fäzes, 30–50 % in unveränderter Form.

Besondere Hinweise

Loperamid ist zur kurzzeitigen symptomatischen Behandlung von akuten Durchfällen geeignet. Es darf nicht bei fiebrigen oder blutigen Durchfällen sowie während der Schwangerschaft und der Stillzeit eingesetzt werden. Bei pseudomembranöser Colitis, einem akuten Schub einer Colitis ulcerosa, bakteriellen Darmentzündungen und Zuständen, bei denen eine Reduktion der Darmtätigkeit vermieden werden muss, ist die Substanz ebenfalls zu vermeiden. Bei gleichzeitiger Einnahme von Chinidin, Verapamil, Doxepin oder Ketoconazol können diese Substanzen über eine Hemmung des P-Glykoprotein-Transporters zentralnervöse Wirkungen auslösen. Hieraus ergibt sich ein gewisses Missbrauchspotenzial.

Zusammenfassende Bewertung

●●●○

Loperamid kann zur kurzzeitigen symptomatischen Behandlung akuter, auch bakteriell oder viral bedingter Durchfälle bei Erwachsenen und Kindern >12 Jahren empfohlen werden. Die Wirksamkeit wurde in doppelblinden randomisierten Studien belegt. Die Kontraindikationen sind jedoch unbedingt einzuhalten.

8.3 Immunstimulanzien

8.3.1 Probiotika

Wirkung

Probiotika wie Lactobacillus acidophilus oder L. rhamnosus, Escherichia coli oder Saccharomyces cerevisiae kommen im Gastrointestinaltrakt des Menschen vor. Saccharomyces boulardii werden weiterhin Toxin-bindende Eigenschaften zugesprochen. Durch Einnahme von Probiotika kann bei akuten Durchfällen der Erhalt oder Wiederaufbau der physiologischen Darmflora unterstützt werden.

Dosierung

Vorbeugung von Reisedurchfall mit Lactobacillus oder Saccharomyces:

- 1–3-mal täglich 250 mg

Die prophylaktische Einnahme zur Vorbeugung einer Reisediarrhö sollte 5 Tage vor der Abreise beginnen. Zur Prophylaxe von Antibiotika-induzierten Durchfällen kann die Applikation bereits zum Einnahmebeginn des Antibiotikums erfolgen.

Pharmakokinetische Eigenschaften

Wirkungseintritt

Der genaue Zeitpunkt des Wirkungseintritts ist nicht feststellbar.

Metabolismus und Ausscheidung

Nach Beendigung der Einnahme verschwinden die Probiotika sehr schnell wieder aus dem Gastrointestinaltrakt.

Besondere Hinweise

Die prophylaktische und therapeutische Einnahme von Probiotika bei akuten Durchfällen kann prinzipiell empfohlen werden. Ein Nutzen wurde insbesondere für Kinder mit Rotavirus-Infektionen nachgewiesen. Es kommt zu einer Verkürzung der Erkrankungsdauer und zu einer Reduktion der Stuhlfrequenz. Allerdings sind zwischen den Zubereitungen erhebliche Qualitätsunterschiede bezüglich Stabilität, Adhärenz an der Darmschleimhaut und biologischer Aktivität feststellbar. Zubereitungen mit Saccharomyces boulardii zeigten besonders bei der Prophylaxe von Antibiotika-induzierter Diarrhö positive Effekte. Bei Patienten mit stark geschwächter Immunabwehr sollte die Einnahme vermieden werden. Kleinkinder < 2 Jahren sollten nur unter ärztlicher Aufsicht behandelt werden. Die Einnahme während der Schwangerschaft und der Stillzeit ist möglich.

Zusammenfassende Bewertung

●●○○

Durch die therapeutische und prophylaktische Einnahme von Probiotika können eine Besserung der Symptome, eine Verkürzung der Erkrankungsdauer sowie eine Reduktion der Inzidenz akuter Durchfallerkrankung herbeigeführt werden, wie verschiedene doppelblinde kontrollierte Studien zeigen. Zu einer eindeutigen Beurteilung sind weitere methodisch hochwertige klinische Untersuchungen, auch in Bezug auf die Untersuchung bestimmter Probiotika-Regime, wünschenswert.

8.4 Pflanzenextrakte

8.4.1 Uzarawurzel-Extrakt

Wirkung

Die in Uzarawurzel (Xysmalobium undulatum) enthaltenen Cardenolid-Glykoside Uzarin und Xysmalorin sind chemisch mit den Digitalis-Glykosiden verwandt. Sie bewirken eine Relaxation von glatten Muskeln des Gastrointestinaltrakts, der ableitenden Harnwege sowie des Uterus. Bei akutem Durchfall soll der Extrakt daher zu einer Reduktion der Peristaltik und somit zu einer Reduktion der Stuhlfrequenz führen. Weiterhin wird eine Verminderung des Übertritts von Wasser und Elektrolyten ins Darmlumen postuliert. In therapeutischen Dosierungen treten keine Wirkungen am Herzmuskel auf.

Dosierung

- Erwachsene und Kinder > 12 Jahre: initial 75 mg Gesamtglykoside täglich, dann 3–6-mal täglich 15 mg
- Kinder von 6–11 Jahren: 2–3-mal täglich 15 mg Gesamtglykoside
- Kinder von 2–5 Jahren: 3–5-mal täglich 5 mg Gesamtglykoside

Die Behandlung im Rahmen der Selbstmedikation sollte auf höchstens 7 Tage begrenzt bleiben.

Pharmakokinetische Eigenschaften

Wirkungseintritt

Der Wirkungseintritt ist nicht bekannt.

Metabolismus und Ausscheidung

Zur Pharmakokinetik von Uzarawurzel-Extrakten liegen keine Erkenntnisse vor.

Besondere Hinweise

Der Nutzen von Uzarawurzel zur Behandlung von akuten Durchfallerkrankungen wurde nicht ausreichend in kontrollierten klinischen Studien nachgewiesen. Die Droge bzw. deren Extrakte dürfen nicht zusammen mit herzwirksamen Glykosiden angewendet werden. Unter der Einnahme sind gastrointestinale Störungen möglich.

Zusammenfassende Bewertung

●●○○

Zur Wirksamkeit von Uzarawurzel-Extrakten liegen bislang nur Resultate aus Anwendungsbeobachtungen vor. Eine ausdrückliche Empfehlung kann daher an dieser Stelle nicht ausgesprochen werden.

8.5 Salze zur oralen Rehydratisierung (ORS)

8.5.1 ORS

Wirkung

Die Behandlung mit Zubereitungen zur oralen Rehydratisierung sollte bei akuten Durchfällen so früh wie möglich erfolgen, um schwere Flüssigkeitsverluste, ggf. mit Bewusstseinstrübungen, zu vermeiden. Die Fertigpräparate setzen sich meist aus Natrium-, Kalium-, Chlorid- und Citrationen sowie aus Glucose zusammen. Bei akuten Diarrhöen sind die Resorptionsmechanismen intakt und Natrium sowie Glucose werden zusammen mit Wasser direkt aus dem Darmlumen in das Zellinnere aufgenommen. Die enthaltenen Kaliumionen bewirken einen Ausgleich von durch die Diarrhö verursachten Kaliumverlusten. Schwach basische Citrationen beugen einer metabolischen Azidose vor. Glucose dient weiterhin zur Energiezufuhr.

Dosierung

- Erwachsene und Schulkinder: Flüssigkeitszufuhr von max. 10–20 ml/kg Körpergewicht stündlich in den ersten 4 h, max. 2 l in 24 h
- Kleinkinder und Säuglinge: Flüssigkeitszufuhr von max. 20 ml/kg Körpergewicht stündlich, max. 500 ml in 24 h

Als mögliche Richtwerte für die Zusammensetzung der Lösung gelten etwa 90 mmol/l Natrium, 20 mmol/l Kalium, 80 mmol/l Chlorid, 10 mmol/l Citrat und 111 mmol/l Glucose. Die Zufuhr sollte jeweils unmittelbar nach den Stuhlgängen erfolgen. Die Anwendungsdauer bei Erwachsenen und Schulkindern im Rahmen der Selbstmedikation liegt bei höchstens 36 Stunden, bei Säuglingen und Kleinkindern bei höchstens 24 Stunden.

Pharmakokinetische Eigenschaften

Wirkungseintritt

Der genaue Wirkungseintritt ist nicht bekannt.

Metabolismus und Ausscheidung

Die Salze und Glucose verhalten sich nach Resorption entsprechend ihrer Rolle im physiologischen Stoffwechsel.

Besondere Hinweise

Die orale Rehydratisierungstherapie wird bei mittelschweren bis schweren Durchfällen als unerlässlich angesehen. In schweren Fällen stellt sie eine lebensrettende Maßnahme dar. Bei Patienten, die mit herzwirksamen Glykosiden behandelt werden, ist besondere Vorsicht geboten. Ebenso bei Niereninsuffizienz, metabolischer Alkalose, unstillbarem Erbrechen und drohenden Schockzuständen. Bei akutem Darmverschluss besteht eine Kontraindikation.

Zusammenfassende Bewertung

●●●●

Die orale Rehydratisierungstherapie stellt eine wichtige, mitunter lebensrettende Maßnahme bei der Behandlung von Durchfällen dar. Sie wird in Leitlinien als Basistherapie empfohlen.

8.6 Anmerkungen

- Die Wirksamkeit von Adsorbenzien wie medizinischer Kohle oder Pektin wurde bislang nicht abschließend in kontrollierten klinischen Studien bestätigt.
- Gerbstoffhaltige Drogenextrakte aus Heidelbeeren, Brombeerblättern oder Frauenmantelkraut sollen bei akuten Durchfällen eine schleimhautabdichtende Wirkung besitzen. Obwohl diese Drogen seit langer Zeit in der Volksmedizin eingesetzt werden, liegen keine kontrollierten klinischen Studien vor, die eine Beurteilung ihres Nutzens ermöglichen. Gegen eine unterstützende Anwendung bei akuten Durchfällen bestehen jedoch keine Bedenken.
- Eichenrinden-Extrakte sind nicht nur gerbstoffhaltig, sondern wirken auch adstringierend und virustatisch. Für eine eindeutige Beurteilung des Nutzens bei akuten Durchfällen sind jedoch qualitativ hochwertige kontrollierte Studien bei akuten Durchfällen erforderlich. Gegen eine unterstützende Anwendung bestehen jedoch keine Bedenken.
- Ethacridin soll ähnlich wie Gerbstoffdrogen eine Abdichtung der oberen Zellschichten der Darmmucosa bewirken. Bei der Anwendung besteht allerdings die Gefahr von Kontaktallergien sowie von Schleimhautschädigungen nach Überdosierung. Auch liegt keine ausreichende Anzahl kontrollierter klinischer Studien zum Wirksamkeitsnachweis vor.
- Lactose und Lactulose werden von Bakterien im Dickdarm zu Säuren umgewandelt. Diese bewirken eine Absenkung des Darm-pH-Wertes und somit eine Veränderung der Bakterienzusammensetzung. Die Substanzen begünstigen somit die Wiederherstellung der physiologischen Darmbesiedelung und können daher bei der Behandlung von Salmonellen-Dauerausscheidern hilfreich sein.
- Perorales Zink kann zur Behandlung oder Prophylaxe von akuten Durchfällen eingesetzt werden, wenn ein Verdacht auf Zinkmangel besteht. Die Wirksamkeit wurde vor

allem an Kindern in Ländern mit schlechter medizinischer Versorgung nachgewiesen. Die WHO empfiehlt bei akuter Diarrhö eine Behandlungsdauer von 10–14 Tagen. Es kommt zu einer Verbesserung der Symptome, zu einer Verkürzung der Erkrankungsdauer und zu einer reduzierten Inzidenz der Erkrankung. In diesen Ländern erwiesen sich die therapeutische und prophylaktische Einnahme von Zink neben der Rehydratation als mögliche lebensrettende Maßnahme, vor allem bei Kindern über 6 Monaten. Zur Wirksamkeit bei medizinisch und ernährungstechnisch gut versorgten Patienten liegen kaum Erkenntnisse vor.

- Durch Einnahme von Quellstoffen wie Flohsamen oder Flohsamenschalen können bei akuten Durchfällen eine Bindung von Flüssigkeit und eine Verlängerung der Passagezeit erreicht werden. Die Wirkung ist jedoch deutlich schwächer als z. B. die des Motilitätshemmers Loperamid. Bei mangelnder Flüssigkeitszufuhr besteht die Gefahr eines Darmverschlusses.

8.7 Abgrenzung zu verschreibungspflichtigen Arzneimitteln und anderen ärztlichen Therapieverfahren

Bei Durchfällen, die mit besonders starken Symptomen, kolikartigen Schmerzen, hohem Fieber oder Blutverlust einhergehen oder die länger als 3 Tage anhalten, sollte ein Arzt aufgesucht werden. Dies gilt ebenfalls, wenn Kinder <2 Jahren, Patienten mit Immunschwäche, schweren chronischen Erkrankungen oder Mangelernährung betroffen sind oder wenn die Beschwerden immer wiederkehren. Es ist abzuklären, ob es sich um Nahrungsmittelunverträglichkeiten, Reaktionen auf Medikamente, chronische Pankreatitis, pseudomembranöse Colitis, entzündliche Darmerkrankungen wie z. B. Colitis ulcerosa oder Morbus Crohn handelt oder ob möglicherweise schwerwiegendere psychische Ursachen zugrunde liegen. Fiebrige Durchfälle gehen häufig auf bakterielle Infektionen zurück. Die antibiotische Behandlung ist in den meisten Fällen nicht zu empfehlen, insbesondere wenn keine Hinweise auf den auslösenden Erreger vorliegen und der Durchfall nicht sehr schwerwiegend ist. Da das Anlegen einer Kultur meist recht langwierig ist, kann u. U. auf eine empirische Behandlung z. B. mit dem Breitbandantibiotikum Rifaximin zurückgegriffen. Diese Substanz hat mit weniger als 1 % eine sehr geringe systemische Bioverfügbarkeit, ihre Wirksamkeit gegen Cholera ist jedoch bislang noch nicht eindeutig nachgewiesen. Bei bestimmten Erregern wie zum Beispiel Salmonella typhi, Shigella sonnei oder flexneri, Vibrio cholerae, Entamoeba histolytica, Gardia lamblia und bei Toxin-positiver Clostridium-difficile-Colitis sollte in jedem Fall antibiotisch behandelt werden.

Eine intravenöse Rehydratation sollte insbesondere bei Unfähigkeit zu trinken, Bewusstlosigkeit oder Schock eingeleitet werden, anderenfalls ist die orale oder enterale Versorgung zu bevorzugen. Bei starken Flüssigkeitsverlusten kann es zum toxischen oder Volumenmangelschock und in der Folge durch die Elektrolytverschiebung zu zerebralen Krämpfen kommen.

Kinder ab der 6. Lebenswoche können durch eine Schluckimpfung gegen Rotaviren geschützt werden. Urlaubsreisende in gefährdete Länder können weiterhin eine Impfung gegen Cholera erwägen. Aufgrund der strukturellen Ähnlichkeit der Choleratoxine und der Enterotoxine von ETEC-Bakterien besteht u. U. wegen einer Kreuzimmunität auch ein Schutz gegen diese Erreger.

8.8 Fertigarzneimittel (exemplarische Auswahl)

Wirkstoff	Präparatebeispiele®
Loperamid	Imodium akut, Lopedium, Loperamid STADA akut
Probiotika	Perenterol, Probiocult, Mutaflor
Racecadotril	Vaprino
Salze zur oralen Rehydratisierung (ORS)	Elotrans, Oralpädon
Uzarawurzel	UZARA
Zinkionen (peroral)	Cefazink, Unizink, Zink Verla, Zinkaspart Kapseln, ZINKOTASE

Literatur

Allen SJ, Martinez EG, Gregorio GV, Dans LF. Probiotics for treating acute infectious diarrhoea, Cochrane Database of Systematic Reviews, Issue 12, 2010

arznei-telegramm, Uzarawurzel und Gesichtsödem, arznei-telegramm 4, 2010

Avadhani A, Miley H. Probiotics for prevention of antibiotic-associated diarrhea and Clostridium difficile-associated disease in hospitalized adults – a meta-analysis. J Am Acad Nurse Prac; 23(6):269–74, 2011

Bajait C, Thawani V. Role of zinc in pediatric diarrhea. Indian J Pharmacol; 43(3): 232–235, 2011

Bernaola Aponte G, Bada Mancilla CA, Carreazo Pariasca NY, Rojas Galarza RA. Probiotics for treating persistent diarrhoea in children, Cochrane Database of Systematic Reviews, Issue 10, 2011

Cassone M., Serra P, Mondello F, Girolamo, A., Scafetti, S, Pistella, E, Venditti, M. Outbreak of Saccharomyces cerevisiae subtype boulardii fungemia in patients neighboring those treated with a probiotic preparation of the organism. Journal of Clinical Microbiology; 41(11): 5340–5343, 2003

Dalby-Payne JR, Elliott EJ. Gastroenteritis in children, Clinical Evidence; 07:314, 2011

Drugdex® System. Thomson Healthcare, Zugegriffen 04/2014

DuPont HL. Bacterial Diarrhea. N Engl J Med; 361; 16, 2009

Fachinformationen der einzelnen Wirkstoffe

Gallelli L, Colosimo M, Tolotta GA, Falcone D, Luberto L, Curto LS, Rende P, Mazzei F, Marigliano NM, De Sarro G, Cucchiara S. Prospective randomized double-blind trial of racecadotril compared with loperamide in elderly people with gastroenteritis living in nursing homes, Eur J Clin Pharmacol; 66(2):137–144, 2010

Gottlieb T, Heather CS. Diarrhoea in adults (acute), Clinical Evidence; 02:901, 2011

Gregorio GV, Dans LF, Silvestre MA. Early versus Delayed Refeeding for Children with Acute Diarrhoea, Cochrane Database of Systematic Reviews, Issue 7, 2011

Gregorio GV, Gonzales MLM, Dans LF, Martinez EG. Polymer-based oral rehydration solution for treating acute watery diarrhoea, Cochrane Database of Systematic Reviews, Issue 2, 2009

Guandalini S. Probiotics for children with diarrhea: an update. J Clin Gastroenterol; 42 Suppl 2:S53–7, 2008

Guarino A, Albano F, Ashkenazi S, Gendrel D, Hoekstra H, Shamir R, Szajewska H. Evidence-based Guidelines for the Management of Acute Gastroenteritis in Children in Europe, European Society for Pediatric Gastroenterology, Hepatology, and Nutrition and North American Society for Pediatric Gastroenterology, Hepatology, and Nutrition. J Pediatr Gastroenterol Nutr; 46:81–184, Suppl. 2, 2008

Guarino A, Dupont C, Gorelov AV, Gottrand F, Lee JK, Lin Z, Lo Vecchio A, Nguyen TD, Salazar-Lindo E. The management of acute diarrhea in children in developed and developing areas: from evidence base to clinical practice. Expert Opin Pharmacother; 13(1):17–26, 2012

Hamacher H, Wahl MA. Selbstmedikation, 2. Aufl., Wissenschaftliche Verlagsgesellschaft Stuttgart, 2011

Johnston BC, Goldenberg JZ, Vandvik PO, Sun X, Guyatt GH. Probiotics for the prevention of pediatric antibiotic-associated diarrhea, Cochrane Database of Systematic Reviews, Issue 11, 2011

Lamberti LM, Walker CL, Chan KY, Jian WY, Black RE. Oral zinc supplementation for the treatment of acute diarrhea in children: a systematic review and meta-analysis, Nutrients; 21/5(11):4715–4740, 2013

Lazzerini M, Ronfani L. Oral zinc for treating diarrhoea in children, Cochrane Database of Systematic Reviews, Issue 1, 2013

Lecomte JM. An overview of clinical studies with racecadotril in adults, Int J Antimicrob Agents; 14(1):81–87, 2000

Leung AK, Robson WL. Acute diarrhea in children. What to do and what not to do. Postgrad Med; 86(8): 167–74, 1989

McFarland LV. Meta-analysis of probiotics for the prevention of traveler's diarrhea. Travel Med Infect Dis; 5(2):97–105, 2007

McFarland LV. Systematic review and meta-analysis of Saccharomyces boulardii in adult patients. World J Gastroenterol; 16(18):2202–2222, 2010

McNicol ED, Boyce D, Schumann R, Carr DB. Mu-opioid antagonists for opioid-induced bowel dysfunction, Cochrane Database of Systematic Reviews, Issue 6, 2011

Meyers A. Modern management of acute diarrhea and dehydration in children. Am Fam Physician; 51(5):1103–18, 1995

Musher DM, Musher BL. Contagious Acute Gastrointestinal Infections. N Engl J Med; 351:2417–27, 2004

Naidoo K, Gordon M, Fagbemi AO, Thomas AG, Akobeng AK. Probiotics for maintenance of remission in ulcerative colitis, Cochrane Database of Systematic Reviews, Issue 12, 2011

S1-Leitlinie Akute infektiöse Gastroenteritis; AWMF-Registernr. 068/003, 2010

S1-Leitlinie Akuter Durchfall; AWMF-Registernr. 053/030, 2013

Salari P, Nikfar S, Abdollahi M. A meta-analysis and systematic review on the effect of probiotics in acute diarrhea, Inflamm Allergy Drug Targets; 11(1):3–14, 2012

Salvatore S, Hauser B, Devreker T, Vieira MC, Luini C, Arrigo S, Nespoli L, Vandenplas Y. Probiotics and zinc in acute infectious gastroenteritis in children: are they effective? Nutrition; 23(6):498–506, 2007

Soares-Weiser K, MacLehose H, Bergman H, Ben-Aharon I, Nagpal S, Goldberg E, Pitan F, Cunliffe N. Vaccines for preventing rotavirus diarrhoea: vaccines in use, Cochrane Database of Systematic Reviews, Issue 2, 2012

Sullivan PB. Nutritional management of acute diarrhea. Nutrition; 14(10):758–62, 1998

Thielman NM, Guerrant RL. Acute Infectious Diarrhea. N Engl J Med; 350:38–47, 2004

Virk A, Mandrekar J, Berbari EF, Boyce TG, Fischer PR, Kasten MJ, Orenstein R, Rosenblatt JE, Sampathkumar P, Sia I, Springer D, Witzig TE. A randomized, double blind, placebo-controlled trial of an oral synbiotic (AKSB) for prevention of travelers' diarrhea. J Travel Med; 20(2):88–94, 2013

9 Erkältung

Erkältungen oder grippale Infekte sind viral bedingt und gehen mit Symptomen wie Husten, Schnupfen, Halsschmerzen, Heiserkeit, häufig auch mit Kopfschmerzen und Fieber einher. Typische Erreger einer Erkältung sind Adeno-, Rhino-, Parainfluenza-, Coxsackie- oder RS-Viren. Sie werden mittels Tröpfcheninfektion übertragen. Eine Schwächung des Immunsystems begünstigt die Infektion. Bei komplikationslosen Verläufen verschwindet die Erkrankung meist innerhalb von einer Woche von alleine. Man kann einer Erkältung durch Vorbeugung oder symptomatische Behandlung begegnen. Eine Impfung steht wegen der großen Wandlungsfähigkeit der verursachenden Viren bislang nicht zur Verfügung. An dieser Stelle soll überwiegend die Prophylaxe und allgemeine Behandlung von Erkältungen besprochen werden. Der gezielten Behandlung der o. g. einzelnen Symptome widmet dieses Buch jeweils individuelle Kapitel.

Folgende allgemeine Maßnahmen erscheinen sinnvoll, einer Erkältung vorzubeugen, evidenzbasierte Untersuchungen im eigentlichen Sinne liegen dazu allerdings nicht vor:

- Vermeidung von Schlafmangel, Stress und Alkohol
- Vermeiden von Rauchen oder Passivrauchen
- Vermeiden von Unterkühlung
- Ausgewogene Ernährung
- Tägliche ausreichende Flüssigkeitszufuhr von 2 Litern, bei Fieber mehr
- Vermeidung von engem Kontakt zu erkrankten Personen
- Stoßlüften und Luftbefeuchtung in Wohn- und Arbeitsräumen
- Regelmäßige Bewegung an frischer Luft und Ausdauersport
- Regelmäßige Saunagänge oder Wechselduschen

Der Nutzen von Dampfinhalationen, z. B. mit einer Wasser-Kochsalzlösung, oder von aufsteigenden Fußbädern bei ersten Anzeichen einer Erkrankung wurde bislang nicht belegt. Im Rahmen der Selbstmedikation sind vorbeugende und therapeutische Maßnahmen durch die Einnahme von Immunstimulanzien in Form von Vitaminen, Spurenelementen oder Pflanzenextrakten möglich. Bei bereits eingetretener Erkrankung können zusätzlich Analgetika, NSAIDs, Antihistaminika oder abschwellende Substanzen angewendet werden.

9.1 Immunstimulanzien

9.1.1 Zinkionen (peroral)

Wirkung

Zink ist als Spurenelement ein Cofaktor zahlreicher Enzyme im zellulären Metabolismus. Neben seiner antiinflammatorischen Wirkungen durch Hemmung der Granulozytenchemotaxis, Expression von TNF-alpha und des Adhäsionsmoleküls ICAM-1 wurde für Zinksulfat eine antibakterielle und antivirale Wirksamkeit nachgewiesen.

Dosierung

- Erwachsene und Kinder > 10 Jahre: 50–75 mg Zink als Salz pro Tag

Die Einnahme sollte möglichst in Form von Lutschtabletten und im Abstand von mindestens einer Stunde zu einer Mahlzeit erfolgen. Für die Anwendung bei Kindern < 10 Jahren liegen keine Erkenntnisse zur Wirksamkeit und Sicherheit vor.

Pharmakokinetische Eigenschaften

Erforderliche Behandlungsdauer

Erkenntnisse über die erforderliche Einnahmedauer liegen noch nicht vor.

Metabolismus und Ausscheidung

Etwa 30 % des eingenommenen ionischen Zinks werden über einen aktiven, sättigbaren und einen passiven, nicht sättigbaren Prozess aus dem Dünndarm resorbiert. Kupfer-, Eisen-, Calcium- und Phosphationen können diesen Vorgang behindern. Zinkionen unterliegen einem enterohepatischen Kreislauf. Hauptspeicherorgane sind Haare, Augen, Prostata, Muskulatur und Knochen. Die Ausscheidung erfolgt zu bis zu 85 % über die Fäzes. Zudem wird Zink über Haut, Haare, Sperma, Urin und Schweiß eliminiert.

Besondere Hinweise

Bei bukkaler Applikation (Lutschtabletten) innerhalb von 24 Stunden nach den ersten Anzeichen einer Erkältung kam es in den meisten Untersuchungen zu einer Verkürzung und Abmilderung der Erkrankung. Bei regelmäßiger Einnahme über längere Zeit wurde die Inzidenz für grippale Infekte signifikant gesenkt, wobei die verwendeten Dosen mindestens 75 mg täglich waren. Zurzeit liegen noch keine gesicherten Empfehlungen zur Dosierung und zum Anwendungszeitraum vor. Das gleiche gilt für die perorale Einnahme sowie für die Applikation von zinkhaltigen Nasensprays. Unter der Einnahme von Zinkionen können gastrointestinale Beschwerden wie Diarrhö auftreten, die Verträglichkeit ist jedoch im Allgemeinen gut. Bei Applikation von Zink in Form von Lutschtabletten besteht eine erhöhte Inzidenz für das Auftreten von Geschmacksstörungen und Übelkeit. Die Gefahr einer akuten Zinkvergiftung besteht bei einmaliger Aufnahme von etwa 2 g Zink, chronische Vergiftungserscheinungen wurden bei Applikation von mehr als 110 mg Zink pro Tag beobachtet. Während der Schwangerschaft sollten Zinkionen nur bei serologisch nachgewiesenem Zinkmangel eingenommen werden.

Zusammenfassende Bewertung

●●●○

Oral in Form von Lutschtabletten applizierte Zinkionen werden zur Prophylaxe und Therapie grippaler Infekte bei Erwachsenen und Kindern > 10 Jahren gegeben. Sie bewirkten in einigen kontrollierten Untersuchungen eine Verkürzung und Abmilderung der Erkrankung und senken das Erkrankungsrisiko bei prophylaktischer Einnahme. Auf die Gewährleistung einer ausreichend hohen Dosierung (> 75 mg) muss geachtet werden. Da die bisherigen Studienergebnisse heterogen sind, sind zur abschließenden Beurteilung weitere randomisierte kontrollierte Studien an größeren Patientenkollektiven erforderlich. Die Empfehlung gilt nicht in gleichem Maß für die perorale Einnahme mit gastrointestinaler Resorption.

9.1.2 Vitamin C (Ascorbinsäure)

Wirkung

Ascorbinsäure und die im Organismus entstehende Dehydroascorbinsäure bilden ein wichtiges körpereigenes Redoxsystem. Vitamin C wirkt als Co-Faktor zahlreicher Enzymsysteme und trägt somit u.a. zur Immunabwehr, Kollagenbildung, Catecholamin- und Steroidsynthese sowie zur Regeneration von Tetrahydrofolsäure bei. Ein Mangel an Vitamin C kann zur Beeinträchtigung der Immunabwehr, insbesondere der Chemotaxis, der Komplementaktivierung und der Interferonproduktion, führen.

Dosierung

Therapie von Erkältungen

- Erwachsene und Jugendliche > 12 Jahre: 100–500 mg pro Tag
- Kinder von 4–12 Jahren: 125–250 mg pro Tag
- Kinder < 4 Jahre: 5–7 mg/kg KG 2–3-mal pro Tag

Prophylaxe von Erkältungen

- Erwachsene und Jugendliche > 12 Jahre: 125–250 mg pro Tag
- Kinder von 4–12 Jahren: 125–250 mg 2–3-mal pro Woche
- Kinder < 4 Jahre: 5–7 mg/kg KG 2–3-mal pro Woche

Bei schwerer Niereninsuffizienz sollte die Dosis reduziert werden.

Pharmakokinetische Eigenschaften

Erforderliche Behandlungsdauer

Erkenntnisse über die erforderliche Einnahmedauer liegen nicht vor.

Metabolismus und Ausscheidung

Die Bioverfügbarkeit von Ascorbinsäure nimmt mit steigender Dosis ab. Bis etwa 100 mg ist sie vollständig. Ascorbinsäure wird zum größten Teil unverändert mit dem Urin ausgeschieden, zu einem geringen Teil auch als Oxalsäure und Harnsäure. Der nicht resorbierte Anteil wird von der Dickdarmflora zu CO_2 und organischen Säuren biotransformiert.

Besondere Hinweise

Eine prophylaktische Wirkung hochdosierter Ascorbinsäure zur Vorbeugung von Erkältungskrankheiten konnte nicht eindeutig bestätigt werden. Auch bei bereits bestehenden grippalen Infekten war keine relevante krankheitsverkürzende Wirkung nachweisbar. Unter großer Belastung stehende Personen oder Extremsportler scheinen allerdings von der prophylaktischen Einnahme von Vitamin C zu profitieren und sind besser gegen Erkältungen geschützt. Gegen eine Einnahme normaler Dosierungen während der Schwangerschaft oder der Stillzeit bestehen keine Bedenken.

> **Zusammenfassende Bewertung**
>
> ●●○○
>
> Für die prophylaktische und therapeutische Einnahme von Vitamin C bei Erkältungen konnte bislang in kontrollierten klinischen Studien bei der Allgemeinbevölkerung kein relevanter Nutzen festgestellt werden. Bei extremer körperlicher Belastung (z. B. bei Marathon-Läufern) zeigte Vitamin C eine Reduktion des Erkältungsrisikos.

9.1.3 Echinacea-Extrakt

Wirkung

Für Echinacea-Extrakte wurde sowohl im Tierversuch als auch am Menschen eine unspezifische Steigerung der Immunabwehr nachgewiesen. Es kommt zu einer Erhöhung der Anzahl von Leukozyten und Milzzellen, zu einer gesteigerten Freisetzung von Zytokinen sowie zu einer Aktivierung der Phagozytoseleistung menschlicher Granulozyten. Echinacea-Extrakte wirken weiterhin fiebererzeugend.

Dosierung

- Erwachsene und Kinder < 12 Jahre: 3-mal täglich 2–3 ml Presssaft
- Kinder von 6–12 Jahren: 2-mal täglich 2–3 ml Presssaft
- Kinder von 4–6 Jahren: 3-mal täglich 2–3 ml Presssaft

Kinder < 1 Jahr sollten nicht mit Echinacea-Extrakten behandelt werden.

Pharmakokinetische Eigenschaften

Behandlungsdauer

Die Einnahme im Rahmen der Selbstmedikation sollte nicht länger als 8 Wochen ohne Unterbrechung erfolgen.

Metabolismus und Ausscheidung

Zur Pharmakokinetik von Echinacea-Extrakten liegen keine Erkenntnisse vor.

Besondere Hinweise

Aufgrund großer Qualitätsunterschiede der verfügbaren Zubereitungen ist eine einheitliche Beurteilung schwierig. Sowohl für die prophylaktische Einnahme zur Verhinderung von Erkältungskrankheiten als auch für die therapeutische Gabe bei Einsetzen der ersten Symptome liegen widersprüchliche Untersuchungen vor. Eine eindeutige Empfehlung kann aufgrund der Heterogenität der untersuchten Produkte und Resultate nicht ausgesprochen werden.

Echinacea-Extrakte können insbesondere bei atopischen Patienten allergische Reaktionen auslösen und dürfen bei Kindern < 1 Jahr wegen des noch nicht vollständig entwickelten Immunsystems nicht angewendet werden. Bei Langzeitanwendung über mehr als 2 Monate können Leukopenien auftreten. Bei bestehenden Erkrankungen des Immunsystems, Autoimmunerkrankungen, progredienten Systemerkrankungen oder malignen Tumoren ist besondere Vorsicht geboten. Aus Sicherheitsgründen sollte keine Anwendung während der Schwangerschaft und der Stillzeit erfolgen.

Zusammenfassende Bewertung

●●○○

Zur prophylaktischen und therapeutischen Anwendung von Echinacea-Extrakten liegen keine konsistenten Ergebnisse aus kontrollierten klinischen Studien vor. Möglicherweise besteht bei prophylaktischer Einnahme von qualitativ hochwertigen Extrakten ein Nutzen.

9.1.4 Anmerkungen

- Substanzen aus den Reihen der nichtopioiden Analgetika (z. B. Paracetamol oder Acetylsalicylsäure) oder NSAIDs (z. B. Ibuprofen) werden zwar häufig bei Erkältungen angewendet, allerdings beschränkt sich der Effekt auf die Linderung von Schmerzen und Fieber. Andere Beschwerden werden nicht gebessert und es besteht die Gefahr insbesondere gastrointestinaler Nebenwirkungen.
- H_1-Antihistaminika und systemisch wirkende, abschwellende Medikamente wie z. B. Pseudoephedrin bewirken möglicherweise bei Erwachsenen oder älteren Kindern eine gewisse Erleichterung bezüglich der Genesungszeit und der Symptome, allerdings steht dem ein deutlich erhöhtes Risiko für Nebenwirkungen wie Schwindel, Mundtrockenheit und Schlafstörungen gegenüber.
- Pflanzliche Extrakte aus immunstimulierend wirkenden Drogen wie Kapland-Pelargonie, Knoblauch, Lebensbaum oder Wasserdost können möglicherweise hilfreich zur Abwendung eines grippalen Infekts sein. Die Anwendung ist jedoch allenfalls gezielt über kürzere Zeit zu empfehlen, da die Wirkung bei Langzeiteinnahme nachlässt und im Gegenzug gehäuft allergische Reaktionen auftreten. Zur Beurteilung der Wirksamkeit ist die Durchführung kontrollierter klinischer Studien an größeren Patientenkollektiven erforderlich.
- Erkältungssalben mit stark riechenden ätherischen Ölen dürfen nicht bei Säuglingen angewendet werden, da hier die Gefahr eines Atemstillstands oder eines Glottisödems besteht.
- Eindeutige Wirkungsnachweise aus kontrollierten klinischen Studien zur Behandlung von Erkältungen für sog. „schweißtreibende" Tees, z. B. aus Lindenblüten oder Holunder, liegen nicht vor.
- Eindeutige Wirkungsnachweise aus kontrollierten klinischen Studien zur Behandlung von Erkältungen mit Dampfinhalationen unter Zusatz von Salbei-, Kamille-, Pfefferminz- oder Teebaumöl sowie von Salzen liegen nicht vor.

- Eindeutige Wirkungsnachweise aus kontrollierten klinischen Studien zur Behandlung von Erkältungen mit homöopathischen Zubereitungen, z. B. auf der Basis von Aconitum, Belladonna oder Silicea, liegen nicht vor.

9.2 Abgrenzung zu verschreibungspflichtigen Arzneimitteln und anderen ärztlichen Therapieverfahren

Bei Erkältungen mit hohem Fieber, Atemnot, starken Schmerzen, Dehydratation, Krämpfen oder Bewusstseinsverlust sollte ein Arzt aufgesucht werden. Auch wenn kleinere Kinder oder chronisch Kranke betroffen sind, ein Auslandsaufenthalt voraus ging und wenn sich die Symptome nach 7 Tagen nicht wesentlich bessern. Beim Auftreten einer bakteriellen Superinfektion muss eine antibiotische Behandlung in Betracht gezogen werden. Rein virale Erkrankungen sollten jedoch ausdrücklich nicht mit einem Antibiotikum therapiert werden, da die Wirkung nicht nachgewiesen und das Risiko für Nebenwirkungen und Resistenzentwicklungen erhöht ist. Im Zweifelsfall sollte ein Antibiogramm angefertigt werden. Eine prophylaktische Antibiotika-Einnahme zur Verhinderung einer bakteriellen Superinfektion ist nur bei vorbestehenden Grunderkrankungen wie z. B. Immunschwäche, Diabetes mellitus oder chronischen Lungenerkrankungen angezeigt.

Eine Influenza unterscheidet sich von einem grippalen Infekt durch sehr plötzlich auftretende Krankheitssymptome mit stark ausgeprägter Müdigkeit, Fieber, Kopf- und Gliederschmerzen. Bei chronisch Kranken oder älteren Pateinten kann bei Verdacht auf Influenza innerhalb von 24–36 Stunden nach Beginn der Symptome eine Behandlung mit speziellen Virustatika wie zum Beispiel Oseltamivir oder Zanamivir eingeleitet werden. Diese Substanzen können möglicherweise eine Abmilderung und Verkürzung des Krankheitsverlaufs bewirken. Weitere Untersuchungen zur eindeutigen Klärung des Nutzens sind jedoch erforderlich.

Für Personen > 60 Jahren, Diabetikern sowie bei bestehenden chronischen Erkrankungen des Herzens, der Leber, der Lunge oder der Niere ist eine vorbeugende Influenza-Impfung zu empfehlen.

9.3 Fertigarzneimittel (exemplarische Auswahl)

Wirkstoff	Präparatebeispiele®
Echinacea-Extrakt	Echiherb-Tropfen, Episcorit
Vitamin C (Ascorbinsäure)	Cetebe, xitix
Zinkionen (peroral)	Zink Verla (Lutschtabletten) Cefazink, Unizink, Zinkaspart Kapseln, ZINKOTASE

Literatur

AlBalawi ZH, Othman SS, AlFaleh K. Intranasal ipratropium bromide for the common cold, Cochrane Database of Systematic Reviews, Issue 7, 2011

Arroll B. Common cold, Clinical Evidence; 03:1510, 2011

Bhatnagar S, Wadhwa N, Aneja S, Lodha R, Kabra SK, Natchu UCM, Sommerfelt H, Dutta AK, Chandra J, Rath B, Sharma M, Sharma VK, Kumari M, Strand TA. Zinc as adjunct treatment in infants aged between 7 and 120 days with probable serious bacterial infection: a randomised, double-blind, placebo-controlled trial, Lancet; 379: 2072–2078, 2012

De Sutter AIM, van Driel ML, Kumar AA, Lesslar O, Skrt A. Oral antihistamine-decongestant-analgesic combinations for the common cold, Cochrane Database of Systematic Reviews, Issue 2, 2012

Drugdex® System. Thomson Healthcare, Zugegriffen 04/2014

Fachinformationen der einzelnen Wirkstoffe

Ferroni E, Jefferson T. Influenza, Clinical Evidence; 10:911, 2011

Hamacher H, Wahl MA. Selbstmedikation, 2. Aufl., Wissenschaftliche Verlagsgesellschaft Stuttgart, 2011

Hemilä H. Zinc lozenges may shorten the duration of colds: a systematic review. Open Respir Med J; 5:51–58, 2011

Hemilä H, Chalker E, Douglas B. Vitamin C for preventing and treating the common cold, Cochrane Database of Systematic Reviews, Issue 1, 2013

Kim SY, Chang YJ, Cho HM, Hwang YW, Moon YS. Non-steroidal anti-inflammatory drugs for the common cold, Cochrane Database of Systematic Reviews, Issue 6, 2013

Levine M, Conry-Cantilena C, Wang Y, Welch RW, Washko PW, Dhariwal KR, Park JB, Lazarev A, Graumlich JF, King J, Cantilena LR. Vitamin C pharmacokinetics in healthy volunteers: evidence for a recommended dietary allowance; Proc Natl Acad Sci USA. 93(8):3704–3709, 1996

Li S, Yue J, Dong BR, Yang M, Lin X, Wu T. Acetaminophen (paracetamol) for the common cold in adults, Cochrane Database of Systematic Reviews, Issue 7, 2013

Karsch-Voelk M, Barrett B, Kiefer D, Bauer , Ardjomand-Woelkart K, Linde K. Echinacea for preventing and treating the common cold (review). The Cochrane Library; Issue 2, 2014

Lissiman E, Bhasale AL, Cohen M. Garlic for the common cold, Cochrane Database of Systematic Reviews, Issue 3, 2012

Mossad SB, Macknin ML, Medendorp SV, Mason P. Zinc gluconate lozenges for treating the common cold. A randomized, double-blind, placebo-controlled study. Ann Intern Med; 125(2):81–8, 1996

Nahas R, Balla A. Complementary and alternative medicine for prevention and treatment of the common cold. Can Fam Physician; 57(1):31–6, 2011

Peters JL, Moreno SG, Phillips B, Sutton AJ. Are we sure about the evidence for zinc in prophylaxis of the common cold? Expert Rev Respir Med; 6(1):15–16, 2012

Science M, Johnstone J, Roth DE, Guyatt G, Loeb M. Zinc for the treatment of the common cold: a systematic review and meta-analysis of randomized controlled trials. CMAJ 10.1503:1–11, 2012

Simancas-Racines D, Guerra CV, Hidalgo R. Vaccines for the common cold, Cochrane Database of Systematic Reviews, Issue 6, 2013.

Singh M, Das RR. Zinc for the common cold, Cochrane Database of Systematic Reviews, Issue 6, 2013

Wichtl M. Teedrogen und Phytopharmaka. 5. Aufl., Wissenschaftliche Verlagsgesellschaft Stuttgart, 2009

Wyk van B-E, Wink C, Wink M. Handbuch der Arzneipflanzen. 1. Aufl., Wissenschaftliche Verlagsgesellschaft Stuttgart, 2004

10 Fieber

Die Kerntemperatur des Körpers liegt meist zwischen 36,5 und 38 °C. Sie ist in den Abendstunden oder in der zweiten Hälfte des weiblichen Zyklus physiologischerweise erhöht. Fieber (Pyrexie) ist ein Zustand erhöhter Temperatur (ab 38,5 °C, rektal gemessen) und gleichzeitig einer der häufigsten Gründe für das Aufsuchen einer allgemeinmedizinischen oder pädiatrischen Praxis. Fieber tritt häufig bei kleineren Kindern auf, weil bei ihnen das Wärmeregulationszentrum noch nicht vollständig entwickelt ist. Es ist meist ein Teilprozess der körpereigenen Abwehrreaktion, wenn lebende Mikroorganismen wie Bakterien oder Viren bzw. andere körperfremde Substanzen in den Körper eindringen. Weitere Ursachen können Entzündungsprozesse, Autoimmunreaktionen, Impfreaktionen, Zahnen, Verletzungen oder Tumoren sein. Fieber ist häufig das erste Symptom maligner Erkrankungen, z. B. bei Morbus Hodgkin, Non-Hodgkin-Lymphom oder Leukämie. Fieber entsteht, wenn infolge einer pyrogenvermittelten Reaktion aktiv, durch eine Temperatursollwertänderung im Wärmezentrum des Hypothalamus, eine Erhöhung der Kerntemperatur herbeigeführt wird. Die eigentliche Generation der Wärme erfolgt im Leber-, Muskel- oder Fettgewebe. Zusätzlich reagiert der Körper mit Muskelzittern (Schüttelfrost), um die Temperatur weiter zu steigern. Anders als von Laien häufig angenommen, stellt Fieber meist keine Krankheitsursache dar, sondern vielmehr ein Zeichen, dass der Körper, z. B. über die Aktivierung von Zytokinen, begonnen hat, sich mit einem Krankheitszustand auseinanderzusetzen. Eine vorschnelle Senkung der Temperatur kann den Abwehrprozess behindern und die Diagnostik einer möglichen Erkrankung erschweren. Bei mäßig hohem Fieber sollte nicht die Senkung der Temperatur im Vordergrund stehen, sondern nach Möglichkeit eine kausale Behandlung, z. B. die Gabe von Antibiotika bei bakteriellen Infektionen, bzw. die Milderung von Symptomen. Fieber kann auch unabhängig von Pyrogenen z. B. durch körperliche Bewegung, Überhitzung durch die Umgebung oder psychische Aufregung ausgelöst werden. In diesen Fällen ist eine antipyretische Therapie uneffektiv, es muss u. a. eine Forcierung der Wärmeabgabe über die Haut stattfinden.

Gut verträgliche nichtmedikamentöse Maßnahmen, die bei allen Fieberformen unterstützend eingesetzt werden können sind:

- Bettruhe
- Senkung der Umgebungstemperatur

- Leichte Kleidung bzw. Bettzeug
- Regelmäßiges Trinken von eher warmen Getränken
- Kühlende Wadenwickel (nur bei warmen Füßen!)
- Absteigende Vollbäder

Ein direkter patientenrelevanter Nutzen durch die Fiebersenkung, zum Beispiel eine Senkung des Fieberkrampfrisikos bei Kindern mit früheren Fieberkrämpfen, konnte jedoch bislang nach evidenzbasierten Gesichtspunkten nicht eindeutig belegt werden. Weitere Studien, die untersuchen, ob Antipyretika auch positive Effekte auf Symptome – abgesehen von der reinen Fiebersenkung – haben, wären wünschenswert. Es erscheint daher sinnvoll, Fieber < 39,5 °C nicht zu senken, um den Gesundungsprozess nicht zu beeinflussen. Höheres Fieber kann zusätzlich medikamentös gesenkt werden, wenn die Temperatur 39,5 °C (rektal gemessen) überschreitet, der Allgemeinzustand des Patienten stark beeinträchtigt ist, eine Gefahr für das Auftreten von Fieberkrämpfen besteht, der Patient stark dehydratisiert ist oder – unter ärztlicher Aufsicht – wenn schwere Hirntraumen, Hypoxie und Erkrankungen vorliegen, die durch das Fieber verschlimmert werden.

Zur Selbstmedikation stehen Substanzen wie Ibuprofen, Paracetamol und Acetylsalicylsäure zur Verfügung. Ziel der Behandlung ist prinzipiell eine Senkung des Fiebers, nicht dessen vollständige Elimination. Erst bei Kerntemperaturen > 42 °C ist eine Schädigung des Gehirns durch das Auftreten eines Hirnödems zu befürchten. Apathie und Verwirrtheit sind mögliche Warnsignale.

10.1 Antipyretika

10.1.1 Ibuprofen

Wirkung

Ibuprofen ist ein nichtsteroidales Antirheumatikum und hemmt unselektiv die Cyclooxygenase. Die Substanz reduziert entzündlich bedingte Schmerzen, Schwellungen und Fieber.

Dosierung

- Erwachsene: 1–4-mal täglich 200–400 mg (Maximale Tagesdosis in der Selbstmedikation 1 200 mg)
- Kinder > 6 Monate peroral: 1–3-mal täglich 7–10 mg/kg KG (Das Dosierungsintervall sollte 6 h nicht unterschreiten, Tagesmaximaldosis 30 mg/kg KG)
- Kinder > 3 Monate mit mindestens 6,0 kg Körpergewicht rektal: 20–30 mg/kg KG, verteilt auf 3 bis 4 Einzeldosen

Pharmakokinetische Eigenschaften

Wirkungseintritt

Die Wirkung tritt innerhalb von 15 Minuten ein.

Metabolismus und Ausscheidung

Die Substanz wird in der Leber mittels CYP2C9 biotransformiert und glucuronidiert. Die Ausscheidung erfolgt fast ausschließlich renal, nur 1 % in unveränderter Form.

Besondere Hinweise

Ibuprofen wirkt gut und zuverlässig fiebersenkend. In einigen Untersuchungen wurde sogar eine bessere Wirksamkeit als bei dem lange erprobten Wirkstoff Paracetamol festgestellt.

Bislang wurde nicht ausreichend untersucht, ob die Behandlung mit Ibuprofen eine relevante Auswirkung auf die Dauer einer fiebrigen Erkrankung hat und ob die antipyretische Wirksamkeit der durch physikalische Maßnahmen erzielbaren überlegen ist. Die Toxizität bei akuten Vergiftungen mit Ibuprofen ist wesentlich geringer als bei Acetylsalicylsäure und Paracetamol, bei höherer Wirkstärke. Für die Behandlung von Kindern < 3 bzw. 6 Monaten (rektale bzw. perorale Gabe) und die Einnahme im letzten Trimenon der Schwangerschaft besteht eine Kontraindikation. Eine Anwendung im 1. und 2. Trimenon ist unter strenger Nutzen-Risiko-Abwägung möglich. Auch die kurzfristige Einnahme während der Stillzeit ist vertretbar.

> **Zusammenfassende Bewertung**
>
> ●●●●
>
> Ibuprofen kann zur Senkung von Fieber empfohlen werden. Die Substanz ist gut verträglich und auch bei Kindern > 3 Monate einsetzbar. Die Wirksamkeit wurde in doppelblinden randomisierten Studien belegt.

10.1.2 Paracetamol

Wirkung

Paracetamol wirkt fiebersenkend durch eine Hemmung der Wirkung endogener Pyrogene auf das hypothalamische Thermoregulationszentrum. Weiterhin kommt es zu einer Hemmung der zerebralen Prostaglandinsynthese, während die periphere Prostaglandinsynthese kaum beeinflusst wird.

Dosierung

- Erwachsene und Kinder > 12 Jahre: 3–4-mal täglich 500–1 000 mg
- Kinder bis 12 Jahre: bis zu 3-mal täglich 10–15 mg/kg KG (Das Dosierungsintervall sollte 6 h nicht unterschreiten, Tagesmaximaldosis 60 mg/kg KG)

Bei Leber- oder Niereninsuffizienz muss die Dosis reduziert werden.

Pharmakokinetische Eigenschaften

Wirkungseintritt und -dauer

Die Wirkung tritt innerhalb einer halben Stunde ein und hält etwa 3–4 Stunden an.

Metabolismus und Ausscheidung

Paracetamol wird im Wesentlichen in der Leber mit Glucuron- und Schwefelsäure konjugiert. In untergeordnetem Ausmaß sind CYP1A6, CYP2E3 und CYP3A4 beteiligt. Die Ausscheidung erfolgt zu 90 % renal, nur 5 % in unveränderter Form.

Nach Überdosierung kommt es zur Sättigung der Konjugationsreaktion. Durch CYP2E1 entsteht toxisches N-Acetylchinonimin, das nicht mehr in ausreichendem Maß durch eine Glutathion-Konjugation entgiftet werden kann. Es treten mitunter tödlich verlaufende Leberzellnekrosen auf.

Besondere Hinweise

Paracetamol wirkt gut fiebersenkend. Vergleichsstudien zeigten eine etwas geringere Wirksamkeit gegenüber Ibuprofen. Bislang liegen nur wenige Studien vor, in denen Paracetamol mit physikalischen Maßnahmen verglichen wird, so dass hierzu keine zuverlässigen Aussagen gemacht werden können.

Bei Überschreiten der Maximaldosis sind schwere Leberschäden möglich. Für schwere Leber- oder Niereninsuffizienz besteht eine Kontraindikation. Paracetamol kann bereits bei Säuglingen und nach Nutzen-Risiko-Abwägung während der gesamten Schwangerschaft und Stillzeit angewendet werden.

> **Zusammenfassende Bewertung**
>
> ●●●●
>
> Paracetamol kann zur Fiebersenkung empfohlen werden. Die Substanz ist insbesondere für die Therapie von kleineren Kindern geeignet und wird in verschiedenen Leitlinien als Mittel der Wahl neben Ibuprofen erwähnt.

10.1.3 Acetylsalicylsäure

Wirkung

Acetylsalicylsäure ist ein nichtsteroidales Analgetikum mit zusätzlicher antiphlogistischer Wirkung. Der fiebersenkende Effekt beruht auf einer irreversiblen Hemmung der Cyclooxygenase.

Dosierung

- Erwachsene und Jugendliche > 16 Jahren: 1–3-mal täglich 500–1 000 mg
- Kinder von 12–16 Jahren: 1–3-mal täglich 250–500 mg (unter ärztlicher Aufsicht)

Pharmakokinetische Eigenschaften

Wirkungseintritt und -dauer

Die Wirkung tritt innerhalb von 30 Minuten ein und hält 4–6 Stunden an.

Metabolismus und Ausscheidung

30–40 % der resorbierten Menge werden im Plasma und in der Leber zu Salicylsäure desacetyliert. Weiterhin entstehen Salicylursäure, Gentisinsäure, Gentisinursäure und verschiedene Glucuronide. In Abhängigkeit vom pH-Wert des Urins werden 5–35 % einer Dosis renal ausgeschieden, der verbleibende Anteil erscheint in den Fäzes.

Besondere Hinweise

Es wurde bislang nicht ausreichend untersucht, ob die Behandlung mit Acetylsalicylsäure eine relevante Auswirkung auf die Dauer einer fiebrigen Erkrankung hat und ob die antipyretische Wirksamkeit der durch physikalische Maßnahmen erzielbaren überlegen ist. Acetylsalicylsäure soll bei Kindern und Jugendlichen nur auf ärztliche Anweisung und nur dann angewendet werden, wenn andere Maßnahmen nicht wirken. Sollte es zu lang anhaltendem Erbrechen kommen, so kann dies ein Zeichen des lebensbedrohlichen Reye-Syndroms sein. Bei Patienten mit Asthma, Ulkus, Leber- oder Niereninsuffizienz ist Vorsicht geboten. Eine Anwendung im 1. und 2. Trimenon der Schwangerschaft ist zu vermeiden, für das letzte Trimenon besteht eine Kontraindikation. Die kurzfristige Einnahme während der Stillzeit ist gegebenenfalls vertretbar, Ibuprofen wäre jedoch – soweit möglich – der Vorzug zu geben. Acetylsalicylsäure erhöht das Blutungsrisiko. Deshalb muss auch vor kleineren Operationen wie endoskopischen Eingriffen oder Zahnextraktionen der Arzt oder Zahnarzt informiert werden, wenn Acetylsalicylsäure in der Woche vor der Operation eingenommen wurde.

Zusammenfassende Bewertung

●●●○

Acetylsalicylsäure kann prinzipiell zur Behandlung von Fieber eingesetzt werden. Obwohl oder besser weil die Substanz bereits seit mehr als 100 Jahren eingesetzt wird, liegen allerdings kaum qualitativ hochwertige klinische Studien zur Sicherheit und Wirksamkeit bei der Fieberbehandlung vor. Ein Einsatz bei Kindern < 16 Jahren und Patienten mit Neigung zu Magen-Darm-Ulzera sollte vermieden werden.

10.1.4 Diclofenac

Wirkung

Diclofenac ist ein nichtsteroidales Analgetikum mit antiphlogistischen, analgetischen und antipyretischen Eigenschaften. Die Wirkung beruht in erster Linie auf einer Hemmung der Prostaglandinsynthese. Prostaglandine sind maßgeblich an der Entstehung von Schmerzen, Entzündungen und Fieber beteiligt.

Dosierung

- Erwachsene und Jugendliche > 14 Jahre: initial 12,5–25 mg (berechnet als Diclofenac-Kalium), danach bei Bedarf im Abstand von 4–6 Stunden bis zu 75 mg innerhalb von 24 Stunden

Die Einnahme im Rahmen der Selbstmedikation sollte bei Fieber über maximal 3 Tage erfolgen, bei Schmerzen ebenfalls nur kurzfristig über maximal 4 Tage.

Pharmakokinetische Eigenschaften

Wirkungseintritt

Die Wirkung tritt innerhalb von 30 Minuten ein.

Metabolismus und Ausscheidung

Die Biotransformation von Diclofenac erfolgt durch Hydroxylierung, Methoxylierung sowie durch Konjugation mit Glucuron- und Schwefelsäure. Die Ausscheidung findet zu 65 % renal statt, überwiegend in Form von Metaboliten. Der verbleibende Anteil wird in den Fäzes wiedergefunden.

Besondere Hinweise

Kinder und Jugendliche < 14 Jahren sollten im Rahmen der Selbstmedikation nicht mit Diclofenac behandelt werden. Die Substanz ist zwar prinzipiell zur Behandlung von Fieber geeignet, aufgrund ihrer starken antiphlogistischen Wirkung steht jedoch ihr Einsatz bei entzündlichen Zuständen, z. B. bei Gelenkschmerzen, im Vordergrund. Bei Patienten mit Neigung zu gastrointestinalen Blutungen oder Ulkusleiden sowie bei Herz-, Leber- oder Niereninsuffizienz sollte Diclofenac nicht angewendet werden. Ebenso nicht während des 3. Trimenons der Schwangerschaft und der Stillzeit. Wegen eines offenbar erhöhten Risikos für arterielle thrombotische Ereignisse ist die Substanz bei Herzinsuffizienz (NYHA II-IV), ischämischer Herzerkrankung, peripheren Arterienerkrankungen und zerebrovaskulären Erkrankungen kontraindiziert. Generell sollte man nur die niedrigste wirksame Dosis über den kürzesten zur Symptomkontrolle erforderlichen Zeitraum einsetzen.

Zusammenfassende Bewertung

●●○○

Diclofenac ist prinzipiell zur Fiebersenkung bei Erwachsenen verwendbar, aufgrund seiner vergleichsweise ausgeprägten gastrointestinalen Nebenwirkungen sollte jedoch besser verträglichen und bei dieser Indikation besser erprobten Substanzen der Vorrang eingeräumt werden. Die neu hinzugekommenen Kontraindikationen bei verschiedenen kardiovaskulären Erkrankungen sind unbedingt einzuhalten.

10.1.5 Anmerkungen

- Das NSAID Naproxen kann bei Erwachsenen zur Behandlung von Fieber eingesetzt werden. Kontrollierte randomisierte Studien liegen noch nicht in ausreichendem Maß vor. Es existieren jedoch Hinweise auf gute Wirksamkeit und Verträglichkeit.
- Der Zusatz von Vitamin C zu Präparaten mit Acetylsalicylsäure ist unnötig, aber nicht schädlich. Eine bessere Magenverträglichkeit wird durch diese Maßnahme nicht erzielt.

10.2 Abgrenzung zu verschreibungspflichtigen Arzneimitteln und anderen ärztlichen Therapieverfahren

Wenn Fieber > 39,5 °C auftritt, länger als 3 Tage anhält oder der betroffene Patient jünger als 3 Monate alt ist, sollte in jedem Fall ein Arzt aufgesucht werden. Kinder < 12 Monaten sollten bereits bei Temperaturen > 39 °C vorgestellt werden. Dies gilt auch, wenn im Zusammenhang mit Fieber Krämpfe, Apathie, Reizbarkeit, Berührungsempfindlichkeit, Nackensteifigkeit, starke Kopfschmerzen, Dyspnoe, Gangstörungen, allgemeine Bewegungsstörungen oder starke Exsikkose hinzukommen bzw. der Verdacht auf eine Infektionskrankheit besteht. Ebenso bedürfen Patienten mit bestimmten Vorerkrankungen wie Abwehrschwäche, COPD, Tumorerkrankungen, Kachexie oder Verdacht auf Impfreaktionen einer ärztlichen Aufsicht. Im Tages-, Wochen- oder Jahresrhythmus auftretende Fieberschübe können auf eine Malariaerkrankung hindeuten. Fieberkrämpfe kommen häufig bei Kindern im Alter zwischen 3 und 5 Jahren vor. Sie dauern meist weniger als

15 Minuten an und sollten prinzipiell ärztlich behandelt werden. In Westeuropa liegt die Inzidenz für Kinder bis zu 6 Jahren bei 3–5 %. In der Regel kommt es nur zu einem Anfall innerhalb von 24 Stunden, bei vielen Kindern nur einmalig im Leben. Fieberkrämpfe haben nach bisherigem Kenntnisstand keine Auswirkung auf Verhalten, schulische Leistungen oder Neurokognition. Der Nutzen von Antipyretika oder physikalischen Methoden bei der Behandlung oder Vorbeugung ist bislang nicht eindeutig belegt. Bei einer Therapie mit Antikonvulsiva muss verstärkt mit Nebenwirkungen wie Hyperaktivität, Aggression, kognitiven Störungen oder Sprachstörungen gerechnet werden. Daher wird eine prophylaktische Dauergabe dieser Medikamente nicht empfohlen. Offenbar wird durch eine Behandlung mit Antikonvulsiva das Risiko für später auftretende Epilepsien nicht reduziert.

10.3 Fertigarzneimittel (exemplarische Auswahl)

Wirkstoff	Präparatebeispiele®
Acetylsalicylsäure	Aspirin, Togal ASS 400 mg Tabletten, Acesal, Boxazin plus C, Godamed 500
Diclofenac	Diclofenac Kalium AL, Diclofenac Kalium STADA, Diclofenac-ratiopharm Schmerztabletten
Ibuprofen	Dolormin für Kinder, Ibudolor, Nurofen, Aktren
Naproxen	Togal Naproxen, Naproxen Schwörer, Aleve
Paracetamol	Benuron, Paracetamol AL, Paracetamol-ratiopharm, Captin, Thomapyrin, Vivimed N gegen Fieber und Kopfschmerzen

Literatur

Ammon H, Mutschler E, Scholz H (Hrsg.). Arzneimittel Information und Beratung. 12. Akt.lfg., Wissenschaftliche Verlagsgesellschaft Stuttgart, 2013

Autret E, Reboul-Marty J, Henry-Launois B, Laborde C, Chourcier S, Goehrs JM, Languillat G, Launois R. Evaluation of ibuprofen versus aspirin and paracetamol on efficacy and comfort in children with fever. Eur J Clin Pharmacol; 51(5):367–71, 1997

Baraff LJ. Management of fever without source in infants and children. Ann Emerg Med; 36(6):602–14, 2000

Baraff LJ, Bass JW, Fleisher GR, Klein JO, McCracken GH Jr, Powell KR, Schriger DL. Practice guideline for the management of infants and children 0 to 36 months of age with fever without source. Agency for Health Care Policy and Research. Ann Emerg Med; 22(7):1198–210, 1993

Coxib and traditional NSAID Trialists' (CNT) Collaboration. Vascular and upper gastrointestinal effects of non-steroidal anti-inflammatory drugs: meta-analyses of individual participant data from randomised trials, Lancet; 382/9894:769–779, 2013

Drugdex® System. Thomson Healthcare, Zugegriffen 04/2014

Eccles R. Efficacy and safety of over-the-counter analgesics in the treatment of common cold and flu. J Clin Pharm Ther; 31(4):309–19, 2006

Fachinformationen der entsprechenden Wirkstoffe

Feverish illness in children, Guideline commissioned by the National Institute for Health and Clinical Excellence (NICE), 2013

Finkelstein JA, Christiansen CL, Platt R. Fever in pediatric primary care: occurrence, management, and outcomes. Pediatrics; 105(1 Pt 3):260–6, 2000

Griffin MR. High-dose non-steroidal anti-inflammatories: painful choices, Lancet; 382/9894:746–748, 2013

Hamacher H, Wahl MA. Selbstmedikation, 2. Aufl., Wissenschaftliche Verlagsgesellschaft Stuttgart, 2011

Hashkes PJ, Tauber T, Somekh E, Brik R, Barash J, Mukamel M, Harel L, Lorber A, Berkovitch M, Uziel Y; Pediatric Rheumatlogy Study Group of Israel. Naproxen as an alternative to aspirin for the treatment of arthritis of rheumatic fever: a randomized trial. J Pediatr; 143(3):399–401, 2003

Hay AD, Costelloe C, Redmond NM, Montgomery AA, Fletcher M, Hollinghurst S, Peters TJ. Paracetamol plus ibuprofen for the treatment of fever in children (PITCH): randomised controlled trial. BMJ; 337:a1302, 2008

High KP, Bradley SF, Gravenstein S, Mehr DR, Quagliarello VJ, Richards C, Yoshikawa TT. Guidelines for the Evaluation of Fever and Infection, Clinical Practice Guideline for the Evaluation of Fever and Infection in Older Adult Residents of Long-Term Care Facilities. Update by the Infectious Diseases Society of America CID; 48:149–171, 2009

Kim SY, Cho HM, Hwang YW, Moon YS, Chang YJ. Non-steroidal anti-inflammatory drugs for the common cold, Cochrane Database of systematic Reviews, Issue 6, 2013

Kramer MS, Naimark LE, Roberts-Bräuer R, McDougall A, Leduc DG. Risks and benefits of paracetamol antipyresis in young children with fever of presumed viral origin. Lancet; 337(8741):591–4, 1991

Meremikwu M, Oyo-Ita A. Paracetamol for treating fever in children, Cochrane Database of sytematic reviews, Issue 2, 2002

Meremikwu M, Oyo-Ita A, Physical methods for treating fever in children, Cochrane database of systematic reviews, Issue 2, 2003

Meremikwu MM, Oyo-Ita A. Physical methods versus drug placebo or no treatment for managing fever in children, Cochrane database of systematic reviews, Issue 2, 2009

Mewasingh LD, Febrile seizures, Clinical Evidence; 01:324, 2014

National Collaborating Centre for Women's and Children's Health, Commissioned by the National Institute for Health and Clinical Excellence (UK). Feverish illness in children, assessment and initial management in children younger than 5 years, May 2007

Ng DK, Lam JC, Chow KW. Childhood fever revisited. Hong Kong Med J; 8(1):39–43, 2002

Purssell E, While AE. Does the use of antipyretics in children who have acute infections prolong febrile illness? A systematic review and meta-analysis, J Pediatr; 163(3):822–827, 2013

S1-Leitlinie Fieber unklarer Genese, AWMF-Registernr. 027/053, 2013

11 Fußpilz

Fußpilz (Tinea pedis) ist eine durch Dermatophyten (Fadenpilze) ausgelöste Mykose der äußersten Hautschicht (Epidermis). Betroffen sind meist die Zehenzwischenräume und die Fußsohle. Auch bei Gesunden befinden sich Pilze auf der Haut und den Schleimhäuten. Erst bei Zerstörung des Säureschutzmantels, z. B. aufgrund von Durchfeuchtung, können sie in die Haut eindringen und sich dort vermehren. Als Nährboden dient das hauteigene Keratin. In der betroffenen Hautregion kommt es zu rötlichen Flecken, weißlich aufgequollener Haut, Juckreiz, Schuppung und Hautverdickungen. Man unterscheidet die interdigitalen sowie die selteneren squamös-hyperkeratotischen bzw. vesikulös-dyshidrotischen Formen.

Weltweit leiden etwa 15–30 % der Bevölkerung im Verlauf ihres Lebens zeitweilig unter Fußpilz. Die Krankheit ist nicht als besonders schwerwiegend einzustufen und nur für Personen mit stark eingeschränkter Immunabwehr bedrohlich. Allerdings kann sich Fußpilz z. B. durch Kratzen leicht ausbreiten und auf die Nägel übergreifen. Wenn schließlich die gesamte Nagelplatte betroffen ist, muss man sich auf eine deutlich langwierigere Therapie einstellen, als bei ausschließlichem Befall der Haut (▸ Kap. 23, Nagelpilz).

Eine Ansteckung mit Fußpilz kann beim Barfußlaufen, z. B. in Schwimmbädern bzw. Duschen, erfolgen oder durch direkten Hautkontakt mit einer erkrankten Person. Überträger sind infizierte Hautschüppchen. Als Risikopatienten gelten Personen, die häufig Gemeinschaftsduschen benutzen. Weitere wichtige Faktoren sind familiäre Disposition, Fußfehlstellungen, männliches Geschlecht, periphere Neuropathie und Diabetes mellitus. Bei barfußlaufenden Naturvölkern wird die Erkrankung praktisch nicht beobachtet. Der Körper entwickelt keine Immunität gegen Fadenpilze. Es ist jedoch ein Impfstoff in Entwicklung, der auf Dauer davor schützen könnte.

Für Patienten mit Prädisposition wird regelmäßiges Lüften der Füße empfohlen. Verschwitzte, enge Schuhe sollten besonders im Sommer so oft wie möglich gegen offene Sandalen ausgetauscht werden. Strümpfe aus Baumwolle oder Seide sind synthetischen Materialien vorzuziehen. Ebenso sind Schuhe aus Leder oder Stoff besser geeignet als solche aus nichtatmendem Kunststoff.

Tinea pedis zeigt keine Selbstheilungstendenz. Die Behandlung im Rahmen der Selbstmedikation kann mit topischen Zubereitungen wie Cremes oder Sprays mit fungistatischer oder fungizider Wirkung erfolgen. Es stehen u. a. Substanzen aus den Gruppen der Allylamine und Azole, Tolnaftat, Ciclopirox und Teebaumöl zur Verfügung. Ein Nachweis, dass sich sorgfältiges Waschen oder Trocknen der Füße bzw. tägliches Wechseln der Strümpfe beschleunigend auf eine Heilung auswirkt, konnte nicht erbracht werden. Bestenfalls kann man hierdurch ein Rezidiv vermeiden.

11.1 Topische Antimykotika

11.1.1 Allylamine – Terbinafin, Naftifin

Wirkung

Allylamine sind spezifische Squalenepoxidaseinhibitoren und hemmen in einem frühen Stadium die Ergosterolsynthese von Pilzen (Fadenpilzen und Hefen). Abgesehen von einem Ergosterolmangel kommt es zu einer intrazellulären Ansammlung von Squalen. Bereits in relativ niedrigen Konzentrationen tritt eine fungizide Wirkung ein. Daneben wirken die Substanzen bakteriostatisch und bakterizid gegen grampositive und gramnegative Bakterien.

Dosierung

- Erwachsene und Kinder > 5 Jahre: 1%ige Zubereitungen 1–2-mal täglich auftragen

Pharmakokinetische Eigenschaften

Erforderliche Behandlungsdauer

Die Behandlung mit Naftifin sollte über einen Zeitraum von 2–4 Wochen durchgeführt werden, bei Terbinafin ist meist eine Woche ausreichend. Es stehen sogar filmbildende Terbinafin-Zubereitungen zur Verfügung, die nur ein einziges Mal angewendet werden müssen.

Metabolismus und Ausscheidung

Nach topischer Applikation liegt die systemische Bioverfügbarkeit bei etwa 5 %. Die Biotransformation erfolgt in der Leber, die Ausscheidung überwiegend renal.

Besondere Hinweise

Nach dem Auftragen kann es zu leichten Rötungen und Juckreiz kommen. Für die Anwendung bei Kindern < 12 Jahren liegen nur eingeschränkte Erfahrungen zur Sicherheit und Wirksamkeit vor. Eine Anwendung während der Schwangerschaft und der Stillzeit sollte nur bei unbedingtem Erfordernis erfolgen.

Zusammenfassende Bewertung

●●●●

Topische Allylamine (z. B. Terbinafin) gelten als Mittel der ersten Wahl für die Behandlung von Fußpilz. Ihre Wirkung wurde in zahlreichen randomisierten kontrollierten Studien nachgewiesen.

11.1.2 Azole – Bifonazol, Clotrimazol, Econazol, Miconazol, Sertaconazol und Tioconazol

Wirkung

Hauptangriffspunkt der Azole ist die Hemmung der Ergosterolbiosynthese in der Pilzzellmembran. Durch Einlagerung falscher Sterole werden die Membranfunktion und -permeabilität gestört. In fungistatischer Konzentration kommt es zu einer Verdickung der Zytoplasmamembran und zu Änderungen in der Membranpermeabilität, die zu einer selektiven Hemmung der Aufnahme von essenziellen nutritiven Substanzen führen können. In fungizider Konzentration treten eine Nekrotisierung des Zellinneren und eine Destruktion der Zellwand auf. Die Wirkung betrifft überwiegend proliferierende Pilzzellen. Eine Resistenzentwicklung wird nur in Ausnahmefällen berichtet.

Dosierung

- Clotrimazol: 1–2%ige Zubereitungen 2–3-mal täglich anwenden
- Bifonazol: 1%ige Zubereitungen 1-mal täglich (abends) anwenden

Pharmakokinetische Eigenschaften

Erforderliche Behandlungsdauer

Die Behandlung sollte über einen Zeitraum von 4–6 Wochen durchgeführt werden. Nach dem Abklingen der Symptome sollte noch mindestens zwei Wochen nachbehandelt werden.

Metabolismus und Ausscheidung

Nach dermaler Applikation ist die resorbierte Menge sehr gering.

Besondere Hinweise

Es kann nach dem Auftragen zu leichten Rötungen und Juckreiz kommen. Über eine Anwendung während der Schwangerschaft und der Stillzeit liegen keine ausreichenden Erfahrungen vor. Wegen der geringen Resorptionsquote erscheint jedoch eine Applikation nach strenger Indikationsstellung vertretbar. Relevante Interaktionen mit Biotransformationsenzymen sind ebenfalls nicht zu erwarten. Die Behandlung mit Azolen ist vergleichsweise kostengünstig.

Zusammenfassende Bewertung

●●●●

Azole können zur Behandlung von Fußpilz empfohlen werden. Sie sind gut wirksam, verträglich und kostengünstig. Ihre Wirksamkeit wurde in randomisierten kontrollierten Studien nachgewiesen.

11.1.3 Tolnaftat

Wirkung

Tolnaftat wirkt antimykotisch gegen Fadenpilze. Die Wirkung wird auf eine Hemmung der Squalenoxidase und somit der Ergosterolbiosynthese in der Pilzzellmembran zurückgeführt. Die Substanz bewirkt eine Formveränderung der Pilzhyphen, sie wirkt überwiegend auf proliferierende Pilzzellen.

Dosierung

- Erwachsene und Kinder > 2 Jahren: 1%ige Zubereitungen 2-mal täglich auftragen

Pharmakokinetische Eigenschaften

Erforderliche Behandlungsdauer

Die Behandlung sollte über einen Zeitraum von 2–4 Wochen durchgeführt werden, bei starken Hautverdickungen bis zu sechs Wochen.

Metabolismus und Ausscheidung

Zum pharmakokinetischen Verhalten liegen keine Daten vor.

Besondere Hinweise

Nach dem Auftragen kann es zu leichten Reizungen kommen. Zur Anwendung während der Schwangerschaft und der Stillzeit liegen keine Erfahrungen vor.

Zusammenfassende Bewertung

●●●○

Tolnaftat ist bei leichtem bis mittelschwerem Fußpilzbefall gut wirksam und verträglich. Die Wirksamkeit wurde in kontrollierten Studien nachgewiesen. Die Evidenzlage ist etwas schlechter als bei Allylaminen und Azolen.

11.1.4 Ciclopirox

Wirkung

Ciclopirox ist ein fungizid wirkendes Pyridon-Antimykotikum. Es reichert sich in der Pilzzelle stark an und bindet irreversibel an Zellwand, Zellmembran, Mitochondrien, Ribosomen und Mikrosomen. Seine Wirkung beruht auf einer Hemmung der zellulären Aufnahme lebensnotwendiger Zellbausteine. Weiterhin induziert es den Ausstrom anderer essenzieller Zellbestandteile wie z. B. von Kaliumionen.

Dosierung

- Erwachsene und Kinder > 4 Jahren: 1%ige Zubereitungen 2-mal täglich auftragen

Pharmakokinetische Eigenschaften

Erforderliche Behandlungsdauer

Die Behandlung sollte über einen Zeitraum von etwa vier Wochen durchgeführt werden. Um Rezidive zu vermeiden, sollte man die Therapie etwa 1–2 Wochen über die klinische Heilung hinaus fortsetzen.

Metabolismus und Ausscheidung

Ciclopirox wird nach topischer Applikation zu etwa 1–2 % resorbiert. Die Ausscheidung erfolgt hauptsächlich renal, überwiegend in Form von in der Leber gebildeten Glucuroniden.

Besondere Hinweise

Ciclopirox kann nach dem Aufbringen auf die Haut Juckreiz und leichtes Brennen verursachen. Bis zum Vorliegen weiterer Erfahrungen dürfen Kinder < 4 Jahren und Schwangere nur nach strenger Indikationsstellung behandelt werden. Ciclopirox sollte während der Stillzeit nicht angewendet werden.

Zusammenfassende Bewertung

●●●○

Ciclopirox ist bei leichtem bis mittelschwerem Fußpilzbefall gut wirksam und verträglich. Die Wirksamkeit wurde in randomisierten kontrollierten Studien nachgewiesen; die Evidenzlage ist etwas schlechter als bei Allylaminen und Azolen.

11.1.5 Teebaumöl

Wirkung

Teebaumöl weist neben seiner antibakteriellen auch antimykotische Wirkungen auf, so z. B. gegen Mycoplasma pneumoniae. Die enthaltenen Mono- und Sesquiterpene wie 1-Terpinen-4-ol dringen in Biomembranen von Bakterien, Pilzen und Viren ein und stören deren Funktion. Es kommt zum Verlust der Barrierefunktion und somit zum Austreten von Ionen. An Staphylococcus aureus wurde nach Einwirkung von Teebaumöl u. a. ein Verlust an Kaliumionen nachgewiesen. Die vollständige Lyse eines Bakteriums konnte nicht gezeigt werden. In-vitro-Untersuchungen ergaben Hinweise auf eine mögliche Antitumorwirkung von Teebaumöl. An Melanomzellen konnte eine Apoptose-Induktion gezeigt werden.

Dosierung

- Unverdünnt oder als 5–10%ige Zubereitung 1–2-mal täglich auftragen

Pharmakokinetische Eigenschaften

Erforderliche Behandlungsdauer

Die Behandlung sollte über einen Zeitraum von 4–6 Wochen durchgeführt werden.

Metabolismus und Ausscheidung

Aufgrund seiner Lipophilie wird Teebaumöl gut über die Haut und die Schleimhäute resorbiert. Zur weiteren Pharmakokinetik liegen keine Erkenntnisse vor.

Besondere Hinweise

Teebaumöl kann als Zellgift Reizungen verursachen oder allergische Reaktionen auslösen. Insbesondere gealtertes Öl enthält vermehrt p-Cymen und Ascaridol, die möglicherweise das Auftreten von Kontaktdermatitiden begünstigen. Dieser Alterungsprozess setzt bereits innerhalb weniger Tage nach dem Öffnen ein. Ein zugelassenes Teebaumöl-Fertigarzneimittel mit definierter Indikation steht derzeit nicht zur Verfügung.

Zusammenfassende Bewertung

●●○○

Teebaumöl kann bei leichtem Fußpilzbefall angewendet werden. Teebaumöl wirkt symptomatisch, eine Heilung wird erst bei höheren Konzentrationen erzielt. Zur abschließenden Beurteilung sind randomisierte kontrollierte klinische Untersuchungen an ausreichend großen Patientenkollektiven erforderlich.

11.2 Anmerkungen

- Zubereitungen mit Nystatin wirken nur gegen Hefepilze, diese kommen jedoch bei Fußpilz fast nie vor.
- Povidon-Iod wirkt antibakteriell und antimykotisch und kann vor allem bei Mykosen mit beginnenden bakteriellen Superinfektionen eingesetzt werden. Seine Wirkung gegen Fadenpilze ist jedoch vergleichsweise schwach und unspezifisch. Die unspezifische Wirkung beruht auf der Freisetzung von oxidierendem Iod. Zur antimykotischen Wirksamkeit der Substanz liegen keine Untersuchungen aus randomisierten kontrollierten Studien vor.
- Gerbstoffe wirken lediglich heilungsunterstützend. Gegen eine kombinierte Anwendung bestehen keine Bedenken.
- Für Hausmittel wie Knoblauchpaste, Essig, spezielle Schuheinlagen und Lavendelöl gibt es kaum wissenschaftlich haltbare Untersuchungen. Eine Empfehlung kann daher nicht erfolgen.

11.3 Abgrenzung zu verschreibungspflichtigen Arzneimitteln und anderen ärztlichen Therapieverfahren

Bei erstmaligem Verdacht auf Fußpilzbefall sollte zur Klärung ein Arzt aufgesucht werden. Ebenso bei weiterer Ausbreitung der Hauterscheinungen oder wenn nach Ende des Behandlungszyklus keine Besserung eintritt. Bei Versagen einer topischen antimykotischen Therapie ist meist eine systemische Behandlung mit Antimykotika wie zum Beispiel Fluconazol, Itraconazol oder Terbinafin erforderlich.

Bei starker Schwächung der dermalen Abwehrfunktionen kann eine bakterielle Superinfektion auftreten, die antibiotisch behandelt werden muss. Insbesondere Streptokokken führen u. U. zur Entstehung einer Wundrose. Diese schwere Hautinfektion des Unterschenkels kann mit hohem Fieber einhergehen, zudem steigt das Risiko für eine Beinvenenthrombose. Bei ausgeprägt entzündlichen Verlaufsformen ist möglicherweise eine stationäre Aufnahme erforderlich.

11.4 Fertigarzneimittel (exemplarische Auswahl)

Wirkstoff	Präparatebeispiele®
Bifonazol (Creme)	Canesten extra, Mycospor
Ciclopirox (Creme)	Ciclopoli
Clotrimazol (Creme)	Clotrigalen, Mycofug
Econazol (Creme)	Epi-Pevaryl
Miconazol (Creme)	Daktar, Micotar
Naftifin	Exoderil
Sertaconazol (Creme)	Mykosert, Zalain
Terbinafin (extern)	Terbiderm, Terbinafin-Fußpilz Extern, Terbinafinhydrochlorid STADA
Tioconazol (Creme)	Mykontral
Tolnaftat (Creme)	Tonoftal Creme

Literatur

Ammon H, Mutschler E, Scholz H (Hrsg.). Arzneimittel Information und Beratung. 12. Akt.lfg., Wissenschaftliche Verlagsgesellschaft Stuttgart, 2013

Andrews MD, Burns M. Common tinea infections in children. Am Fam Physician; 77(10):1415–20, 2008

Bell-Syer SEM, Khan SM, Torgerson DJ. Oral treatments for fungal infections of the skin of the foot, Cochrane Database of Systematic Reviews, Issue 10, 2012

Carson CF, Hammer KA, Riley TV. Melaleuca alternifolia (Tea Tree) oil: a Review of Antimicrobial and other Medicinal Properties. Clin Microbiol Rev; 19/1:50–62, 2006

Crawford F. Athlete's foot, Clinical Evidence; 07:1712, 2009

Crawford F, Hollis S. Topical treatments for fungal infections of the skin and nails of the foot, Cochrane Database of Systematic Reviews, Issue 3, 2009

Drugdex® System. Thomson Healthcare, Zugegriffen 04/2014

Ernst E, Huntley A. Tea tree oil: a systematic review of randomized clinical trials. Forschende Komplementärmedizin/Research in Complementary Medicine; 7:17–20, 2004

Fachinformationen der einzelnen Wirkstoffe

Hamacher H, Wahl MA. Selbstmedikation, 2. Aufl., Wissenschaftliche Verlagsgesellschaft Stuttgart, 2011

Hart R, M Bell-Syer SEM, Crawford F. Systematic review of topical treatments for fungal infections of the skin and nails of the feet. BMJ; 319:79–82, 1999

Korting HC, Kiencke P, Nelles S, Rychlik R. Comparable efficacy and safety of various topical formulations of terbinafine in tinea pedis irrespective of the treatment regimen: results of a meta-analysis. Am J Clin Dermatol; 8(6):357–64, 2007

Rotta I, Otuki MF, Sanches AC, Correr CJ. Efficacy of topical antifungal drugs in different dermatomycoses: a systematic review with meta-analysis, Rev Assoc Med Bras; 58(3):308–318, 2012

Rotta I, Ziegelmann PK, Otuki MF, Riveros BS, Bernardo NL, Correr CJ. Efficacy of topical antifungals in the treatment of dermatophytosis: a mixed-treatment comparison meta-analysis involving 14 treatments. JAMA Dermatol; 149(3):341–349, 2013

S1-Leitlinie Tinea der freien Haut; AWMF-Registernr. 013/002; 2008

Tong MM, Altman PM, Barnetson RS. Tea tree oil in the treatment of tinea pedis. Australasian Journal of Dermatology; 33(3):145–149; 1992

Wichtl M. Teedrogen und Phytopharmaka. 5. Aufl., Wissenschaftliche Verlagsgesellschaft Stuttgart, 2009

Wyk van B-E, Wink C, Wink M. Handbuch der Arzneipflanzen. 1. Aufl., Wissenschaftliche Verlagsgesellschaft Stuttgart, 2004

12 Hämorrhoiden

Hämorrhoiden sind knotenförmige Erweiterungen eines Geflechts aus arteriellen und venösen Blutgefäßen im Übergang vom Mast- zum Enddarm. Sie dichten wie ein Schwellkörper zusammen mit dem Schließmuskel den After ab. Wenn einzelne Bereiche krampfaderartig erweitert sind oder Gewebe aus dem After hervor tritt, kommt es zu Beschwerden und somit zum Krankheitsbild „Hämorrhoiden". Schätzungen zufolge ist etwa die Hälfte der über 50-Jährigen betroffen. Die Erkrankung kann aber auch bedeutend früher auftreten. Bei Männern ist sie häufiger als bei Frauen. Wichtigste Ursache ist eine chronische Obstipation, die begünstigt durch einen erhöhten Pressdruck zur verstärkten Ansammlung von Blut im Gefäßgeflecht des Afters führt. In der Folge kommt es zu einer Überdehnung der Blutgefäße. Weitere Auslöser können Übergewicht, angeborene Bindegewebsschwäche, Bewegungsmangel und andauernde sitzende Tätigkeit sein. Bei Schwangeren wird das Krankheitsbild durch eine Lockerung des Bindegewebes aufgrund der hormonellen Umstellung und wegen des erhöhten Drucks im Bauchraum ausgelöst. Nach der Geburt verschwinden die Symptome meist spontan.

Häufigstes Symptom eines Hämorrhoidalleidens ist die transanale schmerzlose Blutung. Infolge einer Störung der Feinkontinenz kann es weiterhin zu Stuhlschmieren kommen, was zu Irritationen der perianalen Haut mit Juckreiz, Brennen, Nässen, Entzündungen, Ekzemen und Schmerzen führt. Häufig besteht das Gefühl der unvollständigen Stuhlentleerung. In den Venen der Aftergegend können sich weiterhin Blutgerinnsel oder Blutergüsse bilden, sog. äußere Hämorrhoiden oder Perianalthrombosen. Aus ihnen tritt u. U. dunkelrotes Blut aus.

Folgende nichtmedikamentöse Maßnahmen zur Behandlung von Hämorrhoiden sind möglich:

- Ballaststoffreiche Ernährung
- Vermeidung von starkem Pressen beim Stuhlgang

Für vermehrte körperliche Bewegung, Gewichtsreduktion, Beckenbodengymnastik, erhöhte Flüssigkeitszufuhr, kürzere Defäkationszeiten, Kühlen oder eine verbesserte lokale Körperhygiene konnte kein eindeutiger Nutzen nachgewiesen werden. Allerdings sind diese Maßnahmen prinzipiell positiv einzuschätzen und können auch vorbeugend eingesetzt werden. Zur symptomatischen medikamentösen Behandlung im Rahmen der

Selbstmedikation stehen Salben, Zäpfchen und Analtampons mit Lokalanästhetika oder Hamamelis-Extrakt sowie systemische Therapeutika mit Rutosiden oder Aescin zur Verfügung. Es muss jedoch betont werden, dass zu diesen Therapeutika nur wenige aussagekräftige Untersuchungen und Wirksamkeitsnachweise vorliegen, die eine Einschätzung der verfügbaren Substanzen ermöglichen. An dieser Stelle daher nur ein kurzer Überblick über die Behandlungsmöglichkeiten. Eine effektive kausale Behandlung ist ohnehin nur durch chirurgische Maßnahmen möglich (s. u.). Dieser Lösung sollte bei anhaltenden Beschwerden außerhalb der Schwangerschaft in der Regel der Vorzug gegeben werden.

Hämorrhoidalleiden können anderenfalls fortschreiten und zu Komplikationen wie Blutungen bis zur Anämie sowie zu Analthrombosen führen. Unter Mitnahme des davor liegenden Analkanals können sie dauerhaft sichtbar nach außen vorfallen (Analprolaps). Durch die gestörte Schließmuskelfunktion kann es zu Inkontinenz kommen. An dieser Stelle ein kurzer Überblick über die eingeschränkten Behandlungsmöglichkeiten in der Selbstmedikation.

Therapiemöglichkeiten bei Hämorrhoiden

- Rutoside (Flavonoide) bewirken eine Verminderung der venösen Kapazität und Dehnbarkeit sowie eine Verringerung einer pathologisch erhöhten Kapillarpermeabilität. Die Wirkung wird u. a. auf Wechselwirkungen mit Phospholipiden in den Zellmembranen zurückgeführt. Bei Hämorrhoiden wird die Schwellung im Afterbereich gemildert und Beschwerden wie Stechen, Bluten und Nässen lassen nach. Eine Reduktion der Beschwerden im Vergleich zu Placebo wurde bei Schwangeren gezeigt. Die sichere Anwendung während der Schwangerschaft wurde dagegen nicht ausreichend belegt und sollte in weiteren Studien untersucht werden.
- Das Triterpenglykosid Aescin bewirkt bei einer pathologisch gesteigerten Permeabilität der Gefäßwand eine Hemmung der Exsudation. Der Effekt wird auf eine veränderte Permeabilität der beteiligten Kapillarwandöffnungen und antiphlogistische Wirkungen zurückgeführt. Die Wirksamkeit von Aescin bei Hämorrhoidalleiden wurde in randomisierten, kontrollierten, klinischen Studien bislang nicht ausreichend belegt.
- Lidocain und Quinisocain sind Lokalanästhetika vom Säureamid-Typ. Sie können zur kurzzeitigen Schmerz- und Juckreizlinderung bei Hämorrhoidalleiden angewendet werden und gelten hierbei als Mittel der Wahl. Ein längerfristiger Nutzen im Sinne einer Zustandsverbesserung konnte in kontrollierten klinischen Studien jedoch nicht nachgewiesen werden.
- Hamamelis-Extrakte wirken antiphlogistisch, adstringierend und lokalhämostyptisch. Die Wirkung wird insbesondere auf die enthaltenen Gerbstoffe wie z. B. Beta- und Gamma-Hamamelitannin zurückgeführt. Diese sollen eine Verfestigung der oberen Hautschichten sowie eine Abdichtung der Kapillaren bewirken. Zur Bewertung der Wirksamkeit sind weitere Untersuchungen wünschenswert.

12.1 Anmerkungen

- Im Mai 2010 wurden Präparate mit Bufexamac wegen der Gefahr von Kontaktallergien vom Markt genommen. Die Substanz ruft Nebenwirkungen hervor, die den Symptomen der ursächlichen Beschwerden so sehr gleichen, dass sie gar nicht als Nebenwirkungen erkannt werden.

- Topische Zubereitungen mit inaktivierten Mikroorganismen (E. coli) sind derzeit in Deutschland nicht mehr verfügbar.
- Zur topischen Anwendung von adstringierend wirkenden Bismutsalzen liegen keine Untersuchungen vor, die eine Empfehlung rechtfertigen.
- Sehr starke Schmerzen im Rahmen eines Hämorrhoidalleidens können systemisch mit nichtopioiden Analgetika wie Ibuprofen oder Paracetamol behandelt werden. Die Anwendung von Acetylsalicylsäure ist jedoch wegen einer möglichen Verstärkung der Blutungsneigung zu vermeiden.

12.2 Abgrenzung zu verschreibungspflichtigen Arzneimitteln und anderen ärztlichen Therapieverfahren

Blut im Stuhl bzw. Blutungen aus dem Darm-After-Bereich bedürfen grundsätzlich der Abklärung durch den Arzt. Bei anhaltenden Beschwerden, wenn Hämorrhoidalleiden erstmalig auftreten oder wenn Kinder betroffen sind, sollte ebenfalls Rücksprache mit einem Arzt gehalten werden. Mögliche Differenzialdiagnosen wie Analekzeme, bakterielle Infektionen, Analmykosen, Wurmbefall, Proktitis, perianale Thrombose, aber auch Darmkarzinome sollten bedacht werden. Eine Proktoskopie ist u. U. hilfreich.

Bei Hämorrhoiden der Grade I und II kann eine kurzfristige Behandlung mit verschreibungspflichtigen topischen Glucocorticoiden oder Lokalanästhetika unternommen werden. Sie können Flucortolonpivalat, Hydrocortisonacetat oder Prednisolonacetat bzw. Cinchocain enthalten. Die topische Behandlungsform ist jedoch wenig erfolgversprechend, da sie keine kausale Therapie darstellt. Deutlich bessere Ergebnisse werden bei den Krankheitsstadien I und II durch die Sklerosierungstechnik erreicht, bei der die Gefäße durch Einspritzen von z. B. Aethoxysklerol verödet werden. Das Gewebe schrumpft und verfestigt sich. Mit Hilfe von Infrarot- oder Kältekoagulation werden Hämorrhoidalknoten ebenfalls verödet. Bei der sog. Gummibandligatur werden die Knoten II. oder III. Grades durch ein Gummiband abgeschnürt, sie sterben innerhalb weniger Tage ab und werden vom Körper abgestoßen. Diese Behandlungsformen führen meist rasch zu einem guten und dauerhaften Ergebnis. Zur bipolaren Diathermie-Koagulation oder zur Fibrosierung mit der Elektrotherapie liegen bislang keine validierten Ergebnisse vor. Bei ausbleibendem Erfolg, meist bei Krankheitsstadium IV, bleibt nur noch die operative Entfernung der Knoten. Das Ziel der operativen Behandlung ist die Wiederherstellung normaler anatomischer Verhältnisse, nicht jedoch die komplette Entfernung des vergrößerten Hämorrhoidalplexus.

12.3 Fertigarzneimittel (exemplarische Auswahl)

Wirkstoff	Präparatebeispiele®
Aescin (peroral)	Reparil-Dragees, Venostasin
Rutoside	Rutin-Kapseln, Venoruton

Literatur

Abramowitz L, Godeberge P, Staumont G, Soudan D. Recommandations pour la Pratique Clinique sur le traitement de la maladie hémorroïdaire. Gastroenterol Clin Biol; 25(6–7):674–702, 2001

Acheson A, Scholefield JH. Management of haemorrhoids. BMJ 16; 336(7640):380–383, 2008

Alonso-Coello P, Castillejo MM. Office evaluation and treatment of hemorrhoids. J Fam Pract; 52/5: 366–374, 2003

Altomare DF, Giannini I. Pharmacological treatment of hemorrhoids: a narrative review, Expert Opin Pharmacother; 14(17):2343–2349, 2013

Arzneimittelkursbuch 2010/11, 16. Ausgabe, Arzneimittel-Verlags-GmbH, Berlin

Avsar AF, Keskin HL. Haemorrhoids during pregnancy. J Obstet Gynaecol; 30(3):231–7, 2010

Fachinformationen der einzelnen Wirkstoffe

Haemorrhoids, Guideline commissioned by the National Institute for Health and Clinical Excellence (NICE), 2012

Hamacher H, Wahl MA. Selbstmedikation, 2. Aufl., Wissenschaftliche Verlagsgesellschaft Stuttgart, 2011

Nisar PJ, Scholefield JH. Managing haemorrhoids. BMJ 11; 327(7419):847–51, 2003

Perera N, Liolitsa D, Iype S, Croxford A, Yassin M, Lang P, Ukaegbu O, van Issum C. Phlebotonics for haemorrhoids, Cochrane Database of Systematic Reviews, Issue 8, 2012

Quijano CE, Abalos E. Conservative management of symptomatic and/or complicated haemorrhoids in pregnancy and the puerperium (Review), Cochrane Database of Systematic Reviews, Issue 3, 2005

Reese GE, von Roon AC, Tekkis PP. Haemorrhoids, Clinical Evidence; 01:415, 2009

S1-Leitlinie Hämorrhoidalleiden; AWMF-Registernr. 081/007; 2010

Song SG, Kim SH. Optimal treatment of symptomatic hemorrhoids. J Korean Soc Coloproctol; 27(6):277–81, 2011

Vazquez JC. Constipation, haemorrhoids, and heartburn in pregnancy, Clinical Evidence; 08:1411, 2010

Wichtl M. Teedrogen und Phytopharmaka. 5. Aufl., Wissenschaftliche Verlagsgesellschaft Stuttgart, 2009

Wyk van B-E, Wink C, Wink M. Handbuch der Arzneipflanzen. 1. Aufl., Wissenschaftliche Verlagsgesellschaft Stuttgart, 2004

13 Halsschmerzen

Akute Halsschmerzen mit mehr oder weniger starken Schluckbeschwerden sind meist auf Infektionen der oberen Atemwege zurückzuführen. Sie sind häufig viral bedingt und werden u. a. durch Rhino- oder Coronaviren ausgelöst. Prinzipiell unterscheidet man Pharyngitis, Rhinopharyngitis, Laryngitis und Tonsillitis. Die Spontanheilungsrate liegt bei 30–40 % innerhalb von drei Tagen und bei 80–90 % innerhalb einer Woche, so dass nur wenige Betroffene einen Arzt aufsuchen. Durch Anwendung von Hausmitteln wie das Lutschen von Bonbons, Trinken von Tees oder heißer Zitrone, Gurgeln oder Halswickel kann es zu einer subjektiven Linderung der Beschwerden kommen. Auch eine gute Mund-, inklusive Zahnpflege scheint wichtig. Ein Nachweis für die objektive Symptomverbesserung oder für eine Beschleunigung der Heilung durch solche Maßnahmen liegt jedoch nicht vor. Bei akuten Beschwerden sollten scharfe Gewürze oder Säuren gemieden werden, bei starken Schluckbeschwerden sind weiche Speisen zu bevorzugen. Das Einschränken oder Unterlassen des Zigarettenrauchens ist ohnehin zu begrüßen. Evidenzbasierte Therapiemöglichkeiten im Rahmen der Selbstmedikation sind begrenzt. Es können Lokalanästhetika eingesetzt werden.

13.1 Lokalanästhetika

13.1.1 Benzocain und Lidocain

Benzocain oder Lidocain binden mit hoher Affinität an geöffnete und inaktivierte Natriumkanäle an den Membraninnenseiten der Zellen erregbarer Strukturen. Die Affinität zu Natriumkanälen in geschlossenem Zustand ist gering. Hochfrequent gereizte Nervenzellen mit verlängertem Aktionspotenzial reagieren am empfindlichsten. Die Permeation durch Membranen ist nur in ungeladener Form möglich, so dass der pKa-Wert der Substanz und der pH-Wert des Milieus für das Erreichen des intrazellulären Wirkortes entscheidend sind. Für die Wirkung auf den Ionenkanal ist dagegen die protonierte Form des Wirkstoff-Moleküls verantwortlich.

Dosierung

- Erwachsene und Jugendliche > 12 Jahre: täglich bis zu 8 Lutschtabletten mit jeweils 7–10 mg Benzocain oder 1 mg Lidocain

- Kinder von 6–12 Jahren: täglich bis zu 4 Lutschtabletten mit jeweils 7–10 mg Benzocain oder 1 mg Lidocain

Kinder < 6 Jahren sollten bei Halsschmerzen im Rahmen der Selbstmedikation nicht mit Benzocain oder Lidocain behandelt werden.

Pharmakokinetische Eigenschaften

Wirkungseintritt

Die Wirkung setzt innerhalb von 3–5 Minuten ein.

Metabolismus und Ausscheidung

Die Bioverfügbarkeit nach topischer Applikation von Lidocain liegt bei 3–5 %. 90 % der resorbierten Menge werden in der Leber mittels CYP1A2 und CYP3A4 biotransformiert und glucuronidiert. Es entsteht hauptsächlich Monoethylglycinxylidid und hieraus 2,6-Xylidin und 4-Hydroxy-2,6-dimethylanilin. 2,6-Xylidin besitzt ein schwach mutagenes Potenzial. Die Ausscheidung erfolgt praktisch ausschließlich renal. Zur Pharmakokinetik von Benzocain liegen keine aussagekräftigen Daten vor.

Besondere Hinweise

Benzocain oder Lidocain können bei akuten Halsschmerzen zwar kurzzeitig die Beschwerden lindern, es kommt jedoch weder zu einer Verbesserung der weiteren Symptome noch zu einer Beschleunigung der Heilung. Bei längerfristiger Anwendung besteht die Gefahr von Sensibilisierungsreaktionen. Benzocain kann weiterhin eine Methämoglobinämie auslösen.

Zusammenfassende Bewertung

●●○○

Benzocain oder Lidocain können zur kurzzeitigen Linderung akuter Halsschmerzen angewendet werden. Ein längerfristiger Nutzen oder eine Beschleunigung der Heilung konnte in randomisierten kontrollierten klinischen Studien nicht nachgewiesen werden. Es besteht eine erhöhte Allergiegefahr.

13.1.2 Ambroxol

Wirkung

Die lokalanästhetische Wirkung von Ambroxol wird auf eine reversible Blockade von Natriumkanälen zurückgeführt. In vitro wurde weiterhin ein antiinflammatorischer Effekt nachgewiesen. Es kommt zu einer Hemmung der Zytokinfreisetzung.

Dosierung

- Erwachsene und Kinder > 12 Jahre: täglich bis zu 6 Lutschtabletten mit jeweils 20 mg Ambroxol

Zur Behandlung von Kindern < 12 Jahren liegen noch keine ausreichenden Daten zur Sicherheit und Wirksamkeit vor. Die Einnahme ohne ärztlichen Rat sollte auf 3 Tage begrenzt bleiben.

Pharmakokinetische Eigenschaften

Wirkungseintritt und Wirkdauer

Die Wirkung tritt innerhalb weniger Minuten ein und hält etwa 3 Stunden an.

Metabolismus und Ausscheidung

30 % der resorbierten Ambroxol-Dosis werden durch den First-Pass-Metabolismus biotransformiert. Unter Beteiligung von CYP3A4 entstehen Dibromanthranilsäure und ein Glucuronid. Die Ausscheidung erfolgt überwiegend renal, etwa 5 % in unveränderter Form.

Besondere Hinweise

Ambroxol bewirkt bei akuten Halsschmerzen eine Linderung der Schmerzen und zeigt auch schwache entzündungshemmende Effekte. Es können gastrointestinale Beschwerden wie z. B. Erbrechen und allergische Reaktionen auftreten. Die Anwendung von Ambroxol während der Schwangerschaft sollte insbesondere während des 1. Trimenons nur mit großer Vorsicht erfolgen, während der Stillzeit sollte sie vermieden werden.

Zusammenfassende Bewertung

●●●○

Ambroxol bewirkt bei akuten Halsschmerzen eine Linderung der Symptome. In zwei kontrollierten Studien zeigten Symptomscores eine überlegene Wirkung im Vergleich zu Placebo. Zur abschließenden Beurteilung der klinischen Relevanz der Effekte wären randomisierte kontrollierte Untersuchungen an größeren Patientenkollektiven wünschenswert.

13.1.3 Anmerkungen

- Bei starken Schluckbeschwerden können kurzzeitig peroral Analgetika eingenommen werden (▸Kap. 17, Kopfschmerzen). Diese Behandlungsform von Halsschmerzen scheint in Deutschland (noch) nicht so üblich. Sie wird jedoch von Fachgesellschaften empfohlen. Paracetamol empfiehlt sich eher für die Behandlung kleinerer Kinder, Ibuprofen für Kinder > 6 Jahren oder Erwachsene. Die Einnahme von Acetylsalicylsäure sollte bei Kindern unter 16 Jahren unterbleiben.
- Die lokale Anwendung von Antiseptika wie Cetylpyridiniumchlorid, Cetrimoniumbromid, Benzalkoniumchlorid, Chlorhexidin, Hexetidin, Povidon-Iod und Fusafungin bei Halsschmerzen wird nicht empfohlen. Die Wirkung der Substanzen ist sehr kurzfristig und oberflächlich, die tief in Furchen befindlichen pathogenen Keime werden nicht erreicht. Außerdem wirken die Substanzen hauptsächlich antibakteriell und sind gegen die bei akuten Halsschmerzen wesentlich häufiger vorkommenden Viren unwirksam. Die Zerstörung der physiologischen Flora der Mundschleimhaut ist nicht erwünscht. Außerdem lösen die Substanzen häufig Allergien aus und können zur Störung der Wundheilung führen.
- Für Pelargonium-sidoides-Extrakte wurden bei akuten Halsschmerzen in klinischen Studien schwache symptomlindernde und krankheitsverkürzende Wirkungen nachgewiesen. Eine Zulassung für die Indikation „Halsschmerzen" besteht jedoch nicht mehr.

- Für die Einnahme von Zinkionen oder Echinacea-Präparaten bei akuten Halsschmerzen konnte bislang kein Nutzen gezeigt werden. In einer kontrollierten, randomisierten Studie an 128 Patienten kam es weder zu einer Verbesserung der Symptome noch zu einer Verkürzung der Erkrankungsdauer.
- Die Wirkung von Lutschpastillen oder Tees mit reizlindernden Schleimstoffdrogen wie Eibisch, Primelwurzel, Wollblume oder Isländisch Moos hält nur so lange an, wie die Schleimstoffe die entsprechenden Rezeptoren einhüllen. Eine Beschleunigung der Heilung konnte nicht nachgewiesen werden.
- Gurgellösungen oder Rachensprays mit antiseptisch oder antiphlogistisch wirkenden Substanzen bzw. Pflanzenextrakten wirken nur sehr kurzfristig und oberflächlich. Ein Nutzen hinsichtlich Symptomlinderung oder Heilung konnte in kleineren klinischen Studien allenfalls für die Anwendung von Salbeirachensprays nachgewiesen werden.

13.2 Abgrenzung zu verschreibungspflichtigen Arzneimitteln und anderen ärztlichen Therapieverfahren

Bei schwerem allgemeinem Krankheitsgefühl, Fieber > 39 °C oder bei Fortbestehen stärkerer Beschwerden über mehr als 3–5 Tage sollte ein Arzt aufgesucht werden. Dies gilt auch, wenn Hautausschläge, schwere Schluckbeschwerden, Geschwüre im Mund, Mundöffnungsschwierigkeiten oder Luftnot hinzukommen. Der Arzt kann differenzialdiagnostisch schwerwiegende Erkrankungen wie Scharlach, Angina, Kehldeckelentzündungen, Zungengrundtonsillitis, Herpangina, Mononukleose oder Influenza ausschließen. Weitere mögliche Ursachen für Halsschmerzen sind Allergien, Refluxerkrankungen, chronische Nasennebenhöhlenentzündungen, Thyreoiditis, Immunschwäche oder die heute sehr seltene Diphtherie. Medikamente wie Metamizol oder Thyreostatika können eine Agranulozytose auslösen, die ebenfalls mit Halsschmerzen einhergeht. Auch Fremdkörper oder ein Tumor im Rachenraum müssen bei längerdauernden Beschwerden ausgeschlossen werden. Antibiotika, wobei Penicillin V (Phenoxymethylpenicillin) als Mittel der Wahl gilt, sollten bei Personen mit intaktem Immunsystem generell nur zur Behandlung bakterieller Infekte angewendet werden. Sie können den Krankheitsverlauf um 1–2 Tage verkürzen, bei erhöhtem Risiko für Nebenwirkungen und Resistenzentwicklungen. In Leitlinien wird die Antibiotikabehandlung unter anderem bei Scharlach, sehr schweren Krankheitsverläufen oder Pharyngitispatienten mit schweren Grunderkrankungen empfohlen. Grundsätzlich sollte die Indikation für einen Antibiotikaeinsatz nicht zu großzügig gestellt werden. Eine antibiotische Behandlung scheint jedoch keinen Einfluss auf die Inzidenz erneuter Pharyngitiden zu haben. Auch die Ansteckungsgefahr von Kontaktpersonen wird durch die antibiotische Behandlung nicht wesentlich reduziert. Durch die kurzzeitige oder sogar einmalige zusätzliche systemische Gabe von Glucocorticoiden kann bei starken Schwellungen oder Schluckbeschwerden schnellere Schmerzfreiheit erreicht werden. Starke einseitige Schluckbeschwerden oder sehr unangenehmer Mundgeruch können auf eine Tumorerkrankung hinweisen. Eine operative Entfernung der Rachenmandeln wird heute nur noch sehr zurückhaltend durchgeführt. Meist beschränkt man sich auf schwere, chronische Krankheitsverläufe, bei denen eine erhöhte Gefahr für Folgeerkrankungen wie rheumatisches Fieber, Herzmuskelentzündungen oder Glomerulonephritis besteht. Die Tonsillektomie birgt ein erhöhtes Risiko für u. U.

lebensbedrohliche Nachblutungen. Durchschnittlich wird lediglich eine Reduktion der Krankheitstage um 20–25 % erreicht.

13.3 Fertigarzneimittel (exemplarische Auswahl)

Wirkstoff	Präparatebeispiele®
Ambroxol (Lutschtabletten)	Mucoangin, Mucosolvan Lutschpastillen
Benzocain (Lutschtabletten)	Dobendan Strepsils Dolo, Dorithricin
Lidocain (Lutschtabletten)	Trachilid
Pelargonium-sidoides-Extrakt	Umckaloabo

Literatur

Ammon H, Mutschler E, Scholz H (Hrsg.). Arzneimittel Information und Beratung. 12. Akt.lfg., Wissenschaftliche Verlagsgesellschaft Stuttgart, 2013

Arzneiverordnung in der Praxis – Therapieempfehlungen der Arzneimittelkommission der deutschen Ärzteschaft: Empfehlungen zur Therapie akuter Atemwegsinfektionen und der ambulant erworbenen Pneumonie, 3. Auflage, Band 40, Sonderheft 1, 2013

Deutsche Gesellschaft für Allgemeinmedizin und Familienmedizin: Halsschmerzen, DEGAM-Leitlinie Nr. 14, 2009

Drugdex® System. Thomson Healthcare, Zugegriffen 04/2014

Fachinformationen der einzelnen Wirkstoffe

Georgalas CC, Tolley NS, Narula A. Tonsillitis, Clinical Evidence; 10:503, 2009

Hamacher H, Wahl MA. Selbstmedikation, 2. Aufl., Wissenschaftliche Verlagsgesellschaft Stuttgart, 2011

Kenealy T. Sore throat, Clinical Evidence; 01:1509, 2011

Li S, Yue J, Dong BR, Yang M, Lin X, Wu T. Acetaminophen (paracetamol) for the common cold in adults, Cochrane Database of Systematic Reviews, Issue 7, 2013

Pelucchi C, Grigoryan L, Galeone C, Esposito S, Huovinen P, Little P, Verheij T. Guideline for the management of acute sore throat. Clin Microbiol Infect; 18 Suppl 1:1–28, 2012

S3-Leitlinie Halsschmerzen; AWMF-Registernr. 053/010; 2009

Schams SC, Goldman RD. Steroids as adjuvant treatment of sore throat in acute bacterial pharyngitis. Can Fam Physician; 58(1):52–4, 2012

Scottish Intercollegiate Guidelines Network (SIGN). Management of sore throat and indications for tonsillectomy. Edinburgh: SIGN No 117; 2010

Sore throat – acute, Guideline commissioned by the National Institute for Health and Clinical Excellence (NICE), 2009

Spinks A, Glasziou PP, Del Mar CB. Antibiotics for sore throat, Cochrane Database of Systematic Reviews, Issue 9, 2011

Wichtl M. Teedrogen und Phytopharmaka. 5. Aufl., Wissenschaftliche Verlagsgesellschaft Stuttgart, 2009

Wyk van B-E, Wink C, Wink M. Handbuch der Arzneipflanzen. 1. Aufl., Wissenschaftliche Verlagsgesellschaft Stuttgart, 2004

14 Husten

Husten ist ein wichtiger Schutzreflex und eines der wichtigsten Krankheitssymptome. Er findet vor allem nachts und in den frühen Morgenstunden statt. Prinzipiell unterscheidet man akuten und chronischen (> 8 Wochen) sowie trockenen und produktiven Husten. Zu den häufigsten Formen zählt die akute Bronchitis, eine Entzündung der Bronchialschleimhaut. Die Infektion geht mit heftigem oder zunächst meist trockenem, später produktivem Husten einher und dauert etwa 1–2 Wochen an. Sie wird überwiegend von Viren ausgelöst und durch Tröpfcheninfektion übertragen. Bei Erwachsenen sind meist Influenza-, Parainfluenza-, Rhino- oder Adenoviren die auslösenden Erreger, bei Kindern RS-(Respiratory Syncytial Virus), Adeno-, Coxsackie- oder Echoviren. Bakterielle Infektionen treten eher als Superinfektionen bei vorangegangener akuter oder chronischer Bronchitis auf und gehen mit gelblichgrünem Auswurf einher. Neben den Bronchien können bei Husten jedoch auch die Luftröhre, der Rachen, die Stimmbänder und der Kehlkopf entzündet sein.

Bei den häufigsten Formen von Husten kommt es im Rahmen dieser Entzündung zu einer verbesserten Durchblutung der entsprechenden Schleimhaut, die körpereigene Abwehr kann somit an dieser Stelle effektiver arbeiten. Durch vermehrte Sekretproduktion der Schleimhautzellen wird ein Abtransport der Reaktionsprodukte durch Abhusten begünstigt. Dabei aktivieren bestimmte Reize Hustenrezeptoren im Kehlkopf, im Rachen, in der Luftröhre und den Hauptbronchien und lösen im Husten- und Atemzentrum des Gehirns den Hustenreflex aus. Die Flimmerhärchen in den Bronchien unterstützen diesen Vorgang, sofern sie nicht durch Tabakrauch zerstört sind.

Folgende nichtmedikamentöse Maßnahmen sind bei einer Bronchitis möglicherweise hilfreich:

- Bewegung an frischer Luft
- Rauchkarenz
- Kein Einatmen von Staub oder Schadstoffen
- Inhalieren mit Wasserdampf
- Trinken ausreichender Flüssigkeitsmengen

Zum Nutzen von Wasserdampfinhalationen liegen unterschiedliche Ergebnisse vor. In einigen Untersuchungen wurden eine Linderung der Symptome und eine deutliche Hemmung der Virusvermehrung gezeigt, andere Studien konnten dagegen keine Verbesserung des Krankheitsbildes bestätigen. Der Zusatz ätherischer Öle führt jedenfalls zu keiner wesentlichen Verbesserung. Es gibt bislang keine Daten, die für oder gegen eine Erhöhung der Trinkmenge sprechen, allerdings sollten chronisch Herz- und Nierenkranke nicht zu viel Flüssigkeit zuführen. Manche Öle sind zudem schleimhautreizend und können Asthmaanfälle auslösen. Der Nutzen von Hausmitteln wie Brustwickel oder Schwitzkuren ist nicht belegt, bei schweren Herzkreislauferkrankungen sollten sie vermieden werden.

Im Rahmen der Selbstmedikation können Schleimlöser, Hustenstiller sowie pflanzliche Zubereitung zur Lösung des Hustens und zur Linderung des Hustenreizes eingesetzt werden.

14.1 Schleimlöser

14.1.1 Ambroxol

Wirkung

Ambroxol steigert den Anteil des serösen Bronchialsekretes sowie die Surfactant-Produktion durch direkten Angriff an den Pneumozyten-Typ 2 der Alveolen und den Clarazellen im Bereich der Bronchiolen. Weiterhin kommt es zu einer Stimulation der Aktivität des Flimmerepithels. Dies führt insgesamt zu mukolytischen und mukokinetischen Effekten und somit zu einer Begünstigung des Abhustens.

Dosierung

- Erwachsene und Kinder > 12 Jahre: 60–180 mg pro Tag, verteilt auf 2–3 Einnahmen
- Kinder 5–12 Jahre: 30–45 mg pro Tag, verteilt auf 2–3 Einnahmen
- Kinder 2–5 Jahre: 15–30 mg pro Tag, verteilt auf 2–3 Einnahmen
- Kinder < 2 Jahre: 15 mg pro Tag, verteilt auf 2–3 Einnahmen

Die Einnahme ohne ärztlichen Rat sollte auf 4–5 Tage begrenzt bleiben. Kinder < 2 Jahren sollten nicht im Rahmen der Selbstmedikation behandelt werden.

Pharmakokinetische Eigenschaften

Wirkungseintritt und Wirkdauer

Zum Eintritt und zur Dauer der Wirkung liegen keine Erkenntnisse vor.

Metabolismus und Ausscheidung

30 % der resorbierten Ambroxol-Dosis werden durch einen First-Pass-Metabolismus biotransformiert. Unter Beteiligung von CYP3A4 entstehen Dibromanthranilsäure und ein Glucuronid. Die Ausscheidung erfolgt überwiegend renal, etwa 5 % in unveränderter Form.

Besondere Hinweise

In einer randomisierten kontrollierten Studie konnten für Ambroxol keine klinisch relevanten Effekte auf z. B. den Bronchialschleim nachgewiesen werden, so dass eine Empfehlung zur Behandlung einer Erkältung oder einer akuten Bronchitis in aktuellen Leitlinien nicht ausgesprochen wird. Insgesamt ist die Studienlage jedoch sehr dürftig und die Daten wurden bei chronischer Bronchitis erhoben, so dass noch keine abschließende Bewertung möglich scheint. In nationalen und internationalen Leitlinien wird die klinische Bedeutung und der Belegtheitsgrad von Expektoranzien insgesamt sehr zurückhaltend bewertet.

Die schleimlösende Wirkung von Ambroxol betrifft auch die Magenschleimhaut, daher kann es zu entsprechenden gastrointestinalen Nebenwirkungen kommen. Bei Nieren- oder schwerer Leberinsuffizienz sollte Ambroxol nur unter ärztlicher Aufsicht eingenommen werden. Die Substanz könnte zusammen mit Antitussiva aufgrund des eingeschränkten Hustenreflexes einen gefährlichen Sekretstau hervorrufen. Die Anwendung von Ambroxol während der Schwangerschaft sollte insbesondere während des 1. Trimenons nur mit großer Vorsicht erfolgen, während der Stillzeit sollte sie vermieden werden.

Zusammenfassende Bewertung

●●○○

Eine klinisch relevante Wirkung von Ambroxol bei akuten Atemwegsinfektionen ist nicht überzeugend belegt. Eine Empfehlung zur Behandlung einer Erkältung oder einer akuten Bronchitis kann daher bislang nicht erfolgen. Für eine abschließende Bewertung sind weitere methodisch gute Studien erforderlich.

14.1.2 Bromhexin

Wirkung

Bromhexin steigert den Anteil des serösen Bronchialsekrets und vermindert dessen Viskosität. Durch die zusätzliche Aktivierung des Flimmerepithels soll das Abhusten des Schleims begünstigt werden.

Dosierung

- Erwachsene und Jugendliche > 14 Jahre: 3-mal täglich 24–48 mg
- Kinder 6–14 Jahre: 3-mal täglich 24 mg
- Kinder < 6 Jahre: 3-mal täglich 12 mg

Die Einnahme ohne ärztlichen Rat sollte auf 4–5 Tage begrenzt bleiben.

Pharmakokinetische Eigenschaften

Wirkungseintritt und Wirkdauer

Zum Eintritt und zur Dauer der Wirkung liegen keine Erkenntnisse vor.

Metabolismus und Ausscheidung

Nach guter Resorption unterliegt Bromhexin einer ausgeprägten hepatischen Biotransformation. Bislang wurden 10 Metaboliten identifiziert, einer davon ist das pharmakologisch aktive Ambroxol. Die Ausscheidung erfolgt zu mehr als 90 % renal, etwa 4 % werden in den Fäzes wiedergefunden.

Besondere Hinweise

Zum Nutzen von Bromhexin bei produktivem Husten liegen bislang keine ausreichenden kontrollierten Studien vor. Bei Nieren- oder schwerer Leberinsuffizienz sollte Bromhexin nur unter ärztlicher Aufsicht eingenommen werden. Die Substanz kann zusammen mit Antitussiva aufgrund des eingeschränkten Hustenreflexes einen gefährlichen Sekretstau hervorrufen. Die Anwendung von Bromhexin während der Schwangerschaft sollte insbesondere während des 1. Trimenons nur mit großer Vorsicht erfolgen, während der Stillzeit sollte sie vermieden werden, da die Substanz in die Muttermilch übergeht.

Zusammenfassende Bewertung

●●○○

Bromhexin zeigte in einer kleinen älteren Studie eine überlegene Wirksamkeit gegenüber Placebo. Insgesamt scheint die methodische Qualität dieser Studie nach heutigen Standards nicht überzeugend, so dass zum gegenwärtigen Zeitpunkt noch keine abschließende Bewertung möglich scheint.

14.1.3 Acetylcystein

Wirkung

Das Aminosäure-Derivat Acetylcystein wirkt sekretolytisch und sekretomotorisch im Bereich des Bronchialtrakts. Als Wirkungsmechanismus wird eine Sprengung von Disulfidbrücken zwischen den Mucopolysaccharidfasern diskutiert. Weiterhin soll es einen depolymerisierenden Effekt auf DNS-Fasern des Bronchialschleims besitzen.

Dosierung

- Erwachsene und Kinder > 14 Jahre: 2–3-mal täglich 200–400 mg
- Kinder 6–14 Jahre: 2–3-mal täglich 150–200 mg
- Kinder 2–5 Jahre: 2–3-mal täglich 75–100 mg
- Kinder < 2 Jahre: 2–3-mal täglich 50–75 mg

Die Einnahme ohne ärztlichen Rat sollte auf 4–5 Tage begrenzt bleiben. Zur Behandlung von Neugeborenen liegen keine ausreichenden Erfahrungen vor.

Pharmakokinetische Eigenschaften

Wirkungseintritt und Wirkdauer

Zum Eintritt und zur Dauer der Wirkung nach peroraler Gabe liegen keine Erkenntnisse vor. Nach Inhalation tritt die Wirkung innerhalb von einer Minute ein.

Metabolismus und Ausscheidung

Acetylcystein unterliegt einer ausgeprägten hepatischen Biotransformation. Nach Desacetylierung bzw. Oxidation entstehen Cystein sowie Diacetylcystein. Cystein geht in den normalen Aminosäurekatabolismus über. Etwa 22–30 % der resorbierten Menge werden renal ausgeschieden. Bei eingeschränkter Leberfunktion ist die Elimination verlangsamt.

Besondere Hinweise

Acetylcystein führt bei produktivem Husten zu einer Verstärkung der Schleimsekretion sowie zu einer Verflüssigung des Bronchialschleims. Bislang liegen jedoch keine ausreichenden kontrollierten Studien vor, um eine Überlegenheit gegenüber einer vermehrten

Flüssigkeitszufuhr nachzuweisen. Die schleimlösende Wirkung von Acetylcystein betrifft auch die Magenschleimhaut, daher kann es zu entsprechenden gastrointestinalen Nebenwirkungen kommen. Die Substanz kann zusammen mit Antitussiva aufgrund des eingeschränkten Hustenreflexes einen gefährlichen Sekretstau hervorrufen. Die Anwendung von Acetylcystein während der Schwangerschaft und der Stillzeit sollte nur mit großer Vorsicht erfolgen.

Zusammenfassende Bewertung

●●○○

Acetylcystein zeigte bei einer systematischen Auswertung nur eine geringe Wirksamkeit bei tiefen Atemwegsinfektionen. Es scheint jedoch bei Kindern > 2 Jahren sicher zu sein. Insgesamt ist die methodische Qualität der bisherigen Studien nicht überzeugend, so dass zum gegenwärtigen Zeitpunkt noch keine abschließende Bewertung möglich scheint. Eine Empfehlung zur Anwendung bei akuten Atemwegsinfektionen kann daher nur eingeschränkt ausgesprochen werden.

14.2 Hustenstiller

14.2.1 Dextromethorphan

Wirkung

Die antitussive Wirkung von Dextromethorphan beruht unter anderem auf einem nichtkompetitiven Antagonismus an N-Methyl-D-Aspartat-(NMDA)- und einem Agonismus an Sigma-Rezeptoren. Trotz seiner Opioidstruktur besitzt die Substanz praktisch keine Affinität an Opiatrezeptoren. In therapeutischen Dosen treten keine analgetischen, atemdepressiven oder psychotomimetischen Wirkungen auf.

Dosierung

- Erwachsene und Jugendliche > 12 Jahre: 3–4-mal täglich 30 mg (Tagesmaximaldosis 120 mg)
- Kinder 6–12 Jahre: 3–4-mal täglich 15 mg (Tagesmaximaldosis 60 mg)
- Kinder 2–5 Jahre: 3–4-mal täglich 7,5 mg (Tagesmaximaldosis 30 mg)

Die Einnahme sollte vorzugsweise zur Nacht erfolgen und ohne ärztlichen Rat auf 4–5 Tage begrenzt bleiben. Unter ärztlicher Aufsicht ist sie auf 2–3 Wochen zu beschränken.

Pharmakokinetische Eigenschaften

Wirkungseintritt und Wirkdauer

Die Wirkung tritt nach 15–30 Minuten ein und hält über 5–6 Stunden an.

Metabolismus und Ausscheidung

Dextrometorphan wird in der Leber durch oxidative O-Desmethylierung biotransformiert. Dieser wichtigste Metabolisierungsweg unterliegt einem genetischen Polymorphismus. Das resultierende Dextrorphan ist pharmakologisch aktiv, die ebenfalls entstehenden 3-Methoxymorphinan und Morphinan-3-ol sind nicht wirksam. Weiterhin entstehen verschiedene Konjugate. Die Ausscheidung von Muttersubstanz und Metaboliten erfolgt überwiegend renal.

Besondere Hinweise

Der kurzfristige Einsatz von Dextromethorphan kann bei quälendem Hustenreiz u. U. sinnvoll sein, z. B. um eine erholsame Nachtruhe zu ermöglichen. Produktiver Husten stellt eine relative Kontraindikation für Dextromethorphan dar. Bei Patienten mit obstruktiven Lungenerkrankungen ist erhöhte Vorsicht geboten. Bei eingeschränkter Leberfunktion und bei produktivem Husten mit erheblicher Schleimproduktion sollte Dextromethorphan nur unter strenger Nutzen-Risiko-Abwägung angewendet werden. Die Substanz besitzt ein geringes Abhängigkeitspotenzial und kann bei längerem Gebrauch zu Toleranz sowie psychischer und physischer Abhängigkeit führen. Bei gemeinsamer Anwendung mit CYP2D6-Inhibitoren und zentral dämpfenden Pharmaka ist erhöhte Vorsicht geboten. Die Substanz kann zusammen mit Schleimlösern aufgrund des eingeschränkten Hustenreflexes einen gefährlichen Sekretstau hervorrufen. Während der Schwangerschaft sollte die Einnahme nur in Ausnahmefällen erfolgen. Hohe Dosierungen können beim Neugeborenen eine Atemdepression verursachen. Während der Stillzeit ist die Anwendung kontraindiziert, da eine atemdepressive Wirkung auf den Säugling nicht auszuschließen ist.

Zusammenfassende Bewertung

●●○○

Die kurzfristige Anwendung von Dextromethorphan ist bei quälendem Reizhusten unter Einhaltung der Kontraindikationen möglich. Das Suchtpotenzial und die Atemdepression sind geringer als bei Codeinpräparaten. Bei produktivem Husten ist Vorsicht geboten. Die aktuelle Datenlage weist auf eine kurzzeitige hustenstillende Wirkung hin. Zur Beurteilung des therapeutischen Stellenwerts wäre es jedoch wünschenswert, wenn die klinische Relevanz der Wirkung in methodisch hochwertigen Studien an größeren Patientenkollektiven untersucht würde.

14.2.2 Pentoxyverin

Wirkung

Die antitussive Wirkung von Pentoxyverin beruht unter anderem auf einem Agonismus an Sigma- und einem Antagonismus an M_1-Rezeptoren. Weiterhin zeigt die Substanz leichte bronchodilatatorische Effekte. Trotz seiner Opioidstruktur besitzt Pentoxyverin praktisch keine Affinität an Opiatrezeptoren. In therapeutischen Dosen treten keine analgetischen, atemdepressiven oder psychotomimetischen Wirkungen auf.

Dosierung

- Erwachsene und Jugendliche > 14 Jahre: 20–30 mg alle 6–8 Stunden (Tagesmaximaldosis 120 mg)
- Kinder 6–14 Jahre: 1–2 mg/kg KG pro Tag, verteilt auf mehrere Einzelgaben
- Kinder 2–5 Jahre: 0,5–1 mg/kg KG pro Tag, verteilt auf mehrere Einzelgaben

Die Einnahme sollte vorzugsweise zur Nacht erfolgen und ohne ärztlichen Rat auf 4–5 Tage begrenzt bleiben. Unter ärztlicher Aufsicht ist sie auf 2 Wochen zu beschränken. Die Anwendung bei Kindern < 2 Jahren ist kontraindiziert.

Pharmakokinetische Eigenschaften

Wirkungseintritt und Wirkdauer

Die Wirkung tritt nach 15–25 Minuten ein und hält über 3–6 Stunden an.

Metabolismus und Ausscheidung

Pentoxyverin wird in der Leber hauptsächlich durch CYP2D6, aber auch durch CYP3A4 sowie hepatische Esterasen biotransformiert. Hauptmetaboliten sind N-Desethyl-Pentoxyverin und 1-Phenylcyclopentan-Carbonsäure. Die Ausscheidungswege sind zzt. unbekannt.

Besondere Hinweise

Pentoxyverin ist schlechter erprobt als Dextromethorphan. Der kurzfristige Einsatz kann bei quälendem Hustenreiz sinnvoll sein, z. B. um eine erholsame Nachtruhe zu ermöglichen. Produktiver Husten stellt eine relative Kontraindikation dar. Bei Patienten mit obstruktiven Lungenerkrankungen und Leberinsuffizienz ist erhöhte Vorsicht geboten. Bei produktivem Husten mit erheblicher Schleimproduktion sollte Pentoxyverin nur unter strenger Nutzen-Risiko-Abwägung angewendet werden. Die Substanz besitzt ein geringes Abhängigkeitspotenzial und kann bei längerem Gebrauch zu Toleranz sowie psychischer und physischer Abhängigkeit führen. Bei gemeinsamer Anwendung mit CYP2D6-Inhibitoren und zentral dämpfenden Pharmaka ist erhöhte Vorsicht geboten. Pentoxyverin kann zusammen mit Schleimlösern aufgrund des eingeschränkten Hustenreflexes einen gefährlichen Sekretstau hervorrufen. Die Anwendung während der Schwangerschaft und der Stillzeit ist kontraindiziert.

> **Zusammenfassende Bewertung**
>
> ●●○○
>
> Die kurzfristige Anwendung von Pentoxyverin bei quälendem Reizhusten unter Einhaltung der Kontraindikationen ist möglich. Die Substanz ist schlechter erprobt als Dextromethorphan. Das Suchtpotenzial und die Atemdepression sind geringer als bei Codeinpräparaten. Bei produktivem Husten ist Vorsicht geboten.

14.3 Pflanzliche Extrakte zur systemischen Applikation

14.3.1 Pelargonium-sidoides-Extrakt

Wirkung

Die antibakteriellen, antiviralen und immunstimulierenden Wirkungen von Pelargonium sidoides werden hauptsächlich auf die enthaltenen Gerbstoffe zurückgeführt. Die Steigerung der Immunabwehr beruht weiterhin auf Cumarinen wie 7-Hydroxy-5,6-dimethoxycumarin. In vitro wurden eine Stimulation der Schlagfrequenz des Flimmerepithels und eine Modulation der Interferonsynthese sowie der Synthese proinflammatorischer Zytokine nachgewiesen.

Dosierung

- Erwachsene und Jugendliche > 12 Jahre: 3-mal täglich 20 mg eines Auszugs 1:10
- Kinder 7–12 Jahre: 3-mal täglich 10 mg eines Auszugs 1:10
- Kinder 1–6 Jahre: 3-mal täglich 5 mg eines Auszugs 1:10

Die Anwendung im Rahmen der Selbstmedikation sollte auf 3 Wochen begrenzt bleiben und bei Kindern < 6 Jahren nur unter ärztlicher Aufsicht erfolgen. Bei Kindern < 1 Jahr sollte sie ganz unterbleiben.

Pharmakokinetische Eigenschaften

Wirkungseintritt und Wirkdauer

Zum Eintritt und zur Dauer der Wirkung liegen keine Erkenntnisse vor.

Metabolismus und Ausscheidung

Zur Pharmakokinetik von Pelargonium-sidoides-Extrakten liegen keine Erkenntnisse vor.

Besondere Hinweise

Für Pelargonium-sidoides-Extrakte wurden in klinischen Studien symptomlindernde und krankheitsverkürzende Wirkungen bei akuter Bronchitis nachgewiesen. Die Drogenextrakte können gastrointestinale Beschwerden und allergische Reaktionen auslösen. Bei schweren Leber- oder Nierenerkrankungen ist Vorsicht geboten. Zzt. besteht ein Verdacht auf mögliche lebertoxische Effekte. Aus diesem Grund wurde für Produkte aus Pelargonium sidoides ein Stufenplanverfahren eingeleitet, dessen Ausgang abzuwarten bleibt. Die Anwendung während der Schwangerschaft sollte nur nach strenger Nutzen-Risiko-Abwägung erfolgen, in der Stillzeit sollte sie zur Sicherheit unterbleiben.

> **Zusammenfassende Bewertung**
>
> ●○○○
>
> Pelargonium-sidoides-Extrakte können zur Behandlung von akutem Husten angewendet werden. Trotz vielversprechender Wirkungen in verschiedenen klinischen Studien sind zur abschließenden Beurteilung sowie zur Einschätzung des Risikos (Lebertoxizität) randomisierte kontrollierte Untersuchungen an größeren Patientenkollektiven wünschenswert.

14.3.2 Thymian-Extrakt

Wirkung

Thymian-Extrakte mit dem Hauptinhaltsstoff Thymol wirken expektorierend, entzündungshemmend und spasmolytisch. Die expektorierende Wirkung beruht vermutlich auf einer stimulierten Aktivität des Flimmerepithels durch reflektorische Reizung des Nervus vagus über die Magenschleimhaut. Nach erfolgter Resorption kommt es im Rahmen der pulmonalen Ausscheidung zu einer direkten Stimulation seröser Drüsenzellen.

Dosierung

- Erwachsene und Jugendliche > 12 Jahre: 3-mal täglich 1–2 g Fluidextrakt
- Kinder 11–12 Jahre: 3-mal täglich 1 g Fluidextrakt
- Kinder 5–10 Jahre: 3-mal täglich 0,5–1 g Fluidextrakt
- Kinder 2–4 Jahre: 2-mal täglich 0,5 g Fluidextrakt

Die Anwendung im Rahmen der Selbstmedikation sollte auf eine Woche begrenzt bleiben.

Pharmakokinetische Eigenschaften

Wirkungseintritt und Wirkdauer

Zum Eintritt und zur Dauer der Wirkung liegen keine Erkenntnisse vor.

Metabolismus und Ausscheidung

Zur Pharmakokinetik von Thymian-Extrakten liegen keine Erkenntnisse vor.

Besondere Hinweise

Die Wirksamkeit von Thymian-Extrakten bei akutem Husten wurde in randomisierten, kontrollierten Studien, allerdings nur in Kombination mit anderen Phytopharmaka wie Efeu oder Primel, nachgewiesen. Thymian-Extrakte können allergische Reaktionen auslösen. Zur Anwendung während der Schwangerschaft und der Stillzeit liegen keine ausreichenden Erfahrungen vor.

Zusammenfassende Bewertung

●●○○

Thymian-Extrakte können zur Behandlung von akutem Husten angewendet werden. Vielversprechende Wirkungen wurden für kombinierte Zubereitungen in randomisierten klinischen Studien gezeigt. Zur abschließenden Beurteilung sind methodisch gute Untersuchungen mit isolierten Thymian-Extrakten erforderlich.

14.3.3 Efeu-Extrakt

Wirkung

Efeu-Extrakte wirken expektorierend, spasmolytisch sowie haut- und schleimhautreizend. Die expektorierende Wirkung soll reflektorisch durch Reize auf die Schleimhäute des Magens ausgelöst werden, indem mittels sensorischer Fasern des Parasympathikus die Schleimdrüsen in der Bronchialschleimhaut stimuliert werden. Die spasmolytische Wirkung wird auf Triterpensaponine zurückgeführt.

Dosierung

- Erwachsene und Jugendliche > 12 Jahre: 105 mg Trockenextrakt pro Tag, verteilt auf 2–3 Einnahmen
- Kinder 6–12 Jahre: 70 mg Trockenextrakt pro Tag, verteilt auf 2–3 Einnahmen
- Kinder < 6 Jahre: 35 mg Trockenextrakt pro Tag, verteilt auf 2–3 Einnahmen

Kinder < 1 Jahr sollten nur unter ärztlicher Aufsicht behandelt werden.

Pharmakokinetische Eigenschaften

Wirkungseintritt und Wirkdauer

Zum Eintritt und zur Dauer der Wirkung liegen keine Erkenntnisse vor.

Metabolismus und Ausscheidung

Zur Pharmakokinetik von Efeu-Extrakten liegen keine Erkenntnisse vor.

Besondere Hinweise

Die Wirksamkeit von Efeu-Extrakten bei akutem Husten wurde in randomisierten, kontrollierten Studien nur in Kombination mit Thymian nachgewiesen. Efeu-Extrakte können allergische Reaktionen auslösen. Zu Anwendung während der Schwangerschaft und der Stillzeit liegen keine ausreichenden Erfahrungen vor.

> **Zusammenfassende Bewertung**
>
> ●○○○○
>
> Efeu-Extrakte werden zur Behandlung von akutem Husten angewendet. Methodisch gute Untersuchungen mit isolierten Efeu-Extrakten sind nicht vorhanden.

14.4 Anmerkungen

- Erkältungssalben mit stark riechenden ätherischen Ölen dürfen nicht bei Säuglingen angewendet werden, da hier die Gefahr eines Atemstillstands oder eines Glottisödems besteht.
- Zum Wirkungsnachweis pflanzlicher Zubereitungen aus Spitzwegerich, Eukalyptus, Eibisch u. a. liegen keine ausreichenden Daten aus kontrollierten Untersuchungen vor. Der Einsatz solcher Präparate kann jedoch aufgrund der Ergebnisse offener Studien durchaus erwogen werden.
- Die Wirkung von zuckerhaltigen Lutschpastillen beruht entweder auf dem Zucker selbst oder enthaltenen Schleimstoffdrogen wie Eibisch, Primelwurzel oder Spitzwegerich. Die Hustenreizstillung findet nur solange statt, wie Zucker oder Schleimstoff vor Ort die entsprechenden Rezeptoren einhüllen. Durch Zusatz von Lokalanästhetika kann eine kurzfristige Schmerz- und Reizstillung erzielt werden.
- Offenbar besitzt Honig eine hustenreizstillende Wirkung. Die Anwendung sollte jedoch bei Kindern unter einem Jahr unterbleiben.

14.5 Abgrenzung zu verschreibungspflichtigen Arzneimitteln und anderen ärztlichen Therapieverfahren

Wenn nach 1–2 Wochen Selbstbehandlung keine deutliche Besserung des Hustens eintritt bzw. hohes Fieber, Atemnot, blutiger Auswurf oder Blaufärbung der Lippen auftreten, sollte ein Arzt aufgesucht werden. Das gilt auch, wenn kleine Kinder oder Schwangere betroffen sind. Schwerwiegendere Krankheitsursachen wie z. B. Asthma bronchiale, COPD, Allergien, Influenza, Mukoviszidose, Pseudokrupp, Lungenentzündung, Kehlkopfentzündung, Tumore im Rachen oder am Kehlkopf, Lungenkrebs oder Lungenembolie müssen differenzialdiagnostisch ausgeschlossen werden. Auch Scharlach, Masern oder Keuchhusten können mit Hustenreiz einhergehen. Weiterhin können Medikamente wie ACE-Hemmer oder NSAIDs Husten auslösen. Ein psychogener Husten sollte nach Ausschluss aller anderen Möglichkeiten ebenfalls in Betracht gezogen werden.

Der Arzt kann entsprechende Maßnahmen einleiten, z. B. durch Gabe inhalativer Glucocorticoide oder β-Sympathomimetika bei Asthma bronchiale. Eine bakteriell bedingte Bronchitis muss evtl. antibiotisch behandelt werden. Bei älteren Patienten, chronisch Kranken und bei Menschen mit geschwächter Immunabwehr sollte auch bei viraler akuter Bronchitis der Einsatz von Antibiotika erwogen werden. Dies kann eine eventuelle Sekundärinfektion mit Bakterien verhindern und reduziert das Risiko für eine Pneumonie. Durch eine schwere Bronchitis können bereits bestehende Erkrankungen wie Herzinsuffizienz, COPD oder Asthma bronchiale verschlimmert werden und somit eine Lebensbedrohung darstellen. Patienten mit solchen Erkrankungen oder einem Lebensalter über 60 Jahren wird eine Pneumokokken-Impfung empfohlen.

Zur Behandlung von Kindern mit Krupp ist unter anderem Dexamethason wirksam.

14.6 Fertigarzneimittel (exemplarische Auswahl)

Wirkstoff	Präparatebeispiele®
Acetylcystein	Acemuc, Fluimucil, NAC AL
Ambroxol (peroral)	Ambroxol AL, Mucosolvan, WICK Hustenlöser-Therapie
Bromhexin	Bisolvon, Bromhexin Krewel Meuselbach
Dextromethorphan	Silomat DMP, Hustenstiller-ratiopharm Dextromethorphan, WICK Husten-Pastillen gegen Reizhusten mit Honig
Efeu-Extrakt	Efeusaft hysan, Prospan, Monapax
Pelargonium-sidoides-Extrakt	Umckaloabo
Pentoxyverin	Sedotussin, Silomat gegen Reizhusten Pentoxyverin
Thymian-Extrakt	Aspecton, Bronchicum, Bronchipret

Literatur

Altunaiji SM, Kukuruzovic RH, Curtis NC, Massie J. Antibiotics for whooping cough (pertussis), Cochrane Database of Systematic Reviews, Issue 7, 2011

Ammon H, Mutschler E, Scholz H (Hrsg.). Arzneimittel Information und Beratung. 12. Akt.lfg., Wissenschaftliche Verlagsgesellschaft Stuttgart, 2013

Arzneiverordnung in der Praxis – Therapieempfehlungen der Arzneimittelkommission der deutschen Ärzteschaft: Empfehlungen zur Therapie akuter Atemwegsinfektionen und der ambulant erworbenen Pneumonie, 3. Auflage, Band 40, Sonderheft 1, 2013

Bettiol S, Wang K, Thompson MJ, Roberts NW, Perera R, Heneghan CJ, Harnden A. Symptomatic treatment of the cough in whooping cough, Cochrane Database of Systematic Reviews, Issue 5, 2012

Bourke T, Shields M. Bronchiolitis, Clinical Evidence; 04:308, 2011

Chalumeau M, Duijvestijn YC. Acetylcysteine and carbocysteine for acute upper and lower respiratory tract infections in paediatric patients without chronic broncho-pulmonary disease, Cochrane Database of Systematic Reviews, Issue 5, 2013

Chang AB, Peake J, McElrea MS. Anti-histamines for prolonged non-specific cough in children, Cochrane Database of Systematic Reviews, Issue 2, 2010

Chang CC, Cheng AC, Chang AB. Over-the-counter (OTC) medications to reduce cough as an adjunct to antibiotics for acute pneumonia in children and adults, Cochrane Database of Systematic Reviews, Issue 2, 2011

Cough, Guideline commissioned by the National Institute for Health and Clinical Excellence (NICE), 2010

Deutsche Gesellschaft für Allgemeinmedizin und Familienmedizin: Husten, DEGAM-Leitlinie Nr. 11, 2008

Duijvestijn YCM, Mourdi N, Smucny J, Pons G, Chalumeau M. Acetylcysteine and carbocysteine for acute upper and lower respiratory tract infections in paediatric patients without chronic broncho-pulmonary disease, Cochrane Database of Systematic Reviews, Issue 9, 2010

Drugdex® System. Thomson Healthcare, Zugegriffen 04/2014

Fachinformationen der einzelnen Wirkstoffe

Guppy MPB, Mickan SM, Del Mar CB, Thorning S, Rack A. Advising patients to increase fluid intake for treating acute respiratory infections, Cochrane Database of Systematic Reviews, Issue 2, 2011

Guyatt GH, Townsend M, Kazim F, Newhouse MT. A controlled trial of ambroxol in chronic bronchitis. CHEST; 92(4):618–620, 1987

Hamacher H, Wahl MA. Selbstmedikation, 2. Aufl., Wissenschaftliche Verlagsgesellschaft Stuttgart, 2011

Hao Q, Lu Z, Dong BR, Huang CQ, Wu T. Probiotics for preventing acute upper respiratory tract infections, Cochrane Database of Systematic Reviews, Issue 9, 2011

Hewlett EL, Edwards KM. Pertussis – Not Just for Kids. N Engl J Med; 352:1215–1222, 2005

Holzinger F, Beck, S, Dini L., Stöter C. Heintze C. The diagnosis and treatment of acute cough in adults. Dtschs Ärzteblt Int; 111(20):356–363, 2014

Holzinger F, Chenot JF. Systematic review of clinical trials assessing the effectiveness of ivy leaf (hedera helix) for acute upper respiratory tract infections. Evid Based Complement Alternat Med 382789, 2011

Johnson D. Croup, Clinical Evidence; 03:321, 2009

Kemmerich B. Evaluation of efficacy and tolerability of a fixed combination of dry extracts of thyme herb and primrose root in adults suffering from acute bronchitis with productive cough. A prospective, double-blind, placebo-controlled multicentre clinical trial. Arzneimittelforschung; 57(9):607–615, 2007

Kemmerich B, Eberhardt R, Stammer H. Efficacy and tolerability of a fluid extract combination of thyme herb and ivy leaves and matched placebo in adults suffering from acute bronchitis with productive cough. A prospective, double-blind, placebo-controlled clinical trial. Arzneimittelforschung; 56(9):652–660, 2006.

McIvor RA, Tunks M, Todd DC. COPD, Clinical Evidence; 06:1502, 2011

Mulholland S, Chang AB. Honey and lozenges for children with non-specific cough, Cochrane Database of Systematic Reviews, Issue 2, 2011

Oduwole O, Meremikwu MM, Oyo-Ita A, Udoh EE. Honey for acute cough in children, Cochrane Database of Systematic Reviews, Issue 3, 2012

Pavesi L, Subburaj S, Porter-Shaw K, Application and Validation of a Computerized Cough Acquisition System for Objective Monitoring of Acute Cough: a Meta-analysis. CHEST; 120:1121–1128, 2001

S3-Leitlinie Akuter und chronischer Husten, Diagnostik und Therapie von erwachsenen Patienten; AWMF-Registernr. 020/003; 2010

Schroeder K, Fahey T. Systematic review of randomised controlled trials of over the counter cough medicines for acute cough in adults. BMJ; 324:1–6, 2002

Scottish Intercollegiate Guidelines Network (SIGN). Lower respiratory tract infection. Edinburgh: SIGN No 59; 2012

Smith SM, Schroeder K, Fahey T. Over-the-counter medications for acute cough in children and adults in ambulatory settings, Cochrane Database of Systematic Reviews, Issue 8, 2012

Timmer A, Günther J, Rücker G, Motschall E, Antes G, Kern WV. Pelargonium sidoides extract for acute respiratory tract infections, Cochrane Database of Systematic Reviews, Issue 3, 2009

Umoren R, Odey F, Meremikwu MM. Steam inhalation or humidified oxygen for acute bronchiolitis in children up to three years of age, Cochrane Acute Respiratory Infections Group, 2011

Wark P. Bronchitis (acute), Clinical Evidence; 06:1508, 2011

Wichtl M. Teedrogen und Phytopharmaka. 5. Aufl., Wissenschaftliche Verlagsgesellschaft Stuttgart, 2009

Wyk van B-E, Wink C, Wink M. Handbuch der Arzneipflanzen. 1. Aufl., Wissenschaftliche Verlagsgesellschaft Stuttgart, 2004

15 Insektenstiche

Insektenstiche können durch unterschiedliche Spezies wie Stechmücken, Bremsen, Zecken, Ameisen, Hummeln, Wespen, Bienen oder Hornissen ausgelöst werden.

Weibliche Stechmücken, Bremsen oder Zecken durchstechen mit Hilfe spezialisierter Mundwerkzeuge die Haut ihrer Wirte und saugen Blut. Die dabei aufgenommenen Proteine benötigen sie für die Produktion ihrer Eier. Ein initialer Schmerzreiz beim Stich erfolgt nur, wenn dabei ein Nozizeptor getroffen wird. Kurze Zeit später treten eine meist auf die Einstichstelle begrenzte allergische Reaktion und Juckreiz auf. Beides wird von den Proteinen ausgelöst, welche die Stechmücke in die Saugstelle einspritzt, um das Gerinnen des Blutes zu verhindern. Oft bildet sich durch die Ausschüttung von körpereigenem Histamin für einige Stunden eine Quaddel. Durch Kratzen kann es zu örtlichen Infektionen kommen. Zecken können weiterhin Lyme-Borreliose oder FSME übertragen. Schwerwiegende Infektionskrankheiten durch Stechmücken wie Malaria sind bislang in unseren Breiten nicht zu befürchten.

Bienen und Wespen bringen beim Stich eine größere Menge Gift in die Haut des Opfers ein. In der Folge kommt es zu Schmerzen und mitunter massiven Schwellungen, die bis zu fünf oder sechs Tage anhalten können. Die Wirkung ist abhängig von der Einstichstelle und der Menge des Giftes. Lebensgefahr besteht meist erst bei mehreren hundert Stichen. Wenn der Betroffene durch frühere Kontakte sensibilisiert ist, kann schon durch das Gift eines einzelnen Stiches eine allergische Reaktion ausgelöst werden, die bis zum anaphylaktischen Schock gehen kann. Bei Bienenstichen sollte der in der Haut verbliebene Stachel vorsichtig mit einer Pinzette entfernt werden.

Insektenstiche können durch Auswahl von geeigneter Kleidung und Schuhwerk vermieden werden. Duftstoffe wie süßlich riechende Parfums oder auch aromatische Speisen und Getränke können die Tiere anlocken. Zur allerdings sehr kurzfristigen Insektenabwehr sind ätherische Öle wie Citronella- oder Nelkenöl mit Einschränkung geeignet.

Chemische Repellenzien sind wesentlich effektiver, aber u. U. auch toxischer. Die WHO und das Deutsche Institut für Tropenmedizin empfehlen das Einreiben unbedeckter Hautstellen mit mückenabweisenden Stoffen wie DEET (N,N-Diethyl-3-toluamid) oder Icaridin.

Zur medikamentösen Behandlung von Insektenstichen im Rahmen der Selbstmedikation liegen nur sehr wenige aussagekräftige Untersuchungen vor, die eine Einschätzung der verfügbaren Substanzen ermöglichen. An dieser Stelle daher nur ein kurzer Überblick über die Behandlungsmöglichkeiten. Eine Charakterisierung der im Folgenden genannten Substanzen sowie die geeignete Dosierung kann den Kapiteln 17 und 33 dieses Buches (Kopfschmerzen bzw. Urtikaria) entnommen werden.

Therapiemöglichkeiten bei Insektenstichen

- Topisch appliziertes Hydrocortison und das entsprechende Acetat sind schwach wirksame Glucocorticoide. Sie wirken entzündungshemmend, antiexsudativ, antiallergisch und antipruriginös und führen nach einem Insektenstich zu einer Linderung der Hauptsymptome, bei überschaubarem Nebenwirkungsprofil.
- Polidocanol ist ein Oberflächenanästhetikum und lindert bei Insektenstichen die Schmerzen und den Juckreiz. Die Substanz hemmt sensorische, motorische und autonome Nervenfasern und hebt örtlich begrenzt sowohl die Erregbarkeit der sensiblen Endorgane (Rezeptoren) als auch das Leitungsvermögen der sensiblen Nervenfasern reversibel auf. Der Einsatz von Polidocanol kann erfolgen, wenn eine systemische Analgesie nicht in Frage kommt. Die Substanz besitzt jedoch keinerlei Einfluss auf entzündliche bzw. allergische Reaktionen.
- Systemisch applizierte H_1-Antagonisten der zweiten Generation wie Loratadin oder Cetirizin können zur Linderung von Rötungen, Schwellungen und Juckreiz bei Insektenstichen eingesetzt werden. Sie gehören zu den Mitteln der ersten Wahl und zeigen bei der Mehrzahl der Patienten keine klinisch relevanten sedierenden oder anticholinergen Effekte.
- Dimetinden und Clemastin sind H_1-Antihistaminika der ersten Generation und werden systemisch zur symptomatischen Akutbehandlung bei Insektenstichen eingesetzt, wenn gleichzeitig eine Sedierung erwünscht ist. Anticholinerge Nebenwirkungen sind ebenfalls möglich.
- Wenn Insektenstiche mit starken Schmerzen oder Fieber einhergehen, können nichtopioide Analgetika oder NSAIDs angewendet werden. Paracetamol ist bei kleineren Kindern oder Fieber geeignet, Ibuprofen wirkt gut entzündungshemmend, Acetylsalicylsäure sollte in der Selbstmedikation nur bei Erwachsenen und Jugendlichen über 16 Jahren eingesetzt werden.

15.1 Abgrenzung zu verschreibungspflichtigen Arzneimitteln und anderen ärztlichen Therapieverfahren

Wenn Insektenstiche nach zwei Tagen nicht abklingen, sich die Rötung und Schwellung ausbreitet und das betroffene Hautareal weiter schmerzt und juckt, sollte ein Arzt konsultiert werden. Möglicherweise ist die systemische Gabe von Glucocorticoiden oder von H_1-Antihistaminika in höherer Dosierung erforderlich. Bei Anzeichen einer Infektion oder dem Auftreten von Fieber kann ein systemisches Antibiotikum verabreicht werden.

Weiterhin besteht der Verdacht, dass nicht nur Zecken, sondern auch Wespen eine Lyme-Borreliose übertragen können. Auffällige Rötungen, die einem Erythema migrans entsprechen könnten, sollten daher sicherheitshalber von einem Arzt begutachtet werden. Sie müssen nicht zwingend an der Einstichstelle auftreten. Die Folgeschäden ohne eine umgehende antibiotische Behandlung, mit Doxycyclin bei Erwachsenen oder Amoxicillin bei Kindern in der Wachstumsphase, können sehr schwerwiegend sein. Zum Schutz gegen FSME wird, vor allem beim Aufenthalt in Risikogebieten, eine prophylaktische Impfung empfohlen.

Treten innerhalb von Minuten nach dem Insektenstich Symptome wie Übelkeit, Erbrechen, Urtikaria, Angioödem, Bronchokonstriktion, abdominelle Schmerzen und Schocksymptome auf, muss von einer möglicherweise lebensbedrohlichen anaphylaktischen Reaktion ausgegangen werden. Hier sind entsprechende Notfallmaßnahmen wie die parenterale Gabe von Antihistaminika, Glucocorticoiden und Adrenalin einzuleiten. Ggf. kann ein β2-Sympathomimetikum zur Bronchodilatation gegeben werden. Bei Vorliegen einer Überempfindlichkeit gegen Insektengift ist eine prophylaktische Hyposensibilisierung angeraten.

15.2 Fertigarzneimittel (exemplarische Auswahl)

Wirkstoff	Präparatebeispiele®
Cetirizin (peroral)	Cetiderm, Reactine, Zyrtec, Cetirigamma, Cetirizin AL, Cetirizin HEXAL
Clemastin (peroral)	Tavegil
Dimetinden (peroral)	Fenistil
Dimetinden (topisch)	Fenistil Gel
Hydrocortison	Ebenol, Hydrocutan Creme, Linola akut
Loratadin (peroral)	Loraderm, Lorano, Loratadin STADA
Polidocanol	Balneum Hermal, Linola Fett N Ölbad

15

Literatur

Ammon H, Mutschler E, Scholz H (Hrsg.). Arzneimittel Information und Beratung. 12. Akt.lfg., Wissenschaftliche Verlagsgesellschaft Stuttgart, 2013

Demain JG, Minaei AA, Tracy JM. Anaphylaxis and insect allergy. Curr Opin Allergy Clin Immunol; 10(4):318–22, 2010

Deutsche Gesellschaft für Tropenmedizin und Internationale Gesundheit e. V. www.dtg.org, Stand 23.5.2012

Drugdex® System. Thomson Healthcare, Zugegriffen 04/2014

Fachinformationen der entsprechenden Wirkstoffe

Forster J. Leitlinien der Gesellschaft für Pädiatrische Allergologie und Umweltmedizin, Leitlinien „Insektenstichallergie", Pädiatrische Allergologie 2, 2003

Golden DB. Insect sting anaphylaxis. Immunol Allergy Clin North Am; 27(2):261–72, 2007

Hamacher H, Wahl MA. Selbstmedikation, 2. Aufl., Wissenschaftliche Verlagsgesellschaft Stuttgart, 2011

Landesärztekammer Hessen, Gesundheitstipps: Was tun bei Insektenstichen, Artikel vom 14.9.2005

Przybilla B, Ruëff F. Insektenstiche: Klinisches Bild und Management, Dtsch Arztebl Int; 109(13): 238–248, 2012

Robert Koch-Institut (RKI). Lyme-Borrelliose. RKI-Ratgeber Infektionskrankheiten – Merkblätter für Ärzte, Berlin: Robert Koch-Institut. 2007

S2-Leitlinie Diagnose und Therapie der Bienen- und Wespengiftallergie, AWMF-Registernr. 061/020; 2011

Sicherer SH, Leung DY. Advances in allergic skin disease, anaphylaxis, and hypersensitivity reactions to foods, drugs, and insects in 2010. J Allergy Clin Immunol; 127(2):326–35, 2011

Simons FER. Advances in H_1-Antihistamines. N Engl J Med; 351:2203–2217, 2004

Tracy JM, Lewis EJ, Demain JG. Insect anaphylaxis: addressing clinical challenges. Curr Opin Allergy Clin Immunol; 11(4):332–6, 2011

16 Kopfläuse

Ein Befall mit Kopfläusen (Pedikulitis) kommt weltweit und hauptsächlich bei Kindern von 3–11 Jahren vor. In der westlichen Welt gilt ein Kopflausbefall häufig als beschämendes Ereignis, obwohl keinerlei Zusammenhang mit der Körperhygiene feststellbar ist. Der erwachsene Ektoparasit (Pediculus humanus capitis) ist 1–3 mm lang und von grünlich weißer Farbe. Er ernährt sich ausschließlich von Blut und trinkt normalerweise alle 2–4 Stunden von seinem Wirt. Weibliche Läuse legen Eier, die sie an den Haaren festkleben, häufig im Bereich hinter den Ohren und im Nacken. Die Larven schlüpfen innerhalb von 6–9 Tagen und wandern bis dahin nicht. Ein Kopflausbefall sollte immer anhand lebender Tiere diagnostiziert werden, da das Vorhandensein von Nissen oft fehlinterpretiert wird, z. B. weil es sich um leere Eier handelt. Eine Laus hat 6 Beine, keine Flügel und kann nicht springen. Eine Übertragung findet meist direkt von Kopf zu Kopf statt, u. U. auch durch ein mit Nissen besetztes Haar. Kopfläuse verlassen nicht freiwillig ihren Wirt, da sie ohne ihn nur 2 Tage überlebensfähig sind. Eine Übertragung über Gegenstände wie Kuscheltiere oder Mützen ist daher eher selten.

Kopflausbefall führt zu unangenehmem Juckreiz. Dieser ist Zeichen einer allergischen Reaktion auf den Speichel der Läuse. Bei Erstmanifestation treten Symptome daher auch erst nach 2–6 Wochen auf, beim zweiten Befall bereits nach 1–2 Tagen. Bei Nichtbehandlung sind bakterielle Superinfektionen oder sogar Anämien möglich.

Folgende Maßnahmen können eine Ausbreitung von Kopfläusen verhindern:

- Kleider, vor allem Kopfbedeckungen mit Abstand aufbewahren (z. B. in Kindergärten oder Schulen)
- Separate Haarutensilien benutzen
- Möglicherweise befallene Gegenstände über 1–2 Wochen in Plastikbeutel einsiegeln, ggf. einfrieren bei mindestens –10 °C
- Verdächtige Gegenstände bei mindestens 60 °C waschen
- Staubsaugen in Regionen, wo sich die befallene Person häufig aufhält
- Informieren naher Kontaktpersonen

Eine Anwendung von Insektengift in der Umgebung wird nicht empfohlen, da sie ineffektiv ist und Mitbewohner bzw. Haustiere schädigen kann. Von der prophylaktischen Anwendung insbesondere insektizider Präparate wird ebenfalls abgeraten. Für den Einsatz von Abwehrshampoos oder Spezialwaschmitteln liegen keine gesicherten Erkenntnisse zur Wirksamkeit vor, ebenso für Hausmittel wie Essig oder Natron, die eine Ablösung von Nissen bewirken sollen. Die Effektivität von heißer Föhnluft oder von elektrischen Kämmen ist ebenfalls nicht belegt. Nach Aufbringen von Petroleumgel, Wasser, Mayonnaise oder Spiritus sind die Tiere zunächst zwar unbeweglich, erholen sich jedoch nach einiger Zeit wieder.

Bei Kopflausbefall kann das Kämmen des nassen Haares mit einem speziellen Nissenkamm zum Erfolg führen. Der Vorgang soll alle 3–4 Tage wiederholt werden und zeigt innerhalb von 2 Wochen Heilungsquoten von 50–60 %. Die Methode wird als unterstützende Therapie empfohlen oder wenn eine herkömmlich Pharmakotherapie vermieden werden soll. Allerdings ist das Verfahren sehr zeitaufwändig und langwierig.

Im Rahmen der Selbstmedikation stehen topische Präparate wie Dimeticon, Pyrethrum, Pyrethroide oder Kokosöl zur Verfügung. Generell sollten die Präparate zweimal im Abstand von etwa einer Woche angewendet werden, da die Eier 6–9 Tage zum Schlüpfen brauchen. Der Behandlungserfolg wird wesentlich von der korrekten Anwendung der Produkte bestimmt.

Schulen und andere Gemeinschaftseinrichtungen für Kinder und Jugendliche können direkt nach der Erstbehandlung mit Fertigarzneimitteln aus der Liste der geprüften und amtlich anerkannten Entwesungsmittel und -verfahren zur Bekämpfung von Gliedertieren wieder besucht werden. Das Komplettieren der empfohlenen Behandlung an den Folgetagen wird dabei vorausgesetzt.

Folgende Fertigarzneimittel bzw. Medizinprodukte zählen zu den amtlich anerkannten Entwesungsmitteln bei Kopflausbefall:

- Jacutin® Pedicul Spray (Permethrin mit PBO)
- Infectopedicul® (Allethrin)
- Goldgeist® forte (Pyrethrum mit PBO + Diethylenglykol)
- Mosquito® Läuse-Shampoo (Kokosöl-Seife)
- NYDA® (Dimeticon)
- Jacutin® Pedicul Fluid (Permethrin)

16.1 Topische Therapeutika

16.1.1 Dimeticon

Wirkung

Dimeticon breitet sich schnell auf der Oberfläche der Läuse aus und dringt als Kriechöl in deren Atemöffnungen ein. Ob die Tiere infolge eines Sauerstoffmangels oder wegen des behinderten Ausschwitzens von Wasser absterben, ist nicht eindeutig geklärt. Anders als bei klassischen Insektiziden ist bei Dimeticon nicht mit toxischen Reaktionen oder der Entwicklung von Resistenzen zu rechnen.

Dosierung

- Das trockene Kopfhaar und die Kopfhaut vollständig benetzen und 30 Minuten einwirken lassen

Nun Haare mit einem Läusekamm sorgfältig auskämmen. Gebrauchsanweisung des jeweiligen Präparats beachten! Die Anwendung muss nach etwa neun Tagen wiederholt werden.

Pharmakokinetische Eigenschaften

Wirkungseintritt

Die Einwirkzeit ist je nach Präparat unterschiedlich und liegt zwischen 10 Minuten und etwa acht Stunden.

Metabolismus und Ausscheidung

Dimeticon wird nach topischer Applikation praktisch nicht resorbiert.

Besondere Hinweise

Die Substanz gilt als sehr gut verträglich und verursacht praktisch keine Reizungen. Die Anwendung bei Kindern <2 Jahren sowie während der Schwangerschaft und Stillzeit ist möglich.

> **Zusammenfassende Bewertung**
>
> ●●●●
>
> Dimeticon kann zur Behandlung von Kopflausbefall empfohlen werden. Die Substanz ist sehr gut wirksam und verträglich und wirkt nicht toxisch.

16.1.2 Permethrin

Wirkung

Das Pyrethroid Permethrin blockiert spannungsabhängige Natriumkanäle in den Nervenmembranen, so dass sie vom offenen Zustand nicht mehr geschlossen werden können. Das Kontaktgift ist bei allen Insektenarten wirksam, auch bei Nützlingen, und führt zum Absterben durch Neurotoxizität. Der häufige Einsatz von Permethrin hat in einigen europäischen Ländern (Frankreich, Großbritannien, Dänemark und Tschechien) bereits zu Resistenzentwicklungen geführt.

Dosierung

- 25–50 ml 0,5%ige Permethrin-Lösungen in das gewaschene, noch leicht feuchte Haar und auf die Kopfhaut einmassieren

Die Höchstdosis für Kinder von 2 Monaten bis 3 Jahren beträgt 25 ml. Nach 30–45 Minuten Einwirkzeit wird die Zubereitung mit klarem, warmem Wasser ausgewaschen. Danach sollten die Haare über mindestens drei Tage nicht mit Shampoo gewaschen werden. Die Anwendung sollte nach 8–10 Tagen wiederholt werden.

Pharmakokinetische Eigenschaften

Wirkungseintritt

Die Einwirkzeit sollte jeweils etwa 30–45 Minuten betragen.

Metabolismus und Ausscheidung

Die systemische Verfügbarkeit nach topischer Applikation liegt bei 0,3–2 %. Permethrin wird in der Leber rasch hydrolytisch gespalten. Die entstehenden pharmakologisch inaktiven Metaboliten werden überwiegend renal ausgeschieden.

Besondere Hinweise

Selten treten lokale Hautreizungen, Juckreiz, Rötung und Kontakt-Sensibilisierung auf. Die Anwendung auf großflächig erkrankter Haut sowie auf Schleimhäuten und im Augenbereich sollte unterbleiben. Die Behandlung von Säuglingen sollte ärztlich überwacht werden. Eine Anwendung während der Schwangerschaft ist nach strenger Nutzen-Risiko-Abwägung möglich. Retrospektive Studien zeigten keine Missbildungen. Bei Anwendung des Wirkstoffs während der Stillzeit sollte eine dreitägige Stillpause erwogen werden.

> **Zusammenfassende Bewertung**
>
> ●●●○
>
> Permethrin kann zur Behandlung von Kopflausbefall eingesetzt werden. Das Risiko für neurotoxische Effekte ist gering, aber im Gegensatz zu Dimeticon vorhanden. Ein Auftreten von Resistenzen ist möglich.

16.1.3 Allethrin

Wirkung

Das Pyrethroid Allethrin blockiert spannungsabhängige Natriumkanäle in den Nervenmembranen, so dass sie vom offenen Zustand nicht mehr geschlossen werden können. Das Kontaktgift ist bei allen Insektenarten wirksam, auch bei Nützlingen, und führt zum Absterben durch Neurotoxizität. Der häufige Einsatz hat in einigen europäischen Ländern (Frankreich, Großbritannien, Dänemark und Tschechien) bereits zu Resistenzentwicklungen gegen Allethrin geführt.

Dosierung

- Allethrin-Spray wird in das trockene Haar und auf die Kopfhaut aufgebracht, bis eine gleichmäßige Durchfeuchtung erreicht ist. Nach 30 Minuten Einwirkzeit wird die Zubereitung mit einem handelsüblichen Shampoo ausgewaschen.

Die Anwendung sollte nach 8–10 Tagen wiederholt werden.

Pharmakokinetische Eigenschaften

Wirkungseintritt

Die Einwirkzeit sollte jeweils etwa 30 Minuten betragen.

Metabolismus und Ausscheidung

Die systemische Verfügbarkeit nach topischer Applikation liegt bei 0,5–2,3 %. Allethrin wird in der Leber zu pharmakologisch inaktiven Metaboliten biotransformiert. Die Ausscheidung erfolgt zu etwa gleichen Teilen renal und mit den Fäzes.

Besondere Hinweise

Allethrin ist bei Kindern < 1 Jahr, Schwangeren im ersten Trimenon und Stillenden kontraindiziert. Im Tierversuch ergaben sich Hinweise auf ein Fehlbildungsrisiko. Die Substanz kann Sensibilitätsstörungen, Juckreiz, Rötungen und leichtes Brennen auslösen. Weiterhin kann es aufgrund der in Deutschland üblichen Anwendung als Spray zu Reizungen von Schleimhäuten, Übelkeit, Erbrechen, Durchfall sowie zur Auslösung eines Asthmaanfalls kommen. Daher sollte der Einsatz von Allethrin-Spray bei Patienten mit bronchopulmonalen Erkrankungen vermieden werden.

> **Zusammenfassende Bewertung**
>
> ●●●○
>
> Allethrin kann zur Behandlung von Kopflausbefall unter Beachtung der Kontraindikationen eingesetzt werden. Das Risiko für neurotoxische Effekte ist gering, aber im Gegensatz zu Dimeticon vorhanden. Ein Auftreten von Resistenzen und Nebenwirkungen ist möglich. Das mögliche Fehlbildungsrisiko sollte auch schwangeren Müttern beachtet werden, die die Behandlung durchführen.

16.1.4 Pyrethrum

Wirkung

Pyrethrum blockiert spannungsabhängige Natriumkanäle in den Nervenmembranen, so dass sie vom offenen Zustand nicht mehr geschlossen werden können. Das Kontaktgift ist bei allen Insektenarten wirksam, auch bei Nützlingen, und führt zum Absterben durch Neurotoxizität. Der häufige Einsatz von Pyrethrum hat in einigen europäischen Ländern (Frankreich, Großbritannien, Dänemark und Tschechien) bereits zu Resistenzentwicklungen geführt. 16

Dosierung

- 0,3%ige Pyrethrum-Lösungen werden auf das trockene Haar und die Kopfhaut aufgebracht, bis eine gute Durchfeuchtung erreicht ist.

Nach 30–45 Minuten Einwirkzeit wird die Zubereitung mit einem handelsüblichen Shampoo ausgewaschen. Die Anwendung sollte nach 7–10 Tagen wiederholt werden.

Pharmakokinetische Eigenschaften

Wirkungseintritt und -dauer

Die Einwirkzeit sollte jeweils 30–45 Minuten betragen.

Metabolismus und Ausscheidung

Die systemische Verfügbarkeit nach topischer Applikation ist gering. Pyrethrum wird schneller abgebaut als die synthetischen Pyrethroide Permethrin und Allethrin.

Besondere Hinweise

Pyrethrum sollte bei Säuglingen und Kleinkindern nur unter ärztlicher Aufsicht angewendet werden. Die Substanz kann lokale Reizungen, Juckreiz und Rötungen hervorrufen. Sehr selten kommt es zu Kontaktdermatitiden. Eine Anwendung während der Schwangerschaft und Stillzeit ist nach strenger Nutzen-Risiko-Abwägung möglich.

> **Zusammenfassende Bewertung**
>
> ●●●○
>
> Pyrethrum kann zur Behandlung von Kopflausbefall eingesetzt werden. Das Risiko für neurotoxische Effekte ist wegen des schnelleren Abbaus geringer als bei Permethrin oder Allethrin. Ein Auftreten von Resistenzen ist möglich.

16.1.5 Waschaktive Substanzen aus Kokosöl

Wirkung

Waschaktive Substanzen aus Kokosöl sollen bei Kopflausbefall eine Umhüllung der Parasiten bewirken und somit deren Ersticken herbeiführen. Weiterhin soll die Kittsubstanz der Nissen aufgelöst und in der Folge deren Auskämmen erleichtert werden.

Dosierung

- 3–5%ige Zubereitungen werden in Form von Sprays, Lotionen oder Shampoos auf Haar und Kopfhaut angewendet.

Die Behandlung sollte nach 8–10 Tagen wiederholt werden.

Pharmakokinetische Eigenschaften

Wirkungseintritt

Die Einwirkzeit sollte jeweils etwa 60 Minuten betragen.

Metabolismus und Ausscheidung

Zum pharmakokinetischen Verhalten von Kokosöl liegen keine Erkenntnisse vor.

Besondere Hinweise

In einer kleinen herstellerfinanzierten Studie zeigte ein Shampoo mit waschaktiven Substanzen aus Kokosöl im Vergleich zu Permethrin eine bessere Wirksamkeit. Eine Anwendung während der Schwangerschaft und Stillzeit erscheint vertretbar. In seltenen Fällen kann es zu Überempfindlichkeitsreaktionen kommen.

> **Zusammenfassende Bewertung**
>
> ●●●○
>
> Waschaktive Substanzen aus Kokosöl sind ein gut verträgliches Mittel und zur Behandlung von Kopflausbefall geeignet. Zur endgültigen Beurteilung der Wirksamkeit sind weitere kontrollierte Vergleichsuntersuchungen wünschenswert.

16.1.6 Anmerkungen

- Oxyphthirine, eine Verbindung aus Estern und Triglyceriden mit kurzkettigen Fettsäuren, soll ähnlich wie Dimeticon Kopfläuse ersticken. Ein eindeutiger Wirksamkeitsnachweis liegt bislang jedoch nicht vor.
- Lindan darf als Medikament wegen möglicher zentralnervöser Toxizität und Kanzerogenität in der Europäischen Union beim Menschen nicht mehr verwendet werden.
- Zur Wirksamkeit verschiedener Öle wie Teebaum-, Sonnenblumen- oder Anisöl sowie Ylang Ylang liegen keine aussagekräftigen Studien vor. Auch für eine prophylaktische Gabe konnte kein Nutzen nachgewiesen werden. Die Zubereitungen sollen Läuse ersticken und Nissen ablösen, können aber zu Reizungen oder Allergien führen. Anisöl kann weiterhin motorische Störungen verursachen.

16.2 Abgrenzung zu verschreibungspflichtigen Arzneimitteln und anderen ärztlichen Therapieverfahren

Bei Lausbefall sollte ein Arzt aufgesucht werden, wenn ein Präparat im Rahmen der Selbstmedikation keine Wirkung gezeigt hat. Es können mögliche Behandlungsfehler wie zu kurze Einwirkzeiten, zu sparsames Aufbringen der Zubereitung, ungleichmäßige Verteilung, zu starke Verdünnung, das Unterlassen der Wiederholungsbehandlung oder die Nichtbehandlung einer infizierten Kontaktperson aufgedeckt werden. Als Folgebehandlung nach Therapieversagen sollte der Arzt ein Präparat mit unterschiedlichem Wirkungsmechanismus auswählen, um einer möglichen Resistenzentwicklung zu begegnen. Auch hier muss zweimal im Abstand von etwa 9 Tagen behandelt werden. Säuglinge, Kleinkinder oder Schwangere sollte man ebenfalls unter ärztlicher Aufsicht behandeln. Hier sollte eine möglichst schonende und erprobte Therapieform ausgewählt werden.

Kopfläuse übertragen in unseren Breiten keine Krankheiten. Durch Kratzen kann sich jedoch die Kopfhaut entzünden und es kann zu bakteriellen Superinfektionen kommen. Diese bedürfen mitunter einer topischen oder systemischen Behandlung mit Antibiotika.

16.3 Fertigarzneimittel (exemplarische Auswahl)

Wirkstoff	Präparatebeispiele®
Allethrin	Infectopedicul
Dimeticon	NYDA
Kokosöl-Seife	Mosquito Läuse-Shampoo
Permethrin	Jacutin Pedicul
Pyrethrum	Goldgeist forte

Literatur

Ammon H, Mutschler E, Scholz H (Hrsg.). Arzneimittel Information und Beratung. 12. Akt.lfg., Wissenschaftliche Verlagsgesellschaft Stuttgart, 2013

Breckenridge CB, Holden L, Sturgess N, Weiner M, Sheets L, Sargent D, Soderlund DM, Choi JS, Symington S, Clark JM, Burr S, Ray D. Evidence for a separate mechanism of toxicity for the Type I and the Type II pyrethroid insecticides. Neurotoxicology; 30 Suppl 1:S17–31, 2009

Burgess I. Head lice, Clinical Evidence; 05:1703, 2011

Burgess I. How to advise a patient when over the counter products have failed. BMJ; 326(7401): 1257, 2003

Burgess I, Kay Katrina, Burgess Nazma A, Soya oil-based shampoo superior to 0,5 % permethrin lotion for head louse infestation. Medical Devices: Evidence and Research, March 2011

Chosidow O, Giraudeau B, Cottrell J, Izri A, Hofmann R, Mann SG, Burgess I. Oral Ivermectin versus Malathion Lotion for Difficult-to-Treat Head Lice. N Engl J Med 2010; 362:1647, 2010

Drugdex® System. Thomson Healthcare, Zugegriffen 04/2014

Fachinformationen der einzelnen Wirkstoffe

Guidelines for Treatment of Pediculosis capitis (Head lice). District Health Authority Public Health Services and Department of Health Promotion and Protection, Canada, August 2008

Gunning K, Pippitt K, Kiraly B, Sayler M. Pediculosis and scabies: treatment update, Am Fam Physician; 15/86(6):535–541, 2012

Hamacher H, Wahl MA. Selbstmedikation, 2. Aufl., Wissenschaftliche Verlagsgesellschaft Stuttgart, 2011

Hill N, Moor G, Cameron MM, Butlin A, Preston S, Williamson MS, Bass C. Single blind, randomised, comparative study of the Bug Buster kit and over the counter pediculicide treatments against head lice in the United Kingdom. BMJ; 331:384, 2005

Lebwohl M, Clark L, Levitt J. Therapy for Head Lice Based on Life Cycle, Resistance, and Safety Considerations. Pediatrics; 119(5):965–974, 2007

Robert Koch-Institut (RKI). Kopflausbefall (Pediculosis capitis). RKI-Ratgeber Infektionskrankheiten – Merkblätter für Ärzte, Berlin: Robert Koch-Institut. 2008

Roberts RJ. Head Lice. N Engl J Med; 346:1645–1650, 2002

Stutzer H. Kopfläuse – Umgang mit einer wiederauflebenden Parasitose/Eine Standortbestimmung unter evidenzbasierten Kriterien: Einfaches Mittel. Dtsch Arztebl; 103(9), 2006

Verschoyle RD, Aldridge WN. Structure-activity relationships of some pyrethroids in rats. Arch Toxicol; 45(4):325–329, 1980

17 Kopfschmerzen

Fast jeder Mensch leidet mehr oder weniger oft an akuten oder chronischen Kopfschmerzen. Sie beruhen auf der Reizung schmerzempfindlicher Regionen des Kopfes wie Schädel, Hirnhäute, Blutgefäße, Hirnnerven und oberste Spinalnerven. Die Gehirnsubstanz selbst ist nicht schmerzempfindlich. Frauen sind häufiger von Kopfschmerzen betroffen, aber auch 90 % der bis zu 12 Jahre alten Kinder haben bereits Kopfschmerzerfahrungen. Man kann in Anlehnung an die IHS (International Headache Society) vier verschiedene Formen wie Migräne (▸ Kap. 20), Spannungskopfschmerzen, medikamentös induzierte Kopfschmerzen und Cluster-Kopfschmerzen unterscheiden (◘ Tab. 17.1).

Bei primären Kopfschmerzen ist keine Ursache feststellbar. Sie lassen sich lediglich lindern, aber nicht heilen. Als Auslöser kommen z. B. Stress, Schlafmangel, Wetterwechsel oder Hormonschwankungen in Frage. Sekundäre Kopfschmerzen treten u. a. in Zusammenhang mit grippalen Infekten, Sinusitis, Hypertonie, Zahnfehlstellungen, Medikamentenmissbrauch oder auch bei Tumorerkrankungen auf. Durch erfolgreiche Behandlung der zugrunde liegenden Erkrankungen verschwinden auch die sekundären Kopfschmerzen.

Folgende Maßnahmen können manchen Patienten langfristig helfen, die Häufigkeit und die Intensität von Kopfschmerzen zu reduzieren:

- Stressmanagement
- Akupunktur
- Chiropraktische sowie osteopathische Manipulationen
- Ausdauersportarten und Muskelaufbautraining
- Regelmäßiges Essen und Flüssigkeitszufuhr
- Führen eines Kopfschmerztagebuchs

Stressmanagement, Akupunktur und Ausdauersport sind offenbar nach derzeitiger Datenlage zur Vorbeugung von Kopfschmerzen empfehlenswert. Chiropraktische sowie osteopathische Manipulationen sind insbesondere bei Spannungskopfschmerzen hilfreich. In seltenen Fällen können sie jedoch zu arterieller Dissektion, Symptomen eines Schlaganfalls oder zu Rückenmarksverletzungen führen. Auch das Führen eines Kopfschmerztagebuchs wird als sinnvoll eingeschätzt. Es konnte nicht nachgewiesen werden, dass das Vermeiden spezieller Nahrungsmittel wie Käse oder Rotwein die Inzidenz von

Tab. 17.1 Unterscheidungsmerkmale der häufigsten Kopfschmerzformen

	Migräne	Spannungskopfschmerz	Medikamenteninduzierter Kopfschmerz	Cluster-Kopfschmerz
Dauer	4–72 Stunden	Minuten bis Tage	Anhaltend	Minuten bis Stunden
Beginn	Allmählich	Allmählich	Allmählich	Plötzlich, max. Intensität nach 1–3 Minuten
Ort	Meist einseitig, kann jedoch die Seite wechseln und beidseitig werden	Beidseitig	Überwiegend beidseitig	Streng einseitig, meist hinter dem Auge
Art	Pulsierend	Dumpf drückend	Dumpf bohrend	Stechend, wehenartig
Begleitsymptome	Übelkeit und Erbrechen, Empfindlichkeit gegenüber Lärm und Licht, Aura, Seh- und Sprachstörungen	Meist keine	Selten Übelkeit, Lärm- und Lichtscheu	Auf der Schmerzseite Tränenfluss, verstopfte Nase, Augenrötung, Schwellung des Lids, Übelkeit, Lärm- und Lichtscheu
Mögliche Auslöser	Stress, Hormonschwankungen, Alkohol, Schlafrhythmus-Störungen, Nahrungsmittel	Stress, Wetter	Häufige Einnahme von Medikamenten	Unbekannt
Betroffene	Überwiegend Frauen	Frauen und Männer gleichermaßen	Überwiegend Frauen	Überwiegend Männer

Kopfschmerzen senkt. Lediglich die Reduktion des Coffein-Konsums kann u. U. sinnvoll sein. Ebenso konnte kein direkter Einfluss durch verbesserte Schlafhygiene, das Erlernen von Entspannungstechniken, kognitive Verhaltenstherapien (progressive Muskelrelaxation, autogenes Training), elektromyographisches Feedback, Massagen oder Hypnose gezeigt werden.

Wenn Maßnahmen wie Abschirmung von Geräuschen oder Licht, kühlende Umschläge o. Ä. keine Abhilfe schaffen, können zur Behandlung von Migräne oder Spannungskopfschmerz im Rahmen der Selbstmedikation Substanzen aus den Gruppen nichtopioide Analgetika oder nichtsteroidale Antirheumatika eingesetzt werden.

17.1 Nichtopioide Analgetika

17.1.1 Paracetamol

Wirkung

Paracetamol wirkt analgetisch durch Hemmung der zerebralen Prostaglandinsynthese, die periphere Prostaglandinsynthese wird hingegen kaum beeinflusst.

Dosierung

- Erwachsene und Kinder > 12 Jahre: 3–4-mal täglich 500–1 000 mg
- Kinder bis 12 Jahre: bis zu 3-mal täglich 10–15 mg/kg KG (Tagesmaximaldosis 60 mg/kg KG, das Dosierungsintervall sollte 6 h nicht unterschreiten)

Bei Leber- oder Niereninsuffizienz muss die Dosis reduziert werden.

Pharmakokinetische Eigenschaften

Wirkungseintritt und -dauer

Die Wirkung tritt innerhalb einer halben Stunde ein und hält etwa 3–4 Stunden an.

Metabolismus und Ausscheidung

Paracetamol wird im Wesentlichen in der Leber mit Glucuron- und Schwefelsäure konjugiert. In untergeordnetem Ausmaß sind CYP1A6, CYP2E3 und CYP3A4 beteiligt. Die Ausscheidung erfolgt zu 90 % renal, nur 5 % in unveränderter Form.

Nach Überdosierung kommt es zur Sättigung der Konjugationsreaktion. Durch CYP2E1 entsteht toxisches N-Acetylchinonimin, das nicht mehr in ausreichendem Maß durch eine Glutathion-Konjugation entgiftet werden kann. Es treten mitunter tödlich verlaufende Leberzellnekrosen auf.

Besondere Hinweise

Paracetamol ist vor allem zur Behandlung von Kopfschmerzen in Zusammenhang mit (fiebrigen) Erkältungen geeignet, nicht jedoch bei entzündlich bedingten Schmerzen oder Katerkopfschmerz. Bei Überschreiten der Maximaldosis sind schwere Leberschäden möglich. Nach regelmäßiger Einnahme ist das Risiko für die Entwicklung einer chronischen Niereninsuffizienz erhöht. Bei schwerer Leber- oder Niereninsuffizienz besteht eine Kontraindikation. Paracetamol kann bereits bei Säuglingen und nach entsprechender Nutzen-Risiko-Abwägung während der gesamten Schwangerschaft und Stillzeit angewendet werden.

Zusammenfassende Bewertung

●●●○

Paracetamol kann zur Behandlung von Kopfschmerzen eingesetzt werden. Die analgetische Wirkung ist etwas schwächer ausgeprägt als die von Ibuprofen. Paracetamol ist insbesondere für die Therapie von kleineren Kindern oder Schwangeren geeignet.

17.1.2 Acetylsalicylsäure

Wirkung

Acetylsalicylsäure ist ein nichtsteroidales Analgetikum mit zusätzlicher antiphlogistischer Wirkung. Der analgetische Effekt beruht auf einer irreversiblen Hemmung der Cyclooxygenase.

Dosierung

- Erwachsene und Jugendliche > 16 Jahren: 1–3-mal täglich 500–1 000 mg
- Kinder von 12–16 Jahren: 1–3-mal täglich 250–500 mg (unter ärztlicher Aufsicht, insbesondere beim Vorliegen fiebriger Erkrankungen)

Pharmakokinetische Eigenschaften

Wirkungseintritt und -dauer

Die Wirkung tritt innerhalb von 30 Minuten ein und hält 4–6 Stunden an.

Metabolismus und Ausscheidung

30–40 % der resorbierten Menge werden im Plasma und in der Leber zu Salicylsäure desacetyliert. Weiterhin entstehen Salicylursäure, Gentisinsäure, Gentisinursäure und verschiedene Glucuronide. In Abhängigkeit vom pH-Wert des Urins werden 5–35 % einer Dosis renal ausgeschieden, der verbleibende Anteil erscheint in den Fäzes.

Besondere Hinweise

Acetylsalicylsäure kann bei Erwachsenen zur Behandlung von Kopfschmerzen eingesetzt werden, bei Kindern und Jugendlichen von 12–16 Jahren nur auf ärztliche Anweisung und nur wenn andere Maßnahmen nicht wirken. Sollte es bei Kindern zu lang anhaltendem Erbrechen kommen, so kann dies ein Zeichen des lebensbedrohlichen Reye-Syndroms sein. Bei Patienten mit Asthma, Ulkus, Leber- oder Niereninsuffizienz ist Vorsicht geboten. Eine Anwendung im 1. und 2. Trimenon der Schwangerschaft ist zu vermeiden, für das letzte Trimenon besteht eine Kontraindikation. Die kurzfristige Einnahme während der Stillzeit ist vertretbar.

Zusammenfassende Bewertung

●●●○

Acetylsalicylsäure ist gut für die Behandlung von Kopfschmerzen bei Erwachsenen geeignet. Die Substanz ist sehr gut analgetisch wirksam und wird von Fachgesellschaften des deutschsprachigen Raums als Mittel der ersten Wahl empfohlen. Nebenwirkungen, insbesondere gastrointestinale, sind jedoch zu berücksichtigen. Die Anwendung bei Kindern < 16 Jahren sollte zur Sicherheit nur unter ärztlicher Aufsicht erfolgen.

17.1.3 (Propy-)Phenazon

Wirkung

Die Pyrazolon-Derivate Phenazon und Propyphenazon wirken analgetisch und antipyretisch. Ihre antiphlogistische und spasmolytische Wirkkomponente ist schwach ausgeprägt. Die Wirkung wird auf die Hemmung der Prostaglandinsynthese zurückgeführt. Weiterhin wird eine Aktivierung schmerzhemmender Neuronen im Gehirn diskutiert.

Dosierung

- Erwachsene und Jugendliche > 15 Jahre: bei Bedarf mehrmals täglich 500–1 000 mg im Abstand von mindestens 4–8 Stunden (Tagesmaximaldosis 4 000 mg)
- Kinder von 7–15 Jahren: bei Bedarf bis zu 3–4-mal täglich 250 mg (Tagesmaximaldosis 1 000 mg)

Für die Behandlung von Kopfschmerzen bei Kindern < 7 Jahren liegen keine ausreichenden Erfahrungen vor. Bei eingeschränkter Leber- oder Nierenfunktion sollte die Dosis reduziert werden.

Pharmakokinetische Eigenschaften

Wirkungseintritt und -dauer

Die Wirkung tritt innerhalb von 30 Minuten ein und hält etwa 3 Stunden an.

Metabolismus und Ausscheidung

Die Biotransformation erfolgt in der Leber zu pharmakologisch inaktiven Hydroxy-, Hydroxymethyl- und Desmethyl-Derivaten. Die Ausscheidung findet hauptsächlich in Form von Glucuronsäurekonjugaten statt.

Besondere Hinweise

Für die Behandlung mit Phenazon und Propyphenazon können Nebenwirkungen wie Blutbildveränderungen, ähnlich wie bei Metamizol, nicht ausgeschlossen werden. Eine Anwendung während der Schwangerschaft und der Stillzeit sollte unterbleiben.

Zusammenfassende Bewertung

●●○○

Phenazon und Propyphenazon werden zwar schon lange zur Schmerzbehandlung eingesetzt, zur Beurteilung ihrer Wirksamkeit liegen jedoch keine ausreichenden Untersuchungen vor. Relevante Nebenwirkungen sind nicht auszuschließen. Fachgesellschaften empfehlen den Einsatz bei Spannungskopfschmerzen aufgrund der aktuellen Evidenzlage nur in Einzelfällen.

17.2 NSAIDs

17.2.1 Ibuprofen

Wirkung

Ibuprofen ist ein nichtsteroidales Antirheumatikum und hemmt unselektiv die Cyclooxygenase. Die Substanz reduziert entzündlich bedingte Schmerzen, Schwellungen und Fieber.

Dosierung

- Erwachsene: 1–4-mal täglich 200–400 mg
- Kinder > 6 Monate peroral: 1–3-mal täglich 7–10 mg/kg KG (Tagesmaximaldosis 30 mg/kg KG)

17

- Kinder > 3 Monate mit mindestens 6,0 kg Körpergewicht rektal: 20–30 mg/kg KG, verteilt auf 3 bis 4 Einzeldosen

Pharmakokinetische Eigenschaften

Wirkungseintritt

Die Wirkung tritt innerhalb von 15 Minuten ein.

Metabolismus und Ausscheidung

Die Substanz wird in der Leber mittels CYP2C9 biotransformiert und glucuronidiert. Die Ausscheidung erfolgt fast ausschließlich renal, nur 1 % in unveränderter Form.

Besondere Hinweise

Die Toxizität bei akuten Vergiftungen mit Ibuprofen ist wesentlich geringer als bei Acetylsalicylsäure und Paracetamol, bei höherer Wirkstärke und schnellerem Wirkungseintritt. Für die Behandlung von Kindern < 3 bzw. 6 Monaten (rektale bzw. perorale Gabe) und die Einnahme im letzten Trimenon der Schwangerschaft besteht eine Kontraindikation. Eine Anwendung im 1. und 2. Trimenon ist unter strenger Nutzen-Risiko-Abwägung möglich. Auch die kurzfristige Einnahme während der Stillzeit ist vertretbar.

Zusammenfassende Bewertung

●●●●

Ibuprofen kann zur Behandlung von Kopfschmerzen empfohlen werden. Die Substanz ist bei guter Verträglichkeit sehr gut und sehr schnell wirksam, sie wird von Fachgesellschaften des deutschsprachigen Raums als Mittel der ersten Wahl empfohlen. Ibuprofen ist auch bei Stillenden und Kindern > 3 bzw. 6 Monaten einsetzbar.

17.2.2 Diclofenac

Wirkung

Diclofenac ist ein nichtsteroidales Analgetikum mit antiphlogistischen, analgetischen und antipyretischen Eigenschaften. Die Wirkung beruht in erster Linie auf einer Hemmung der Prostaglandinsynthese. Prostaglandine sind maßgeblich an der Entstehung von Schmerzen, Entzündungen und Fieber beteiligt.

Dosierung

- Erwachsene und Jugendliche > 14 Jahre: initial 12,5–25 mg (berechnet als Diclofenac-Kalium), danach bei Bedarf im Abstand von 4–6 Stunden bis zu 75 mg innerhalb von 24 Stunden

Die Einnahme im Rahmen der Selbstmedikation sollte bei Schmerzen nur kurzfristig über maximal 4 Tage erfolgen, bei Fieber über maximal 3 Tage.

Pharmakokinetische Eigenschaften

Wirkungseintritt

Die Wirkung tritt innerhalb von 30 Minuten ein.

Metabolismus und Ausscheidung

Die Biotransformation von Diclofenac erfolgt durch Hydroxylierung, Methoxylierung sowie durch Konjugation mit Glucuron- und Schwefelsäure. Die Ausscheidung findet zu 65 % renal statt, überwiegend in Form von Metaboliten. Der verbleibende Anteil wird in den Fäzes wiedergefunden.

Besondere Hinweise

Kinder und Jugendliche < 14 Jahren sollten im Rahmen der Selbstmedikation nicht mit Diclofenac behandelt werden. Die Substanz ist zwar prinzipiell auch zur Behandlung von Schmerzen und Fieber geeignet, aufgrund ihrer starken antiphlogistischen Wirkung steht jedoch ihr Einsatz bei entzündlichen Zuständen, z. B. bei Gelenkschmerzen, im Vordergrund. Bei Patienten mit Neigung zu gastrointestinalen Blutungen oder Ulkusleiden sowie bei Herz-, Leber- oder Niereninsuffizienz sollte Diclofenac nicht angewendet werden. Ebenso nicht während des 1. und 3. Trimenons der Schwangerschaft sowie während der Stillzeit. Wegen eines offenbar erhöhten Risikos für arterielle thrombotische Ereignisse ist die Substanz bei Herzinsuffizienz (NYHA II-IV), ischämischer Herzerkrankung, peripheren Arterienerkrankungen und zerebrovaskulären Erkrankungen kontraindiziert. Generell sollte man nur die niedrigste wirksame Dosis über den kürzesten zur Symptomkontrolle erforderlichen Zeitraum einsetzen.

> **Zusammenfassende Bewertung**
>
> ●●○○
>
> Diclofenac ist prinzipiell zur Behandlung von Kopfschmerzen geeignet und zeigt auch schnelle Wirksamkeit. Zu berücksichtigen sind jedoch die gastrointestinalen Nebenwirkungen und die neu hinzugekommenen Kontraindikationen.

17

17.2.3 Naproxen

Wirkung

Das NSAID Naproxen bewirkt eine Hemmung der Prostaglandinsynthese und reduziert in der Folge Schmerzen, Entzündungen sowie Fieber. Die Substanz ist ein reversibler Hemmstoff der Thrombozytenaggregation.

Dosierung

- Erwachsene und Jugendliche > 12 Jahre: initial 200–400 mg, nach 8–12 Stunden bei Bedarf weitere 200 mg (Tagesmaximaldosis 600 mg, bei eingeschränkter Nierenfunktion 400 mg)

Im Rahmen der Selbstmedikation sollte die Behandlung nicht länger als 4 Tage erfolgen.

Pharmakokinetische Eigenschaften

Wirkungseintritt und -dauer

Die Wirkung tritt innerhalb von 30–60 Minuten ein und hält etwa 12 Stunden an.

Metabolismus und Ausscheidung

Nach hepatischer Biotransformation entstehen die pharmakologisch inaktiven Hauptmetaboliten 6-Desmethylnaproxen und das Naproxen-Glucuronid. Die Ausscheidung erfolgt zu mehr als 95 % renal.

Besondere Hinweise

Naproxen ist zur Behandlung von Kopfschmerzen geeignet. Kinder und Jugendliche < 12 Jahren sollten im Rahmen der Selbstmedikation nicht therapiert werden. Bei Patienten mit Neigung zu gastrointestinalen Blutungen oder Ulkusleiden sowie bei schwerer Herz-, Leber- oder Niereninsuffizienz sollte Naproxen nicht angewendet werden. Ebenso nicht während des 3. Trimenons der Schwangerschaft. Während des 1. Trimenons ist eine strenge Indikationsstellung erforderlich. Die Applikation während der Stillzeit sollte vorsichtshalber unterbleiben.

Zusammenfassende Bewertung

●●○○

Naproxen kann bei Erwachsenen zur Behandlung von Kopfschmerzen eingesetzt werden. Kontrollierte randomisierte Studien liegen noch nicht in ausreichendem Maß vor, daher wird die Substanz von den entsprechenden Fachgesellschaften nicht als Mittel der Wahl empfohlen. Es existieren jedoch Hinweise auf gute Wirksamkeit und Verträglichkeit. Das kardiovaskuläre Risiko ist geringer als bei anderen NSAIDs, das Risiko für gastrointestinale Störungen etwas höher.

17.3 Anmerkungen

- Die zusätzliche Einnahme von Coffein (≥ 100 mg) zur Standarddosis eines Analgetikums kann eine signifikante Steigerung der analgetischen Wirksamkeit bewirken. Eine erhöhte Gefahr einer missbräuchlichen Anwendung von Schmerzmitteln durch Coffein konnte bislang nicht belegt werden.
- Kombinationspräparate bewirken keine relevante Steigerung der Wirksamkeit eines Schmerzmittels im Vergleich zu den Einzelsubstanzen.
- Wenn Schmerzmittel über längere Zeit oder immer wieder eingenommen werden, besteht die Gefahr eines Dauerkopfschmerzes. Die Schmerzschwelle des Gehirns sinkt ab und führt somit zu einer Überempfindlichkeit des Schmerzsystems.
- Pfefferminzöl kann äußerlich auf die Schläfen aufgetragen werden. Die Medikation ist möglicherweise hilfreich. Qualitativ hochwertige Studien sind jedoch zur Bewertung der Wirksamkeit wünschenswert.
- Der Zusatz von Vitamin C zur Standarddosis eines Analgetikums ist weder schädlich noch hilfreich, eine bessere Magenverträglichkeit wird nicht erreicht.

17.4 Abgrenzung zu verschreibungspflichtigen Arzneimitteln und anderen ärztlichen Therapieverfahren

Wenn Kopfschmerzen sehr schnell an Intensität gewinnen, innerhalb von drei Tagen nicht verschwinden, sich im längeren Verlauf verstärken oder öfter als 10 Tage im Monat eine Schmerzmitteleinnahme erforderlich ist, sollte ein Arzt aufgesucht werden. Auch wenn starke Schmerzen erstmalig auftreten, weitere Symptome wie z. B. Gleichgewichtsstörungen hinzukommen oder die Ursache unerklärlich ist, sollte ärztliche Hilfe in Anspruch genommen werden. Es ist zum Beispiel abzuklären, ob Fehlsichtigkeit, Glaukomanfälle, Trigeminusneuralgien, Wirbelsäulenprobleme oder schwerwiegendere Erkrankungen wie eine TIA, Menigitiden, Subarachnoidalblutungen oder Gehirntumoren zugrunde liegen. Sinusitiden müssen ggf. antibiotisch behandelt werden.

Bei starken, chronischen Spannungskopfschmerzen kann eine Therapie mit Antidepressiva wie Amitriptylin oder Mirtazapin angezeigt sein. Bei zeitlichem Zusammenhang mit einem Trauma (z. B. Sturz) muss eine Gehirnerschütterung in Erwägung gezogen werden. Das Vorliegen einer neurologischen Erkrankung sollte durch entsprechende Untersuchungsmethoden ausgeschlossen werden.

Bei Patienten mit Analgetika-Kopfschmerz ist der abrupte Entzug der Medikation Maßnahme der Wahl. Der Entzug sollte multidisziplinär durch Neurologen/Schmerztherapeuten und Psychologen erfolgen. Naturgemäß kommt es initial zu einer Verschlechterung der Symptome. Meist tritt jedoch innerhalb von 14 Tagen Schmerzfreiheit ein. Die Dauer der Entzugssymptome ist abhängig von der betreffenden Medikation. Durch Applikation von z. B. Glucocorticoiden können sie gemildert werden.

Zur Behandlung von Clusterkopfschmerzen werden Triptane eingesetzt. Zur Vorbeugung von Clusterkopfschmerzen zeigten sich Verapamil, Lithium und Glucocorticoide in Studien effektiv. Die Wirksamkeit einer hyperbaren Sauerstofftherapie oder der intranasalen Gabe von Lidocain konnte bislang nicht eindeutig nachgewiesen werden.

17

17.5 Fertigarzneimittel (exemplarische Auswahl)

Wirkstoff	Präparatebeispiele®
Acetylsalicylsäure	Aspirin, Togal ASS 400 mg Tabletten, Acesal, Boxazin plus C, Godamed 500
Diclofenac	Diclofenac Kalium AL, Diclofenac Kalium STADA, Diclofenac-ratiopharm Schmerztabletten
Ibuprofen	Dolormin für Kinder, Ibudolor, Nurofen, Aktren, ibudolor
Naproxen	Togal Naproxen, Naproxen Schwörer, Aleve
Paracetamol	Benuron, Paracetamol AL, Paracetamol-ratiopharm, Captin, Thomapyrin, Vivimed N gegen Fieber und Kopfschmerzen
Phenazon	Eu-Med

Literatur

Alberti A. Headache and sleep. Sleep Med Rev; 10(6):431–7, 2006

Ammon H, Mutschler E, Scholz H (Hrsg.). Arzneimittel Information und Beratung. 12. Akt.lfg., Wissenschaftliche Verlagsgesellschaft Stuttgart, 2013

Bach PH, Berndt WO, Delzell E, Dubach U, Finn WF, Fox JM, Hess R, Michielsen P, Sandler DP, Trump B, Williams G. A safety assessment of fixed combinations of acetaminophen and acetylsalicylic acid, coformulated with caffeine. Ren Fail; 20(6):749–762, 1989

Barloese M, Jennum P, Knudsen S, Jensen R. Cluster headache and sleep, is there a connection? A review, Cephalalgia; 32(6):481–491, 2012

Coxib and traditional NSAID Trialists' (CNT) Collaboration. Vascular and upper gastrointestinal effects of non-steroidal anti-inflammatory drugs: meta-analyses of individual participant data from randomised trials, Lancet; 382/9894:769–779, 2013

David W, Dodick MD. Chronic Daily Headache. N Engl J Med; 354:158–165, 2006

Derry CJ, Derry S, Moore RA. Caffeine as an analgesic adjuvant for acute pain in adults, Cochrane Database of Systematic Reviews, Issuee 3, 2012

Drugdex® System. Thomson Healthcare, Zugegriffen 04/2014

Fachinformationen der einzelnen Wirkstoffe

Griffin MR. High-dose non-steroidal anti-inflammatories: painful choices, Lancet; 382/9894:746–748, 2013

Haag G, Diener HC, May A, Meyer C, Morck H, Straube A, Wessely P, Evers S. Self-medication of migraine and tension-type headache: summary of the evidence-based recommendations of the Deutsche Migräne und Kopfschmerzgesellschaft (DMKG), the Deutsche Gesellschaft für Neurologie (DGN), the Österreichische Kopfschmerzgesellschaft (ÖKSG) and the Schweizerische Kopfwehgesellschaft (SKG), J Headache Pain; 12(2):201–17, 2011

Hamacher H, Wahl MA. Selbstmedikation, 2. Aufl., Wissenschaftliche Verlagsgesellschaft Stuttgart, 2011

Headache, Guideline commissioned by the National Institute for Health and Clinical Excellence (NICE), 2012

Krishnan A, Silver N. Headache (chronic tension-type), Clinical Evidence; 07:1205, 2009

Law S, Derry S, Moore RA. Triptans for acute cluster headache, Cochrane Database of Systematic Reviews, Issue 4, 2010

Lewis DW. Headaches in children and adolescents. Am Fam Physician; 15/65(4):625–32, 2002

Linde K, Allais G, Brinkhaus B, Manheimer E, Vickers A, White AR. Acupuncture for tension-type headache, Cochrane Database of Systematic Reviews, Issue 4, 2009

Matharu M. Cluster headache, Clinical Evidence; 02:1212, 2010

Ramacciotti AS, Soares B, Atallah AN. Dipyrone for acute primary headaches, Cochrane Database of Systematic Reviews, Issue 1, 2009

S1-Leitlinie Clusterkopfschmerz und trigeminoautonome Kopfschmerzen, AWMF-Registernr. 030/036; 2012

S1-Leitlinie Kopfschmerz, Diagnostik und apparative Zusatzuntersuchungen, AWMF-Registernr. 030/110, 2012

S1-Leitlinie Kopfschmerz bei Medikamentenübergebrauch, AWMF-Registernr. 030/131; 2008

S1-Leitlinie Spannungskopfschmerz, episodischer und chronischer und andere chronische tägliche Kopfschmerzen; AWMF-Registernr. 030/077; 2012

S2-Leitlinie Therapie idiopathischer Kopfschmerzen im Kindes- und Jugendalter; AWMF-Registernr. 062/004; 2009

S2-Leitlinie Behandlung der Migräne und ideopathischer Kopfschmerzsyndrome in der Schwangerschaft und Stillzeit; AWMF-Registernr. 062/005; 2009

Scottish Intercollegiate Guidelines Network; Diagnosis and management of headache in adults. A national clinical guideline, 2008

18 Lippenherpes

Lippenherpes (Herpes labialis) ist eine Erkrankung, die durch das Herpes-simplex-Virus Typ 1 ausgelöst wird. Über 90 % der Bevölkerung sind durchseucht. Die meisten Ausbrüche von Herpes simplex sind unkompliziert und heilen von alleine wieder ab. Sie werden jedoch von den Betroffenen als beträchtliche kosmetische Beeinträchtigung wahrgenommen.

Eine Erstinfektion erfolgt meist im Kindesalter und verläuft in der Regel symptomlos. Die Viren dringen durch Tröpfchen- oder Schmierinfektion z. B. beim Küssen durch kleine Hautverletzungen oder durch die Schleimhaut ein. Erstmanifestationen verlaufen meist schwerer als Rezidive und dauern auch länger an. Erste Anzeichen sind Spannungsgefühl in der Lippe, Kribbeln und Juckreiz. Innerhalb von einigen Stunden bis Tagen bilden sich kleine Bläschen, die zuerst mit Flüssigkeit und später mit Eiter gefüllt sind. Nach dem Aufplatzen entstehen schmerzhafte Wundflächen, die verkrusten und innerhalb von 7–10 Tagen meist ohne Narbenbildung abheilen. Betroffen sind zunächst die Lippen, eine Ausbreitung auf alle Bereiche der Haut oder der Schleimhäute ist jedoch möglich, oft begleitet durch Fieber und ein Anschwellen der Lymphknoten. Falls eine Erstmanifestation im Kindesalter stattfindet, sind die Verläufe häufig schwer und gehen mit hohem Fieber, Kopfschmerzen und allgemeinem Krankheitsgefühl einher. Ein Befall mit Herpes-simplex-Virus Typ 1 ist nicht heilbar. Außerhalb der Akutphasen verbleibt das Virus zurückgezogen im Ganglion trigeminale oder sacrale. Stress, Schlafmangel, starke UV-Strahlung, fiebrige Erkrankungen, hormonelle Schwankungen (z. B. Menstruation bzw. Schwangerschaft) oder anderweitige Schwächungen des körpereigenen Immunsystems können zur erneuten Auslösung der Symptome führen. 30 % der Infektionen sind rekurrent, bei 1 % der Betroffenen tritt Lippenherpes etwa einmal im Monat auf. Allgemeine Maßnahmen zur Stärkung des Immunsystems wie gesunde Ernährung oder ausreichend Schlaf sind möglicherweise langfristig hilfreich, ein entsprechender Nachweis aus kontrollierten Untersuchungen liegt allerdings nicht vor. Ob die Anwendung eines Sonnenschutzes hilft, das Wiederaufflammen der Erkrankung zu vermeiden, konnte nicht eindeutig nachgewiesen werden. Um eine Ansteckung anderer, insbesondere von Säuglingen, zu vermeiden, sollte bei akutem Ausschlag kein Küssen auf Mund oder Wangen stattfinden. Der Infizierte sollte sein Essgeschirr mit niemandem teilen. Um Komplikationen wie z. B. eine Beteiligung des Auges zu vermeiden, sollten die entzündeten Stellen nicht berührt oder nach einer Berührung die Hände gewaschen werden.

Im Rahmen der Selbstmedikation stehen topische Zubereitungen mit den Nukleosid-Analoga Aciclovir und Penciclovir sowie mit Docosanol, Melissenblätter-Extrakt oder Zink zur Verfügung. Diese Medikamente sind nur wirksam, wenn man sofort bei ersten Anzeichen konsequent behandelt.

18.1 Topische Therapeutika

18.1.1 Aciclovir

Wirkung

Das Prodrug Aciclovir wird nach Penetration in eine mit Herpes-simplex- oder Varicella-zoster-Viren infizierte Zelle durch die viruseigene Thymidinkinase in die phosphorylierte Wirkform umgewandelt. Aciclovir-Triphosphat besitzt eine 10–30-mal stärkere Affinität zur Virus-DNA-Polymerase als zur Polymerase der Wirtszellen und hemmt somit selektiv die Aktivität des viralen Enzyms. Die Virus-DNA-Polymerase baut darüber hinaus Aciclovir in die virale DNA ein, wodurch ein Kettenabbruch bei der Replikation erfolgt. Aciclovir ist in vitro sehr gut wirksam gegen Herpes-simplex-Virus Typ I und II sowie gegen Varicella-zoster-Virus und gut wirksam gegen Epstein-Barr-Virus. Das Zytomegalie-Virus ist teilweise empfindlich bis resistent.

Dosierung

- 5%ige Zubereitungen bereits beim ersten Auftreten von Symptomen 5-mal täglich, am besten mit einem Wattestäbchen, ansonsten mit sauberen Fingern auf die betroffene Stelle und angrenzende Regionen auftragen. Die Hände sollten nach Berührung mit den Bläschen gut gereinigt werden.

Pharmakokinetische Eigenschaften

Erforderliche Therapiedauer

Die Behandlung dauert 5–10 Tage. Eine Anwendung wird bereits bei ersten Anzeichen sowie vor und während der Bläschenphase empfohlen. Wenn bereits das Krustenstadium erreicht ist, ist die topische Applikation von Aciclovir nicht mehr sinnvoll.

Metabolismus und Ausscheidung

Die systemische Verfügbarkeit von Aciclovir liegt im Bereich von 0,1 %. Die Ausscheidung der resorbierten Menge erfolgt fast ausschließlich renal.

Besondere Hinweise

Topisch appliziertes Aciclovir bewirkt auch bei frühzeitiger Anwendung eine nur geringfügige Verkürzung der Erkrankungsdauer. Die Heilungszeit betrug in einer größeren kontrollierten Studie 6,8 Tage für topisches Aciclovir und 7,4 Tage für Placebo. Andere Studien zeigten eine Krankheitsverkürzung in ähnlichem Umfang. Die Reduktion auftretender Schmerzen ist ebenfalls nur gering. Die Wirksamkeit zur prophylaktischen Anwendung von Aciclovir bei Lippenherpes ist nicht eindeutig belegt. Die Krankheitsursache wird durch die Behandlung nicht behoben. Aciclovir kann Rötungen und Juckreiz verursachen. Das Auftragen auf Schleimhäute ist wegen möglicher starker Reizerscheinungen zu vermeiden. Eine Anwendung während der Schwangerschaft und der Stillzeit ist nach strenger Nutzen-Risiko-Abwägung vertretbar.

Zusammenfassende Bewertung

●●○○

Aciclovir kann zur Behandlung von Lippenherpes nur eingeschränkt empfohlen werden. Der Verlauf der Erkrankung wurde in randomisierten klinischen Studien hinsichtlich der Abheilungszeit nur marginal beeinflusst. Die Schmerzdauer wurde im Vergleich zu Placebo praktisch nicht verändert.

18.1.2 Penciclovir

Wirkung

Das Prodrug Penciclovir wird nach Penetration in eine mit Herpes-simplex- oder Varicella-zoster-Viren infizierte Zelle durch die viruseigene Thymidinkinase in die phosphorylierte Wirkform umgewandelt. Penciclovir-Triphosphat besitzt eine 10–30-mal stärkere Affinität zur Virus-DNA-Polymerase als zur Polymerase der Wirtszellen und hemmt somit selektiv die Aktivität des viralen Enzyms. Die Virus-DNA-Polymerase baut darüber hinaus Penciclovir in die virale DNA ein, wodurch ein Kettenabbruch bei der Replikation erfolgt. Penciclovir ist in vitro sehr gut wirksam gegen Herpes-simplex-Virus Typ I und II sowie gegen Varicella-zoster-Virus und gut wirksam gegen Epstein-Barr-Virus. Das Zytomegalie-Virus ist teilweise empfindlich bis resistent.

Dosierung

- Erwachsene und Kinder > 12 Jahre: 1%ige Zubereitungen bereits beim ersten Auftreten von Symptomen alle zwei Stunden mit einem Wattestäbchen oder sauberen Fingern auf die betroffene Stelle und angrenzende Regionen auftragen. Die Hände sollten nach Berührung mit den Bläschen gut gereinigt werden.

Pharmakokinetische Eigenschaften

Erforderliche Therapiedauer

Die Behandlung dauert 4–5 Tage. Eine Anwendung wird bereits bei ersten Anzeichen sowie vor und während der Bläschenphase empfohlen. Wenn bereits das Krustenstadium erreicht ist, ist die topische Applikation von Penciclovir nicht mehr sinnvoll.

Metabolismus und Ausscheidung

Penciclovir wird nach topischer Applikation praktisch nicht systemisch aufgenommen. Die Ausscheidung der resorbierten Menge erfolgt in unveränderter Form fast ausschließlich renal.

Besondere Hinweise

Topisch appliziertes Penciclovir bewirkt auch bei frühzeitiger Anwendung eine nur geringfügige Verkürzung der Erkrankungsdauer. Die Reduktion auftretender Schmerzen ist geringfügig besser als bei Anwendung von Aciclovir. Die Zeit bis zur Schmerzfreiheit betrug in einer größeren kontrollierten Studie 3,5 Tage für topisches Penciclovir und 4,1 Tage für Placebo. Andere Studien zeigten ähnliche Ergebnisse. Die Wirksamkeit zur prophylaktischen Anwendung von Penciclovir bei Lippenherpes ist nicht eindeutig belegt. Die Krankheitsursache wird durch die Behandlung nicht behoben. Die Substanz kann Brennen, Stechen und Taubheitsgefühl verursachen. Das Auftragen auf Schleimhäute ist wegen möglicher starker Reizerscheinungen zu vermeiden. Eine Anwendung während der Schwangerschaft und der Stillzeit ist nach strenger Nutzen-Risiko-Abwägung unter Aufsicht eines Arztes möglich. Kinder < 12 Jahren dürfen Penciclovir wegen fehlender Erfahrung nicht verwenden. Immunsupprimierten Patienten sollte ein Arztbesuch angeraten werden, um die Notwendigkeit einer oralen Therapie abzuklären.

Zusammenfassende Bewertung

●●○○

Penciclovir kann zur Behandlung von Lippenherpes nur eingeschränkt empfohlen werden. Der Verlauf der Erkrankung wurde in randomisierten klinischen Studien nur marginal beeinflusst, sowohl hinsichtlich der Abheilungszeit als auch der Begleitsymptome. Die Schmerzhemmung scheint geringfügig besser als durch Aciclovir.

18.1.3 Docosanol

Wirkung

Docosanol wird ebenso wie sein Hauptmetabolit Docosansäure in menschliche Zellmembranen eingebaut. In vitro beeinflusst die Substanz die Fusion zwischen lipidumhüllten Viren wie den Herpesviren und der Plasmamembran und soll so die intrazelluläre Aufnahme und Replikation verhindern. Gegen Viren ohne Hülle wirkt Docosanol nicht. Im Tierversuch wurden weiterhin antientzündliche Eigenschaften nachgewiesen.

Dosierung

- Erwachsene und Kinder > 12 Jahre: beim ersten Auftreten von Symptomen 5-mal täglich auf die betroffene Stelle und angrenzende Regionen auftragen

Pharmakokinetische Eigenschaften

Erforderliche Therapiedauer

Die Behandlung dauert normalerweise 4–10 Tage.

Metabolismus und Ausscheidung

Nach topischer Applikation bleiben die Plasmaspiegel unterhalb der Nachweisgrenze. Auch aus dem Gastrointestinaltrakt wird der Wirkstoff nach einmaliger peroraler Einnahme praktisch nicht resorbiert.

Besondere Hinweise

Topisch appliziertes Docosanol bewirkt auch bei frühzeitiger Anwendung eine nur marginale Verkürzung der Erkrankungsdauer. Die mittlere Zeit bis zur Heilung beträgt unter Docosanol 4,1 Tage gegenüber 4,8 Tagen unter Placebo. Gleiches gilt für die Begleitsymptome wie Schmerzen, Kribbeln oder Brennen, die etwa einen halben Tag früher nachlassen. Für die Behandlung von Kindern < 12 Jahren sowie von immunsupprimierten Patienten besteht wegen fehlender Erfahrung eine Kontraindikation. Die Anwendung während der Schwangerschaft und der Stillzeit erscheint vertretbar.

Zusammenfassende Bewertung

●●○○

Docosanol kann zur Behandlung von Lippenherpes nur eingeschränkt empfohlen werden. Es liegen nur wenige Untersuchungen vor. Der Verlauf der Erkrankung wird offenbar nur wenig beeinflusst.

18.1.4 Melissenblätter-Extrakt

Wirkung

Wässrige Extrakte aus Melissenblättern enthalten Rosmarinsäure, die insbesondere gegen Herpes-simplex-Viren einen virustatischen Effekt zeigt. Weiterhin wurden auch Wirkungen gegen Bakterien und Pilze nachgewiesen.

Dosierung

- 1%ige Zubereitungen bereits beim ersten Auftreten von Symptomen 2–4-mal täglich auf die betroffenen Stellen und angrenzende Regionen mit einem Wattestäbchen oder sauberen Fingern auftragen

Pharmakokinetische Eigenschaften

Erforderliche Therapiedauer

Die Behandlung dauert normalerweise 4–10 Tage.

Metabolismus und Ausscheidung

Zum pharmakokinetischen Verhalten von Melissenextrakt liegen keine Erkenntnisse vor.

Besondere Hinweise

Die virustatische Wirkung von Melissenextrakt bei Herpes labialis wurde zwar in kleineren klinischen Untersuchungen belegt. Der Verlauf der Erkrankung wird jedoch kaum beeinflusst, weder hinsichtlich der Abheilungszeit noch der Begleitsymptome. Beim Auftragen von Melissenextrakten sind allergische Reaktionen möglich. Zur Behandlung von Kleinkindern liegen keine Erfahrungen vor.

Zusammenfassende Bewertung

●●○○

Melissenblätter-Extrakt kann zur Behandlung von Lippenherpes nur eingeschränkt empfohlen werden. Es liegen nur wenige kleinere Untersuchungen vor. Der Verlauf der Erkrankung wird nach derzeitiger Studienlage kaum beeinflusst.

18.1.5 Zink (topisch)

Wirkung

Topisch applizierte Zinkionen wirken adstringierend, kühlend, entzündungshemmend und wundheilungsfördernd. Weiterhin dienen sie zur Abschirmung von UV-Strahlung. Für Zinksulfat wurde eine schwache virustatische und antibakterielle Wirksamkeit bestätigt. Als Wirkungsmechanismus wird eine Hemmung der Virusadsorption und -penetration an bzw. in die Wirtszelle postuliert.

Dosierung

- Zubereitungen bereits beim ersten Auftreten von Symptomen bis zu 4-mal täglich auf die betroffenen Stellen und angrenzende Regionen mit einem Wattestäbchen oder sauberen Fingern auftragen

Pharmakokinetische Eigenschaften

Erforderliche Therapiedauer

Die Behandlung dauert normalerweise 4–10 Tage.

Metabolismus und Ausscheidung

Zum pharmakokinetischen Verhalten topisch applizierter Zinkionen liegen keine Erkenntnisse vor.

Besondere Hinweise

Die Wirksamkeit topischer Zubereitungen mit Zinkionen bei Herpes labialis wurde nicht ausreichend belegt. Auch nicht bei prophylaktischem Auftragen als Sonnenschutz. Es können Spannungsgefühle auftreten, bestehende Hautreizungen können verstärkt werden.

Zusammenfassende Bewertung

●●○○

Topische Zubereitungen mit Zinkionen können zur Anwendung bei Herpes labialis nur eingeschränkt empfohlen werden, da ihre Wirksamkeit nicht ausreichend durch kontrollierte Studien belegt ist. Zusätzlich können Hautreizungen auftreten.

18

18.1.6 Anmerkungen

- Zur Anwendung topischer Zubereitungen mit Heparin liegen keine für eine Beurteilung verwertbaren Erkenntnisse vor.
- Auch zur Anwendung wirkstofffreier Hydrokolloid-Pflaster, die ein Feuchtigkeitspolster über den Herpesbläschen erzeugen, liegen keine ausreichenden Erkenntnisse vor. Positiv zu vermerken sind der Schutz vor Sekundärinfektionen – allerdings kann es auch zu bakteriellen Superinfektionen unter dem Pflaster kommen –, Verhinderung der Virusverbreitung, Vorbeugung der Schorfbildung und die kosmetische Abdeckung.
- Bei starken Schmerzen können topische Lokalanästhetika wie Tetracain oder systemische nichtopioide Analgetika bzw. NSAIDs angewendet werden (▸Kap. 17, Kopfschmerzen).
- Eine Kombination aus Aciclovir und Hydrocortison zeigte eine bessere Wirksamkeit als Aciclovir allein, allerdings ist in Deutschland kein Fertigarzneimittel mit dieser fixen Kombination im Handel.

18.2 Abgrenzung zu verschreibungspflichtigen Arzneimitteln und anderen ärztlichen Therapieverfahren

Bei erstmaligem Auftreten von Lippenherpes sowie bei Befall von Säuglingen, Kleinkindern, Schwangeren und bei Personen mit geschwächtem Immunsystem sollte ein Arzt aufgesucht werden. Dies gilt auch bei starker Eiterbildung, großer Ausbreitung des Ausschlages, Infektionen am Auge und wenn nach 7–10 Tagen Selbstmedikation keine deutliche Besserung eingetreten ist.

Der Arzt kann ggf. eine systemische Behandlung mit Nukleosid-Analoga wie Aciclovir, Famciclovir oder Valaciclovir einleiten. Diese Substanzen sind vergleichbar gut wirksam, Valaciclovir verursacht jedoch etwas häufiger Kopfschmerzen. Die systemische antivirale Therapie ist bei frühzeitiger Anwendung effektiver als die topische. Die Dauer der akuten Erkrankung wird etwas verkürzt und die Schmerzen vermindert. Vor allem bei Säuglingen mit noch nicht vollständig ausgebildeter Blut-Hirn-Schranke besteht ohne systemische Therapie die Gefahr einer lebensbedrohlichen Enzephalitis. Auch ein Übergreifen auf andere Organe wie Lunge, Leber, oder Nieren kann somit vermieden werden. Bei immungeschwächten Patienten kann zur Vermeidung oder Abmilderung von Rezidiven eine prophylaktische systemische Therapie hilfreich sein. Über den genauen Einnahmezeitpunkt und die Dauer der Behandlung existieren jedoch unterschiedliche Ansichten.

Alternativ zu einer systemischen Therapie stehen zur topischen Behandlung unter ärztlicher Aufsicht auch Zubereitungen mit Foscarnet zur Verfügung. Diese Substanz hemmt reversibel die viralen DNA-Polymerasen und reversen Transkriptasen und verhindert somit die Virusvermehrung. Eine weitere Möglichkeit ist die zusätzlich topische Behandlung mit Glucocorticoiden zu topischen oder systemischen Nukleosid-Analoga. In einer klinischen Studie wurde hierdurch eine Verbesserung der Entzündungssymptome nachgewiesen.

In der Zukunft könnten zur Behandlung von Herpes-simplex-Typ-1-Infektionen neuere Substanzen wie Toll-Like-Rezeptorantagonisten oder Inhibitoren der viralen Nukleosid-Reduktase an Bedeutung erlangen.

18.3 Fertigarzneimittel (exemplarische Auswahl)

Wirkstoff	Präparatebeispiele®
Aciclovir	Aciclostad, ACIC, Zovirax
Docosanol	Muxan
Melissenblätter-Extrakt	Lomaherpan
Penciclovir	Fenistil Pencivir bei Lippenherpes
Zink (topisch)	Lipactin, Virudermin

Literatur

Ammon H, Mutschler E, Scholz H (Hrsg.). Arzneimittel Information und Beratung. 12. Akt.lfg., Wissenschaftliche Verlagsgesellschaft Stuttgart, 2013

Cernik C, Gallina K, Brodell RT. The treatment of herpes simplex infections: an evidence-based review. Arch Intern Med; 168(11):1137–44, 2008

Drugdex® System. Thomson Healthcare, Zugegriffen 04/2014

Fachinformationen der einzelnen Wirkstoffe

Field HJ, Vere Hodge RA. Recent developments in anti-herpesvirus drugs, Br Med Bull; 106:213–249, 2013

Gaby AR. Natural remedies for Herpes simplex. Altern Med Rev; 11(2):93–101, 2006

Gilbert S, Corey L, Cunningham A, Malkin JE, Stanberry L, Whitley R, Spruance S. An update on short-course intermittent and prevention therapies for herpes labialis, Herpes; Jun/14 Suppl 1:13A–18A, 2007

Gilbert SC. Management and prevention of recurrent herpes labialis in immunocompetent patients. Herpes; 14(3):56–61, 2007

Glenny AM, Fernandez Mauleffinch LM, Pavitt S, Walsh T. Interventions for the prevention and treatment of herpes simplex virus in patients being treated for cancer, Cochrane Database of Systematic Reviews, Issue 1, 2009

Hamacher H, Wahl MA. Selbstmedikation, 2. Aufl., Wissenschaftliche Verlagsgesellschaft Stuttgart, 2011

Harmenberg J, Oberg B, Spruance S. Prevention of ulcerative lesions by episodic treatment of recurrent herpes labialis: A literature review. Acta Derm Venereol; 90(2):122–30, 2010

Hull CM, Brunton S. The role of topical 5 % acyclovir and 1 % hydrocortisone cream (Xerese™) in the treatment of recurrent herpes simplex labialis. Postgrad Med; 122(5):1–6, 2010

Jones CA, Walker KS, Badawi N. Antiviral agents for treatment of herpes simplex virus infection in neonates, Cochrane Database of Systematic Reviews, Issue 3, 2009

Nasser M, Fedorowicz Z, Khoshnevisan MH, Shahiri Tabarestani M. Acyclovir for treating primary herpetic gingivostomatitis, Cochrane Database of Systematic Reviews, Issue 10, 2008

Opstelten W, Neven AK, Eekhof J. Treatment and prevention of herpes labialis. Can Fam Physician; 54(12):1683–7, 2008

Sacks SL, Thisted RA, Jones TM, Barbarash RA, Mikolich DJ, Ruoff GE, Jorizzo JL, Gunnill LB, Katz DH, Khalil MH, Morrow PR, Yakatan GJ, Pope LE, Berg JE, Clinical efficacy of topical docosanol 10 % cream for herpes simplex labialis: A multicenter, randomized, placebo-controlled trial. J Am Acad Dermatol; 45(2):222–30, 2001

Schnitzler P, Schuhmacher A, Astani A, Reichling J. Melissa officinalis oil affects infectivity of enveloped herpesviruses. Phytomedicine; 15(9):734–40, 2008

Siegel MA. Diagnosis and management of recurrent herpes simplex infections, J Am Dent Assoc; 133(9):1245–9, 2002

Usatine RP, Tinitigan R. Nongenital herpes simplex virus. Am Fam Physician; 1/82(9):1075–82, 2010

Wichtl M. Teedrogen und Phytopharmaka. 5. Aufl., Wissenschaftliche Verlagsgesellschaft Stuttgart, 2009

Worrall G. Herpes labialis, Clinical Evidence; 09:1704, 2009

Wyk van B-E, Wink C, Wink M. Handbuch der Arzneipflanzen. 1. Aufl., Wissenschaftliche Verlagsgesellschaft Stuttgart, 2004

19 Magen-Darm-Beschwerden

Magen-Darm-Beschwerden treten sowohl bei Erwachsenen als auch bei Kindern sehr häufig auf. Bei schwacher bis mäßiger Ausprägung und nicht zu langer Dauer wird meist auf eine ausführliche Diagnostik verzichtet. Bei Kindern gestaltet sich die Zuordnung einer Ursache oft besonders schwierig. So kommt es häufig vor, dass Kinder über Bauchschmerzen klagen, obwohl z. B. eine eitrige Halsentzündung vorliegt. Mögliche Ursachen für Magen-Darm-Beschwerden sind u. a. Magenschmerzen unterschiedlicher Genese wie Säurebeschwerden oder Reizmagen, Krämpfe, Störungen des Gallenflusses oder der Bauchspeicheldrüsenfunktion, dyspeptische Beschwerden sowie Reizdarm mit Stuhlunregelmäßigkeiten, Schmerzen, Motilitätsstörungen und Flatulenz. Neben organischen Ursachen können Ernährungsfehler, Stress, psychische Störungen oder die Einnahme von Medikamenten wie z. B. NSAIDs Auslöser für Magen-Darm-Beschwerden sein.

Die Inzidenz des Reizdarmsyndroms liegt in Industrieländern bei 10–20 %. Offenbar handelt es sich um eine Störung auf der Ebene von für die Darmmotilität verantwortlichen Neurotransmittern und Hormonen. Als Ursachen werden verschiedene psychosoziale und genetische Faktoren diskutiert. Aufgrund der Heterogenität des Reizdarmsyndroms gibt es entsprechend der S3-Leitlinie Reizdarmsyndrom keine Standardtherapie. Deswegen hat jede Therapie zunächst probatorischen Charakter und erfordert den Konsens mit dem Patienten. Ein medikamentöser Therapieversuch ohne Ansprechen sollte nach spätestens (!) 3 Monaten abgebrochen werden. Für nicht medikamentöse Behandlungsansätze können abweichende Zeiträume gelten.

Folgende nicht medikamentöse Maßnahmen sind zur Vorbeugung und Behandlung leichter Magen-Darm-Beschwerden möglicherweise hilfreich:

- Vermeidung von zu reichlicher oder zu fetthaltiger Nahrung
- Vermeidung von Kaffee, Alkohol oder Nicotin
- Vermeidung von blähend wirkenden Nahrungsmitteln oder Getränken
- Vermeidung von bekanntermaßen unverträglichen Nahrungsmitteln
- Ausreichend Bewegung
- Ausreichend Flüssigkeitszufuhr
- Wärmeauflagen und Entspannungsübungen

Nahrungsmittelunverträglichkeiten können zu einem großen Anteil auf eine Lactoseintoleranz oder eine Fructosemalabsorption zurückgeführt werden. Durch konsequente Einhaltung entsprechender Diäten können Beschwerden vermieden werden. Zur Linderung des Reizdarmsyndroms sind offenbar auch Hypnosebehandlungen und kognitive Verhaltenstherapien hilfreich. Ob bei Säuglingen mit Magen-Darm-Koliken Maßnahmen wie Nahrungsumstellung, Bauchmassagen sowie das häufige Aufnehmen der Kinder mit entsprechender Zuwendung zur Linderung beitragen können, ist umstritten, ebenso wie das Einhalten einer Diät bei der stillenden Mutter.

Die Behandlung der Einzelsymptome Übelkeit, Erbrechen, Durchfall, Verstopfung und Sodbrennen bzw. Säurebeschwerden wird in diesem Buch jeweils separat in den entsprechenden Kapiteln beschrieben.

Zur Linderung unspezifischer Magen-Darm-Beschwerden wie Reizmagen, funktionelle dyspeptische Beschwerden oder Reizdarm im Rahmen der Selbstmedikation liegen nur wenige evidenzgestützte Möglichkeiten vor. Je nach vorherrschender Symptomatik kann auf Pflanzenextrakte oder Öle aus Pfefferminze, Iberis amara sowie auf Probiotika oder Enzyme zurückgegriffen werden.

19.1 Pflanzliche Prokinetika

19.1.1 Pfefferminzöl

Wirkung

Das Prokinetikum Pfefferminzöl wirkt karminativ, spasmolytisch und cholekinetisch und kann somit bei Magen-Darm-Erkrankungen wie Gallenblasen- und Gallengangsbeschwerden, Krämpfen, Blähungen, Völlegefühl sowie bei Reizdarmsyndrom eingesetzt werden. Die Wirkung wird auf die Inhaltsstoffe Menthol, Menthon, Menthylacetat und Menthofuran zurückgeführt.

Dosierung

- Erwachsene und Jugendliche > 12 Jahre: 6–12 Tropfen täglich, verteilt auf 2–3 Einzelgaben

Zur Anwendung bei Kindern < 12 Jahren liegen keine ausreichenden Erkenntnisse zur Sicherheit und Wirksamkeit vor.

Pharmakokinetische Eigenschaften

Wirkungseintritt

Die Wirkung tritt innerhalb von 15–30 Minuten ein.

Metabolismus und Ausscheidung

Zur Pharmakokinetik von Pfefferminzöl liegen keine Erkenntnisse vor.

Besondere Hinweise

Pfefferminzöl kann zur Krampflösung bei Magen-Darm-Erkrankungen, die mit Gallenflussbeschwerden, Blähungen oder leichten Krämpfen einhergehen, empfohlen werden. Die Wirksamkeit wurde in kontrollierten klinischen Studien belegt. Die Anwendung während der Schwangerschaft und der Stillzeit erscheint vertretbar.

Zusammenfassende Bewertung

●●○○

Pfefferminzöl kann zur Behandlung von dyspeptischen Beschwerden und Reizdarmsyndrom empfohlen werden. Daten aus Übersichtsarbeiten deuten auf die Wirksamkeit bei beiden Beschwerdebildern hin. Insgesamt sind zur abschließenden Beurteilung qualitativ hochwertige Studien an größeren Patientenkollektiven wünschenswert. Das Öl ist auch bei längerfristiger Anwendung gut verträglich.

19.1.2 Iberis-amara-Extrakt

Wirkung

Iberis-amara-Extrakt enthält verdauungsfördernde Bitterstoffe und wirkt cholekinetisch sowie spasmolytisch. Als Prokinetikum kann es besonders bei motilitätsbedingten oder spastischen Magen-Darm-Beschwerden wie Reizmagen oder Reizdarm eingesetzt werden. Die Wirkung wird auf die in der Droge enthaltenen (bitteren) Triterpene, Flavonoide, Glucosinolate und Isothiocyanate zurückgeführt.

Dosierung

Dosierungsrichtlinien für Iberis-amara-Extrakte liegen nicht vor. Wegen fehlender Erfahrungen sollte die Droge nicht bei Kindern < 3 Jahren angewendet werden.

Pharmakokinetische Eigenschaften

Wirkungseintritt

Erkenntnisse über den Wirkungseintritt liegen nicht vor.

Metabolismus und Ausscheidung

Zur Pharmakokinetik von Iberis-amara-Extrakt liegen keine Erkenntnisse vor.

Besondere Hinweise

Iberis-amara-Extrakte können zur Linderung von motilitätsbedingten Magen-Darm-Erkrankungen eingesetzt werden. Ein Nutzen wurde bislang nur in kleineren Untersuchungen mit einem Kombinationspräparat nachgewiesen. Abgesehen von möglichen allergischen Reaktionen ist die Verträglichkeit gut. Eine Anwendung während der Schwangerschaft und der Stillzeit ist nach Rücksprache mit einem Arzt vertretbar.

Zusammenfassende Bewertung

●●○○

Iberis-amara-Extrakte können bei motilitätsbedingten bzw. spastischen Magen-Darm-Beschwerden wie Reizmagen und -darm eingesetzt werden. Die positiven Studienergebnisse wurden mit einem Kombinationspräparat gesehen. Zu einer eindeutigen Beurteilung des Nutzens sind weitere kontrollierte Untersuchungen an ausreichend großen Patientenkollektiven, alleine mit Iberis-amara-Extrakten erforderlich.

19.2 Spasmolytika

19.2.1 Butylscopolamin

Wirkung

Butylscopolamin besitzt als quartäre Ammoniumverbindung keine zentrale, sondern praktisch ausschließlich periphere anticholinerge Wirkungen. Diese beruhen auf einem Antagonismus an muscarinischen und nicotinischen Rezeptoren glatter Muskelzellen und auf der Hemmung der ganglionären Erregungsübertragung. In der Folge kommt es zu einer krampflösenden Wirkung an Abdominal- und Beckenorganen. Bei peroraler oder rektaler Applikation kommt es zu einer direkten Wirkung an enteralen Rezeptoren.

Dosierung

- Erwachsene und Kinder > 6 Jahre: 3-mal täglich 10–20 mg peroral oder rektal

Die Tagesmaximaldosis liegt bei 60 mg für die perorale und bei 100 mg für die rektale Gabe.

Pharmakokinetische Eigenschaften

Erforderliche Behandlungsdauer

Die spasmolytische Wirkung von Butylscopolamin bei krampfartigen Magen-Darm-Beschwerden war nach 45 min signifikant. Die Behandlungsdauer im Rahmen der Selbstmedikation sollte ohne Rücksprache mit dem Arzt nicht länger als 5 Tage betragen.

Metabolismus und Ausscheidung

Butylscopolamin wird in erster Linie durch Hydrolyse der Esterbindung biotransformiert. Bislang wurden vier offenbar pharmakologisch inaktive Metaboliten identifiziert. Die Ausscheidung erfolgt nach peroraler bzw. rektaler Gabe hauptsächlich mit den Fäzes. Im Urin werden weniger als 1 % wiedergefunden. Nach intravenöser Applikation liegt der renal ausgeschiedene Anteil bei bis zu 50 %.

Besondere Hinweise

Das Spasmolytikum Butylscopolamin wird zur Behandlung von krampfartigen Magen-Darm-Beschwerden häufig in Kombination mit Analgetika angewendet. Seine Wirksamkeit bei peroraler oder rektaler Anwendung ist deutlich geringer als nach parenteraler Gabe. Die Nebenwirkungen sind hauptsächlich auf anticholinerge Effekte zurückzuführen. Tachykardie, Rhythmusstörungen, mechanische Stenosen des Gastrointestinaltrakts, Megakolon und Engwinkelglaukom sind Kontraindikationen. Die perorale Bioverfügbarkeit liegt < 1 %. Es ist nicht bekannt, ob die Substanz in die Muttermilch übergeht. Die Anwendung während der Stillzeit sollte daher unterbleiben oder es sollte eine Stillpause erwogen werden. Als Anticholinergikum hemmt Butylscopolamin die Laktation.

Zusammenfassende Bewertung

●●○○

Butylscopolamin kann unterstützend bei Magen-Darm-Beschwerden angewendet werden. Zur eindeutigen Bewertung sind jedoch weitere klinische Studien an größeren Kollektiven wünschenswert. Die Wirksamkeit bei peroraler oder rektaler Anwendung durch direkte Wirkung an enteralen Rezeptoren erscheint nachvollziehbar.

19.3 Probiotika

19.3.1 Probiotika

Wirkung

Durch eine Fehlbesiedlung des Darmes können gastrointestinale Motilitätsstörungen, Übererregbarkeit und verstärkte Gasbildung ausgelöst werden. Durch Einnahme von Probiotika kann der Erhalt oder Wiederaufbau der Darmflora unterstützt und Symptome wie Schmerzen und leichte Krämpfe gebessert werden. Lactobacillus acidophilus oder L. rhamnosus oder Saccharomyces cerevisiae kommen physiologischerweise im Gastrointestinaltrakt des Menschen vor. Für Enterococcus faecalis wurde in vitro eine immunregulierende Wirkung nachgewiesen. Saccharomyces boulardii werden weiterhin Toxin-bindende Eigenschaften zugesprochen.

Dosierung

Je nach Probiotikum unterschiedlich entsprechend der Zulassung. Die Einnahme erfolgt zusammen mit einer Mahlzeit.

Pharmakokinetische Eigenschaften

Wirkungseintritt

Der genaue Zeitpunkt des Wirkungseintritts ist nicht feststellbar.

Metabolismus und Ausscheidung

Nach Beendigung der Einnahme verschwinden die Probiotika sehr schnell wieder aus dem Gastrointestinaltrakt.

Besondere Hinweise

Einige Magen-Darm-Beschwerden wie z. B. das Reizdarmsyndrom gehen mit Veränderung der Darmflora einher. In kleineren klinischen Untersuchungen wurde gezeigt, dass durch Einnahme von Probiotika eine moderate Besserung der Symptome erzielbar ist. Allerdings sind zwischen den Zubereitungen erhebliche Qualitätsunterschiede bezüglich Stabilität, Adhärenz an der Darmschleimhaut und biologischer Aktivität feststellbar. Zur Behandlung von Reizdarmsyndromen vom Schmerz-Bläh-Typ werden leitliniengerecht die Stämme Bifidobacterium infantis und B. animalis ssp. lactis sowie Lactobacillus casei Shirota empfohlen. Beim reinen Schmerztyp kann Lactobacillus rhamnosus und beim Obstipationstyp wiederum Lactobacillus casei Shirota eingesetzt werden. Bei Patienten mit stark geschwächter Immunabwehr sollte die Einnahme vermieden werden. Kleinkinder < 2 Jahren sollten nur unter ärztlicher Aufsicht behandelt werden.

Zusammenfassende Bewertung

●●○○

Probiotika können bei Magen-Darm-Beschwerden wie Reizdarmsyndrom zum Wiederaufbau und Erhalt der Darmflora eingesetzt werden. In kleineren Studien konnte eine moderate Linderung der Symptome wie Schmerzen und Krämpfe gezeigt werden. Zu einer eindeutigen Beurteilung sind weitere kontrollierte Untersuchungen an größeren Patientenkollektiven erforderlich.

19.4 Enzyme

19.4.1 Pankreasenzyme

Wirkung

In Zubereitungen mit Pankreas-Pulver aus Säugetierpankreas sind u.a. die exkretorischen Pankreasenzyme Lipase, Alpha-Amylase, Trypsin und Chymotrypsin enthalten. Bei Pankreasinsuffizienz kommt es zu einer Verbesserung von Völlegefühl und Steatorrhö. Normalerweise sind bei Pankreasinsuffizienz nur die enzymatischen Aktivitäten von Lipase und Trypsin entscheidend. Die amylolytische Aktivität ist nur bei der Therapie der Mukoviszidose von Bedeutung.

Dosierung

- 10 000–40 000 Ph.-Eur.-Einheiten pro Mahlzeit, berechnet als Lipase

Die Einnahme soll während einer Mahlzeit erfolgen. Bei schweren Krankheitsbildern kann die Richtdosis auch überschritten werden. Die Zubereitungen sollten unzerkaut geschluckt werden, damit die enthaltenen Enzyme nicht mit der Mundschleimhaut in Berührung kommen und eine Schleimhautschädigung verursachen und nicht durch die Magensäure inaktiviert werden.

Pharmakokinetische Eigenschaften

Wirkungseintritt

Die Wirkung tritt bei Einnahme mit der Nahrung zusammen mit dem normalen Verdauungsprozess ein.

Metabolismus und Ausscheidung

Pankreasenzyme werden nicht im Gastrointestinaltrakt resorbiert, sondern nach autolytischer oder proteolytischer Denaturierung bzw. bakteriellem Abbau mit den Fäzes ausgeschieden.

Besondere Hinweise

Bei Magen-Darm-Beschwerden verursacht durch Pankreasinsuffizienz ist die hochdosierte Einnahme von entsprechenden Enzymen sinnvoll. Bei akuter Pankreatitis besteht eine Kontraindikation.

Zusammenfassende Bewertung

●●●○

Die Einnahme von Pankreasenzymen ist bei Magen-Darm-Beschwerden zu empfehlen, die durch Pankreasinsuffizienz verursacht werden. Bei anderen Krankheitsbildern besteht kein Nutzen.

19.5 Anmerkungen

- Bei akuten Bauchschmerzen kann kurzfristig auf nichtopioide Analgetika wie Paracetamol, auch in Kombination mit Spasmolytika wie Butylscopolamin zurückgegriffen werden.
- Bei mit Diarrhö einhergehendem Reizdarmsyndrom kann weiterhin auf die Behandlung mit Loperamid zurückgegriffen werden (▸Kap. 8, Durchfall).
- Bei funktioneller Dyspepsie, die mit verstärkter Säureproduktion verbunden ist, kann eine Behandlung mit Protonenpumpenhemmern oder H_2-Blockern erwogen werden (▸Kap. 29, Sodbrennen).
- Flohsamen(schalen) können bei mit Diarrhö assoziiertem Reizdarmsyndrom hilfreich sein.
- Zur Wirksamkeit und Sicherheit pflanzlicher Spasmolytika wie Schöllkraut- oder Kamillenblütenextrakt liegt keine ausreichende Anzahl kontrollierter klinischer Untersuchungen vor. Eine langfristige Einnahme von Schöllkrautextrakt sollte wegen möglicher toxischer Reaktionen vermieden werden.
- Zur Wirksamkeit und Sicherheit pflanzlicher Extrakte aus Curcuma, Hymecromon, Schöllkraut, Artischockenblättern, Tausendgüldenkraut, Löwenzahn, Schafgarbe, Wermut, Enzian oder Angelika liegt keine ausreichende Anzahl kontrollierter klinischer Untersuchungen vor.
- Zur Wirksamkeit und Sicherheit pflanzlicher Karminativa aus Anis, Fenchel, Kümmel oder Ingwer liegt keine ausreichende Anzahl kontrollierter klinischer Untersuchungen vor.
- Bei stressbedingten Magen-Darm-Beschwerden ist im Rahmen der Selbstmedikation der Einsatz pflanzlicher Sedativa möglich (▸Kap. 26, Schlafstörungen).
- Zur Wirksamkeit des Entschäumers Dimeticon bei Flatulenz und Koliken bei Säuglingen liegt keine ausreichende Anzahl kontrollierter klinischer Untersuchungen vor.

19.6 Abgrenzung zu verschreibungspflichtigen Arzneimitteln und anderen ärztlichen Therapieverfahren

Prinzipiell sind alle Organe und Teile des Thorax, z. B. auch die Wirbelsäule, zur Auslösung von Bauchschmerzen befähigt. Bei starken akuten oder länger als 3 Tage andauernden Beschwerden, evtl. in Kombination mit Fieber oder Blutungen, sollte eine ausführliche Diagnostik erfolgen, um schwerwiegende Ursachen auszuschließen oder entsprechend zu behandeln. Aus dem Bereich der Gastroenterologie kommen u. a. Vergiftungen, Divertikulitis, Gallenkoliken, Morbus Crohn, Colitis ulcerosa, Hepatitis, Pankreatitis, Appendizitis, Wurmbefall oder auch Tumoren des Verdauungstrakts in Frage. Bei Ulkuserkrankungen, die auf einen Befall mit Helicobacter pylori zurückgehen, sollte eine 7–10-tägige Eradikationsbehandlung mit Protonenpumpeninhibitoren und Antibiotika wie Clarithromycin, Amoxicillin oder Metronidazol durchgeführt werden. Anderenfalls droht eine lebenslange chronische Gastritis mit der Gefahr einer malignen Entartung. Bei Reizdarmsyndrom orientiert sich die Behandlung an den vorherrschenden Symptomen, da die genaue Ursache bislang unbekannt ist. Zum Einsatz können Spasmolytika oder Antidiarrhoika kommen.

Bei therapierefraktärem Reizdarmsyndrom oder funktioneller Dyspepsie kann ein Behandlungsversuch mit tricyclischen Antidepressiva oder SSRI unternommen werden. Ein sogenannter „akuter Bauch“ ist eine lebensbedrohliche Situation, verursacht z. B. durch schwere gastrointestinale Entzündungen oder Rupturen, ein durchbrechendes Geschwür, einen Infarkt oder einen Darmverschluss. Möglicherweise kann eine Notoperation erforderlich sein.

19.7 Fertigarzneimittel (exemplarische Auswahl)

Wirkstoff	Präparatebeispiele®
Butylscopolamin	Buscopan
Iberis-amaris-Extrakt	Iberogast
Pankreasenzyme	Ozym, Pangrol, Panzytrat
Pfefferminzöl	Enteroplant, spasmo gallo sanol, Wildkräuteröl spezial N
Probiotika	Perenterol, Probiocult, Symbioflor, Colibiogen, Hylak, Mutaflor

Literatur

Bixquert Jiménez M. Treatment of irritable bowel syndrome with probiotics. An etiopathogenic approach at last? Rev Esp Enferm Dig; 101(8):553–64, 2009

Borowiec AM, Fedorak RN. The role of probiotics in management of irritable bowel syndrome. Curr Gastroenterol Rep; 9(5):393–400, 2007

Centanni M, Gargano L, Canettieri G, Viceconti N, Franchi A, Delle Fave G, Annibale B. Thyroxine in Goiter, Helicobacter pylori Infection, and Chronic Gastritis. N Engl J Med; 354:1787–95, 2006

19

Clinical practice guideline: Irritable bowel syndrome in adults: diagnosis and management of irritable bowel syndrome in primary care. National Institute for Health and Clinical Excellence, February 2008

Evans BW, Clark WK, Moore DJ, Whorwell PJ. Tegaserod for the treatment of irritable bowel syndrome and chronic constipation, Cochrane Database of Systematic Reviews, Issue 4, 2008

Fachinformationen der einzelnen Wirkstoffe

Ford AC, Talley NJ, Spiegel BMR, Foxx-Orenstein AE, Schiller L, Quigley EMM, Moayyedi P. Effect of fibre, antispasmodics, and peppermint oil in the treatment of irritable bowel syndrome: systematic review and meta-analysis. BMJ; 337:a2313, 2008

Ford AC, Vandvik PO. Irritable bowel syndrome, Clinical Evidence; 01:410, 2012

Giacosa A, Rondanelli M. The right fiber for the right disease: an update on the psyllium seed husk and the metabolic syndrome. J Clin Gastroenterol; 44 Suppl 1:S58–60, 2010

Green PHR, Cellier C. Celiac Disease. N Engl J Med; 357:1731–43, 2007

Hamacher H, Wahl MA. Selbstmedikation, 2. Aufl., Wissenschaftliche Verlagsgesellschaft Stuttgart, 2011

Handlungsleitlinie Empfehlungen zur Therapie bei funktioneller Dyspepsie und Reizdarmsyndrom (2. Auflage). Arzneimittelkommission der deutschen Ärzteschaft, Arzneiverordnung in der Praxis, Band 37, Sonderheft 1, Juli 2010

Holtmann G, Adam B, Vinson B. Evidence-based medicine and phytotherapy for functional dyspepsia and irritable bowel syndrome: a systematic analysis of evidence for the herbal preparation Iberogast. Wien Med Wochenschr; 154(21–22):528–34, 2004

Imagawa A, Hata H, Nakatsu M, Yoshida Y, Takeuchi K, Inokuchi T, Imada T, Kohno Y, Takahara M, Matsumoto K, Miyatake H, Yagi S, Ando M, Hirohata M, Fujiki S, Takenaka R. Peppermint oil solution is useful as an antispasmodic drug for esophagogastroduodenoscopy, especially for elderly patients, Dig Dis Sci; 57(9):2379–2384, 2012

Kocher HM, Froeling FEM. Chronic pancreatitis, Clinical Evidence; 12:417, 2008

Lack G. Food Allergy. N Engl J Med; 359:1252–60, 2008

Lacy BE, Wang F, Bhowal S, Schaefer E. On-demand hyoscine butylbromide for the treatment of self-reported functional cramping abdominal pain, Scand J Gastroenterol; 48(8):926–35, 2013

Liu JP, Yang M, Liu Y, Wei ML, Grimsgaard S. Herbal medicines for treatment of irritable bowel syndrome, Cochrane Database of Systematic Reviews, Issue 5, 2011

Lucassen P. Colic in infants, Clinical Evidence; 02:309, 2010

McNicol ED, Boyce D, Schumann R, Carr DB. Mu-opioid antagonists for opioid-induced bowel dysfunction, Cochrane Database of Systematic Reviews, Issue 6, 2011

Mertz HR. Irritable Bowel Syndrome. N Engl J Med; 349:2136–46, 2003

Moreno LA, Tresaco B, Bueno G, Fleta J, Rodríguez G, Garagorri JM, Bueno M. Psyllium fibre and the metabolic control of obese children and adolescents. J Physiol Biochem; 59(3):235–42, 2003

Osborn DA, Sinn JKH. Prebiotics in infants for prevention of allergic disease and food hypersensitivity, Cochrane Database of Systematic Reviews, Issue 1, 2009

Rösch W, Liebregts T, Gundermann KJ, Vinson B, Holtmann G. Phytotherapy for functional dyspepsia: a review of the clinical evidence for the herbal preparation STW 5. Phytomedicine; 13 Suppl 5:114–21, 2006

Ruepert L, Quartero AO, de Wit NJ, van der Heijden GJ, Rubin G, Muris JWM. Bulking agents, antispasmodics and antidepressants for the treatment of irritable bowel syndrome, Cochrane Database of Systematic Reviews, Issue 11, 2011

S3-Leitlinie Reizdarmsyndrom; AWMF-Register-Nr. 021/016; 2011

Saller R, Pfister-Hotz G, Iten F, Melzer J, Reichling J. Iberogast: a modern phytotherapeutic combined herbal drug for the treatment of functional disorders of the gastrointestinal tract (dyspepsia, irritable bowel syndrome) from phytomedicine to „evidence based phytotherapy." A systematic review. Forsch Komplementarmed Klass Naturheilkd; 9 Suppl 1:1–20, 2002

Scottish Intercollegiate Guidelines Network (SIGN). Dyspepsia. Edinburgh: SIGN No 68; 2011

Trinkley KE, Nahata MC. Treatment of irritable bowel syndrome. J Clin Pharm Ther; 36(3):275–82, 2011

Tytgat GN, Hyoscine butylbromide: a review of its use in the treatment of abdominal cramping and pain, Drugs; 67(9):1343–57, 2007

Wichtl M. Teedrogen und Phytopharmaka. 5. Aufl., Wissenschaftliche Verlagsgesellschaft Stuttgart, 2009

Wyk van B-E, Wink C, Wink M. Handbuch der Arzneipflanzen. 1. Aufl., Wissenschaftliche Verlagsgesellschaft Stuttgart, 2004

20 Migräne

Migräne ist ein periodisch wiederkehrender, anfallsartig auftretender, pulsierender und meist halbseitiger Kopfschmerz. Zusätzlich können Symptome wie Appetitlosigkeit, Übelkeit, Erbrechen, Geruchs-, Licht- und Lärmempfindlichkeit auftreten. Die Kopfschmerzphase erstreckt sich meist über 60 Minuten bis zu 3 Tagen. Wenn diese Phasen über mehr als 3 Monaten hinweg an mehr als 15 Tagen pro Monat auftreten, spricht man von chronischer Migräne. Während eines Anfalls kommt es zur Freisetzung von Entzündungsmediatoren wie Calcitonin Gene-Related Peptide (CGRP), Substanz P und Neurokinin A aus den Nervenendigungen des Nervus trigeminus und es entsteht eine sog. sterile neurogene Entzündung die mit einer Aktivierung von Mastzellen einhergeht. In der Folge kommt es zur Vasodilatation mit Ödembildung, die mit hoher Wahrscheinlichkeit als (Mit-)Ursache des Migränekopfschmerzes angesehen wird.

Migräne ist derzeit nicht heilbar. 10 % der Bevölkerung sind betroffen, der Anteil der prämenopausalen Frauen liegt bei 75 %. Kinder leiden häufiger an beidseitig auftretenden, vergleichsweise kurzen Anfällen. Bei 20 % der Betroffenen geht in einer Prodromalphase eine Aura voraus, die durch optische und sensible Wahrnehmungsstörungen, Sprachstörungen sowie durch motorische Störungen gekennzeichnet ist. Im Gegensatz zum Schlaganfall treten diese Aura-Symptome nicht plötzlich, sondern allmählich auf und klingen nach spätestens einer Stunde langsam wieder ab.

Für das Auftreten von Migräne besteht häufig eine genetische Disposition. Auslösende Faktoren für einen Anfall sind hormonelle Schwankungen, Schlafmangel, zu viel Schlaf, Stress bzw. abklingender Stress („Wochenendmigräne"), Wetterschwankungen und Lebensmittel wie Käse, Rotwein oder Schokolade. Auch gefäßerweiternd wirkende Medikamente können Migräneanfälle auslösen. Durch Führen eines Kopfschmerztagebuchs können individuelle Triggerfaktoren identifiziert und zukünftig vermieden werden.

Akupunktur, Verhaltenstherapie, Ausdauersport, progressive Muskelentspannung und Biofeedback-Methoden werden zur Prophylaxe von Migräneanfällen erfolgreich eingesetzt. Magnesiumpräparate und vor allem Pestwurz-Extrakte deuten auf eine mögliche migräneprophylaktische Wirksamkeit hin. Die Datenlage ist jedoch noch nicht ausreichend, so dass in aktuellen Leitlinien keine Empfehlung ausgesprochen wird. Für Substanzen wie Coenzym Q_{10} oder Riboflavin liegen bislang keine ausreichenden Wirksamkeitsnachweise vor, ebenso nicht für eine Ernährungsumstellung, Yoga und autogenes Training. Homöopathische Zubereitungen zeigten in kontrollierten klinischen Studien ausdrücklich keinen über die Placebowirkung hinausgehenden prophylaktischen Effekt. Während eines Anfalls führen Ruhe, Dunkelheit und Kühlung zur Linderung der Symptome. Für die häufig empfohlene Aromatherapie mit ätherischen Ölen liegen keine Wirksamkeitsnachweise aus kontrollierten klinischen Studien vor.

Zur Akutbehandlung eines Migräneanfalls können im Rahmen der Selbstmedikation nichtopioide Analgetika, NSAIDs und Triptane angewendet werden.

20.1 Nichtopioide Analgetika

20.1.1 Paracetamol

Wirkung

Paracetamol wirkt analgetisch durch Hemmung der zerebralen Prostaglandinsynthese, die periphere Prostaglandinsynthese wird hingegen kaum beeinflusst.

Dosierung

- Erwachsene und Kinder > 12 Jahre: 3–4-mal täglich 500–1 000 mg

Bei Leber- oder Niereninsuffizienz muss die Dosis reduziert werden. Bei starker Übelkeit kann auch eine rektale Verabreichung erwogen werden.

Pharmakokinetische Eigenschaften

Wirkungseintritt und -dauer

Die Wirkung tritt innerhalb einer halben Stunde ein und hält etwa 3–4 Stunden an.

Metabolismus und Ausscheidung

Paracetamol wird im Wesentlichen in der Leber mit Glucuron- und Schwefelsäure konjugiert. In untergeordnetem Ausmaß sind CYP1A6, CYP2E3 und CYP3A4 beteiligt. Die Ausscheidung erfolgt zu 90 % renal, nur 5 % in unveränderter Form.

Nach Überdosierung kommt es zur Sättigung der Konjugationsreaktion. Durch CYP2E1 entsteht toxisches N-Acetylchinonimin, das nicht mehr in ausreichendem Maß durch eine Glutathion-Konjugation entgiftet werden kann. Es treten mitunter tödlich verlaufende Leberzellnekrosen auf.

Besondere Hinweise

Bei Überschreiten der Maximaldosis sind schwere Leberschäden durch Paracetamol möglich. Nach regelmäßiger Einnahme ist das Risiko für die Entwicklung einer chronischen Niereninsuffizienz erhöht. Für schwere Leber- oder Niereninsuffizienz besteht daher eine Kontraindikation. Paracetamol kann nach entsprechender Nutzen-Risiko-Abwägung während der gesamten Schwangerschaft und Stillzeit angewendet werden.

Zusammenfassende Bewertung

●●●○

Paracetamol kann zur Akutbehandlung von eher leichten Migräneformen eingesetzt werden. Die analgetische Wirkung ist nach aktueller Datenlage etwas schwächer ausgeprägt als die von Ibuprofen. Die Substanz gehört nach Empfehlung deutschsprachiger Fachgesellschaften zu den Mitteln der ersten Wahl. Paracetamol ist insbesondere für die Migräne-Therapie von Schwangeren geeignet.

20.1.2 Acetylsalicylsäure

Wirkung

Acetylsalicylsäure ist ein nichtsteroidales Analgetikum mit zusätzlicher antiphlogistischer Wirkung. Der analgetische Effekt beruht auf einer irreversiblen Hemmung der Cyclooxygenase.

Dosierung

- Erwachsene und Jugendliche > 16 Jahren: 1–3-mal täglich 1 000 mg
- Kinder von 12–16 Jahren: 1–3-mal täglich 250–500 mg (unter ärztlicher Aufsicht, insbesondere beim Vorliegen fiebriger Erkrankungen)

Pharmakokinetische Eigenschaften

Wirkungseintritt und -dauer

Die Wirkung tritt innerhalb von 30 Minuten ein und hält 4–6 Stunden an.

Metabolismus und Ausscheidung

30–40 % der resorbierten Menge werden im Plasma und in der Leber zu Salicylsäure desacetyliert. Weiterhin entstehen Salicylursäure, Gentisinsäure, Gentisinursäure und verschiedene Glucuronide. In Abhängigkeit vom pH-Wert des Urins werden 5–35 % einer Dosis renal ausgeschieden, der verbleibende Anteil erscheint in den Fäzes.

Besondere Hinweise

Acetylsalicylsäure kann bei Erwachsenen zur Behandlung akuter Migräneanfälle eingesetzt werden, bei Kindern und Jugendlichen von 12–16 Jahren nur auf ärztliche Anweisung und nur wenn andere Maßnahmen nicht wirken. Sollte es bei Kindern zu lang anhaltendem Erbrechen kommen, so kann dies ein Zeichen des lebensbedrohlichen Reye-Syndroms sein. Bei Patienten mit Asthma, Ulkus, Leber- oder Niereninsuffizienz ist Vorsicht geboten. Eine Anwendung im 1. und 2. Trimenon der Schwangerschaft ist zu vermeiden, für das letzte Trimenon besteht eine Kontraindikation. Die kurzfristige Einnahme während der Stillzeit ist vertretbar.

Zusammenfassende Bewertung

●●●○

Acetylsalicylsäure ist für die Behandlung akuter Migräneanfälle bei Erwachsenen einsetzbar. Die Substanz wird von Fachgesellschaften des deutschsprachigen Raums als Mittel der ersten Wahl empfohlen; sie ist gut analgetisch wirksam, jedoch vergleichsweise schlecht magenverträglich, was insbesondere bei mit starker Übelkeit einhergehender Migräne von Nachteil sein kann.

20.1.3 Phenazon

Wirkung

Das Pyrazolon-Derivat Phenazon wirkt analgetisch und antipyretisch. Die antiphlogistische und spasmolytische Wirkkomponente ist schwach ausgeprägt. Die Wirkung wird auf die Hemmung der Prostaglandinsynthese zurückgeführt. Weiterhin wird eine Aktivierung schmerzhemmender Neuronen im Gehirn diskutiert.

Dosierung

- Erwachsene und Jugendliche > 15 Jahre: 500–1 000 mg bei Bedarf mehrmals täglich im Abstand von mindestens 4–8 Stunden (Tagesmaximaldosis 4 000 mg)
- Kinder von 7–15 Jahren: bei Bedarf bis zu 3–4-mal täglich 250 mg (Tagesmaximaldosis 1 000 mg)

Für die Behandlung von bei Kindern < 7 Jahren liegen keine ausreichenden Erfahrungen vor. Bei eingeschränkter Leber- oder Nierenfunktion sollte die Dosis reduziert werden.

Pharmakokinetische Eigenschaften

Wirkungseintritt und -dauer

Die Wirkung tritt innerhalb von 30 Minuten ein und hält etwa 3 Stunden an.

Metabolismus und Ausscheidung

Die Biotransformation erfolgt in der Leber zu pharmakologisch inaktiven Hydroxy-, Hydroxymethyl- und Desmethyl-Derivaten. Die Ausscheidung findet hauptsächlich in Form von Glucuronsäurekonjugaten statt.

Besondere Hinweise

Für die Behandlung mit Phenazon können Nebenwirkungen wie Blutbildveränderungen, ähnlich wie bei Metamizol, nicht ausgeschlossen werden. Eine Anwendung während der Schwangerschaft und der Stillzeit sollte unterbleiben.

Zusammenfassende Bewertung

●●●○

Phenazon kann zur Schmerzbehandlung bei Migräne eingesetzt werden. Nach der Beurteilung deutschsprachiger Fachgesellschaften gehört der Wirkstoff zu den Mitteln der ersten Wahl. Relevante Nebenwirkungen sind jedoch nicht auszuschließen.

20.2 NSAIDs

20.2.1 Ibuprofen

Wirkung

Ibuprofen ist ein nichtsteroidales Antirheumatikum und hemmt unselektiv die Cyclooxygenase. Die Substanz reduziert entzündlich bedingte Schmerzen, Schwellungen und Fieber.

Dosierung

- Erwachsene: 1–4-mal täglich 400 mg (Tageshöchstdosis in der Selbstmedikation 1 200 mg)
- Kinder > 6 Monate peroral: 1–3-mal täglich 7–10 mg/kg KG (Tagesmaximaldosis 30 mg/kg KG)
- Kinder > 3 Monate mit mindestens 6,0 kg Körpergewicht rektal: 20–30 mg/kg KG, verteilt auf 3 bis 4 Einzeldosen

Pharmakokinetische Eigenschaften

Wirkungseintritt

Die Wirkung tritt innerhalb von 15 Minuten ein.

Metabolismus und Ausscheidung

Die Substanz wird in der Leber mittels CYP2C9 biotransformiert und glucuronidiert. Die Ausscheidung erfolgt fast ausschließlich renal, nur 1 % in unveränderter Form.

Besondere Hinweise

Die Toxizität bei akuten Vergiftungen mit Ibuprofen ist wesentlich geringer als bei Acetylsalicylsäure und Paracetamol, bei höherer Wirkstärke und schnellerem Wirkungseintritt. Für die Einnahme im letzten Trimenon der Schwangerschaft besteht eine Kontraindikation. Eine Anwendung im 1. und 2. Trimenon ist unter strenger Nutzen-Risiko-Abwägung möglich. Auch die kurzfristige Einnahme während der Stillzeit ist vertretbar.

Zusammenfassende Bewertung

●●●●

Ibuprofen kann zur Akutbehandlung von Migräneanfällen empfohlen werden. Die Substanz ist gut verträglich, bei sehr guter und sehr schneller Wirksamkeit. Sie gilt in nationalen und internationalen Leitlinien als ein Mittel der Wahl. Ibuprofen ist auch bei Stillenden einsetzbar.

20.2.2 Diclofenac

Wirkung

Diclofenac ist ein nichtsteroidales Analgetikum mit antiphlogistischen, analgetischen und antipyretischen Eigenschaften. Die Wirkung beruht in erster Linie auf einer Hemmung der Prostaglandinsynthese. Prostaglandine sind maßgeblich an der Entstehung von Schmerzen, Entzündungen und Fieber beteiligt.

Dosierung

- Erwachsene und Jugendliche > 14 Jahre: initial 25 mg (berechnet als Diclofenac-Kalium), danach bei Bedarf im Abstand von 4–6 Stunden im Rahmen der Selbstmedikation bis zu 75 mg innerhalb von 24 Stunden

Zur Behandlung von Migräneanfällen wird von der Deutschen Gesellschaft für Neurologie die initiale Einnahme von 50–100 mg Diclofenac empfohlen. Diese Dosisbereiche unterliegen jedoch der Verschreibungspflicht.

Pharmakokinetische Eigenschaften

Wirkungseintritt

Die Wirkung tritt innerhalb von 30 Minuten ein.

Metabolismus und Ausscheidung

Die Biotransformation von Diclofenac erfolgt durch Hydroxylierung, Methoxylierung sowie durch Konjugation mit Glucuron- und Schwefelsäure. Die Ausscheidung findet zu 65 % renal statt, überwiegend in Form von Metaboliten. Der verbleibende Anteil wird in den Fäzes wiedergefunden.

Besondere Hinweise

Kinder und Jugendliche < 14 Jahren sollten im Rahmen der Selbstmedikation nicht mit Diclofenac behandelt werden. Die Substanz ist zwar prinzipiell auch zur Behandlung von Schmerzen und Fieber geeignet, aufgrund ihrer starken antiphlogistischen Wirkung steht jedoch ihr Einsatz bei entzündlichen Zuständen, z. B. bei Gelenkschmerzen, im Vordergrund. Bei Patienten mit Neigung zu gastrointestinalen Blutungen oder Ulkusleiden sowie bei Herz-, Leber- oder Niereninsuffizienz sollte Diclofenac nicht angewendet werden. Ebenso nicht während des 1. und 3. Trimenons der Schwangerschaft sowie während der Stillzeit. Wegen eines offenbar erhöhten Risikos für arterielle thrombotische Ereignisse ist die Substanz bei Herzinsuffizienz (NYHA II-IV), ischämischer Herzerkrankung, peripheren Arterienerkrankungen und zerebrovaskulären Erkrankungen kontraindiziert.

Generell sollte man nur die niedrigste wirksame Dosis über den kürzesten zur Symptomkontrolle erforderlichen Zeitraum einsetzen.

Zusammenfassende Bewertung

●●○○

Diclofenac ist prinzipiell zur Behandlung von akuten Migräneanfällen geeignet, aufgrund seiner vergleichsweise ausgeprägten gastrointestinalen Nebenwirkungen sollte insbesondere bei mit starker Übelkeit einhergehender Migräne besser verträglichen Substanzen der Vorrang eingeräumt werden. Die neu hinzugekommenen Kontraindikationen bei kardiovaskuläen Erkrankungen sind unbedingt einzuhalten. Außerdem liegen die für eine Migränebehandlung empfohlenen Dosierungen außerhalb der für die Selbstmedikation erlaubten Grenzen.

20.2.3 Naproxen

Wirkung

Das NSAID Naproxen bewirkt eine Hemmung der Prostaglandinsynthese und reduziert in der Folge Schmerzen, Entzündungen sowie Fieber. Die Substanz ist ein reversibler Hemmstoff der Thrombozytenaggregation.

Dosierung

- Erwachsene und Jugendliche > 12 Jahre: initial 200–400 mg, nach 8–12 Stunden bei Bedarf weitere 200 mg (Tagesmaximaldosis 600 mg, bei eingeschränkter Nierenfunktion 400 mg)

Im Rahmen der Selbstmedikation sollte die Behandlung nicht länger als 4 Tage erfolgen.

Pharmakokinetische Eigenschaften

Wirkungseintritt und -dauer

Die Wirkung tritt innerhalb von 30–60 Minuten ein und hält etwa 12 Stunden an.

Metabolismus und Ausscheidung

Nach hepatischer Biotransformation entstehen die pharmakologisch inaktiven Hauptmetaboliten 6-Desmethylnaproxen und das Naproxen-Glucuronid. Die Ausscheidung erfolgt zu mehr als 95 % renal.

Besondere Hinweise

Naproxen ist zur Behandlung von Migräne geeignet. Es ist etwas schwächer analgetisch wirksam als Diclofenac, jedoch besser verträglich. Kinder und Jugendliche < 12 Jahren sollten im Rahmen der Selbstmedikation nicht therapiert werden. Bei Patienten mit Neigung zu gastrointestinalen Blutungen oder Ulkusleiden sowie bei schwerer Herz-, Leber- oder Niereninsuffizienz sollte Naproxen nicht angewendet werden. Ebenso nicht während des 3. Trimenons der Schwangerschaft. Während des 1. Trimenons ist eine strenge Indikationsstellung erforderlich. Die Applikation während der Stillzeit sollte vorsichtshalber unterbleiben.

Zusammenfassende Bewertung

●●○○

Naproxen kann bei Erwachsenen zur Behandlung leichterer akuter Migräneanfälle eingesetzt werden, es zählt allerdings nicht zu den von den Fachgesellschaften empfohlenen Mitteln der Wahl. Die Substanz bei Migräne etwas schwächer wirksam als andere NSAIDs oder Triptane. Das kardiovaskuläre Risiko ist geringer als bei anderen NSAIDs, das Risiko für gastrointestinale Störungen etwas höher.

20.3 Triptane

20.3.1 Almotriptan

Wirkung

Almotriptan besitzt selektive agonistische Wirkung an 5-HT_{1B}- und 5-HT_{1D}-Rezeptoren und bewirkt somit eine Vasokonstriktion an verschiedenen Blutgefäßen des Gehirns. Weiterhin verhindert die Substanz eine Extravasation von Plasmaproteinen am trigeminovaskulären System und bewirkt eine Hemmung der Trigeminusaktivität. Somit werden durch Almotriptan wichtige Prozesse in der Migräne-Pathophysiologie unterbunden.

Dosierung

- Erwachsene (18–65 Jahre): 12,5 mg, möglichst frühzeitig, aber nicht prophylaktisch

Bei erneut auftretenden Beschwerden innerhalb von 24 Stunden können nach frühestens 2 Stunden einmalig weitere 12,5 mg eingenommen werden, allerdings nur, wenn nach der ersten Gabe eine Besserung zu verzeichnen war und keine schwere Niereninsuffizienz vorliegt.

Pharmakokinetische Eigenschaften

Wirkungseintritt

Die Wirkung tritt innerhalb von 30 Minuten bis 2 Stunden ein.

Metabolismus und Ausscheidung

Nach peroraler Gabe erfolgt die Biotransformation durch die Monoaminooxidase A. Durch oxidative Desaminierung entstehen Indolessigsäure-Derivate. Weiterhin sind CYP3A4, CYP2D6 und Flavin-Monooxygenasen an der Metabolisierung beteiligt. Es kommt zur Hydroxylierung und Oxidation der Pyrrolidinstruktur. Die entstehenden Metaboliten sind pharmakologisch nicht aktiv. Die Ausscheidung erfolgt zu 75 % renal, weniger als die Hälfte in Form von unverändertem Almotriptan. 13 % der Dosis werden in den Fäzes wiedergefunden.

Besondere Hinweise

Die Einnahme von Almotriptan sollte nur bei gesicherter Migränediagnose erfolgen. Für die Behandlung von Kindern < 18 und von Erwachsenen > 65 Jahren bestehen keine ausreichenden Erfahrungen zur Sicherheit und Wirksamkeit. Almotriptan darf bei ischämischen Herzerkrankungen, schwerer Hypertonie, vorangegangener Apoplexie oder schwerer Leberinsuffizienz nicht angewendet werden. Aufgrund fehlender Erfahrungen ist für die Anwendung während der Schwangerschaft und der Stillzeit große Vorsicht geboten. Hinweise auf fruchtschädigende Wirkungen gibt es bislang nicht. Da die Substanz im Tierversuch in die Milch übergeht, sollte bei erforderlicher Einnahme eine 24-stündige Stillpause erwogen werden.

Zusammenfassende Bewertung

●●●●

Triptane wie Almotriptan sind nach der S1-Leitlinie „Therapie der Migräne" bei Erwachsenen Mittel der ersten Wahl zur Akutbehandlung von Migräneanfällen, bei Einhaltung der Kontraindikationen. Sie lindern nicht nur die Kopfschmerzen, sondern auch die Begleitsymptome Übelkeit, Licht- und Lärmempfindlichkeit.

20.3.2 Naratriptan

Wirkung

Naratriptan besitzt selektive agonistische Wirkung an 5-HT_{1B}- und 5-HT_{1D}-Rezeptoren und bewirkt somit eine Vasokonstriktion an verschiedenen Blutgefäßen des Gehirns. Weiterhin verhindert die Substanz eine Extravasation von Plasmaproteinen am trigeminovaskulären System und bewirkt eine Hemmung der Trigeminusaktivität. Somit werden durch Naratriptan wichtige Prozesse in der Migräne-Pathophysiologie unterbunden.

Dosierung

- Erwachsene (18–65 Jahre): 2,5 mg, möglichst frühzeitig, aber nicht prophylaktisch, maximal 5 mg täglich.

Bei erneut auftretenden Beschwerden können nach frühestens 4 Stunden einmalig weitere 2,5 mg eingenommen werden, allerdings nur, wenn nach der ersten Gabe eine Besserung zu verzeichnen war und keine Niereninsuffizienz vorliegt.

Pharmakokinetische Eigenschaften

Wirkungseintritt und -dauer

Die Wirkung tritt innerhalb von 1 bis 4 Stunden ein und hält bis zu 24 Stunden an.

Metabolismus und Ausscheidung

Nach peroraler Gabe werden etwa 50 % der Dosis hepatisch biotransformiert. Durch CYP450-Enzyme entstehen pharmakologisch inaktive Biotransformationsprodukte. Die Ausscheidung erfolgt hauptsächlich renal, u. a. durch aktive Sezernierung.

Besondere Hinweise

Naratriptan ist ein effektives Medikament zur Behandlung von Migräne, es ist jedoch etwas schlechter wirksam als die (verschreibungspflichtigen) Substanzen Rizatriptan und Sumatriptan. Die Einnahme sollte nur bei gesicherter Migränediagnose erfolgen. Für die Behandlung von Kindern < 18 und von Erwachsenen > 65 Jahren bestehen keine ausreichenden Erfahrungen zur Sicherheit und Wirksamkeit. Naratriptan darf bei ischämischen Herzerkrankungen, schwerer Hypertonie, vorangegangener Apoplexie oder schwerer Leber- bzw. Niereninsuffizienz nicht angewendet werden. Entsprechend einer 16-jährigen Beobachtungsstudie kann Naratriptan während der Schwangerschaft angewandt werden. Aufgrund fehlender Erfahrungen ist bei der Anwendung während der Stillzeit große Vorsicht geboten. Da die Substanz im Tierversuch in die Milch übergeht, sollte bei erforderlicher Einnahme eine 24-stündige Stillpause erwogen werden.

Zusammenfassende Bewertung

●●●●

Triptane wie Naratriptan sind nach der S1-Leitlinie „Therapie der Migräne" bei Erwachsenen Mittel der ersten Wahl zur Akutbehandlung von Migräneanfällen, bei Einhaltung der Kontraindikationen. Sie lindern nicht nur die Kopfschmerzen, sondern auch die Begleitsymptome Übelkeit, Licht- und Lärmempfindlichkeit. Eine Anwendung während der Schwangerschaft erscheint vertretbar.

20.4 Anmerkungen

- Die zusätzliche Einnahme von Coffein (≥ 100 mg) zur Standarddosis eines Analgetikums kann eine signifikante Steigerung der analgetischen Wirksamkeit bewirken. Eine erhöhte Gefahr einer missbräuchlichen Anwendung von Schmerzmitteln durch Coffein konnte bislang nicht belegt werden.
- Wenn ein Patient auf ein Triptan nicht anspricht, sollte die Substanz gewechselt werden.
- Eine Kombination aus Acetylsalicylsäure, Paracetamol und Coffein ist beim Migräneanfall offenbar besser wirksam als die gleiche Kombination ohne Coffein und als die Einzelsubstanzen in höherer Dosierung alleine. Die Einnahme dieser Dreierkombination wird laut Fachgesellschaften beim akuten Anfall empfohlen.
- Die zusätzliche Einnahme eines Antiemetikums kann zur Linderung eines Migräneanfalls beitragen. Zu verschreibungsfrei erhältlichen Substanzen wie Dimenhydrinat, Diphenhydramin oder pflanzlichen Zubereitungen mit Iberis amara liegen jedoch keine ausreichenden Untersuchungen zur Beurteilung der Wirksamkeit bei Migräne vor.
- Pfefferminzöl kann äußerlich auf die Schläfen aufgetragen werden. Die Medikation ist möglicherweise zur Linderung von Migräne hilfreich. Qualitativ hochwertige Studien wären jedoch zur Beurteilung der Wirksamkeit wünschenswert.
- Bei vorbeugender Einnahme von Magnesiumionen könnte nach kleineren klinischen Studien die Schmerzintensität einer Migräneattacke reduziert werden.
- Wenn Schmerzmittel über längere Zeit oder immer wieder eingenommen werden, besteht die Gefahr eines Dauerkopfschmerzes. Die Schmerzschwelle des Gehirns sinkt ab und führt somit zu einer Überempfindlichkeit des Schmerzsystems.

20.5 Abgrenzung zu verschreibungspflichtigen Arzneimitteln und anderen ärztlichen Therapieverfahren

Bei erstmalig auftretender Migräne oder wenn sich Migräneanfälle bezüglich der Intensität oder Dauer wesentlich verschlimmern, sollte ein Arzt zur Differenzialdiagnostik aufgesucht werden. Das Führen eines Kopfschmerztagebuchs ist für die Diagnostik hilfreich. Sonderformen wie z. B. migränöser Infarkt oder Migralepsie bedürfen einer sorgfältigen ärztlichen Überwachung und Behandlung, z. B. um dauerhafte Hirnschäden zu vermeiden. Als Mittel der ersten Wahl bei schweren Migräneattacken gelten Triptane, sie sind jedoch nicht für die (perorale) Behandlung von Kindern zugelassen. Das am besten erprobte Sumatriptan zeigt nach intranasaler Applikation die beste Wirksamkeit. Opioide wirken dagegen nur beschränkt, führen häufig zu Erbrechen und besitzen ein hohes Suchtpotenzial. Das früher häufig verwendete Ergotamin ist schlechter wirksam als Sumatriptan und führt neben anderen UAW zu einer Verstärkung der Übelkeit. CGRP-Antagonisten und 5-HT_{1F}-Agonisten befinden sich derzeit für die akute Migränebehandlung in der klinischen Erprobung.

Durch zusätzliche Gabe von Antiemetika bzw. Prokinetika wie Metoclopramid oder Domperidon können gastrointestinale Begleitsymptome wie Übelkeit und Erbrechen erfolgreich gemildert werden. Nach dem Wiedereinsetzen der Darmperistaltik wird die Resorption gleichzeitig eingenommener Analgetika oder Triptane begünstigt.

Treten mehr als 3 Anfälle pro Monat auf, dauern die Attacken regelmäßig länger als jeweils 3 Tage an oder kommt es zu ausgeprägten neurologischen Ausfällen, ist eine Migräneprophylaxe indiziert. Eine entsprechende Wirkung wurde für die Betablocker Metoprolol und Propranolol, den Calciumantagonisten Flunarizin, das Antidepressivum Amitriptylin und die Antiepileptika Valproinsäure und Topiramat nachgewiesen. Unterstützend wird eine psychologische Therapie empfohlen.

20.6 Fertigarzneimittel (exemplarische Auswahl)

Wirkstoff	Präparatebeispiele®
Almotriptan	Dolortriptan
Acetylsalicylsäure	Aspirin, Togal ASS 400 mg Tabletten, Acesal, Boxazin plus C, Godamed 500
Diclofenac	Diclofenac Kalium AL, Diclofenac Kalium STADA, Voltaren K Migräne, Diclofenac-ratiopharm Schmerztabletten
Ibuprofen	Ibudolor, Nurofen, Aktren, Dolormin Migräne, ibudolor, Dismenol
Naratriptan	Formigran, Naratriptan Migräne STADA, Naratriptan-ratiopharm bei Migräne
Naproxen	Togal Naproxen, Naproxen Schwörer, Aleve
Paracetamol	Benuron, Paracetamol AL, Paracetamol-ratiopharm, Captin, Thomapyrin, Vivimed N gegen Fieber und Kopfschmerzen
Phenazon	Eu-Med, Migräne-Kranit

Literatur

Ammon H, Mutschler E, Scholz H (Hrsg.). Arzneimittel Information und Beratung. 12. Akt.lfg., Wissenschaftliche Verlagsgesellschaft Stuttgart, 2013

Bach PH, Berndt WO, Delzell E, Dubach U, Finn WF, Fox JM, Hess R, Michielsen P, Sandler DP, Trump B, Williams G. A safety assessment of fixed combinations of acetaminophen and acetylsalicylic acid, coformulated with caffeine. Ren Fail; 20(6):749–762, 1989

Barnes NB. Migraine headache in children, Clinical Evidence; 04:318, 2011

Coxib and traditional NSAID Trialists (CNT) Collaboration. Vascular and upper gastrointestinal effects of non-steroidal anti-inflammatory drugs: meta-analyses of individual participant data from randomised trials, Lancet; 382/9894:769–779, 2013

Derry CJ, Derry S, Moore RA. Caffeine as an analgesic adjuvant for acute pain in adults, Cochrane Database of Systematic Reviews, Issue 3, 2012

Derry CJ, Derry S, Moore RA. Sumatriptan (intranasal route of administration) for acute migraine attacks in adults, Cochrane Database of Systematic Reviews, Issue 2, 2012

Derry CJ, Derry S, Moore RA. Sumatriptan (rectal route of administration) for acute migraine attacks in adults, Cochrane Database of Systematic Reviews, Issue 2, 2012

Derry CJ, Derry S, Moore RA. Sumatriptan (subcutaneous route of administration) for acute migraine attacks in adults, Cochrane Database of Systematic Reviews, Issue 2, 2012

Derry S, Moore RA, McQuay HJ. Paracetamol (acetaminophen) with or without an antiemetic for acute migraine headaches in adults, Cochrane Database of Systematic Reviews, Issue 4, 2013

Derry S, Rabbie R, Moore RA. Diclofenac with or without an antiemetic for acute migraine headaches in adults, Cochrane Database of Systematic Reviews, Issue 4, 2013

Drugdex® System. Thomson Healthcare, Zugegriffen 04/2014

Ephross SA, Sinclair SM. Final results from the 16-year sumatriptan, naratriptan, and treximet pregnacy registry, Headache; 54:1158–1172, 2014

Fachinformationen der einzelnen Wirkstoffe

Gallelli L, Avenoso T, Falcone D, Palleria C, Peltrone F, Esposito M, De Sarro G, Carotenuto M, Guidetti V. Effects of Acetaminophen and Ibuprofen in Children With Migraine Receiving Preventive Treatment With Magnesium. Headache, 2013

Griffin MR. High-dose non-steroidal anti-inflammatories: painful choices, Lancet; 382/9894:746–748, 2013

Haag G, Diener HC, May A, Meyer C, Morck H, Straube A, Wessely P, Evers S. Self-medication of migraine and tension-type headache: summary of the evidence-based recommendations of the Deutsche Migräne und Kopfschmerzgesellschaft (DMKG), the Deutsche Gesellschaft für Neurologie (DGN), the Österreichische Kopfschmerzgesellschaft (ÖKSG) and the Schweizerische Kopfwehgesellschaft (SKG). J Headache Pain; 12(2):201–17, 2011

Hamacher H, Wahl MA. Selbstmedikation, 2. Aufl., Wissenschaftliche Verlagsgesellschaft Stuttgart, 2011

Kirthi V, Derry S, Moore RA. Aspirin with or without an antiemetic for acute migraine headaches in adults, Cochrane Database of Systematic Reviews, Issue 4, 2013

Law S, Derry S, Moore RA. Naproxen with or without an antiemetic for acute migraine headaches in adults, Cochrane Database of Systematic Reviews, Issue 10, 2013

Law S, Derry S, Moore RA. Triptans for acute cluster headache, Cochrane Database of Systematic Reviews, Issue 4, 2010

Linde K, Allais G, Brinkhaus B, Manheimer E, Vickers A, White AR. Acupuncture for migraine prophylaxis, Cochrane Database of Systematic Reviews, Issue 4, 2009

Loder E. Triptan Therapy in Migraine. N Engl J Med; 363:63–70, 2010

Morillo LE. Migraine headache in adults, Clinical Evidence; 05:1208, 2004

Rabbie R, Derry S, Moore RA, McQuay HJ. Ibuprofen with or without an antiemetic for acute migraine headaches in adults, Cochrane Database of Systematic Reviews, Issue 10, 2010

Ramacciotti AS, Soares B, Atallah AN. Dipyrone for acute primary headaches, Cochrane Database of Systematic Reviews, Issue 1, 2009

S1-Leitlinie Therapie der Migräne; AWMF-Registernr. 030/057; 2008

S2k-Leitlinie Therapie ideopathischer Kopfschmerzen im Kindes- und Jugendalter; AWMF-Registernr. 062/004; 2008

S2k-Leitlinie Behandlung der Migräne und ideopathischer Kopfschmerzsyndrome in der Schwangerschaft und Stillzeit; AWMF-Registernr. 062/005; 2009

Scottish Intercollegiate Guidelines Network; Diagnosis and management of headache in adults. A national clinical guideline, 2008

Victor S, Ryan S. Drugs for preventing migraine headaches in children, Cochrane Database of Systematic Reviews, Issue 3, 2008

Worthington I, Pringsheim T, Gawel MJ, Gladstone J, Cooper P, Dilli E, Aube M, Leroux E, Becker WJ. Canadian Headache Society Guideline: acute drug therapy for migraine headache. Can J Neurol Sci; 40(5 Suppl 3):S1-S80, 2013

21 Mittelohrentzündung

Eine Mittelohrentzündung (Otitis media) betrifft häufig Kinder und kann mit starken Schmerzen, Druckgefühl, Hörstörungen, Schwindel und Ohrgeräuschen einhergehen. Durch Anschwellen des Verbindungsgangs zwischen Mittelohr und Rachenraum kommt es zu einem Sekretstau mit Hyperämisierung und Vorwölbung des Trommelfells. Ist der Druckanstieg zu hoch, kann sich ein Riss im Trommelfell bilden, das Sekret fließt nach außen ab und die Schmerzen lassen meist umgehend nach. Etwa 60 % der Fälle sind auf bakterielle Infektionen, z. B. durch Staphylokokken, Streptococcus pneumoniae und S. pyogenes, Haemophilus influenzae oder Moraxella catarrhalis zurückzuführen. Diese steigen z. B. im Rahmen eines Atemwegsinfekts aus dem Nasenrachenraum durch die Eustachische Röhre ins Mittelohr auf. Bei Säuglingen und Kleinkindern ist dieser Vorgang wegen einer vergleichsweise kürzeren, engeren und flacher verlaufenden Eustachsche-Röhre begünstigt. Insbesondere ein einseitiger Befall deutet auf eine bakterielle Genese hin. Infektionen durch Viren erfolgen meist hämatogen, d. h. auf dem Blutweg, und sind daher oft beidseitig. Solange sich die Erkrankung auf das Mittelohr beschränkt, heilt sie normalerweise ohne Komplikationen innerhalb von 7–14 Tagen ab. Die Spontanheilungsrate innerhalb von 3 Tagen liegt bei 80 %. Begünstigende Faktoren für das Auftreten von Mittelohrentzündungen sind Passivrauchen, Kindergartenbetreuung, mehrere Geschwister, kein Stillen in den ersten 3 Monaten, der Gebrauch von Schnullern und ein niedriger sozialer Status. Angeborene oder durch häufige Halsentzündungen erworbene anatomische Veränderungen des hinteren Rachenraums (vergrößerte Rachenmandeln) und somit Verlegung der Eustachio-Röhre oder Ziliendysfunktionen können ebenfalls zum gehäuften Auftreten der Erkrankung führen. Chronische Mittelohrentzündungen halten drei Monate oder länger an. Sie sind meist nicht oder deutlich weniger schmerzhaft. Durch die permanente Flüssigkeitsansammlung kann es jedoch insbesondere bei kleineren Kindern zu Störungen der Hör- und Sprachentwicklung kommen. Häufig tritt über längere Zeit Sekret aus dem Ohr aus, man spricht von einem „laufenden Ohr". Immer wiederkehrende Mittelohrentzündungen können durch Vernarbung des Trommelfells oder durch Verwachsungen der Gehörknöchelchen bleibende Schädigungen des Gehörs verursachen. Eine Heilung ist praktisch nur durch eine Operation mit Trommelfellersatz (Tympanoplastik) bzw. der Hörknöchelchen zu erzielen.

Bei akuter Mittelohrentzündung sollte sich der Patient körperlich schonen und ausreichend Flüssigkeit zuführen. Durch hyperbare Belüftung des Innenohrs mit Hilfe eines

Nasenballons kann kurzfristig eine Entlastung erzielt werden. Möglicherweise ist es ebenfalls von Vorteil, zu häufiges oder starkes Naseschneuzen zu vermeiden, da auf diesem Weg infiziertes Sekret in das Mittelohr oder in die Nebenhöhlen gedrückt werden und somit die Erkrankung verschleppt oder zusätzlich eine Sinusitis ausgelöst werden könnte.

Die Wirksamkeit von Wärmebehandlungen, z. B. durch Bestrahlen mit Infrarotlicht, wurde bislang nicht nachgewiesen. Solange der Patient sich hierbei jedoch wohl fühlt, bestehen keine Bedenken für diese Anwendung. Bei akuter Entzündung mit starken Schmerzen sollte sie aber vermieden werden. Im Rahmen der Selbstmedikation kann durch Applikation von Analgetika, abschwellenden Nasentropfen und analgetischen Ohrentropfen Linderung herbeigeführt werden.

21.1 Systemische Analgetika

21.1.1 Ibuprofen

Wirkung

Ibuprofen ist ein nichtsteroidales Antirheumatikum und hemmt unselektiv die Cyclooxygenase. Die Substanz reduziert bei Mittelohrentzündung entzündlich bedingte Schmerzen, Schwellungen und Fieber.

Dosierung

- Erwachsene: 1–4-mal täglich 200–400 mg
- Kinder >6 Monate peroral: 1–3-mal täglich 7–10 mg/kg KG (Tagesmaximaldosis 30 mg/kg KG)
- Kinder >3 Monate mit mindestens 6,0 kg Körpergewicht rektal: 20–30 mg/kg KG, verteilt auf 3 bis 4 Einzeldosen

Pharmakokinetische Eigenschaften

Wirkungseintritt

Die Wirkung tritt innerhalb von 15 Minuten ein.

Metabolismus und Ausscheidung

Die Substanz wird in der Leber mittels CYP2C9 biotransformiert und glucuronidiert. Die Ausscheidung erfolgt fast ausschließlich renal, nur 1 % in unveränderter Form.

Besondere Hinweise

Ibuprofen ist wegen seiner ausgeprägten entzündungshemmenden Wirkung sehr gut zur Behandlung von Schmerzen und Schwellungen im Rahmen einer Mittelohrentzündung geeignet. Die Toxizität bei akuten Vergiftungen mit Ibuprofen ist wesentlich geringer als bei Acetylsalicylsäure und Paracetamol, bei höherer Wirkstärke und schnellerem Wirkungseintritt. Für die Behandlung von Kindern < 3 bzw. 6 Monaten (rektale bzw. perorale Gabe) und die Einnahme im letzten Trimenon der Schwangerschaft besteht eine Kontraindikation. Eine Anwendung im 1. und 2. Trimenon ist unter strenger Nutzen-Risiko-Abwägung möglich. Auch die kurzfristige Einnahme während der Stillzeit ist vertretbar.

Zusammenfassende Bewertung

●●●○

Ibuprofen kann zur Behandlung von Schmerzen bei akuter Mittelohrentzündung empfohlen werden. Obwohl nur wenige klinische Studien speziell zur Behandlung von Ohrenschmerzen vorliegen, erscheint die Substanz dennoch geeignet, da sie sehr gut und schnell schmerzlindernd und entzündungshemmend wirkt. Ibuprofen ist auch bei Stillenden und Kindern >3 bzw. 6 Monaten (rektal bzw. peroral) einsetzbar. Weitere methodisch hochwertige Studien sind jedoch wünschenswert.

21.1.2 Paracetamol

Wirkung

Paracetamol wirkt analgetisch durch Hemmung der zerebralen Prostaglandinsynthese, die periphere Prostaglandinsynthese wird hingegen kaum beeinflusst.

Dosierung

- Erwachsene und Kinder > 12 Jahre: 3–4-mal täglich 500–1 000 mg
- Kinder bis 12 Jahre: bis zu 3-mal täglich 1–15 mg/kg KG (Tagesmaximaldosis 50 mg/kg KG)

Bei Leber- oder Niereninsuffizienz muss die Dosis reduziert werden.

Pharmakokinetische Eigenschaften

Wirkungseintritt und -dauer

Die Wirkung tritt innerhalb einer halben Stunde ein und hält etwa 3–4 Stunden an.

Metabolismus und Ausscheidung

Paracetamol wird im Wesentlichen in der Leber mit Glucuron- und Schwefelsäure konjugiert. In untergeordnetem Ausmaß sind CYP1A6, CYP2E3 und CYP3A4 beteiligt. Die Ausscheidung erfolgt zu 90 % renal, nur 5 % in unveränderter Form.

Nach Überdosierung kommt es zur Sättigung der Konjugationsreaktion. Durch CYP2E1 entsteht toxisches N-Acetylchinonimin, das nicht mehr in ausreichendem Maß durch eine Glutathion-Konjugation entgiftet werden kann. Es treten mitunter tödlich verlaufende Leberzellnekrosen auf.

Besondere Hinweise

Paracetamol kann zur Linderung von Schmerzen, die in Zusammenhang mit Otitis media auftreten, eingesetzt werden. Die Substanz ist besonders bei mit Fieber einhergehenden Erkrankungen geeignet, sie wirkt jedoch nicht entzündungshemmend. Bei Überschreiten der Maximaldosis sind schwere Leberschäden möglich. Nach regelmäßiger Einnahme ist das Risiko für die Entwicklung einer chronischen Niereninsuffizienz erhöht. Bei schwerer Leber- oder Niereninsuffizienz besteht daher eine Kontraindikation. Paracetamol kann bereits bei Säuglingen und nach entsprechender Nutzen-Risiko-Abwägung während der gesamten Schwangerschaft und Stillzeit angewendet werden.

Zusammenfassende Bewertung

●●○○

Paracetamol kann zur Behandlung von Schmerzen bei akuter Mittelohrentzündung eingesetzt werden. Die analgetische Wirkung ist etwas schwächer ausgeprägt als die von Ibuprofen, die entzündungshemmende Wirkung fehlt. Paracetamol ist insbesondere für die Therapie von kleineren Kindern oder Schwangeren geeignet. Da nur wenige klinische Studien speziell zur Behandlung von Ohrenschmerzen vorliegen, sind weitere Studien wünschenswert.

21.2 Topische Therapeutika

21.2.1 Schleimhautabschwellende Nasentropfen

Wirkung

Schleimhautabschwellende Nasentropfen enthalten α-Sympathomimetika wie Oxymetazolin oder Xylometazolin. Durch agonistische Wirkung an α_1- und α_2-Adrenozeptoren wirken die Substanzen vasokonstriktorisch und führen nach lokaler Anwendung in der Nase zu einer Verbesserung der Nasenatmung sowie der Durchlässigkeit der Eustachsche-Röhre. Bei Otitis media kann das im Mittelohr gestaute Sekret besser abfließen und es kommt zu einer Druckentlastung.

Dosierung

- Erwachsene und Schulkinder: 0,1%ige Xylometazolin- oder 0,05%ige Oxymetazolin-Lösung
- Kinder von 2–6 Jahren: 0,05%ige Xylometazolin- oder 0,025%ige Oxymetazolin-Lösung
- Säuglinge: 0,025%ige Xylometazolin oder 0,01%ige Oxymetazolin-Lösung

2–3-mal täglich wird jeweils ein Tropfen bzw. Sprühstoß in jede Nasenöffnung eingebracht. Die Anwendung sollte über höchstens 7 Tage erfolgen.

Pharmakokinetische Eigenschaften

Wirkungseintritt und Wirkdauer

Die Wirkung tritt innerhalb von 5–10 Minuten ein und hält über etwa 5–8 Stunden an.

Metabolismus und Ausscheidung

Lokal applizierte α-Sympathomimetika sind insbesondere bei kleineren Kindern und älteren Personen gut systemisch verfügbar und können daher zu entsprechenden Nebenwirkungen führen. Weitere Untersuchungen zur Pharmakokinetik beim Menschen liegen nicht vor.

Besondere Hinweise

Schleimhautabschwellende Nasentropfen führen bei akuter Mittelohrentzündung zu einer kurzfristigen Erleichterung der Symptome. Ein direkter Nutzen für den Verlauf der Erkrankung konnte jedoch nicht nachgewiesen werden. Die Anwendung sollte nur kurzfristig erfolgen, da es anderenfalls zu einer Atrophie oder zu einer reaktiven Hyperämie der Nasenschleimhaut kommen kann. Lokal applizierte α-Sympathomimetika können aufgrund der systemischen Wirkung relevante Blutdrucksteigerungen hervorrufen und sollten daher bei sehr kleinen Kindern, älteren Patienten, Hypertonikern und Schwangeren vermieden werden. Auch während der Stillzeit ist entsprechende Vorsicht geboten.

Zusammenfassende Bewertung

●●○○

Schleimhautabschwellende Nasentropfen können zur kurzzeitigen Unterstützung bei akuter Mittelohrentzündung eingesetzt werden. Die Anwendung scheint aufgrund pathophysiologischer Überlegungen nachvollziehbar, wenn Ohrenschmerzen durch einen vermehrten Druck im Mittelohr entstehen. Qualitativ hochwertige kontrollierte Untersuchungen gibt es hierzu jedoch nicht, somit konnte bislang auch keine relevante positive Beeinflussung des Heilungsverlaufs nachgewiesen werden.

21.2.2 Analgetische Ohrentropfen

Wirkung

Analgetisch wirksame Ohrentropfen enthalten Substanzen aus der Gruppe der nichtopioiden Analgetika bzw. der Lokalanästhetika und bewirken nach topischer Anwendung bei Otitis media eine Schmerzlinderung.

Dosierung

Die Applikation sollte mehrmals täglich in das betroffene Ohr erfolgen.

Vor der Anwendung sollten die Tropfen in der Hand angewärmt werden, um eine Störung des Gleichgewichtssinns zu vermeiden. Kinder < 3 Jahren sollten nur unter ärztlicher Aufsicht behandelt werden.

Pharmakokinetische Eigenschaften

Erforderliche Behandlungsdauer

Die Anwendung sollte kurzzeitig, nicht länger als 5 Tage erfolgen.

Metabolismus und Ausscheidung

Zum pharmakokinetischen Verhalten nach topischer Applikation am menschlichen Ohr liegen keine Untersuchungen vor.

Besondere Hinweise

Die Wirksamkeit bei topischer Anwendung von Analgetika bzw. Lokalanästhetika zur Behandlung von akuter Mittelohrentzündung ist nur mäßig. Die Wirkstoffe durchdringen das intakte Trommelfell nur wenig und führen zu keiner relevanten Beschleunigung des Heilungsprozesses. Im Übrigen können sie die Diagnostik verfälschen. Eine Behandlung bei bestehenden Perforationen kann zu Komplikationen durch Schädigung des Innenohrs führen. Eine Beschädigung des Trommelfells sollte daher zuvor durch Erzeugen eines Überdrucks oder besser durch ärztliche Diagnose ausgeschlossen werden. Die Anwendung während der Schwangerschaft im Rahmen der Selbstmedikation ist vorsichtshalber zu vermeiden.

Zusammenfassende Bewertung

●●○○

Der Stellenwert lokaler Analgetika zur Behandlung von Ohrenschmerzen ist derzeit noch nicht klar. Die Medikation bewirkt nach bisherigem Kenntnisstand allenfalls eine leichte Schmerzlinderung, beeinflusst den Gesamtverlauf der Erkrankung nicht und kann bei unerkannten Trommelfellverletzungen Schädigungen verursachen. Weitere hochwertige Studien wären zur Beurteilung der therapeutischen Relevanz wünschenswert.

21.3 Anmerkungen

- In einer kontrollierten Studie zur homöopathischen Behandlung, die leider qualitative Schwächen aufweist, konnte eine etwas beschleunigte Heilung und geringere Rezidivraten nachgewiesen werden. Die aktuelle Studienlage erlaubt jedoch keine eindeutigen Aussagen zur homöopathischen Behandlung der Otitis media.
- Zum Einsatz von Akupunktur, Ultraschall und Chirotherapie liegen zwar positive Einzelfallberichte vor, jedoch keine kontrollierten klinischen Studien.
- Eindeutige Wirksamkeitsnachweise für Echinacea-Präparate oder die perorale Applikation von Zinkionen zur Behandlung von Otitis media liegen bislang nicht vor.
- Systemisch wirksame Sympathomimetika, Mucolytika und H_1-Antihistaminika bzw. die Kombination dieser Substanzgruppen werden in aktuellen Leitlinien zur Behandlung von Otitis media nicht empfohlen.
- Durch mehrfache tägliche Gabe von etwa 2 g Xylitol-Sirup oder -Kaugummi wurde in einigen Untersuchungen eine Otitis-media-prophylaktische Wirkung im Bereich von 25 % festgestellt. Das Wachstum von Bakterien, insbesondere von Pneumokokken und Haemophilus influenzae im Nasenrachenraum wird gehemmt. Für einen eindeutigen Wirksamkeitsnachweis sind jedoch größere kontrollierte Studien erforderlich. Außerdem besteht für die langfristige prophylaktische Anwendung ein Compliance-Problem.
- Zur Behandlung einer akuten Mittelohrentzündung durch Auflegen von Kamille- oder Zwiebelsäckchen liegen zwar positive Einzelfallberichte vor, die Wirksamkeit wurde jedoch bislang nicht in kontrollierten randomisierten Studien bestätigt.

21.4 Abgrenzung zu verschreibungspflichtigen Arzneimitteln und anderen ärztlichen Therapieverfahren

Wenn sich bei einer akuten Mittelohrentzündung der Zustand nicht innerhalb von 3 Tagen bessert, starke Schwellungen hinter der Ohrmuschel, anhaltendes Erbrechen, hohes Fieber, Lähmung der Gesichtsmuskulatur, Nackensteifigkeit, Krampfanfälle oder Bewusstseinsstörungen hinzukommen, muss ein Arzt aufgesucht werden. Dieser kann differenzialdiagnostisch andere Erkrankungen wie zum Beispiel Gehörgangsfurunkel, Mastoiditis, Neuralgien, Zoster oticus, Trigeminus-Neuralgie, eingedrungene Fremdkörper, Frakturen, Hirnhautentzündungen, Hirnabszesse oder Tumoren ausschließen. Auch Kinder < 2 Jahren sollten in jedem Fall einem Arzt vorgestellt werden.

Bei Vorliegen einer Otitis media sollte zunächst, wie im Bereich der Selbstmedikation geraten, die Linderung der Schmerzen und die Verbesserung des Abflusses im Vordergrund stehen. Es hat sich gezeigt, dass eine antibiotische Behandlung den Heilungsverlauf und die Schmerzbeseitigung geringfügig beschleunigt, jedoch mit Nebenwirkungen wie Hautausschlägen, gastrointestinalen Störungen oder Resistenzentwicklungen gerechnet werden muss. Ohne Antibiotika tritt bei 60 % der Patienten innerhalb von 24 Stunden deutliche Besserung ein, bei 80 % innerhalb von 3 Tagen. Daher wird empfohlen, nur noch bei Kindern < 2 Jahren oder bei sehr schmerzhaften, mit hohem Fieber einhergehenden oder beidseitigen Mittelohrentzündungen frühzeitig antibiotisch zu behandeln. Bei Kindern mit leichteren Formen scheint ein abwartende Strategie sinnvoll. Als Mittel der ersten Wahl gilt Amoxicillin-Clavulansäure.

Das Durchstechen des Trommelfells (Parazentese), um einen Abfluss herzustellen, wird bei akuter Mittelohrentzündung nicht mehr empfohlen. Durch diese Methode wird keine beschleunigte Heilung erreicht, es besteht jedoch eine erhöhte Inzidenz für persistierende Infektionen, da durch das perforierte Trommelfell exogene Reinfektionen möglich sind. Weder für lokal angewendete noch systemische Glucocorticoide konnte eine relevante Verbesserung des Krankheitszustands nachgewiesen werden. Ihr Einsatz wird aktuell in Leitlinien nicht empfohlen.

Paukenröhrchen haben einen allenfalls kurzfristigen und relativ geringen Effekt. Nur für den Zeitraum der ersten zwei Jahre wurde eine Verbesserung des Hörens gezeigt. Innerhalb der ersten 6 Monate führt es wohl auch dazu, den „krankheitsfreien Status" aufrechtzuerhalten. Zur Beurteilung der Effekte nach 6 Monaten wären weitere Studien wünschenswert. Es besteht jedoch die Gefahr einer bleibenden Schädigung des Trommelfells. Eine langfristige positive Auswirkung auf die Hör- und Sprachentwicklung konnte nicht gezeigt werden. Die klinische Relevanz einer Adenoidektomie (Polypen-Entfernung) ist ebenfalls unklar. Nur in Kombination mit dem Einsetzen von Paukenröhrchen konnte ein geringer Nutzen nachgewiesen werden.

Eine Impfprophylaxe mit einem siebenvalenten Pneumokokken-Konjugat-Impfstoff im Säuglingsalter hat offenbar einen gewissen protektiven Effekt, Informationen zu anderen derzeit erhältlichen Pneumokokken-Impfstoffen liegen nicht vor. Eine Impfung gegen Influenza schützt dagegen nach derzeitigem Stand nicht vor einer akuten Otitis media.

21.5 Fertigarzneimittel (exemplarische Auswahl)

Wirkstoff	Präparatebeispiele®
Analgetische Ohrentropfen	Otalgan
Ibuprofen	Dolormin für Kinder, Ibudolor, Nurofen, Aktren
Oxymetazolin	Nasivin, WICK Sinex Schnupfenspray
Paracetamol	Benuron, Paracetamol AL, Paracetamol-ratiopharm, Captin, Thomapyrin
Xylometazolin	Olynth, Otriven, nasic, Snup, schnupfen endrine
Zinkionen (peroral)	Cefazink, Unizink, Zink Verla, Zinkaspart Kapseln, ZINKOTASE

Literatur

Abba K, Gulani A, Sachdev HS. Zinc supplements for preventing otitis media, Cochrane Database of Systematic Reviews, Issue 10, 2010

Acuin J. Chronic suppurative otitis media, Clinical Evidence; 02:507, 2007

American Academy of Pediatrics – Diagnosis and Management of Acute Otitis Media, Pediatrics; 113:1451–1465, 2004

Ammon H, Mutschler E, Scholz H (Hrsg.). Arzneimittel Information und Beratung. 12. Akt.lfg., Wissenschaftliche Verlagsgesellschaft Stuttgart, 2013

Arzneiverordnung in der Praxis – Therapieempfehlungen der Arzneimittelkommission der deutschen Ärzteschaft: Empfehlungen zur Therapie akuter Atemwegsinfektionen und der ambulant erworbenen Pneumonie, 3. Auflage, Band 40, Sonderheft 1, 2013

Azarpazhooh A, Limeback H, Lawrence HP, Shah PS. Xylitol for preventing acute otitis media in children up to 12 years of age, Cochrane Database of Systematic Reviews, Issue 11, 2011

Basu A. Middle-ear pain and trauma during air travel, Clinical Evidence; 09:501, 2007

Browning G. Ear wax, Clinical Evidence; 01:504, 2008

Damoiseaux R, Rovers MM. AOM in children, Clinical Evidence; 05:301, 2011

Drugdex® System. Thomson Healthcare, Zugegriffen 04/2014

Fachinformationen der einzelnen Wirkstoffe

Foxlee R, Johansson AC, Wejfalk J, Dooley L, Del Mar CB. Topical analgesia for acute otitis media, Cochrane Database of Systematic Reviews, Issue 8, 2011

Griffin G, Flynn CA. Antihistamines and/or decongestants for otitis media with effusion (OME) in children, Cochrane Database of Systematic Reviews, Issue 9, 2011

Gulani A, Sachdev HS. Zinc supplements for preventing otitis media, Cochrane Database of Systematic Reviews, Issue 4, 2012

Hamacher H, Wahl MA. Selbstmedikation, 2. Aufl., Wissenschaftliche Verlagsgesellschaft Stuttgart, 2011

Hendley JO. Otitis Media. N Engl J Med; 347:1169–1174, 2002

Hoberman A, Paradise JL, Rockette HE, Shaikh N, Wald ER, Kearney DH, Colborn K, Kurs-Lasky M, Bhatnagar S, Haralam MA, Zoffel LM, Jenkins C, Pope MA, Balentine TL, Barbadora KA. Treatment of Acute Otitis Media in Children under 2 Years of Age. N Engl J Med; 364:105–11, 2011

Jack L. Paradise, M. D., Thomas F. Campbell, Ph.D., Christine A. Dollaghan, Ph.D., Heidi M. Feldman, M. D., Ph.D., Beverly S. Bernard, R. N., B. S., D. Kathleen Colborn, B. S., Howard E. Rockette, Ph.D., Janine E. Janosky, Ph.D., Dayna L. Pitcairn, M. A., Marcia Kurs-Lasky, M. S., Diane L. Sabo, Ph.D., and Clyde G. Smith, M. S. Developmental Outcomes after Early or Delayed Insertion of Tympanostomy Tubes. N Engl J Med; 353:576–586, 2005

Klein JO, Is Acute Otitis Media a Treatable Disease? N Engl J Med; 364:168–169, 2011

Kozyrskyj AL, Klassen TP, Moffatt M, Harvey K. Short-course antibiotics for acute otitis media, Cochrane Database of Systematic Reviews, Issue 10, 2010

Leach AJ, Morris PS. Antibiotics for the prevention of acute and chronic suppurative otitis media in children, Cochrane Database of Systematic Reviews, Issue 1, 2011

Leitlinien: Otitis media und Hypertonie. Dtsch Arztebl; 100/16, 2003

Mittelohrentzündung, Diagnosis and management of akute otitis media; American Academy of pediatrics 2004

Morris P. Chronic suppurative otitis media, Clinical Evidence; 08:507, 2012

Otitis media – acute, Guideline commissioned by the National Institute for Health and Clinical Excellence (NICE), 2009

Perera R, Glasziou PP, Heneghan CJ, McLellan J, Williamson I. Autoinflation for hearing loss associated with otitis media with effusion, Cochrane Database of Systematic Reviews, Issue 5, 2013

Qureishi A, Lee Y, Belfield K, Birchall JP, Daniel M. Update on otitis media – prevention and treatment, Infect Drug Resist; 10(7):15–24, 2014

Scottish Intercollegiate Guidelines Network (SIGN). Diagnosis and management of childhood otitis media in primary care. Edinburgh: SIGN No 66; 2012

Simpson SA, Lewis R, van der Voort J, Butler CC. Oral or topical nasal steroids for hearing loss associated with otitis media with effusion in children, Cochrane Database of Systematic Reviews, Issue 5, 2011

Tähtinen PA, Laine MK, Huovinen P, Jalava J, Ruuskanen O, Ruohola A. A Placebo-Controlled Trial of Antimicrobial Treatment for Acute Otitis Media. N Engl J Med; 364:116–26, 2011

Uhari M, Kontiokari T, Koskela M, Niemelä M. Xylitol chewing gum in prevention of acute otitis media: double blind randomised trial, BMJ; 313(7066): 1180–1184, 1996

Venekamp RP, Sanders S, Glasziou PP, Del Mar CB, Rovers MM. Antibiotics for acute otitis media in children, Cochrane Database of Systematic Reviews, Issue 1, 2013

Williamson I. Otitis media with effusion in children, Clinical Evidence; 01:502, 2011

22 Mundsoor

Mundsoor (orale Candidose) ist eine opportunistische Infektion des Mund-Rachen-Raums. Sie wird durch Hefepilze, meist Candida albicans, ausgelöst und kann sich auf den gesamten Gastrointestinaltrakt ausbreiten. Die Erkrankung äußert sich durch einen abwischbaren, weißen bis gelblichen, kleinfleckigen, zum Teil ineinander fließenden Belag der Schleimhäute im Mund- und Rachen-Bereich. Weitere Symptome können Mundgeruch, Pelzigkeitsgefühl, Lymphknotenschwellungen, Schluckbeschwerden und Geschmacksstörungen sein. Bei 40–60 % aller Gesunden kann eine Kolonisation mit geringer Keimdichte nachgewiesen werden. Das Krankheitsbild tritt jedoch meist nur bei gleichzeitig bestehenden prädisponierenden Faktoren auf. Häufig betroffen sind Säuglinge mit noch nicht vollständig ausgebildetem Immunsystem sowie Patienten mit Diabetes mellitus und medikamentös oder krankheitsbedingter Immunschwäche. Begünstigend wirken weiterhin die Anwendung von Anticholinergika, Antibiotika oder inhalativen Glucocorticoiden und das Tragen von Zahnprothesen. Letzteres führt, begünstigt durch Mikroverletzungen und verminderten Speichelfluss, zur Auslösung der erythematösen Candidose ohne Belag.

Eine orale Candidose ist normalerweise keine schwerwiegende Erkrankung. Insbesondere bei Immungeschwächten kann sie sich jedoch systemisch ausbreiten und lebensbedrohliche Infektionen verursachen.

Folgende Maßnahmen können zur Verhinderung oder schnelleren Heilung einer oralen Candidose beitragen:

- Effektive Mundhygiene
- Reinigung von Schnullern und Flaschenaufsätzen durch Sterilisieren und Vermeidung von Ablecken
- Effektive Reinigung von Zahnprothesen
- Antimykotische Behandlung bestehender Vaginalmykosen vor einer vaginalen Geburt
- Ausspülen des Mundes nach Anwendung inhalativer Glucocorticoide

Ein Nutzen für das prophylaktische oder therapeutische Spülen bzw. Gurgeln mit unspezifisch wirkenden Antiseptika wie Chlorhexidin, Hexetidin, Dequalinium oder Povidon-Iod konnte bislang nicht eindeutig gezeigt werden.

Zur spezifischen antimykotischen Therapie im Rahmen der Selbstmedikation stehen das Azol Miconazol und das Polyen Nystatin zur Verfügung.

22.1 Topische resorbierbare Therapeutika

22.1.1 Miconazol

Wirkung

Hauptangriffspunkt des Azols Miconazol ist die Hemmung der Ergosterolbiosynthese in der Pilzzellmembran. Durch Einlagerung falscher Sterole werden Membranfunktion und -permeabilität gestört. In fungistatischer Konzentration kommt es zu einer Verdickung der Zytoplasmamembran und zu Änderungen in der Membranpermeabilität, die zu einer selektiven Hemmung der Aufnahme von essenziellen nutritiven Substanzen führen können. In fungizider Konzentration treten eine Nekrotisierung des Zellinneren und eine Destruktion der Zellwand auf. Die Wirkung betrifft überwiegend proliferierende Pilzzellen. Eine Resistenzentwicklung wird nur in Ausnahmefällen berichtet.

Dosierung

- Erwachsene und Kinder >2 Jahre: 4-mal täglich 60 mg (Tageshöchstdosis: 20 mg/kg KG)
- Säuglinge und Kleinkinder (6 Monate bis 2 Jahre): 4-mal täglich 30 mg

Eine meist 2%ige Zubereitung sollte nach dem Essen und/oder Zähneputzen in der Mundhöhle verteilt werden und dort möglichst lange verbleiben. Bei Säuglingen kann die Applikation auch auf den Schnuller erfolgen. Bei Säuglingen <6 Monaten sollte Miconazol nur unter Aufsicht eines Arztes eingesetzt werden.

Miconazol ist auch in Form von bukkal adhäsiven Tabletten verfügbar, diese unterliegen jedoch der Verschreibungspflicht.

Pharmakokinetische Eigenschaften

Erforderliche Anwendungsdauer

Die Symptome gehen üblicherweise innerhalb von fünf Tagen deutlich zurück, anderenfalls sollte ein Arzt aufgesucht werden. Die Anwendung sollte mindestens 48 Stunden über das Eintreten der völligen Symptomfreiheit hinaus erfolgen. Die Therapie kann, falls erforderlich, auf zwei Wochen ausgedehnt werden.

Metabolismus und Ausscheidung

Nach peroraler Gabe wirkt Miconazol nicht nur topisch, sondern auch systemisch. Die perorale Bioverfügbarkeit liegt bei 20–30 %. Der resorbierte Anteil wird größtenteils hepatisch biotransformiert. U. a. entstehen pharmakologisch unwirksame Nitrate. Die Ausscheidung erfolgt zu etwa gleichen Teilen renal und mit den Fäzes.

Besondere Hinweise

Miconazol kann auch bei nichtimmunkompetenten Patienten angewendet werden. Es ist nicht indiziert bei Leberentzündungen, im 1. Trimenon der Schwangerschaft und bei Kindern <6 Monaten mit noch nicht vollständig ausgeprägtem Schluckreflex. Aufgrund nicht ausreichender Erfahrung sollte die Anwendung auch in der späteren Schwangerschaft und während der Stillzeit nur nach strenger Nutzen-Risiko-Abwägung erfolgen. Miconazol kann die Biotransformation von Wirkstoffen, die über CYP2C9 und CYP3A4 abgebaut werden, hemmen. Deren Wirkungen und Nebenwirkungen können somit verlängert oder verstärkt werden.

Zusammenfassende Bewertung

●●●●

Miconazol ist gut für die Behandlung oraler Candidosen geeignet und gilt bei unkomplizierten Infektionen als Mittel der Wahl. Die Wirksamkeit wurde in doppelblinden randomisierten Studien belegt. Es ist nach aktueller Datenlage dem Nystatin hinsichtlich der Wirksamkeit überlegen. Die Substanz wirkt auch systemisch und ist daher bei Patienten mit Immunsuppression und der damit verbundenen Gefahr einer Krankheitsausbreitung günstig. Besonders beachtet werden sollten mögliche Wechselwirkungen und Kontraindikationen.

22.2 Topische nichtresorbierbare Therapeutika

22.2.1 Nystatin

Wirkung

Das Polyen-Antimykotikum Nystatin bindet irreversibel an Sterole der Pilzmembran und bewirkt so einen Austritt essenzieller Zytoplasmabestandteile, wie z. B. von Kalium. Nach längerer Kontaktzeit oder bei hohen Wirkstoffkonzentrationen betrifft der Verlust auch höhermolekulare Zytoplasma-Bestandteile, so dass unterschiedlichste Stoffwechselvorgänge gestört werden. Die Affinität zu dem in Pilzen vorkommenden Ergosterol ist größer als zu Cholesterol, dies erklärt die hohe Spezifität von Nystatin. Das Wirkungsspektrum umfasst vor allem pathogene Hefen wie Candida-Arten und dimorphe Pilze wie Histoplasma, Blastomyces und Coccidioides. Die Wirkung gegen Dermatophyten ist gering. Eine Resistenzbildung wird nur vereinzelt beobachtet.

Dosierung

- Erwachsene und Kinder: 4-mal täglich 50 000–150 000 I. E.
- Säuglinge und Kleinkinder: 4-mal täglich 50 000–100 000 I. E.
  (Bei einigen Fertigpräparaten wird aufgrund der hohen Osmolarität von einer Anwendung bei sehr untergewichtigen und unreifen Frühgeborenen abgeraten.)

Die Zubereitung sollte nach dem Essen und/oder Zähneputzen in der Mundhöhle verteilt werden und dort möglichst lange verbleiben. Bei Säuglingen kann die Applikation auch auf den Schnuller erfolgen.

Pharmakokinetische Eigenschaften

Wirkungseintritt und -dauer

Die Therapie dauert normalerweise vier Tage, bei HIV-Patienten mindestens 7 Tage, und sollte 48 Stunden über das Eintreten der völligen Symptomfreiheit hinaus durchgeführt werden. Ausreichende Erfahrungen liegen für die Anwendung über einen Zeitraum von 2 Wochen vor.

Metabolismus und Ausscheidung

Nystatin wird nach peroraler Anwendung praktisch nicht resorbiert und wirkt daher nahezu ausschließlich topisch. Erst bei Dosierungen von mehr als 6 Mega I. E. kann im Serum ein fungistatischer Effekt beobachtet werden. Die Ausscheidung erfolgt mit den Fäzes.

Besondere Hinweise

Nystatin passiert nicht die Plazentaschranke und kann während der gesamten Schwangerschaft und Stillzeit verwendet werden.

> **Zusammenfassende Bewertung**
>
> ●●●○
>
> Nystatin ist gut für die topische Behandlung unkomplizierter oraler Candidosen geeignet. Die Substanz wirkt nur lokal und zeigte in Studien an Kindern etwas niedrigere Heilungsraten als Miconazol. Sie kann jedoch bereits bei immunkompetenten Neugeborenen und während der gesamten Schwangerschaft und Stillzeit angewendet werden. Da Nystatin kaum resorbiert wird, ist die Gefahr von Wechselwirkungen geringer im Vergleich zu Miconazol.

22.3 Anmerkungen

- Bei starken Schluckbeschwerden oder Schmerzen im Rahmen einer oralen Candidose können nichtopioide Analgetika wie Ibuprofen, Paracetamol oder Acetylsalicylsäure sowie Oberflächenanästhetika gegeben werden. Zu deren Beurteilung vgl. ▸Kap. 40, Zahnungsbeschwerden.

22.4 Abgrenzung zu verschreibungspflichtigen Arzneimitteln und anderen ärztlichen Therapieverfahren

Ein Arzt sollte beim erstmaligen Auftreten einer oralen Candidose aufgesucht werden, insbesondere bei Frühgeborenen, schwerkranken und immungeschwächten Patienten, ebenso wenn die Symptome nicht innerhalb der ersten fünf Tage nach Behandlungsbeginn zurückgehen, die Patienten Fieber bekommen oder immer wieder Rezidive auftreten. Es ist abzuklären, ob eine Abwehrschwäche besteht oder es sich um eine bakterielle bzw. virale Erkrankung handelt. Weitere mögliche Differenzialdiagnosen sind u. a. Diphtherie, Masern, Mundfäule, Syphilis, Leukoplakien, Karzinome oder Verbrennungen.

Schwere orale oder oropharyngeale Candidosen können insbesondere bei immungeschwächten Patienten zu einer mitunter lebensbedrohlichen Ausbreitung im Körper führen und müssen daher, ebenso wie rezidivierende Candidosen, meist mit systemisch resorbierbaren Substanzen wie Fluconazol, Itraconazol oder Posaconazol behandelt werden. Diese Substanzen sind bezüglich ihrer klinischen Besserung von etwa 90 % vergleichbar gut wirksam. Posaconazol hat sich besonders bei HIV-infizierten Personen mit Itraconazol-refraktärer Oropharyngeal- und Ösophaguscandidose als wirksam erwiesen.

Säuglinge und (Klein-)Kinder können systemisch mit Fluconazol oder topisch mit Amphotericin B behandelt werden. Sehr schwere Infektionen erfordern u. U. bei immunsupprimierten Kindern die intravenöse Gabe von Fluconazol oder Amphotericin B.

Bei bestimmten Patientengruppen (z. B. HIV-Patienten) ist auch ggf. eine prophylaktische Therapie indiziert. Bei immunsupprimierten Patienten hat sich die prophylaktische Gabe von systemischem Fluconazol oder Itraconazol als effektiver erwiesen als die von topisch wirksamem Nystatin oder Amphotericin B. Auch der antimykotisch wirksame Farbstoff Gentianaviolett kann als Reserveantimykotikum für immungeschwächte Patienten angesehen werden. Die Substanz zeigt als 0,25–0,5%ige Zubereitung bei Immunsuppression deutlich bessere Heilungserfolge als Standardtherapeutika. Die fungistatische Wirkung ist um den Faktor 10–100 stärker als bei Clotrimazol. In höheren Konzentrationen kann Gentianaviolett jedoch Hautzellnekrosen verursachen.

Die Letalität invasiver Candidosen und deren häufigster Form, der Candidämie, liegt bei bis zu 47 %.

22.5 Fertigarzneimittel (exemplarische Auswahl)

Wirkstoff	Präparatebeispiele®
Miconazol (oral)	Daktar 2 % Mundgel, Infectosoor Mundgel, Mykoderm Mund-Gel
Nystatin (oral)	Adiclair Suspension, Biofanal, Moronal

Literatur

Ammon H, Mutschler E, Scholz H (Hrsg.). Arzneimittel Information und Beratung. 12. Akt.lfg., Wissenschaftliche Verlagsgesellschaft Stuttgart, 2013

Drugdex® System. Thomson Healthcare, Zugegriffen 04/2014

Fachinformationen der einzelnen Wirkstoffe

Hamacher H, Wahl MA. Selbstmedikation, 2. Aufl., Wissenschaftliche Verlagsgesellschaft Stuttgart, 2011

Pankhurst CL. Candidiasis (oropharyngeal), Clinical Evidence; 08:1304, 2013

Pappas PG, Rex JH, Sobel, JD, Dismukes WE, Walsh TJ, Edwards JE, Clinical Practice Guidelines for the Management of Candidiasis: 2009 Update by the Infectious Diseases Society of America. Clin Infect Dis; 48(6):503–535, 2009

Pienaar ED, Young T, HolmesH. Interventions for the prevention and management of oropharyngeal candidiasis associated with HIV infection in adults and children, Cochrane Database of Systematic Reviews, Issue 11, 2010

S1-Leitlinie Orale Candidose; AWMF-Registernr. 013/006; 2008

Thompson PJ, Wingfield HJ, Cosgrove RF, Hughes BO, Turner-Warwick ME. Assessment of oral candidiasis in patients with respiratory disease and efficacy of a new nystatin formulation. BMJ; 292:1699–1700, 1986

Worthington HV, Clarkson JE, Khalid T, Meyer S, McCabe M. Interventions for treating oral candidiasis for patients with cancer receiving treatment, Cochrane Database of Systematic Reviews, Issue 7, 2010

23 Nagelpilz

Nagelpilz (Onychomykose) ist eine chronische Infektion der Nagelplatte von Finger- und/oder Zehennägeln. Auslöser ist hauptsächlich der Dermatophyt Trichophyton rubrum, der ebenso der häufigste Erreger für Fußpilz ist. Etwa 10 Millionen Bundesbürger leiden unter dieser Erkrankung, die durch feuchtwarmes Klima sowie durch Verletzungen oder Brüche der Nagelplatte begünstigt wird. Nagelpilz beginnt normalerweise am freien Nagelrand, seltener von der Seite her, und entwickelt sich zur Mitte hin. Es kommt zu einer weißlich-gelben Verfärbung und Verdickung. Der Nagel hebt sich ab und zerfällt krümelig. Folgen können Schmerzen, Beschwerden beim Gehen, bakterielle Superinfektionen oder auch psychische Probleme, aufgrund der oft sehr unansehnlichen Veränderungen, sein. Begünstigende Faktoren sind vorbestehende Fußpilzerkrankungen (▸Kap. 11), genetische Disposition, höheres Lebensalter, Diabetes mellitus, Durchblutungsstörungen, periphere Neuropathien, Fußfehlstellungen und wiederholte Verletzungen, z. B. durch falsche Nagelpflege, Nägelkauen oder zu enges Schuhwerk. Nagelpilz zeigt keine Selbstheilungstendenz und sollte daher unbedingt behandelt werden. Insbesondere bei Patienten mit geschwächtem Immunsystem besteht die Gefahr der Ausbreitung in andere Körperregionen. Endstadium einer lang anhaltenden Nagelpilzinfektion kann die dystrophische Onychomykose sein, die mit einer völligen Zerstörung des Nagels einhergeht.

Im Rahmen der Selbstmedikation stehen topische Antimykotika wie Ciclopirox, Amorolfin und Bifonazol zur Verfügung. Die Behandlung ist sehr langwierig und muss mit großer Sorgfalt durchgeführt werden. Am besten sind die Heilungschancen, wenn die Nägel nur distal befallen sind. Wenige Pilzelemente in den Hohlräumen des Gewebes unter der Nagelplatte können Ursache für ein Rezidiv sein. Pilzsporen im Ruhezustand können viele Wochen und Monate lebensfähig bleiben und sind kaum durch die genannten Antimykotika angreifbar. Eine lange Therapiedauer ist deshalb sehr wichtig. Es sollte jedoch bedacht werden, dass auch bei vorschriftsmäßiger Applikation über 6–9 Monate lediglich mit Heilungsquoten im Bereich von etwa 40 % zu rechnen ist. Ob sich eine ganze oder teilweise Entfernung des Nagels begünstigend auf die Heilung auswirkt, ist nicht sicher belegt. Die Anwendung eines Keratolytikums wie 40%iger Harnstoff bewirkt offenbar ein verbessertes Eindringen topischer Antimykotika. Der alleinige Einsatz von Keratolytika, wie Salicylsäure oder Harnstoff ist nicht erfolgversprechend. Auf die chirurgische Entfernung von Nägeln verzichtet man heute meist. Sie ist schmerzhaft und kann zu

Verletzungen sowie zu einem erhöhten Risiko für Infektionen und Nagelfehlbildungen führen. Während und vor allem nach Abschluss der antimykotischen Behandlung sollten Schuhe und Strümpfe desinfiziert werden, um eine Reinfektion zu vermeiden. Lebende Pilzelemente werden bei Waschgängen mit 60 °C abgetötet.

23.1 Topische Therapeutika

23.1.1 Ciclopirox

Wirkung

Ciclopirox ist ein fungizid wirkendes Pyridon-Antimykotikum. Es reichert sich in der Pilzzelle stark an und bindet irreversibel an Zellwand, Zellmembran, Mitochondrien, Ribosomen und Mikrosomen. Seine Wirkung beruht auf einer Hemmung der zellulären Aufnahme lebensnotwendiger Zellbausteine. Weiterhin induziert es den Ausstrom anderer essenzieller Zellbestandteile wie z. B. von Kaliumionen.

Dosierung

- Erwachsene und Kinder > 18 Jahre: 8%igen Lack im ersten Monat alle 2 Tage, im zweiten mindestens zweimal pro Woche und danach bis zur Heilung nur noch einmal pro Woche auftragen

Bei nicht wasserlöslichen Lacken sollten Lackreste regelmäßig mit geeigneten Lösungsmitteln entfernt werden.

Pharmakokinetische Eigenschaften

Erforderliche Behandlungsdauer

Die Dauer der Anwendung ist abhängig vom Schweregrad des Befalls, sollte aber einen Behandlungszeitraum von 6–12 Monaten nicht überschreiten (produktabhängig). Wenn der Nagel nach 9–12 Monaten noch immer nicht gesund nachgewachsen ist, sollte ein Arzt aufgesucht werden.

Metabolismus und Ausscheidung

Nach Aufbringen des Lackes auf den erkrankten Nagel wird innerhalb von 14 Tagen ein stabiler Diffusionsgradient erreicht. Ciclopirox wird nach topischer Applikation zu etwa 1 % resorbiert. Die Ausscheidung erfolgt hauptsächlich renal, überwiegend in Form von in der Leber gebildeten Glucuroniden.

Besondere Hinweise

Die Haut um den Nagel kann sich durch Ciclopirox röten, jucken oder brennen. Bis zum Vorliegen weiterer Erfahrungen sollte die Behandlung von Kindern < 14 Jahren sowie von Schwangeren und Stillenden vermieden werden.

Zusammenfassende Bewertung

●●●○

Ciclopirox zeigt bei der Behandlung von Nagelpilz durchaus positive Effekte. Die Heilungsquoten sind jedoch trotz langfristiger Therapie niedriger als die durch (verschreibungspflichtige) systemische Therapeutika erreichten. Insgesamt sollte die Wirksamkeit der topischen Therapie bei Nagelpilz noch besser durch entsprechende Studien belegt werden.

23.1.2 Amorolfin

Wirkung

Amorolfin ist ein Dimethylmorpholin-Derivat und besitzt als Antimykotikum ein breites Wirkungsspektrum. Die Substanz greift an zwei Stellen in die Ergosterol-Biosynthese der Pilzzellmembran ein. Durch Hemmung der Δ14-Reduktase und der Δ7,8-Isomerase kommt es zu einer fungistatischen und fungiziden Wirkung. Amorolfin ist u.a. gegen Dermatophyten, Hefen und Schimmelpilze wirksam.

Dosierung

- Erwachsene und Kinder > 14 Jahre: 5%igen Lack 1–2-mal pro Woche auftragen

Vor der Behandlung sollte die Nageloberfläche aufgeraut werden.

Pharmakokinetische Eigenschaften

Erforderliche Behandlungsdauer

Die erforderliche Behandlungsdauer liegt im Allgemeinen bei 6–12 Monaten, wobei der Befallsgrad und die Lokalisation eine wesentliche Rolle spielen. Wenn der Nagel nach dieser Zeit noch immer nicht gesund nachgewachsen ist, sollte ein Arzt aufgesucht werden.

Metabolismus und Ausscheidung

Eine Durchdringung der Nägel wurde nachgewiesen. Nach topischer Applikation beträgt die systemische Verfügbarkeit 4–10%. Der resorbierte Anteil wird überwiegend renal ausgeschieden.

Besondere Hinweise

Die Haut um den Nagel kann sich röten, jucken oder brennen. Für die Behandlung von Kindern < 14 Jahren sowie während der Schwangerschaft und der Stillzeit liegen keine gesicherten Erfahrungen vor.

Zusammenfassende Bewertung

●●○○

Die Heilungsquoten von Amorolfin sind trotz langfristiger Therapie niedriger als die durch (verschreibungspflichtige) systemische Therapeutika erreichten. Zu einer endgültigen Beurteilung sind weitere kontrollierte klinische Studien erforderlich.

23.1.3 Bifonazol

Wirkung

Bifonazol ist ein Antimykotikum aus der Gruppe der Imidazol-Derivate mit primär fungizider Wirkung auf Dermatophyten und fungistatischer auf Hefen. Die Substanz hemmt die Ergosterol-Biosynthese an zwei verschiedenen Teilschritten der Synthesekette. In der Folge kommt es zu Störungen im Aufbau und in der Funktion der Zytoplasmamembran.

Dosierung

- Erwachsene: 1%ige Creme-Zubereitungen 1-mal täglich auftragen und mit einem Pflaster abkleben

Die zurzeit im Handel befindlichen Fertigarzneimittel enthalten Harnstoff als Keratolytikum.

Pharmakokinetische Eigenschaften

Erforderliche Behandlungsdauer

Eine Ablösung der infizierten Nagelbereiche tritt nach 1–2 Wochen auf. Anschließend sollte über mindesten vier weitere Wochen nachbehandelt werden. Wenn der Nagel nach 6–9 Monaten noch immer nicht gesund nachgewachsen ist, sollte ein Arzt aufgesucht werden.

Metabolismus und Ausscheidung

Nach topischer Applikation auf intakter Haut liegt die systemische Verfügbarkeit bei weniger als 1 %. Bei entzündlichen Veränderungen werden 2–4 % resorbiert. Dieser Substanzanteil wird nahezu vollständig hepatisch biotransformiert. Die Ausscheidung erfolgt zu gleichen Teilen renal und mit den Fäzes.

Besondere Hinweise

Zurzeit ist kein Fertigarzneimittel als Lack verfügbar. Die üblichen Cremes enthalten 40 % Harnstoff als Keratolytikum zur unblutigen schmerzfreien Ablösung des befallenen Nagels. Die Haut um den Nagel kann sich röten, jucken oder brennen. Für die Behandlung während der Schwangerschaft und der Stillzeit ist eine strenge Nutzen-Risiko-Abwägung erforderlich. Zur Behandlung von Kindern liegen nur begrenzte Erfahrungen vor.

Zusammenfassende Bewertung

●●○○

Zur topischen Behandlung von Nagelpilz mit Bifonazol liegen kaum gesicherte Erkenntnisse vor. Die Heilungsquoten sind trotz langfristiger Therapie niedriger als die durch (verschreibungspflichtige) systemische Therapeutika erreichten.

23.1.4 Anmerkungen

- Zur topischen Behandlung von Nagelpilz mit dem Allylamin Naftifin liegen keine gesicherten Erkenntnisse zur Sicherheit und Wirksamkeit vor. Die Substanz ist allenfalls geeignet, wenn der Nagel vorher z. B. mit 40%igen Harnstoff-Zubereitungen abgelöst wird und nur noch das Nagelbett zu behandeln ist.

23.2 Abgrenzung zu verschreibungspflichtigen Arzneimitteln und anderen ärztlichen Therapieverfahren

Beim erstmaligen Auftreten der genannten Symptome sollte zunächst vom Arzt abgeklärt werden, ob nicht andere Erkrankungen wie Nagelpsoriasis, Ekzemnägel oder Lichen ruber planus vorliegen. Eine systemische Therapie der Onychomykose unter Aufsicht eines Arztes ist dann erforderlich, wenn der Pilz in die Nagelmatrix eingedrungen und mehr als die Hälfte des Nagels befallen ist sowie bei Nichtansprechen einer topischen Behandlung über einen Zeitraum von neun Monaten.

Als perorale Antimykotika sind Terbinafin und Itraconazol, evtl. auch Fluconazol geeignet, wobei Terbinafin leicht höhere Heilungsraten erzielt. Die Substanzen reichern sich im Nagel an, Terbinafin erzielte in Studien Heilungsraten zwischen 37 und 84 % (Daten für Terbinafin bei 12- bis 16-wöchiger Behandlung mit täglich 250 mg). Eine Kombinationsbehandlung aus topischen und systemischen Antimykotika wird in Publikationen als effektiver und letztlich auch kostengünstiger als die Monotherapie empfohlen. Sowohl für die systemische als auch für die kombinierte antimykotische Behandlung muss jedoch die Gefahr von potenziell tödlichen Leberschäden mit Ikterus und Hepatitis beachtet werden. Unter der Behandlung wird eine regelmäßige Kontrolle der Transaminasen empfohlen. Eine Onychomykose hat, bei ansonsten gesunden Personen, in der Regel keine schwerwiegenden Folgen. Vor einer Behandlung sollte deshalb eine individuelle Nutzen-Risiko-Abwägung durchgeführt werden. Bei Personen mit geschwächtem Immunsystem sollte die Indikation zur Behandlung enger gesteckt werden, hier besteht die Gefahr, dass die Infektion sich ausbreitet.

23.3 Fertigarzneimittel (exemplarische Auswahl)

Wirkstoff	Präparatebeispiele®
Amorolfin (Nagellack)	Amolfin Nagellack, Loceryl Nagellack
Bifonazol (Nagelcreme)	Canesten Extra Nagelset
Ciclopirox (Nagellack)	Ciclopoli, Nagel Batrafen

Literatur

Baran R, Kaoukhov A. Topical antifungal drugs for the treatment of onychomycosis: an overview of current strategies for monotherapy and combination therapy. J Eur Acad Dermatol Venereol; 19(1):21, 2005

Bell-Syer SEM, Hart R, Crawford F, Torgerson DJ, Tyrrell W, Russell I. Oral treatments for fungal infections of the skin of the foot, Cochrane Database of Systematic Reviews, Issue 1, 2009

Crawford F, Hollis S. Topical treatments for fungal infections of the skin and nails of the foot, Cochrane Database of Systematic Reviews, Issue 3, 2009

de Berker D. Fungal Nail Disease. N Engl J Med; 360:2108–2116, 2009

Drugdex® System. Thomson Healthcare, Zugegriffen 04/2014

Evans EGV, Sigurgeirsson B. Double blind, randomised study of continuous terbinafine compared with intermittent itraconazole in treatment of toenail onychomycosis. BMJ; 318:1031, 1999

Fachinformationen der einzelnen Wirkstoffe

Ferrari J. Fungal toenail infections, Clinical Evidence; 08:1715, 2011

Gupta AK, Schouten JR, Lynch LE. Ciclopirox nail lacquer 8 % for the treatment of onychomycosis: a Canadian perspective. Skin Therapy Lett; 10(7):1–3, 2005

Hamacher H, Wahl MA. Selbstmedikation, 2. Aufl., Wissenschaftliche Verlagsgesellschaft Stuttgart, 2011

Hart R, Bell-Syer SEM, Crawford F, Torgerson DJ, Young P, Russell I. Systematic review of topical treatments for fungal infections of the skin and nails of the feet. BMJ; 319:79, 1999

Pan M, Heinecke G, Bernardo S, Tsui C, Levitt J. Urea: a comprehensive review of the clinical literature, Dermatol Online J; 15/19(11):20392, 2013

Roberts DT, Taylor WD, Boyle G. Guidelines for treatment of onychomycosis. Br J Dermatol; 148: 402–410, 2003

Rodgers P, Bassler M. Treating Onychomycosis. Am Fam Physician; 15, 63(4):663–673, 2001

Rotta I, Ziegelmann PK, Otuki MF, Riveros BS, Bernardo NL, Correr CJ. Efficacy of topical antifungals in the treatment of dermatophytosis: a mixed-treatment comparison meta-analysis involving 14 treatments, JAMA Dermatol; 149(3):341–349, 2013

S1-Leitlinie Onychomykose; AWMF-Registernr. 013/003; 2006

Shemer A, Trau H, Davidovici B, Amichai B, Grunwald MH. Onychomycosis: rationalization of topical treatment. Isr Med Assoc J; 10(6):415–6, 2008

24 Prostatabeschwerden

Blasenentleerungsstörungen beim Mann beruhen häufig auf einer gutartigen Prostatavergrößerung (benigne Prostatahyperplasie, BPH). Die Entwicklung dieser Erkrankung kann etwa ab dem 40. Lebensjahr beginnen. Bei den über 50-jährigen Männern ist etwa ein Viertel betroffen, bei den 65-jährigen die Hälfte und bei den mehr als 80-jährigen über 90 %. Die Symptome können auch ohne Behandlung wieder abklingen, meist handelt es sich jedoch um einen langsam fortschreitenden Prozess. Als Auslöser für das gutartige Wachstum der Prostatazellen wird ein altersbedingtes Ungleichgewicht zwischen männlichen und weiblichen Sexualhormonen vermutet. Durch die Zunahme von Größe und Gewicht der Vorsteherdrüse kommt es zu einer mechanischen Verengung des Harnleiters mit entsprechenden Folgen

Beschwerden durch eine Prostatahyperplasie werden nach Alken in verschiedene Stadien eingeteilt. Stadium I ist durch einen schwachen Harnstrahl, Miktionsstörungen, häufiges und nächtliches Wasserlassen, einen verzögerten Beginn des Wasserlassens und aktives Bauchpressen beim Wasserlassen gekennzeichnet. In Stadium II kommt es zusätzlich zur Restharnbildung mit der Gefahr von akuten oder chronischen Harnwegsinfektionen, Blasensteinbildung und Blutungen. Durch einen Rückstau bis in die Nieren besteht ein erhöhtes Risiko für Entzündungen der Nieren und der gesamten Harnwege. Stadium III ist durch eine Überlaufblase mit ständigem Urinabgang bei übervoller Blase und Harnstauungsnieren gekennzeichnet. Eine Harnverhaltung kann in jedem Stadium auftreten, die jährliche Inzidenz bei Männern mit BPH liegt bei 1–2 %. Aufgrund der fortwährenden mechanischen Abflussbehinderung des Urins ist ein vermehrter Kraftaufwand für die Blasenentleerung erforderlich. Als Folge kommt es zu einer Verdickung der Blasenmuskulatur, die zusammen mit dem erhöhten Blasendruck zur Ausstülpungen der Blasenwand führen kann, sogenannten Blasendivertikeln. Eine schwerwiegende Folgekomplikation von BPH-bedingten Blasen- oder Nierenentzündungen ist die sog. Urosepsis. Hierbei kommt es zum Austreten von Bakterien in die Blutbahn mit schweren körperlichen, mitunter lebensgefährlichen Auswirkungen. Läuft eine Entzündung dagegen unbemerkt ab, besteht die Gefahr einer chronischen Infektion mit fortschreitender Zerstörung und Schrumpfung der Nieren.

Bei nur leichten oder mäßigen Prostatabeschwerden ohne Leidensdruck ist zunächst keine weitere aktive Behandlung sondern lediglich kontrolliertes Beobachten angeraten. Eine Milderung der Symptome können allgemeine Maßnahmen wie das Meiden von

Kälte (Wärme erleichtert die Miktion), regelmäßige Blasen- und Darmentleerung, das Vermeiden von langem Stehen und viel Bewegung bewirken. Um Blasenentzündungen zu vermeiden, muss man ausreichend trinken, damit die Blase gut durchgespült wird. Ebenso hilfreich können ein Verzicht auf Flüssigkeitszufuhr am Abend, eine Verringerung des Alkohol- oder Koffeinkonsums oder Blasentraining sein. Allerdings sollte der Betroffene bereits in frühen Krankheitsstadien regelmäßige Kontrolluntersuchungen durchführen lassen, damit der Arzt den Verlauf der Erkrankung überprüfen kann.

Bei leichteren Prostatabeschwerden kann im Rahmen der Selbstmedikation eine Behandlung mit pflanzlichen Zubereitungen aus Kürbiskernen, Sägepalmenfrüchten, Brennnesselwurzel, Roggenpollen sowie mit β-Sitosterol erfolgen. Die genannten Zubereitungen können möglicherweise eine Verbesserung der Symptome bewirken, das Fortschreiten der Prostatavergrößerung wird jedoch nicht gehemmt. Allerdings sollte zuvor die Diagnose BPH durch einen Arzt bestätigt worden sein.

24.1 Pflanzliche Therapeutika

24.1.1 Kürbissamen

Wirkung

Die in Kürbissamen enthaltenen Δ^7-Sterole bewirken bei benigner Prostatahyperplasie eine Symptomverbesserung und eine Stärkung der Blasenmuskulatur. Sie besitzen eine strukturelle Ähnlichkeit mit Dihydrotestosteron und Androgenen. Im Prostatagewebe bewirken diese Sterole eine Reduktion der sauren Phosphatase und des prostataspezifischen Antigens. Als Wirkungsmechanismen werden eine Hemmung der Bindung von Dihydrotestosteron an androgene Rezeptoren innerhalb der Prostata sowie eine Hemmung von 5α-Reduktase oder Aromatase diskutiert.

Dosierung

- Tagesdosis: Entsprechend etwa 10 mg Samen

Pharmakokinetische Eigenschaften

Wirkungseintritt

Zum genauen Wirkungseintritt sind keine Erkenntnisse verfügbar.

Metabolismus und Ausscheidung

Zum pharmakokinetischen Verhalten von Präparaten aus Kürbissamen liegen keine Daten verfügbar.

Besondere Hinweise

Zubereitungen aus Kürbissamen sind gut verträglich und bewirkten bei BPH in einer neueren Placebo-kontrollierten Untersuchung eine Reduktion des international anerkannten Prostata-Symptom-Scores (IPSS). Weitere verfügbare klinische Studien sind eher älteren Datums und weisen gewisse Qualitätsmängel auf. Über die langfristige und die präventive Wirksamkeit liegen keine Erkenntnisse vor. Durch die Reduktion des PSA-Wertes besteht u. U. die Gefahr, dass ein Prostatakarzinom nicht rechtzeitig erkannt wird.

Zusammenfassende Bewertung

●●○○

Kürbiskerne können als Therapieversuch bei leichten Prostatabeschwerden eingesetzt werden. Die Wirkung ist allenfalls schwach und die Anzahl der zuverlässigen klinischen Studien begrenzt. Weitere Untersuchungen, insbesondere zur langfristigen Wirksamkeit wären wünschenswert.

24.1.2 Sägepalmen-/Sabalfrüchte (Serenoa repens, Sabal serrulatum)

Wirkung

Sabal- oder Sägepalmenfrüchte werden in erster Linie bei Miktionsstörungen durch eine gutartig vergrößerte Prostata eingesetzt. Die Wirkung soll auf den Phytosterolen Sitosterol, Campestrol und Cycloartenol beruhen, die die Bindung von Dihydrotestosteron an androgene Rezeptoren im Prostatagewebe hemmen. Allerdings ist fraglich, ob die erforderlichen Wirkstoff-Konzentrationen am Wirkort erreicht werden. Weiterhin wird als Wirkungsmechanismus eine Inhibition der 5α-Reduktase und der Aromatase durch die genannten Sterole angenommen, zwei Enzyme, die für die Umwandlung von Testosteron in Dihydrotestosteron und Estrogen verantwortlich sind.

Dosierung

- Tagesdosis: 320 mg lipophiler Extrakt oder 1–2 g Droge

Pharmakokinetische Eigenschaften

Wirkungseintritt

Zum genauen Wirkungseintritt sind keine Erkenntnisse verfügbar.

Metabolismus und Ausscheidung

Zum pharmakokinetischen Verhalten von Sägepalmen-/Sabalfrüchten liegen keine Daten vor.

Besondere Hinweise

Verschiedene kleinere kontrollierte klinische Studien konnten eine Besserung von Symptomen wie nächtlichem Harndrang, schwachem Harnfluss, Restharnvolumen und verzögerter Miktion durch Sägepalmenfrüchte-Extrakt nachweisen. Die Resultate sind jedoch sehr inkonsistent. Selten bewirken die Zubereitungen Magen-Darm-Beschwerden und eine Erhöhung des Blutdrucks. In Einzelfällen wurden allergische Reaktionen und ein intraoperatives Floppy-Iris-Syndrom bei Kataraktoperationen beobachtet.

Zusammenfassende Bewertung

●●○○

Zubereitungen aus Sägepalmenfrüchten können als Therapieversuch bei leichten Prostatabeschwerden eingesetzt werden. Die Resultate der vorliegenden klinischen Studien sind allerdings sehr inkonsistent. Weitere Untersuchungen, insbesondere zur langfristigen Wirksamkeit wären wünschenswert.

24.1.3 Brennnesselwurzel

Wirkung

Zubereitungen aus Brennnesselwurzel bewirken bei benigner Prostatahyperplasie eine Verbesserung der Miktionsstörungen sowie eine Verringerung der Restharnbildung. Die Wirkung soll auf den Phytosterolen β-Sitosterol, 7α- und 7β-Hydroxysitosterol beruhen, die die Bindung von Dihydrotestosteron an androgene Rezeptoren im Prostatagewebe hemmen. Weiterhin wird eine Inhibition der 5α-Reduktase und der Aromatase als Wirkungsmechanismus angenommen, zwei Enzyme, die für die Umwandlung von Testosteron in Dihydrotestosteron und Estrogen verantwortlich sind.

Dosierung

- Tagesdosis: 400–600 mg als Extrakt oder 4–6 g als Wurzeldroge

Pharmakokinetische Eigenschaften

Wirkungseintritt

Zum genauen Wirkungseintritt sind keine Erkenntnisse verfügbar.

Metabolismus und Ausscheidung

Zum pharmakokinetischen Verhalten von Brennnesselwurzel-Präparaten liegen keine Daten vor.

Besondere Hinweise

Zubereitungen aus Brennnesselwurzel zeigten in einigen kleineren klinischen Studien zur symptomatischen Behandlung einer BPH gute Verträglichkeit sowie eine Erhöhung des Miktionsvolumens und des maximalen Harnflusses sowie eine Erniedrigung der Restharnmenge. In einer Placebo-kontrollierten Untersuchung wurde eine signifikante Reduktion des international anerkannten Prostata-Symptom-Scores (IPSS) gezeigt. Allerdings steht der Nachweis der langfristigen und der präventiven Wirkung noch aus.

Zusammenfassende Bewertung

●●○○

Zubereitungen aus Brennnesselwurzel sind gut verträglich und können als Therapieversuch bei leichten Prostatabeschwerden eingesetzt werden. Die Wirkung ist eher schwach und die Anzahl der zuverlässigen klinischen Studien begrenzt. Weitere Untersuchungen, insbesondere zur langfristigen Wirksamkeit wären wünschenswert.

24.1.4 Roggengraspollen-Extrakt

Wirkung

Extrakte aus Roggengraspollen werden zur symptomatischen Behandlung einer gutartig vergrößerten Prostata eingesetzt. Die Wirkung soll auf in den Pollen enthaltenen Phytosterolen beruhen, die die Bindung von Dihydrotestosteron an androgene Rezeptoren im Prostatagewebe hemmen. Weiterhin wird als Wirkungsmechanismus eine Inhibition der 5α-Reduktase und der Aromatase angenommen, zwei Enzyme, die für die Umwandlung von Testosteron in Dihydrotestosteron und Estrogen verantwortlich sind. Eine weitere wichtige Wirkung von Roggengraspollen soll auf einem antiphlogistischen Effekt durch verschiedene hydrophile Inhaltsstoffe kommen. Als Folge könnte es zur Abschwellung des periurethralen Gewebes kommen.

Dosierung

- Tagesdosis: 80–120 mg

Pharmakokinetische Eigenschaften

Wirkungseintritt

Zum genauen Wirkungseintritt sind keine Erkenntnisse verfügbar.

Metabolismus und Ausscheidung

Zum pharmakokinetischen Verhalten von Roggengraspollen liegen keine Daten vor.

Besondere Hinweise

Zubereitungen aus Roggengraspollen sind gut verträglich und bewirkten bei BPH in einigen kleineren klinischen Studien eine moderate Verbesserung der urologischen Symptome und des Harnstrahls. Allerdings sollten die Resultate wegen der geringen Fallzahlen, der unklaren Präparate-Zusammensetzung und der kurzen Beobachtungszeit mit Vorsicht interpretiert werden. Über die langfristige und die präventive Wirksamkeit liegen keine Erkenntnisse vor. Die Anwendung von Gräserpollen ist nicht für Patienten mit entsprechender Allergie geeignet.

> **Zusammenfassende Bewertung**
>
> ●●○○
>
> Roggengraspollen-Extrakte können als Therapieversuch bei leichten Prostatabeschwerden eingesetzt werden. Die Aussagekraft der bislang vorliegenden Studien ist jedoch wegen Heterogenität und der geringen Fallzahlen begrenzt. Weitere größere Untersuchungen mit längerer Beobachtungsdauer wären wünschenswert.

24.1.5 Afrikanischer-Pflaumenbaum-Rinde (Pygeum africanum)

Wirkung

Extrakte aus Afrikanischer-Pflaumenbaum-Rinde werden zur symptomatischen Behandlung einer gutartig vergrößerten Prostata verwendet. Die Rinde enthält eine Vielzahl verschiedener Substanzen, unter anderem Triterpenen, Phytosterolen, z. B. β-Sitosterol, denen antiinflammatorische Effekte zugeschrieben werden, sowie Fettsäure-Derivaten (z. B. n-Docosanol) die das Prostatawachstum verhindern sollen. Phytosterole hemmen die Bindung von Dihydrotestosteron an androgene Rezeptoren im Prostatagewebe sowie die Aktivität der 5α-Reduktase und der Aromatase, zwei Enzyme, die für die Umwandlung von Testosteron in Dihydrotestosteron und Estrogen verantwortlich sind.

Dosierung

- Tagesdosis: 100 mg, verteilt auf 1–2 Einzeldosen

Kommerziell erhältliche Zubereitungen sind normalerweise auf einen Gehalt von 14 % Triterpenen und 0,5 % n-Docosanol standardisiert.

Pharmakokinetische Eigenschaften

Wirkungseintritt

Zum genauen Wirkungseintritt sind keine Erkenntnisse verfügbar.

Metabolismus und Ausscheidung

Zum pharmakokinetischen Verhalten von Afrikanischer-Pflaumenbaum-Rinde liegen keine Daten vor.

Besondere Hinweise

Präparate aus Afrikanischer-Pflaumenbaum-Rinde waren in wenigen vergleichenden klinischen Studien an insgesamt 900 Patienten zur symptomatischen Behandlung einer BPH gut verträglich und zeigten eine Verbesserung der urologischen Symptome und des Harnstrahls. Allerdings steht der Nachweis der langfristigen und der präventiven Wirkung noch aus. Die einzigen derzeit bekannten Nebenwirkungen der Droge sind gastrointestinale Beschwerden wie Erbrechen und Magenschmerzen.

Zusammenfassende Bewertung

●●○○

Zubereitungen aus Afrikanischer Pflaumenbaum-Rinde (Pygeum africanum) zeigten in einigen kleineren Studien gute Wirksamkeit bei der Behandlung von leichter BPH. Ein Therapieversuch ist daher durchaus vertretbar. Placebo-kontrollierte Untersuchungen sowie Langzeitstudien fehlen bislang. Derzeit sind in Deutschland allerdings keine entsprechenden Fertigpräparate verfügbar.

24.1.6 β-Sitosterol (Phytosterol)

Wirkung

β-Sitosterol wird zur symptomatischen Behandlung von Beschwerden durch eine gutartig vergrößerte Prostata angewendet. Die Substanz hemmt die Bindung von Dihydrotestosteron an androgene Rezeptoren im Prostatagewebe. Weiterhin bewirkt sie eine Inhibition der 5α-Reduktase und der Aromatase, zwei Enzyme, die für die Umwandlung von Testosteron in Dihydrotestosteron und Estrogen verantwortlich sind. Als Folge kommt es zur Verbesserung von Miktionsstörungen sowie zu einer Verringerung der Restharnbildung.

Dosierung

- Tagesdosis: 10–100 mg

Pharmakokinetische Eigenschaften

Wirkungseintritt

Zum genauen Wirkungseintritt sind keine Erkenntnisse verfügbar.

Metabolismus und Ausscheidung

Zum pharmakokinetischen Verhalten von β-Sitosterol liegen keine Daten vor.

Besondere Hinweise

Zum Wirksamkeitsnachweis von β-Sitosterol bei BPH sind einige aussagekräftige klinische Studien verfügbar. In Placebo-kontrollierten Untersuchungen wurde eine signifikante Reduktion des international anerkannten Prostata-Symptom-Scores (IPSS) nachgewiesen. Die Wirkung von β-Sitosterol ist offenbar wegen der höheren Wirkstoff-Konzentration zuverlässiger als bei Zubereitungen aus Photosterol enthaltenden Pflanzenextrakten. Bei guter Verträglichkeit kommt es durch β-Sitosterol zu einer Verbesserung der urologischen Symptome und des Harnstrahls. Allerdings steht der Nachweis der langfristigen und der präventiven Wirkung noch aus. Als Nebenwirkungen wurden gastrointestinale Beschwerden und Impotenz beschrieben.

> **Zusammenfassende Bewertung**
>
> ●●●○
>
> Präparate auf β-Sitosterol-Basis können zur Behandlung von Symptomen einer BPH im Rahmen der Selbstmedikation empfohlen werden. Die Wirksamkeit wurde in einer Reihe kontrollierter klinischer Studien nachgewiesen. Eine endgültige Bewertung ist allerdings erst nach Durchführung von Untersuchungen über längere Beobachtungszeiten möglich.

24.1.7 Hypoxis-rooperi-Extrakt (Afrikanisches Gras)

Wirkung

Extrakte aus Hypoxis rooperi werden zur symptomatischen Behandlung einer gutartig vergrößerten Prostata eingesetzt. Die Wirkung soll auf Phytosterolen beruhen, die die Bindung von Dihydrotestosteron an androgene Rezeptoren im Prostatagewebe hemmen. Weiterhin soll es zu einer Inhibition der 5α-Reduktase und der Aromatase kommen, zwei Enzyme, die für die Umwandlung von Testosteron in Dihydrotestosteron und Estrogen verantwortlich sind.

Dosierung

- Tagesdosis: 30–60 mg

Pharmakokinetische Eigenschaften

Wirkungseintritt

Zum genauen Wirkungseintritt sind keine Erkenntnisse verfügbar.

Metabolismus und Ausscheidung

Zum pharmakokinetischen Verhalten von Extrakten aus Hypoxis rooperi liegen keine Daten vor.

Besondere Hinweise

Zubereitungen aus Hypoxis rooperi sind gut verträglich und bewirkten bei BPH in einigen kleineren klinischen Studien eine Verbesserung der urologischen Symptome und des Harnstrahls. Allerdings sollten die Resultate wegen der geringen Fallzahlen und der kurzen Beobachtungszeit mit Vorsicht interpretiert werden. Über die langfristige und die präventive Wirksamkeit liegen keine Erkenntnisse vor.

Zusammenfassende Bewertung

●●○○

Hypoxis-rooperi-Extrakte können als Therapieversuch bei leichten Prostatabeschwerden eingesetzt werden. Die Aussagekraft der bislang vorliegenden Studien ist jedoch insbesondere wegen der geringen Fallzahlen begrenzt. Weitere größere Untersuchungen mit längerer Beobachtungsdauer wären wünschenswert.

24.2 Abgrenzung zu verschreibungspflichtigen Arzneimitteln und anderen ärztlichen Therapieverfahren

Beim erstmaligen Auftreten von Prostatabeschwerden wie häufigem Harndrang, Miktionsbeschwerden, Harnverlust, verzögertem Beginn der Harnentleerung oder unvollständiger Entleerung der Blase sollte ein Arzt aufgesucht werden. Dieser kann eine differentialdiagnostische Abgrenzung zwischen benigner Prostatahyperplasie und schwerwiegenderen Erkrankungen wie Prostatitis, Zystitis und Prostatakarzinom vornehmen. Bei BPH-Patienten mit leichten Beschwerden, die zunächst auf Methoden der Selbstmedikation zurückgreifen, sollte halbjährlich eine ärztliche Kontrolle erfolgen, da die Vergrößerung der Prostata möglicherweise fortschreitet oder sich ein Prostatakarzinom entwickelt. Außerdem sollte sofort ein Arzt aufgesucht werden, wenn Blut im Urin erscheint oder kein Wasserlassen mehr möglich ist. Im Rahmen der Prostatakrebs-Früherkennungsuntersuchung für Männer ab dem Alter von 45 Jahren sollte ohnehin jährlich eine Abtastung über den Enddarm durchgeführt werden.

Die ärztliche Diagnostik bei Prostatabeschwerden besteht normalerweise aus einer Erfassung der Symptome, einer klinischen Untersuchung mit direkter rektaler Prostatauntersuchung, einer Analyse des prostataspezifischen Antigens (PSA), einer sonographischen Untersuchung des oberen Harntrakts, der Erhebung eines Urinstatus sowie einer Uroflowmetrie und einer Restharnanalyse. Ein erhöhter PSA-Werte kann durch eine gutartige Vergrößerung der Prostata, eine Prostataentzündung (Prostatitis), durch Druck auf die Prostata (zum Beispiel beim Radfahren) oder auch durch Prostatakrebs bedingt sein. Bei erhöhten Werten erfolgt normalerweise eine Biopsie aus der vergrößerten Prostata, um einen bösartigen Tumor auszuschließen.

Bei fortgeschrittener BPH stehen medikamentöse, minimal-invasive oder chirurgische Behandlungsmöglichkeiten zur Auswahl. Bei vorwiegend irritativer Symptomatik werden zunächst α_1-Adrenozeptorblocker wie Alfuzosin, Doxazosin, Tamsulosin, Terazosin eingesetzt. Sie bewirken eine rasche und andauernde Besserung der Urinflussrate. Dabei führen α_{1A}-selektive Substanzen wie Alfuzosin oder Tamsulosin seltener zu Blutdruckabfällen und kardiovaskulären Nebenwirkungen. Eine Verkleinerung der hyperplastischen

Prostata lässt sich pharmakologisch jedoch nur durch eine Langzeitbehandlung mit 5α-Reduktasehemmern wie Dutasterid und Finasterid erreichen. Diese Substanzen bewirken letztlich eine Verringerung der körpereigenen Testosteronproduktion. Die besten Ergebnisse werden durch den kombinierten Einsatz dieser Wirkstoffgruppen erzielt.

Chirurgische Maßnahmen kommen bei Männern in Frage, die auf eine medikamentöse Therapie nicht angesprochen haben, die eine medikamentöse Therapie nicht wünschen oder die mit einer absoluten Operationsindikation vorstellig werden. Meist wird eine Operation ab Krankheitsstadium II oder III nach Alken empfohlen. Üblich sind die transurethrale Resektion oder die transurethrale Inzission der Prostata und in gravierenden Fällen die offene Prostatektomie. Die transurethrale Elektrovaporisation stellt eine minimalinvasive Alternative zur transurethrale Resektion dar, vor allem für Hochrisikopatienten und relativ kleinen Prostatae. Weiterhin besteht die Möglichkeit der Laserprostatektomie. Die transurethrale Mikrowellenthermotherapie sollte primär bei Patienten, die eine Operation ablehnen, jedoch nicht länger auf eine medikamentöse Therapie ansprechen oder für Hochrisikopatienten eingesetzt werden. Eine ähnliche Empfehlung gilt für die transurethrale Nadelablation. Prostatastents sind nur für Hochrisikopatienten als Alternative zum Dauerkatheter empfohlen. Die Ballondilatation und die transurethrale oder transrektale Hyperthermie gelten als obsolet.

24.3 Fertigarzneimittel (exemplarische Auswahl)

Wirkstoff	Präparatebeispiele®
Brennnesselwurzel	Bazoton uno, UTK uno, Prostagutt forte, Prostata STADA
Kürbissamen	Cyto-Urgenin, Granufink, Nomon mono, Prosta Fink forte
Roggenpollen	Pollstimol
Sägepalmen-/Sabalfrüchte	Granufink Prosta, Prostagutt uno, Prostagutt forte, Prosta Urgenin, Remiprostan uno
β-Sitosterol (Phytosterol)	Azuprostat, Harzol, Triastonal

Literatur

Ammon H, Mutschler E, Scholz H (Hrsg.). Arzneimittel Information und Beratung. 12. Akt.lfg., Wissenschaftliche Verlagsgesellschaft Stuttgart, 2013

Azimi H, Khakshur AA, Aghdasi I, Fallah-Tafti M, Abdollahi M. A Review of Animal and Human Studies for Management of Benign Prostatic Hyperplasia with Natural Products: Perspective of New Pharmacological Agents, Inflammation & Allergy – Drug Targets; 11:207–221, 2012

Drugdex® System. Thomson Healthcare, Zugegriffen 04/2014

Fachinformationen der einzelnen Wirkstoffe

Hamacher H, Wahl MA. Selbstmedikation, 2. Aufl., Wissenschaftliche Verlagsgesellschaft, Stuttgart 2011

Le B, Schaeffer AJ. Chronic prostatitis, Clinical Evidence; 07:1802, 2011

McNicholas T, Kirby R. Benign prostatic hyperplasia and male lower urinary tract symptoms (LUTS), Clinical Evidence; 08:1801, 2011

Onwude JL. Stress incontinence, Clinical Evidence; 04:808, 2009

S2e-Leitlinie Therapie des Benignen Prostatasyndroms (BPS); AWMF-Registernr. 043/035; 2009

S3-Leitlinie Früherkennung, Diagnose und Therapie der verschiedenen Stadien des Prostatakarzinoms; AWMF-Registernr. 043/022OL; 2011

Tacklind J, MacDonald R, Rutks I, Stanke JU, Wilt TJ. Serenoa repens for benign prostatic hyperplasia, Cochrane Database of Systematic Reviews, Issue 12, 2012

Wichtl M. Teedrogen und Phytopharmaka. 5. Aufl., Wissenschaftliche Verlagsgesellschaft, Stuttgart 2009

Wilt TJ, Ishani A, Rutks I, MacDonald R. Phytotherapy for benign prostatic hyperplasia, Public Health Nutrition; 3(4A):459–472, 2000

Wilt TJ, Ishani A. Pygeum africanum for benign prostatic hyperplasia, Cochrane Database of Sytematic Reviews, Issue 1, 1998

Wyk van B-E, Wink C, Wink M. Handbuch der Arzneipflanzen. 1. Aufl., Wissenschaftliche Verlagsgesellschaft Stuttgart, 2004

25 Regelschmerzen

Die meisten Frauen leiden während ihrer Regelblutung mehr oder weniger stark unter krampf- oder kolikartigen Schmerzen (Dysmenorrhö). Durch das Zusammenziehen der Gebärmutter wird das Gewebe schlechter durchblutet und vermindert mit Sauerstoff versorgt, was die charakteristischen Schmerzen verursacht. Etwa 10–20 % der Frauen sind so stark beeinträchtigt, dass sie nicht mehr wie gewohnt am alltäglichen Leben wie Schule, Beruf oder Sport teilnehmen können.

Eine primäre Dysmenorrhö tritt meist kurz nach der Menarche auf. Mögliche Ursachen sind die vermehrte Produktion uteruskontrahierender Prostaglandine oder eine besonders empfindliche Reaktion der Gebärmutter auf diese Substanzen. Weiterhin können Lageanomalien oder Missbildungen der Gebärmutter sowie eine gestörte Hormonbalance im Sinne eines Überwiegens von Estrogenen gegenüber Gestagenen verantwortlich sein. Begünstigende psychische Faktoren sind unerfüllter Kinderwunsch, Ablehnung der Rolle als Frau oder eine sehr enge Bindung zu den Eltern. Die Beschwerden setzen oft bereits einen Tag vor der eigentlichen Blutung ein, breiten sich bis in den Rücken oder die Oberschenkel aus und dauern etwa 3 Tage an. Sie können durch weitere Symptome wie Kopfschmerzen, Müdigkeit, Brustspannungen, Übelkeit, Diarrhö und depressive Verstimmungen begleitet sein. Bei Frauen mit sehr früher erster Regelblutung, langen Menstruationszyklen, ähnlichen Beschwerden bei Familienangehörigen, einem Body-Mass-Index <20 sowie bei häufigem Alkoholgenuss oder Rauchen treten besonders häufig Regelschmerzen auf. Mit zunehmendem Alter oder nach einer Geburt wird die primäre Dysmenorrhö meist etwas schwächer.

Die sekundäre Dysmenorrhö manifestiert sich häufig im Alter von etwa 30–40 Jahren, beruht auf Veränderungen des Uterus (z. B. Myome) bzw. des Beckens (z. B. Endometriose) oder kann durch mechanische Verhütungsmethoden wie die sog. Spirale ausgelöst werden. Die Beschwerden treten meist bereits einige Tage vor der Blutung auf und bleiben während der gesamten Regeldauer in nahezu unveränderter Stärke bestehen. Wenn die Ursache nicht z. B. durch Operation beseitigt werden kann, behandelt man sekundäre Dysmenorrhöen genauso wie primäre.

Die folgenden Maßnahmen können zur Linderung von Regelschmerzen beitragen:

- Wärme (z. B. Wärmflasche, heißes Entspannungsbad, Sauna)
- Transkutane elektrische Nervenstimulation (TENS)

- Akupunktur oder Akupressur
- Entspannungsübungen (progressive Muskelrelaxation, Yoga, autogenes Training)
- Psychotherapie (z. B. Verhaltenstherapie)

Der Nutzen sportlicher Betätigung zur Behandlung oder Vorbeugung von Regelschmerzen wurde bislang noch nicht in ausreichend großen kontrollierten Studien überprüft. Im Rahmen der Selbstmedikation kann auf nichtsteroidale Antirheumatika (NSAIDs), nichtopioide Analgetika oder Spasmolytika zurückgegriffen werden.

25.1 NSAIDs

25.1.1 Ibuprofen

Wirkung

Ibuprofen ist ein nichtsteroidales Antirheumatikum und hemmt unselektiv die Cyclooxygenase. Die Substanz verhindert somit die Synthese der bei Dysmenorrhö schmerzauslösenden uteruskontrahierenden Prostaglandine.

Dosierung

- Erwachsene: 1–4-mal täglich 400 mg
- Kinder peroral: 1–3-mal täglich 7–10 mg/kg KG (maximal 30 mg/kg KG pro Tag)
- Kinder rektal: 20–30 mg/kg KG, verteilt auf 3 bis 4 Einzeldosen

Pharmakokinetische Eigenschaften

Wirkungseintritt

Die Wirkung tritt innerhalb von 15 Minuten ein.

Metabolismus und Ausscheidung

Die Substanz wird in der Leber mittels CYP2C9 biotransformiert und glucuronidiert. Die Ausscheidung erfolgt fast ausschließlich renal, nur 1 % in unveränderter Form.

Besondere Hinweise

Ibuprofen wirkt aufgrund seines Wirkungsmechanismus bei Dysmenorrhö sehr gut analgetisch und ist dabei gut verträglich. Ibuprofen war in einigen Studien bei Regelschmerzen etwas besser wirksam als Naproxen. Die Toxizität bei akuten Vergiftungen mit Ibuprofen ist wesentlich geringer als bei Acetylsalicylsäure und Paracetamol, bei höherer Wirkstärke. Eine kurzfristige Einnahme während der Stillzeit ist vertretbar.

Zusammenfassende Bewertung

●●●●

Ibuprofen kann zur Behandlung von Dysmenorrhö empfohlen werden. Die Substanz ist gut verträglich, bei sehr guter und sehr schneller Wirksamkeit. Ibuprofen ist auch bei Stillenden einsetzbar. Die Substanz führte in randomisierten kontrollierten Studien zu einer signifikant besseren Schmerzreduktion als Placebo.

25.1.2 Naproxen

Wirkung

Das NSAID Naproxen bewirkt eine Hemmung der Prostaglandinsynthese. Die Substanz verhindert somit die Entstehung der bei Dysmenorrhö schmerzauslösenden uteruskontrahierenden Prostaglandine.

Dosierung

- Erwachsene und Jugendliche > 12 Jahre: initial 500 mg, nach 8–12 Stunden bei Bedarf weitere 250 mg (Tagesmaximaldosis 750 mg, bei eingeschränkter Nierenfunktion 500 mg verteilt auf zwei Einzelgaben)

Im Rahmen der Selbstmedikation sollte die Behandlung nicht länger als 4 Tage erfolgen.

Pharmakokinetische Eigenschaften

Wirkungseintritt und -dauer

Die Wirkung tritt innerhalb von 30–60 Minuten ein und hält etwa 12 Stunden an.

Metabolismus und Ausscheidung

Nach hepatischer Biotransformation entstehen die pharmakologisch inaktiven Hauptmetaboliten 6-Desmethylnaproxen und das Naproxen-Glucuronid. Die Ausscheidung erfolgt zu mehr als 95 % renal.

Besondere Hinweise

Naproxen ist aufgrund seines Wirkungsmechanismus sehr gut zur Behandlung von Dysmenorrhö geeignet. Kinder und Jugendliche < 12 Jahren sollten im Rahmen der Selbstmedikation aufgrund fehlender Erfahrung nicht therapiert werden.

Bei Patienten mit Neigung zu gastrointestinalen Blutungen oder Ulkusleiden sowie bei schwerer Herz-, Leber- oder Niereninsuffizienz sollte Naproxen nicht angewendet werden. Eine Applikation während der Stillzeit sollte vorsichtshalber unterbleiben.

> **Zusammenfassende Bewertung**
>
> ●●●●
>
> Naproxen kann zur Behandlung von Dysmenorrhö empfohlen werden. Kinder < 12 Jahren und Stillende sollten jedoch nicht im Rahmen der Selbstmedikation therapiert werden. Die Substanz führte in randomisierten kontrollierten Studien zu einer signifikant besseren Schmerzreduktion als Placebo. Das kardiovaskuläre Risiko ist geringer als bei anderen NSAIDs, das Risiko für gastrointestinale Störungen etwas höher.

25.2 Nichtopioide Analgetika

25.2.1 Paracetamol

Wirkung

Paracetamol wirkt analgetisch durch Hemmung der zerebralen Prostaglandinsynthese, die periphere Prostaglandinsynthese wird hingegen kaum beeinflusst.

Dosierung

- Erwachsene und Kinder > 12 Jahre: 3–4-mal täglich 500–1 000 mg
- Kinder bis 12 Jahre: bis zu 3-mal täglich 1–15 mg/kg KG (Tagesmaximaldosis 50 mg/kg KG)

Bei Leber- oder Niereninsuffizienz muss die Dosis reduziert werden.

Pharmakokinetische Eigenschaften

Wirkungseintritt und -dauer

Die Wirkung tritt innerhalb einer halben Stunde ein und hält etwa 3–4 Stunden an.

Metabolismus und Ausscheidung

Paracetamol wird im Wesentlichen in der Leber mit Glucuron- und Schwefelsäure konjugiert. In untergeordnetem Ausmaß sind CYP1A6, CYP2E3 und CYP3A4 beteiligt. Die Ausscheidung erfolgt zu 90 % renal, nur 5 % in unveränderter Form.

Nach Überdosierung kommt es zur Sättigung der Konjugationsreaktion. Durch CYP2E1 entsteht toxisches N-Acetylchinonimin, das nicht mehr in ausreichendem Maß durch eine Glutathion-Konjugation entgiftet werden kann. Es treten mitunter tödlich verlaufende Leberzellnekrosen auf.

Besondere Hinweise

Paracetamol kann zur Behandlung von Dysmenorrhö empfohlen werden, wenn eher leichte Schmerzen auftreten oder Substanzen aus der Gruppe der NSAIDs nicht eingenommen werden dürfen. Bei Überschreiten der Maximaldosis sind schwere Leberschäden möglich. Nach regelmäßiger Einnahme ist das Risiko für die Entwicklung einer chronischen Niereninsuffizienz erhöht. Bei schwerer Leber- oder Niereninsuffizienz besteht daher eine Kontraindikation. Paracetamol kann nach entsprechender Nutzen-Risiko-Abwägung während der Stillzeit angewendet werden.

> **Zusammenfassende Bewertung**
>
> ●●●○
>
> Paracetamol kann zur Behandlung leichter bis mittelschwerer Dysmenorrhö eingesetzt werden oder wenn für NSAIDs eine Kontraindikation besteht. Die Wirksamkeit ist jedoch bei dieser Substanz schlechter untersucht im Vergleich zu den NSAIDS.

25.2.2 Acetylsalicylsäure

Wirkung

Acetylsalicylsäure ist ein nichtsteroidales Analgetikum mit zusätzlicher antiphlogistischer Wirkung. Der analgetische Effekt beruht auf einer irreversiblen Hemmung der Cyclooxygenase.

Dosierung

- Erwachsene und Jugendliche > 16 Jahren: 1–3-mal täglich 500–1 000 mg
- Kinder von 12–16 Jahren: 1–3-mal täglich 250–500 mg (unter ärztlicher Aufsicht, insbesondere beim Vorliegen fiebriger Erkrankungen)

Pharmakokinetische Eigenschaften

Wirkungseintritt und -dauer

Die Wirkung tritt innerhalb von 30 Minuten ein und hält 4–6 Stunden an.

Metabolismus und Ausscheidung

30–40 % der resorbierten Menge werden im Plasma und in der Leber zu Salicylsäure desacetyliert. Weiterhin entstehen Salicylursäure, Gentisinsäure, Gentisinursäure und verschiedene Glucuronide. In Abhängigkeit vom pH-Wert des Urins werden 5–35 % einer Dosis renal ausgeschieden, der verbleibende Anteil erscheint in den Fäzes.

Besondere Hinweise

Acetylsalicylsäure kann bei Erwachsenen zur Behandlung von Dysmenorrhö eingesetzt werden, bei Kindern und Jugendlichen von 12–16 Jahren nur auf ärztliche Anweisung und nur wenn andere Maßnahmen nicht wirken. Sollte es bei Kindern zu lang anhaltendem Erbrechen kommen, so kann dies ein Zeichen des lebensbedrohlichen Reye-Syndroms sein. Bei Patienten mit Asthma, Ulkus, Leber- oder Niereninsuffizienz ist Vorsicht geboten. Die kurzfristige Einnahme während der Stillzeit ist vertretbar.

25

Zusammenfassende Bewertung

●●●○

Acetylsalicylsäure ist prinzipiell für die Behandlung von Dysmenorrhö bei Erwachsenen geeignet. Es liegen jedoch zu dieser Indikation nur wenige Studien guter Qualität vor. Die Substanz ist gut analgetisch wirksam, jedoch etwas schlechter magenverträglich als Ibuprofen. Die Anwendung bei Patienten mit Neigung zu Magen-Darm-Ulzera sollte daher vermieden werden, ebenso die Behandlung von Kindern und Jugendlichen < 16 Jahren.

25.3 Spasmolytika

25.3.1 Butylscopolamin

Wirkung

Butylscopolamin besitzt als quartäre Ammoniumverbindung keine zentrale, sondern praktisch ausschließlich periphere anticholinerge Wirkungen. Diese beruhen auf einem Antagonismus an muscarinischen und nicotinischen Rezeptoren glatter Muskelzellen und auf der Hemmung der ganglionären Erregungsübertragung. In der Folge kommt es zu einer krampflösenden Wirkung an Abdominal- und Beckenorganen. Bei peroraler oder rektaler Applikation wird eine direkte Wirkung an enteralen Rezeptoren diskutiert. Dies ist jedoch bei der Behandlung von Dysmenorrhö wenig relevant.

Dosierung

- Erwachsene und Kinder > 6 Jahre: 3-mal täglich 10–20 mg peroral oder rektal

Die Tagesmaximaldosis liegt bei 60 mg für die perorale und bei 100 mg für die rektale Gabe.

Pharmakokinetische Eigenschaften

Erforderliche Behandlungsdauer

Zum Wirkungseintritt liegen keine Angaben vor. Die Behandlungsdauer im Rahmen der Selbstmedikation sollte ohne Rücksprache mit dem Arzt nicht länger als 5 Tage betragen.

Metabolismus und Ausscheidung

Butylscopolamin wird in erster Linie durch Hydrolyse der Esterbindung biotransformiert. Bislang wurden vier offenbar pharmakologisch inaktive Metaboliten identifiziert. Die Ausscheidung erfolgt nach peroraler bzw. rektaler Gabe hauptsächlich mit den Fäzes. Im Urin werden bis zu 5 % wiedergefunden. Nach intravenöser Applikation liegt der renal ausgeschiedene Anteil bei bis zu 50 %.

Besondere Hinweise

Das Spasmolytikum Butylscopolamin wird zur Behandlung von Dysmenorrhö häufig in Kombination mit Analgetika angewendet. Seine Wirksamkeit bei peroraler oder rektaler Anwendung ist umstritten. Die Nebenwirkungen sind hauptsächlich auf anticholinerge Effekte zurückzuführen. Tachykardie, Rhythmusstörungen, mechanische Stenosen des Gastrointestinaltrakts, Megakolon und Engwinkelglaukom sind Kontraindikationen. Die perorale Bioverfügbarkeit liegt bei 8–10 %, die rektale bei 3 %. Es ist nicht bekannt, ob die Substanz in die Muttermilch übergeht. Die Anwendung während der Stillzeit sollte daher unterbleiben oder es sollte eine Stillpause erwogen werden. Als Anticholinergikum hemmt Butylscopolamin die Laktation.

Zusammenfassende Bewertung

●○○○

Butylscopolamin kann bei Dysmenorrhö unterstützend zu Analgetika angewendet werden. Es besitzt jedoch für diese Indikation als Monosubstanz keine Zulassung. Insgesamt scheint die Substanz bei dieser Indikation bislang kaum untersucht worden zu sein. Ihre Wirksamkeit bei peroraler oder rektaler Anwendung ist umstritten.

25.4 Anmerkungen

- Die oben beschriebenen Substanzen sollten möglichst frühzeitig in ausreichender Dosierung und bei bekanntermaßen schmerzhafter Blutung regelmäßig über 2–3 Tage eingenommen werden.
- Die prophylaktische Einnahme von Magnesiumionen, Vitamin B_1 oder Vitamin E kann sich positiv auf Regelbeschwerden auswirken. Untersuchungen zu einer validierten Dosierungsempfehlung liegen nicht vor.
- Die Wirksamkeit von Fischölen, Fettsäuren oder Vitamin B_{12} konnte bislang nicht nachgewiesen werden.
- Zur Wirksamkeit von Mönchspfeffer (Agnus castus) bei Regelschmerzen existieren keine eindeutigen Nachweise. Die Droge zeigte in einer kleinen herstellergesponserten Studie positive Effekte bei der Behandlung des prämenstruellen Syndroms.

- Verschiedene Heilpflanzen mit z. T. spasmolytischen Wirkkomponenten wie Frauenmantelkraut, Melisse, Gänsefingerkraut, Johanniskraut, Kamillenblüten, Schafgarbenkraut, Traubensilberkerze, Nachtkerzenöl oder Brennnessel sollen in Form von Tees, Tropfen oder Kapseln bei Menstruationsbeschwerden hilfreich sein. Ausreichende kontrollierte und randomisierte Untersuchungen zu deren Wirksamkeit liegen jedoch nicht vor.

25.5 Abgrenzung zu verschreibungspflichtigen Arzneimitteln und anderen ärztlichen Therapieverfahren

Bei erstmals auftretenden, akut starken oder sich im Verlauf verschlimmernden Regelschmerzen sollte stets ein Arzt aufgesucht werden. Fieber, stärkerer nichtblutiger Ausfluss, Zwischenblutungen und Schmerzen zwischen zwei Regelblutungen, stärkere Schmerzen oder Blutungen beim Geschlechtsverkehr sowie stärkere Regelschmerzen bei Jugendlichen < 15 Jahren sollten ebenfalls ärztlich untersucht werden. Zunächst müssen differenzialdiagnostisch Erkrankungen wie Endometriose, Myome, Eileiter- und Eierstockentzündungen, Fibrosen, Lageanomalien der Gebärmutter, Extrauteringravidität, Darmtumoren oder Schilddrüsenfunktionsstörungen ausgeschlossen werden.

Bei stärkeren Regelbeschwerden, die sich nicht ausreichend mit schmerzlindernden Substanzen aus der Selbstmedikation behandeln lassen, können orale Kontrazeptiva wie die „Pille“ oder hormonfreisetzende Intrauterinpessare erfolgreich eingesetzt werden. Die genannten Verhütungsmethoden bewirken, dass die Regelblutung meist deutlich schwächer und weniger schmerzhaft ist. Ein hormonelles Ungleichgewicht vor und während der Menstruation wird positiv beeinflusst und die Biosynthese schmerzauslösender Prostaglandine gehemmt. Ein relevanter Unterschied in der Wirksamkeit zwischen unterschiedlichen Verhütungsmethoden und Dosierungen konnte bislang nicht nachgewiesen werden. Diese Behandlungsoptionen können bei starker Dysmenorrhö u. U. auch genutzt werden, wenn eine Kontrazeption nicht erforderlich ist. Orale Kontrazeptiva, die zusätzlich das Antiestrogen und Antiandrogen Chlormadinonacetat enthalten, zeigen nachweislich auch bei Frauen Erfolg, deren Regelschmerzen mit herkömmlichen hormonellen Verhütungsmitteln nicht ausreichend gelindert werden konnten. Das operative Durchtrennen der Beckennerven wird ausdrücklich nicht empfohlen.

25.6 Fertigarzneimittel (exemplarische Auswahl)

Wirkstoff	Präparatebeispiele®
Acetylsalicylsäure	Aspirin, Togal ASS 400 mg Tabletten, Acesal, Boxazin plus C, Godamed 500
Butylscopolamin	Buscopan
Ibuprofen	Dolormin für Kinder, Ibudolor, Nurofen, Aktren, ibudolor, Dismenol, Gyno-Neuralgin
Naproxen	Togal Naproxen, Naproxen Schwörer, Aleve, Dolormin für Frauen bei Menstruationsbeschwerden, Dysmenalgit
Paracetamol	Benuron, Paracetamol AL, Paracetamol-ratiopharm, Captin, Thomapyrin

25

Literatur

Ammon H, Mutschler E, Scholz H (Hrsg.). Arzneimittel Information und Beratung. 12. Akt.lfg., Wissenschaftliche Verlagsgesellschaft Stuttgart, 2013

Arzneimittelkursbuch 2010/2011, 16. Ausgabe, Arzneimittel-Verlags-GmbH, Berlin

Brown J, Brown S. Exercise for dysmenorrhoea, Cochrane Database of Systematic Reviews, Issue 3, 2010

Chen MN, Chien LW, Liu CF. Acupuncture or Acupressure at the Sanyinjiao (SP6) Acupoint for the Treatment of Primary Dysmenorrhea: A Meta-Analysis, Evid Based Complement Alternat Med; 493038, 2013

Daniele C, Thompson Coon J, Pittler MH, Ernst E. Vitex agnus castus: a systematic review of adverse events. Drug Saf; 28(4):319–32, 2005

Drugdex® System. Thomson Healthcare, Zugegriffen 04/2014

Duckitt K, Collins S. Menorrhagia, Clinical Evidence; 09:805, 2008

Fachinformationen der einzelnen Wirkstoffe

Hamacher H, Wahl MA. Selbstmedikation, 2. Aufl., Wissenschaftliche Verlagsgesellschaft Stuttgart, 2011

Iorno V, Burani R, Bianchini B, Minelli E, Martinelli F, Ciatto S. Acupuncture Treatment of Dysmenorrhea Resistant to Conventional Medical Treatment. Evid Based Complement Alternat Med; 5(2):227–230, 2008

Kwan I, Onwude LJ. Premenstrual syndrome, Clinical Evidence; 12:806, 2009

Latthe PM, Champaneria R, Khan KS. Dysmenorrhoea, Clinical Evidence; 02:813, 2011

Lethaby A, Augood C, Duckitt K, Farquhar C. Nonsteroidal anti-inflammatory drugs for heavy menstrual bleeding, Cochrane Database of Systematic Reviews, Issue 1, 2013

Marjoribanks J, Proctor M, Farquhar C, Derks RS. Nonsteroidal anti-inflammatory drugs for dysmenorrhoea, Cochrane Database of Systematic Reviews, Issue 1, 2010

National Guideline Clearinghouse. An evidence based practice guideline for the treatment of primary dysmenorrhea. University of Texas at Austin School of Nursing, Family Nurse Practitioner Program, 2010

Primary Dysmenorrhea Consensus Guideline. SOGC Clinical Practice Guideline No 169:1117–1130, 2005

Proctor M, Murphy PA. Herbal and dietary therapies for primary and secondary dysmenorrhoea, Cochrane Database of Systematic Reviews, Issue 3, 2009

Proctor M, Murphy PA, Pattison HM, Suckling JA, Farquhar C. Behavioural interventions for dysmenorrhoea, Cochrane Database of Systematic Reviews, Issue 10, 2011

Schellenberg R. Treatment for the premenstrual syndrome with agnus castus fruit extract: prospective, randomised, placebo controlled study. BMJ; 322(7279):134–7, 2001

Smith CA, Zhu X, He L, Song J. Acupuncture for dysmenorrhoea, Cochrane Database of Systematic Reviews, Issue 2, 2012

Wong CL, Farquhar C, Roberts H, Proctor M. Oral contraceptive pill for primary dysmenorrhoea, Cochrane Database of Systematic Reviews, Issue 4, 2009

26 Schlafstörungen

Schlaf ist ein aktiver physiologischer Prozess, der zur körperlichen und psychischen Erholung und Gesunderhaltung lebensnotwendig ist. Langjährige Insomnien gehen mit einem erhöhten Risiko für verschiedene chronische Erkrankungen und erhöhter Mortalität einher. Entscheidend für die Auslösung der verschiedenen Schlafstadien des orthodoxen bzw. paradoxen Schlafes (REM-Schlaf) sind die Wirkungen der Neurotransmitter Serotonin an den Synapsen der Raphekerne bzw. Noradrenalin an den Loci coerulei. Der Schlafbedarf ist individuell und in Abhängigkeit vom Lebensalter sehr unterschiedlich. Säuglinge schlafen etwa 14 Stunden täglich, bei älteren Menschen können 4–5 Stunden ausreichend sein. Auch der Mittagsschlaf und das Einnicken vor dem Fernseher sind in die Berechnung einzubeziehen. Es ist wichtig, keine unrealistischen Erwartungen an die Schlafdauer zu stellen. Das Kriterium für die Notwendigkeit einer Behandlung von Schlafstörungen wie Insomnie oder besser Hyposomnie sollte daher das Auftreten von nicht erholsamem Schlaf sein. Die Inzidenz liegt bei Erwachsenen bei 10–20 %. Auf andere Schlafstörungen wie Hypersomnie oder Parasomnien wie Schlafwandeln, Alpträume, Pavor nocturnus oder das obstruktive Schlafapnoe-Syndrom soll an dieser Stelle nicht eingegangen werden.

Normale Ursachen, die eine Erholung während des Schlafes verhindern können, sind z. B. Schichtarbeit, Jetlag, Stress, Angst, Lärm, Kälte, Wärme oder auch die Einnahme von Medikamenten wie z. B. Appetitzügler, Antiasthmatika, Antidepressiva oder Betablocker.

Maßnahmen zur Verbesserung der sog. Schlafhygiene sind:

- Beseitigung von Störfaktoren wie Licht, Lärm, Temperatur, Unterlage
- Einhaltung regelmäßiger Schlafzeiten
- Verzicht auf Mittagsschlaf
- Verzicht auf Coffein nach 16 Uhr
- Verzicht auf spätes, üppiges Essen oder Trinken
- Reduktion des Alkoholkonsums
- Reduktion des Fernsehkonsums
- Sport in ausreichendem zeitlichem Abstand zur Schlafenszeit
- Verhaltenstherapien
- Anwendung von Entspannungsmethoden (Yoga, autogenes Training)
- Einschlafrituale bei Kindern

- Beim Erwachen nicht auf die Uhr sehen
- Bei Schlaflosigkeit >20 Minuten aufstehen und erst bei eindeutiger Müdigkeit wieder hinlegen

Als effektive psychotherapeutische Maßnahmen bei primären Insomnien sind individuelle verhaltenstherapeutische Strategien zur Reduktion nächtlicher Grübeleien sogar den verschreibungspflichtigen Benzodiazepinen überlegen. Die Methode kann eine langfristige Veränderung von Gewohnheiten und Schlafmustern bewirken. Das Führen eines Schlaftagebuchs kann helfen, mögliche Ursachen für die Schlafstörungen aus dem gesamten Tagesverlauf aufzudecken und ggf. zu beseitigen. Auch Entspannungstechniken wie die progressive Muskelrelaxation sind hilfreich. Für den Nutzen von Akupunktur liegen zwar einige positive Bewertungen vor, jedoch bedarf es zur eindeutigen Einschätzung weiterer klinischer Studien von besserer Qualität. Der Nutzen von Beruhigungstees, Tageslichttherapien oder von Aromatherapien mit ätherischen Ölen wie Lavendel, Kamille oder Ylang-Ylang ist bislang nicht erwiesen. Im Rahmen der Selbstmedikation kann auf H_1-Antihistaminika, Tryptophan oder pflanzliche Sedativa wie Baldrian oder Johanniskraut zurückgegriffen werden.

26.1 Chemisch definierte Sedativa

26.1.1 H_1-Antihistaminika der ersten Generation

Wirkung

Die H_1-Antihistaminika der ersten Generation wie Diphenhydramin und Doxylamin wirken antiallergisch, zentral sedierend, antiemetisch und lokalanästhetisch. Als Wirkmechanismus für die schlafanstoßende Wirkung wird ein anticholinerger Effekt an zentralen Synapsen diskutiert. Bei hohen Dosen können auch (paradoxe) zentral stimulierende Effekte auftreten.

Dosierung

- Diphenhydramin: Erwachsene >18 Jahre: 25–50 mg
- Doxylamin: Erwachsene und Kinder >12 Jahre: 25–50 mg

Die Einnahme sollte etwa 30–60 Minuten vor dem gewünschten Einschlafen und etwa 8 Stunden vor dem gewünschten Aufwachen erfolgen. Die Behandlung im Rahmen der Selbstmedikation ist auf 1–2 Wochen zu begrenzen. Kinder dürfen nur unter ärztlicher Aufsicht behandelt werden. Bei Leber- oder Niereninsuffizienz kann eine Dosisreduktion erforderlich sein.

Pharmakokinetische Eigenschaften

Wirkungseintritt und -dauer

Die Wirkung tritt innerhalb von 30 Minuten ein und hält etwa 3–6 Stunden an.

Metabolismus und Ausscheidung

Diphenhydramin und Doxylamin überwinden die Blut-Hirn- und die Plazentaschranke und gehen in die Muttermilch über. Die Substanzen unterliegen einer ausgeprägten hepatischen Biotransformation. Diphenhydramin wird zu Mono- und Di-Desmethyldiphenhydramin desalkyliert, dann zu Diphenylmethoxyessigsäure oxidiert und mit Glutamin bzw. Glycin konjugiert. Doxylamin wird N-desalkyliert und mit Essigsäure konjugiert. Die Ausscheidung erfolgt hauptsächlich renal.

Die Eliminationshalbwertszeit von Doxylamin ist vergleichsweise lang, während die von Diphenhydramin großen Schwankungen unterliegt, so dass in beiden Fällen mit einer relativ langen Wirksamkeit oder sogar Hang-over-Effekten gerechnet werden muss.

Besondere Hinweise

H_1-Antihistaminika der ersten Generation zeigen in den meisten klinischen Untersuchungen bei Schlafstörungen gute und schnelle Wirksamkeit. Es kommt zu einer Verbesserung der Schlaflatenz und des nächtlichen Aufwachens. Die Verlängerung der Gesamtschlafdauer und die Wirksamkeit bei Kindern und älteren Menschen konnte bislang noch nicht gezeigt werden. Die Substanzen können Sehstörungen und Schwindel verursachen. Bei längerfristiger Anwendung kann es zur Toleranzentwicklung, zu Hang-over-Effekten, zur Veränderung der Schlafstruktur sowie zur Beeinträchtigung der geistigen Leistungsfähigkeit kommen. Für Engwinkelglaukom, Prostatahyperplasie, Asthma bronchiale oder Epilepsie bestehen Kontraindikationen. Die Wirkung von zentral dämpfenden Pharmaka oder von Alkohol kann verstärkt werden. Die Anwendung von Diphenhydramin während der Schwangerschaft und der Stillzeit sollte unterbleiben. Doxylamin kann während der Schwangerschaft nach besonders strenger Nutzen-Risiko-Abwägung eingenommen werden.

Zusammenfassende Bewertung

●●○○

H_1-Antihistaminika der ersten Generation wie Diphenhydramin oder Doxylamin können zur kurzzeitigen Behandlung von Schlafstörungen eingesetzt werden. Bisherige Studienergebnisse deuten auf eine im Vergleich zu Placebo überlegene Wirksamkeit hin. Zur abschließenden Beurteilung sind qualitativ hochwertige Studien wünschenswert. Es besteht die Gefahr von Sehstörungen, Schwindel, Toleranzentwicklung und Hang-over-Effekten am nächsten Morgen.

26.1.2 Tryptophan

Wirkung

Chronische Schlafstörungen können durch einen Mangel an Serotonin in den Raphe-Kernen ausgelöst werden. Die essenzielle Aminosäure Tryptophan ist ein Serotonin-Präcursor, der im Gegensatz zu Serotonin selbst die Blut-Hirn-Schranke überqueren kann. Durch Substitution der Vorstufe kann ein vorliegender Mangelzustand behoben werden.

Dosierung

- Erwachsene: 1 g

Die Einnahme sollte etwa 20–30 Minuten vor dem Schlafengehen erfolgen. Unter ärztlicher Aufsicht kann die Dosis auf 2 g pro Tag gesteigert werden. Die Behandlung im Rahmen der Selbstmedikation sollte auf 3–4 Wochen begrenzt bleiben. Zur Anwendung bei Kindern und Jugendlichen liegen keine ausreichenden Therapieerfahrungen vor.

Pharmakokinetische Eigenschaften

Wirkungseintritt

Zum genauen Wirkungseintritt sind keine Erkenntnisse verfügbar.

Metabolismus und Ausscheidung

Tryptophan wird vorwiegend in der Leber durch unvollständige Oxidation über den Tryptophan-Nicotinsäure-Weg abgebaut. 1–2 % der zugeführten Menge werden in entero-chromaffinen Zellen des Dünndarms, Thrombozyten und Mastzellen sowie im ZNS über 5-Hydroxy-Trytophan zu Serotonin. Die Ausscheidung der Tryptophan-Metaboliten erfolgt hauptsächlich renal.

Besondere Hinweise

Tryptophan darf nicht bei schwerer Leber- oder Niereninsuffizienz, hepatischer Enzephalopathie, Dünndarmkarzinoid mit Herzschädigung und nicht zusammen mit Monoaminoxidasehemmern oder Serotonin-Wiederaufnahmehemmern eingenommen werden. Es kann zu Schwindel, Kopfschmerzen, Lichtempfindlichkeit, Sedation und Hypotonie kommen. Der Verdacht, dass Tryptophan für die Auslösung eines Eosinophilie-Myalgie-Syndroms verantwortlich sein könnte, wurde offenbar ausgeräumt. Die Anwendung während der Schwangerschaft und Stillzeit sollte nur nach strenger ärztlicher Indikationsstellung erfolgen.

Zusammenfassende Bewertung

●●○○

Bei Schlafstörungen kann ein Therapieversuch mit Tryptophan unter Einhaltung der Kontraindikationen unternommen werden. Eine eindeutige Bewertung des Nutzens ist erst nach Durchführung randomisierter kontrollierter Studien an ausreichend großen Patientenkollektiven möglich.

26.2 Pflanzliche Sedativa

26.2.1 Baldrian-Extrakt

Wirkung

Klinische Untersuchungen für wässrige bzw. ethanolisch-wässrige Baldrianwurzel-Trockenextrakte ergaben Hinweise auf eine mögliche Verkürzung der Einschlaflatenz und eine Verbesserung der Schlafqualität. Die eindeutige Zuordnung dieser Wirkungen zu einem oder mehreren Inhaltsstoffen konnte bislang nicht erfolgen. Als mögliche Wirkungsmechanismen von Baldrian-Inhaltsstoffen werden Interaktionen mit $GABA_A$-, Benzodiazepin-, 5-HT_{1A}- und Adenosin-A_1- bzw. -A_{2a}-Rezeptoren diskutiert.

Dosierung

- Erwachsene und Jugendliche > 12 Jahre: 1–3-mal täglich 600 mg Trockenextrakt oder 2–3 g Droge

Die Einnahme sollte etwa 30 Minuten vor dem Schlafengehen erfolgen. Kinder < 12 Jahren sollten wegen fehlender Erfahrung nur unter ärztlicher Aufsicht behandelt werden.

Pharmakokinetische Eigenschaften

Wirkungseintritt

Die schlaffördernde Wirkung soll nach 2–3 Wochen einsetzen.

Metabolismus und Ausscheidung

Zur Pharmakokinetik von Baldrian-Zubereitungen liegen keine Erkenntnisse vor.

Besondere Hinweise

Zur Wirksamkeit von Baldrian-Extrakten liegen sich widersprechende Untersuchungen vor. In den Fällen, in denen eine sedierende Wirkung gefunden werden konnte, setzte diese erst nach einigen Tagen bis Wochen ein. Allerdings kommt es unter der Einnahme nicht zu Hang-over- oder Reboundphänomenen beim Absetzen. Die Einnahme während der Schwangerschaft und der Stillzeit sollte sicherheitshalber unterbleiben. Wegen möglicher mutagener Effekte durch in ethanolischen Auszügen enthaltene Valepotriate sollte besser auf wässrige Extrakte zurückgegriffen werden.

Zusammenfassende Bewertung

●●○○

Einige klinische Studien ergaben Hinweise auf eine leichte sedierende Wirkung von Baldrian-Extrakten. Die Droge bzw. deren Extrakte sind gut verträglich und bewirken keinen Hang-over am Folgetag. Weitere methodisch gute Studien sind zur endgültigen Beurteilung des Nutzens und der Sicherheit erforderlich.

26.2.2 Anmerkungen

- Der Nutzen pflanzlicher Sedativa wie Melisse, Hopfen oder Passionsblume zur Behandlung von Schlafstörungen ist nicht ausreichend durch kontrollierte klinische Studien über längere Zeiträume nachgewiesen.
- Zubereitungen aus Lavendelöl könnten allenfalls bei zugrundeliegender Angstsymptomatik hilfreich sein. Eine ausreichende Anzahl aussagekräftiger klinischer Studien liegt nicht vor. Eine direkte schlafanstoßende Wirkung ist nach derzeitigem Kenntnisstand nicht vorhanden.
- Kombinationen von Baldrian mit anderen Pflanzenextrakten wirken nach bisherigen Erkenntnissen nicht stärker schlafanstoßend als Baldrian alleine.

26.3 Abgrenzung zu verschreibungspflichtigen Arzneimitteln und anderen ärztlichen Therapieverfahren

Wenn Ein- oder Durchschlafstörungen über mehr als 4 Wochen anhalten und tagsüber Abgeschlagenheit auftritt oder sich das Schlafverhalten sehr plötzlich verändert, sollte ein Arzt aufgesucht werden. Bei kleineren Kindern können plötzliche Schlafstörungen auf akute Erkrankungen wie z. B. Otitis media oder andere Infektionserkrankungen hindeuten. Bei Erwachsenen sind häufig psychische Erkrankungen wie Depressionen oder Angststörungen mit Insomnien gekoppelt und bedürfen einer gezielten Behandlung. Andere häufig vorkommende Ursachen von Schlafstörungen können Schmerzen, Hyperthyreose, Restless-Legs-Syndrom, M. Parkinson, zerebrale Durchblutungsstörungen, Drogensucht, Demenz, Schizophrenie, Übergewicht, Refluxerkrankungen, Atemwegserkrankungen, Herzinsuffizienz, Arrhythmien, Prostatahyperplasie, Schlaf-Apnoe-Syndrom oder auch Hauterkrankungen mit Juckreiz sein. Wenn starke Schlafstörungen nicht durch gezielte Behandlung der Grunderkrankung gelindert werden können, kann auf verschreibungspflichtige Hypnotika zurückgegriffen werden. Benzodiazepine wie Flurazepam oder Triazolam und Benzodiazepin-Rezeptor-Agonisten wie Zopiclon oder Zolpidem sollten, obwohl in der Praxis häufig anders gehandhabt, bis maximal 4 Wochen verabreicht werden. Gute kontrollierte Untersuchungen zur Sicherheit und Wirksamkeit bei Langzeiteinnahme über mehrere Monate liegen nicht vor. Die Substanzen können relevante Nebenwirkungen wie Gedächtnisstörungen, kognitive Störungen, Rebound-Insomnie und verstärkte Verletzungsgefahr durch Schwindel bewirken. Patienten über 55 Jahren mit Schlafstörungen ohne bekannte Ursache können mit Melatonin behandelt werden. Die Substanz ist insbesondere bei Störungen des Schlaf-Wach-Rhythmus und auch zur Vermeidung von Jetlag hilfreich. Antidepressiva wie Trimipramin, Mirtazapin, Doxepin, Amitriptylin oder Neuroleptika wie Melperon, Pipamperon oder Levomepromazin sollten nur bei entsprechender Grunderkrankung mit schwerwiegenden psychischen Störungen eingesetzt werden.

26.4 Fertigarzneimittel (exemplarische Auswahl)

Wirkstoff	Präparatebeispiele®
Baldrian-Extrakt	Baldrivit, Innovadorm Mono, Sedonium
Diphenhydramin	Betadorm, Dolestan, Vivinox Sleep
Doxylamin	Gittalun, Hoggar Night, Sedaplus
Tryptophan	Ardeydorm, Ardeytropin, L-Tryptophan-ratiopharm

Literatur

Alessi C, Vitiello MV. Insomnia (primary) in older people, Clinical Evidence; 10:2302, 2011

Ammon H, Mutschler E, Scholz H (Hrsg.). Arzneimittel Information und Beratung. 12. Akt.lfg., Wissenschaftliche Verlagsgesellschaft Stuttgart, 2013

Block KI, Gyllenhaal C, Mead MN. Safety and efficacy of herbal sedatives in cancer care, Integr Cancer Ther; 3(2):128–48, 2004

Brown EN, Lydic R, Schiff ND. General Anesthesia, Sleep, and Coma, N Engl J Med; 363:2638–2650, 2010

Bruni O, Novelli L. Sleep disorders in children, Clinical Evidence; 09:2304, 2010

Cheuk DKL, Yeung J, Chung KF, Wong V. Acupuncture for insomnia, Cochrane Database of Systematic Reviews, Issue 9, 2012

Clinical Practice Review Committee; American Academy of Sleep Medicine, Meolie AL et al. Oral nonprescription treatment for insomnia: an evaluation of products with limited evidence, J Clin Sleep Med; 15; 1(2):173–87, 2005

Drugdex® System. Thomson Healthcare, Zugegriffen 04/2014

Fachinformationen der einzelnen Wirkstoffe

Gooneratne NS. Complementary and alternative medicine for sleep disturbances in older adults, Clin Geriatr Med; 24(1):121–38, 2008

Hamacher H, Wahl MA. Selbstmedikation, 2. Aufl., Wissenschaftliche Verlagsgesellschaft Stuttgart, 2011

Herxheimer A. Jet lag, Clinical Evidence; 12:2303, 2008

Herxheimer A, Petrie KJ. Melatonin for the prevention and treatment of jet lag, Cochrane Database of Systematic Reviews, Issue 3, 2009

Hirst A, Sloan R. Benzodiazepines and related drugs for insomnia in palliative care, Cochrane Database of Systematic Reviews, Issue 4, 2009

Insomnia, Guideline commissioned by the National Institute for Health and Clinical Excellence (NICE), 2009

Kiddoo D. Nocturnal enuresis, Clinical Evidence; 01:305, 2011

Miyasaka LS, Atallah AN, Soares B. Valerian for anxiety disorders, Cochrane Database of Systematic Reviews, Issue 1, 2009

Montgomery P, Dennis JA. Cognitive behavioural interventions for sleep problems in adults aged 60+, Cochrane Database of Systematic Reviews, Issue 1, 2009

Montgomery P, Dennis JA. Physical exercise for sleep problems in adults aged 60+, Cochrane Database of Systematic Reviews, Issue 1, 2009

Montgomery P, Lilly J. Insomnia in the elderly, Clinical Evidence; 10:2302, 2007

Oxman AD, Flottorp S, Håvelsrud K, Fretheim A, Odgaard-Jensen J, Austvoll-Dahlgren A, Carling C, Pallesen S, Bjorvatn B. A televised, web-based randomised trial of an herbal remedy (valerian) for insomnia, PLoS One; 17/2(10):e1040, 2007

S1-Leitlinie Insomnie; AWMF-Registernr. 030/045; 2012

S3-Leitlinie Nicht erholsamer Schlaf/Schlafstörungen; Somnologie – Schlafforschung und Schlafmedizin (Suppl 1); 13:4–160, 2009

Salter S, Brownie S. Treating primary insomnia – the efficacy of valerian and hops, Aust Fam Physician; 39(6):433–7, 2010

Sarris J, Byrne GJ. A systematic review of insomnia and complementary medicine, Sleep Med Rev; 15(2):99–106, 2011

Schwartz TL, Goradia V. Managing insomnia: an overview of insomnia and pharmacologic treatment strategies in use and on the horizon, Drugs Context; 4:212257, 2013

Silber MH. Chronic Insomnia, N Engl J Med; 353:803–810, 2005

Simons FER. Advances in H_1-Antihistamines, N Engl J Med; 351:2203–2217, 2004

Taibi DM, Landis CA, Petry H, Vitiello MV. A systematic review of valerian as a sleep aid: safe but not effective, Sleep Med Rev; 11(3):209–230, 2007

Wheatley D. Medicinal plants for insomnia: a review of their pharmacology, efficacy and tolerability, J Psychopharmacol; 19(4):414–21, 2005

Wichtl M. Teedrogen und Phytopharmaka. 5. Aufl., Wissenschaftliche Verlagsgesellschaft Stuttgart, 2009

Woelk H, Schläfke S. A multi-center, double-blind, randomised study of the Lavender oil preparation Silexan in comparison to Lorazepam for generalized anxiety disorder, Phytomedicine; 17(2):94–99, 2010

Wyk van B-E, Wink C, Wink M. Handbuch der Arzneipflanzen. 1. Aufl., Wissenschaftliche Verlagsgesellschaft Stuttgart, 2004

Zhang D, Tashiro M, Shibuya K, Okamura N, Funaki Y, Yoshikawa T, Kato M, Yanai K. Next-day residual sedative effect after nighttime administration of an over-the-counter antihistamine sleep aid, diphenhydramine, measured by positron emission tomography, J Clin Psychopharmacol; 30(6):694–701, 2010

27 Schmerzen des Bewegungsapparates und des Rückens

Schmerzen des Bewegungsapparates und des Rückens zählen zu den häufigsten Gründen für das Aufsuchen einer hausärztlichen Praxis. In der Regel handelt es sich um Erkrankungen von Knochen, Muskeln, Sehnen, Bändern oder Gelenken. Bis auf Zustände nach akuten Verletzungen wie Prellungen, Zerrungen oder Verstauchungen gestaltet sich die Zuordnung eines eindeutigen Krankheitsbildes in der Apotheke meist schwierig. Lebensweise, Verhalten beim Sport oder Übergewicht tragen langfristig zur Symptomatik bei. Ein psychosomatischer Hintergrund muss ebenfalls in Betracht gezogen werden.

In Abhängigkeit von der Lokalisation sind Schmerzen des Bewegungsapparates und des Rückens differenziert zu betrachten:

5 % aller über 60-Jährigen leiden unter einer Arthrose der Hüfte. Zu den Hauptbetroffenen zählen (Lauf-)Sportler und Personen mit Übergewicht sowie Menschen, die schwerer körperlicher Arbeit nachgehen. 10 % aller über 60-Jährigen leiden unter einer Arthrose des Knies. Auch hier ist die Inzidenz bei Personen mit Übergewicht erhöht, ebenfalls bei bestehenden Fehlstellungen der Beine oder der Füße. Sport, Physiotherapie und Tapen des Kniegelenks reduzieren den Schmerz. Für die Wirksamkeit von Akupunktur bei der Behandlung von Hüft- oder Knieschmerzen liegen keine ausreichenden Nachweise vor.

Schmerzen im Rücken sind häufig auf Verspannungen der Muskeln zurückzuführen. Meist kommt es innerhalb von etwa 2 Wochen zu einer Heilung. 50 bis 80 % aller erstmals Betroffenen erleiden innerhalb des ersten Jahres einen erneuten Schmerzzustand. Akupunktur, gezieltes Training der Rückenmuskulatur, progressive Muskelrelaxation, Wärmetherapie mit aktivierenden Maßnahmen und kognitive Verhaltenstherapien können zur Linderung insbesondere chronischer Rückenschmerzen beitragen. Ob damit eine Funktionsverbesserung herbeigeführt wird, konnte bislang nicht nachgewiesen werden. Die Wirksamkeit chiropraktischer Maßnahmen bei Rückenschmerzen wurde bislang ebenfalls nicht ausreichend in kontrollierten Studien untersucht.

Akute Nackenschmerzen dauern meist nur 2 Tage an, werden aber in 10 % der Fälle chronisch. Zur akuten Schmerzreduktion werden Akupunktur, Stretching, Yoga, Kräftigungsübungen, Mobilisierung und manuelle Therapie empfohlen. Zur chronischen Behandlung von Nackenschmerzen liegen keine ausreichenden kontrollierten Untersuchungen vor. Durch ein sog. Schleudertrauma können jahrelange Beschwerden ausgelöst werden. Bei einem entsprechenden Unfall soll eine sofortige Mobilisierung erfolgen, das Tragen einer Halskrause wird nicht empfohlen.

Allgemein wird bei Schmerzen des Bewegungsapparates und des Rückens empfohlen, aktiv in Bewegung zu bleiben. Bettruhe wird explizit nicht empfohlen. Anderenfalls kommt es zu Gelenksteifigkeit, Muskelabbau, Reduktion der Knochendichte und zu einem erhöhten Risiko für das Auftreten von Thrombosen. Zunächst wird beim Arzt meist auf eine ausführliche Diagnostik verzichtet und symptomorientiert behandelt. Im Rahmen der Selbstmedikation können Substanzen aus den Gruppen NSAIDs und nicht-opioide Analgetika oder Chondroprotektiva eingesetzt werden.

27.1 Systemische NSAIDs

27.1.1 Ibuprofen

Wirkung

Ibuprofen ist ein nichtsteroidales Antirheumatikum und hemmt unselektiv die Cyclooxygenase. Die Substanz reduziert entzündlich bedingte Schmerzen, Schwellungen und Fieber.

Dosierung

- Erwachsene: 1–4-mal täglich 200–400 mg (Tagesmaximaldosis in der Selbstmedikation 1,2 g)
- Kinder > 6 Monate peroral: 1–3-mal täglich 7–10 mg/kg KG (Tagesmaximaldosis 30 mg/kg KG)

Pharmakokinetische Eigenschaften

Wirkungseintritt

Die Wirkung tritt innerhalb von 15 Minuten ein.

Metabolismus und Ausscheidung

Die Substanz wird in der Leber mittels CYP2C9 biotransformiert und glucuronidiert. Die Ausscheidung erfolgt fast ausschließlich renal, nur 1 % in unveränderter Form.

Besondere Hinweise

Die Toxizität bei akuten Vergiftungen mit Ibuprofen ist wesentlich geringer als bei Paracetamol, bei höherer Wirkstärke. Für die Einnahme im letzten Trimenon der Schwangerschaft besteht eine Kontraindikation. Eine Anwendung im 1. und 2. Trimenon ist unter strenger Nutzen-Risiko-Abwägung möglich. Auch die kurzfristige Einnahme während der Stillzeit ist vertretbar.

Zusammenfassende Bewertung

●●●●

Ibuprofen kann zur kurzzeitigen Behandlung von Schmerzen des Bewegungsapparates empfohlen werden. Die Substanz ist gut verträglich, bei nachweislich guter und schneller Wirksamkeit. Bei langfristiger Anwendung besteht dennoch die Gefahr insbesondere gastrointestinaler Nebenwirkungen.

27.1.2 Diclofenac

Wirkung

Diclofenac ist ein nichtsteroidales Analgetikum mit antiphlogistischen, analgetischen und antipyretischen Eigenschaften. Die Wirkung beruht in erster Linie auf einer Hemmung der Prostaglandinsynthese. Prostaglandine sind maßgeblich an der Entstehung von Schmerzen und Entzündungen beteiligt.

Dosierung

- Erwachsene und Jugendliche > 14 Jahre: initial 12,5–25 mg (berechnet als Diclofenac-Kalium), danach bei Bedarf im Abstand von 4–6 Stunden bis zu 75 mg innerhalb von 24 Stunden

Die Einnahme im Rahmen der Selbstmedikation sollte bei Schmerzen nur kurzfristig über maximal 4 Tage erfolgen.

Pharmakokinetische Eigenschaften

Wirkungseintritt

Die Wirkung tritt innerhalb von 30 Minuten ein.

Metabolismus und Ausscheidung

Die Biotransformation von Diclofenac erfolgt durch Hydroxylierung, Methoxylierung sowie durch Konjugation mit Glucuron- und Schwefelsäure. Die Ausscheidung findet zu 65 % renal statt, überwiegend in Form von Metaboliten. Der verbleibende Anteil wird in den Fäzes wiedergefunden.

Besondere Hinweise

Diclofenac besitzt eine starke antiphlogistische Wirkung und wird daher bevorzugt bei entzündlichen Zuständen wie z. B. Gelenkschmerzen eingesetzt. Kinder und Jugendliche < 14 Jahren sollten im Rahmen der Selbstmedikation nicht systemisch behandelt werden. Bei Patienten mit Neigung zu gastrointestinalen Blutungen oder Ulkusleiden sowie bei Herz-, Leber- oder Niereninsuffizienz sollte Diclofenac nicht angewendet werden, ebenso nicht während des 1. und 3. Trimenons der Schwangerschaft sowie während der Stillzeit. Wegen eines offenbar erhöhten Risikos für arterielle thrombotische Ereignisse ist die Substanz bei Herzinsuffizienz (NYHA II-IV), ischämischer Herzerkrankung, peripheren Arterienerkrankungen und zerebrovaskulären Erkrankungen kontraindiziert. Generell sollte man nur die niedrigste wirksame Dosis über den kürzesten zur Symptomkontrolle erforderlichen Zeitraum einsetzen.

Zusammenfassende Bewertung

●●●○

Diclofenac kann zur kurzzeitigen Behandlung von Erwachsenen bei Schmerzen des Bewegungsapparates eingenommen werden. Die Substanz ist sehr gut und schnell analgetisch und antiphlogistisch wirksam. Bei langfristiger Anwendung besteht die Gefahr insbesondere gastrointestinaler Nebenwirkungen. Die neu hinzugekommenen Kontraindikationen Herzinsuffizienz (NYHA II–IV), ischämische Herzerkrankung, periphere Arterienerkrankungen und zerebrovaskuläre Erkrankungen sind unbedingt einzuhalten. Evidenz besteht allerdings nur für Dosierungen, die über den für die Selbstmedikation freigegebenen liegen.

27.1.3 Naproxen

Wirkung

Das NSAID Naproxen bewirkt eine Hemmung der Prostaglandinsynthese und reduziert in der Folge Schmerzen und Entzündungen. Die Substanz ist ein reversibler Hemmstoff der Thrombozytenaggregation.

Dosierung

- Erwachsene und Jugendliche > 12 Jahre: initial 200–400 mg, nach 8–12 Stunden bei Bedarf weitere 200 mg
  (Tagesmaximaldosis 600 mg, bei eingeschränkter Nierenfunktion 400 mg)

Im Rahmen der Selbstmedikation sollte die Behandlung nicht länger als 4 Tage erfolgen.

Pharmakokinetische Eigenschaften

Wirkungseintritt und -dauer

Die Wirkung tritt innerhalb von 30–60 Minuten ein und hält etwa 12 Stunden an.

Metabolismus und Ausscheidung

Nach hepatischer Biotransformation entstehen die pharmakologisch inaktiven Hauptmetaboliten 6-Desmethylnaproxen und das Naproxen-Glucuronid. Die Ausscheidung erfolgt zu mehr als 95 % renal.

Besondere Hinweise

Naproxen ist gut zur Behandlung von Schmerzen des Bewegungsapparates geeignet. Kinder und Jugendliche < 12 Jahren sollten im Rahmen der Selbstmedikation nicht therapiert werden. Bei Patienten mit Neigung zu gastrointestinalen Blutungen oder Ulkusleiden sowie bei schwerer Herz-, Leber- oder Niereninsuffizienz sollte Naproxen nicht angewendet werden. Ebenso nicht während des 3. Trimenons der Schwangerschaft. Während des 1. Trimenons ist eine strenge Indikationsstellung erforderlich. Die Applikation während der Stillzeit sollte vorsichtshalber unterbleiben.

27

Zusammenfassende Bewertung

●●●○

Naproxen kann zur kurzzeitigen Behandlung von Erwachsenen bei Schmerzen des Bewegungsapparates, insbesondere der Hüfte und des Knies empfohlen werden. Die Substanz ist gut und schnell analgetisch und antiphlogistisch wirksam und auch gut verträglich. Das kardiovaskuläre Risiko ist geringer als bei anderen NSAIDs, das Risiko für gastrointestinale Störungen etwas höher, insbesondere bei langfristiger Anwendung. Die vorliegende Evidenz bei Kreuzschmerzen bezieht sich jedoch auf eine Dosierung, die oberhalb der für die Selbstmedikation freigegebenen liegt.

27.2 Nichtopioide Analgetika

27.2.1 Paracetamol

Wirkung

Paracetamol wirkt analgetisch durch Hemmung der zerebralen Prostaglandinsynthese, die periphere Prostaglandinsynthese wird hingegen kaum beeinflusst.

Dosierung

- Erwachsene und Kinder > 12 Jahre: 3–4-mal täglich 500–1000 mg
- Kinder bis 12 Jahre: bis zu 3-mal täglich 10–15 mg/kg KG (Tagesmaximaldosis 60 mg/kg KG)

Bei Leber- oder Niereninsuffizienz muss die Dosis reduziert werden.

Pharmakokinetische Eigenschaften

Wirkungseintritt und -dauer

Die Wirkung tritt innerhalb einer halben Stunde ein und hält etwa 3–4 Stunden an.

Metabolismus und Ausscheidung

Paracetamol wird im Wesentlichen in der Leber mit Glucuron- und Schwefelsäure konjugiert. In untergeordnetem Ausmaß sind CYP1A6, CYP2E3 und CYP3A4 beteiligt. Die Ausscheidung erfolgt zu 90 % renal, nur 5 % in unveränderter Form.

Nach Überdosierung kommt es zur Sättigung der Konjugationsreaktion. Durch CYP2E1 entsteht toxisches N-Acetylchinonimin, das nicht mehr in ausreichendem Maß durch eine Glutathion-Konjugation entgiftet werden kann. Es treten mitunter tödlich verlaufende Leberzellnekrosen auf.

Besondere Hinweise

Paracetamol wirkt bei entzündlich bedingten Schmerzen nur schwach analgetisch. Bei Überschreiten der Maximaldosis sind schwere Leberschäden möglich. Nach regelmäßiger Einnahme ist das Risiko für die Entwicklung einer chronischen Niereninsuffizienz erhöht. Bei schwerer Leber- oder Niereninsuffizienz besteht daher eine Kontraindikation.

Paracetamol kann bereits bei Säuglingen und nach entsprechender Nutzen-Risiko-Abwägung während der gesamten Schwangerschaft und Stillzeit angewendet werden.

Zusammenfassende Bewertung

●●●○

Paracetamol soll wegen seiner nur schwach ausgeprägten antiphlogistischen Wirkung allenfalls zur Behandlung von leichteren akuten Schmerzen des Bewegungsapparates angewendet werden. Die Substanz ist bei Einhaltung der Maximaldosis gut verträglich und insbesondere für die Therapie von kleineren Kindern oder Schwangeren geeignet. Die Einnahme sollte dann nur für kurze Zeit und in möglichst niedriger Dosis erfolgen.

27.3 Chondroprotektiva

27.3.1 Glucosamin

Wirkung

In Knorpelmatrix und in der Gelenkflüssigkeit ist Glucosamin als Bestandteil von Polysaccharidketten enthalten. Nach exogener Zufuhr soll es zu einer Stimulation der Biosynthese von Glycosaminoglykanen und Proteoglykanen durch Chondrozyten sowie von Hyaluronsäure durch Synoviozyten kommen. Bei degenerativen Gelenkerkrankungen soll in der Folge eine Verbesserung der Belastbarkeit und der Schmerzsymptomatik eintreten.

Dosierung

- Erwachsene: 1 500 mg Glucosamin pro Tag

Die Anwendung kann als Einmalgabe oder verteilt auf 3 Einzeleinnahmen erfolgen. Zur Anwendung bei Kindern und Jugendlichen < 18 Jahren liegen keine Erfahrungen vor.

Pharmakokinetische Eigenschaften

Wirkungseintritt

Die Wirkung tritt frühestens 2–3 Wochen nach Behandlungsbeginn ein. Wenn sich nach 2–3 Monaten noch immer kein Erfolg einstellt, sollte die Therapie überdacht werden.

Metabolismus und Ausscheidung

Glucosamin unterliegt nach peroraler Gabe einem ausgeprägten First-Pass-Effekt in der Leber. Die Bioverfügbarkeit beträgt daher nur etwa 26 %. Anschließend erfolgt ein Abbau zu kleineren Molekülen wie Kohlendioxid, Wasser und Harnstoff. Die Ausscheidung des resorbierten Anteils erfolgt zu etwa gleichen Teilen renal, mit den Fäzes und über die Lunge.

Besondere Hinweise

Aufgrund des langsamen Wirkungseintritts können akute Schmerzzustände durch Glucosamin nicht gebessert werden. Bei Patienten mit erhöhtem Risiko für Herz-Kreislauf-Erkrankungen wird eine regelmäßige Kontrolle der Blutcholesterolwerte empfohlen. Aus

Sicherheitsgründen sollte keine Anwendung während der Schwangerschaft oder der Stillzeit erfolgen.

Zusammenfassende Bewertung

●●●●

Glucosamin kann zur langfristigen Behandlung von Schmerzen, die auf einer Knorpeldegeneration beruhen, verwendet werden. In klinischen Studien wurde eine Schmerzreduktion und Funktionsverbesserung bei sehr guter Verträglichkeit beschrieben. Die Studienergebnisse waren jedoch widersprüchlich. Zur endgültigen Beurteilung sind weitere randomisierte, kontrollierte Untersuchungen an größeren Patientenkollektiven erforderlich.

27.3.2 Chondroitinsulfat

Wirkung

Chondroitinsulfat ist ein Hauptbestandteil der Knorpelmasse und wichtig für deren Kompressionswiderstand. Wesentlicher Molekülbestandteil sind Sulfatgruppen, die eine starke elektrostatische Abstoßung bewirken. Degenerative Gelenkerkrankungen gehen nachgewiesenermaßen mit einem Verlust von Chondroitinsulfat einher. Die exogene Zufuhr der Substanz kann möglicherweise eine Verbesserung der Belastbarkeit und der Schmerzsymptomatik bewirken.

Dosierung

- 800–1 200 mg pro Tag als Einmalgabe oder verteilt auf mehrere Applikationen

Pharmakokinetische Eigenschaften

Wirkungseintritt

Die Wirkung tritt frühestens innerhalb einiger Wochen ein.

Metabolismus und Ausscheidung

Zum pharmakokinetischen Verhalten liegen keine Erkenntnisse vor.

Besondere Hinweise

Aufgrund des langsamen Wirkungseintritts können akute Schmerzzustände durch Chondroitinsulfat nicht gebessert werden. Aus Sicherheitsgründen sollte keine Anwendung während der Schwangerschaft oder der Stillzeit erfolgen.

Zusammenfassende Bewertung

●●●●

Chondroitinsulfat kann zur langfristigen Behandlung von Schmerzen, die auf einer Knorpeldegeneration beruhen, verwendet werden. In klinischen Studien wurde eine Schmerzreduktion und Funktionsverbesserung bei sehr guter Verträglichkeit gezeigt. Allerdings waren die Studienergebnisse bislang widersprüchlich. Weitere qualitativ hochwertige Studien sind wünschenswert.

27.4 Pflanzliche Analgetika/Antirheumatika

27.4.1 Teufelskrallen-Extrakt

Wirkung

Teufelskrallen-Extrakt bzw. dessen hauptsächliches Wirkprinzip Harpagosid zeigt im Tierversuch antirheumatische, antiphlogistische und schwache analgetische Wirkungen. Es wurde u. a. eine Hemmung der Biosynthese von Cysteinyl-Leukotrienen nachgewiesen. Die Anwendung der Droge erfolgt zur unterstützenden Behandlung bei degenerativen Erkrankungen des Bewegungsapparates.

Dosierung

- Erwachsene und Jugendliche > 12 Jahre: 3-mal täglich 750 mg Trockenextrakt entsprechend 50–100 mg Harpagosid

Zur Behandlung von Kindern < 12 Jahren liegen keine Erfahrungen vor.

Pharmakokinetische Eigenschaften

Wirkungseintritt

Zum Wirkungseintritt liegen keine Erkenntnisse vor.

Metabolismus und Ausscheidung

Zum pharmakokinetischen Verhalten liegen keine Erkenntnisse vor.

Besondere Hinweise

Bei Magen- oder Zwölffingerdarmulzera besteht eine Kontraindikation. Aus Sicherheitsgründen sollte keine Anwendung während der Schwangerschaft oder der Stillzeit erfolgen.

Zusammenfassende Bewertung

●●○○

Die therapeutische Wirksamkeit von Teufelskrallenwurzel-Präparaten bei degenerativen Erkrankungen des Bewegungsapparates sowie die Sicherheit in der Langzeitanwendung sind derzeit nicht ausreichend belegt. Die vorliegenden Studien werden von der AkdÄ aufgrund von methodischen Mängeln nicht als Wirksamkeitsbeleg angesehen. Die Nationale Versorgungsleitlinie empfiehlt die Substanz daher bei Rückenschmerzen ausdrücklich nicht.

27.5 Topische NSAIDs

27.5.1 Ibuprofen, Diclofenac, Indometacin, Flufenaminsäure

Wirkung

Topisch applizierte NSAIDs (nichtsteroidale Antirheumatika) hemmen unselektiv die Cyclooxygenase und können entzündlich bedingte Schmerzen und Schwellungen reduzieren.

Dosierung

- Diclofenac, Indometacin: 1%ige Zubereitungen 2–4-mal täglich aufbringen
- Ibuprofen: 5%ige Zubereitungen 3–4-mal täglich aufbringen
- Flufenaminsäure: 3%ige Zubereitungen 3-mal täglich aufbringen

Für die Behandlung von Kindern und Jugendlichen liegen keine ausreichenden Erfahrungen zur Sicherheit und Wirksamkeit vor.

Pharmakokinetische Eigenschaften

Wirkungseintritt

Zum Wirkungseintritt nach topischer Applikation liegen keine Erkenntnisse vor.

Metabolismus und Ausscheidung

Die Substanzen werden in unterschiedlichem Ausmaß über die Haut aufgenommen. Diclofenac erreicht nach 9 Stunden maximale Plasmaspiegel, bei einer Bioverfügbarkeit von 0,5–6 %. Die kutane Bioverfügbarkeit von Ibuprofen beträgt 5 %, die von Flufenaminsäure 10 %. Indometacin erreicht unter Okklusion eine Bioverfügbarkeit von bis zu 20 %. Zum weiteren pharmakokinetischen Verhalten siehe perorale Applikation.

Besondere Hinweise

Die Wirksamkeit topischer NSAIDs wie z. B. Diclofenac, Ibuprofen, Indometacin oder Flufenaminsäure ist nicht sehr gut durch kontrollierte klinische Studien belegt. Zumindest bei der Behandlung von Kniearthrosen und Tennisarm zeichnen sich jedoch positive Effekte ab. Positiv wurden Zubereitungen mit Diclofenac bei Schmerzen in oberflächlichen Regionen bewertet. Bei Rückenschmerzen konnte kein Nutzen nachgewiesen werden. Im letzten Schwangerschaftsdrittel ist die großflächige Anwendung von NSAIDs zumindest über längere Zeit kontraindiziert. Während der verbleibenden Schwangerschaft und der Stillzeit ist die Applikation nur nach strenger Nutzen-Risiko-Abwägung möglich, bei Flufenaminsäure sollte sie aufgrund der geringen Erfahrungen ganz unterbleiben.

Zusammenfassende Bewertung

●●●○ (Für Knie, Ellenbogen, Hand)

●●○○ (Für Schulter, Rücken, Hüfte)

Topische NSAIDs können zur kurzzeitigen Linderung von Schmerzen des Bewegungsapparates, insbesondere bei Kniearthrosen und Tennisarm angewendet werden. Es liegen positive Ergebnisse aus klinischen Studien vor, die Wirksamkeit scheint im Vergleich zu oral applizierten NSAIDs geringer zu sein. Aufgrund der geringen Eindringtiefe ist lediglich ein kurzer, die Linderung unterstützender Effekt zu erwarten. Bei Schulterschmerzen sind keine randomisierten kontrollierten Studien bekannt. Bei Rückenschmerzen werden sie lt. Nationaler Versorgungsleitlinie nicht empfohlen. Zur eindeutigen Beurteilung ist die Durchführung weiterer kontrollierter Studien wünschenswert.

27.6 Anmerkungen

- Zur Wirksamkeit topischer pflanzlicher Zubereitungen mit Arnika, Beinwell, Capsicum oder Rosmarin liegen keine ausreichenden kontrollierten Untersuchungen vor, die eine abschließende Bewertung erlauben würden. Weitergehende Untersuchungen insbesondere auch zur Anwendungssicherheit bei der Langzeitanwendung sind erforderlich.
- Die Hämatom-abbauende Wirkung topischer Zubereitungen mit Heparin bei akuten Verletzungen mit Hämatombildung wurde bislang nicht eindeutig nachgewiesen. Es muss bezweifelt werden, dass Heparin in nennenswertem Umfang ins Gewebe diffundiert und dass es im Gewebe den Abbau eines Hämatoms beeinflussen kann.
- Bei der Einnahme systemischer NSAIDs und einem erhöhten Risiko für gastrointestinale Beschwerden kann die parallele Einnahme eines Protonenpumpenhemmers wie Omeprazol oder Pantoprazol sinnvoll sein.
- Eine Wärmeanwendung kann bei Rückenschmerzen evtl. hilfreich sein und zu einer zumindest kurzfristigen Schmerzreduktion führen. Zur eindeutigen Beurteilung ist die Durchführung kontrollierter Untersuchungen an größeren Patientenkollektiven erforderlich. Zum Nutzen einer Anwendung von Kälte sind praktisch keine verwertbaren Studien verfügbar.

27.7 Abgrenzung zu verschreibungspflichtigen Arzneimitteln und anderen ärztlichen Therapieverfahren

Bei erstmals auftretenden, starken oder länger anhaltenden Beschwerden sollte ein Arzt aufgesucht werden. Dieser kann im Rahmen der Schmerzanamnese mögliche Ursachen erfragen und entscheiden, ob eine kurz- oder längerfristige Schmerzbehandlung angezeigt ist oder die Überweisung zu einem Facharzt der Orthopädie oder Chirurgie veranlassen.

Bei stärkeren Schmerzen oder entsprechender entzündlicher Symptomatik können zum Beispiel NSAIDs in höherer verschreibungspflichtiger Dosierung, COX-2-selektive Substanzen oder auch bei sehr starken Schmerzen Opioid-Analgetika (im Rahmen eines multimodalen Therapiekonzepts) zum Einsatz kommen. Die Applikation von Lokalanästhetika kann zur vorübergehenden Schmerzausschaltung angewendet werden, die Wirkung ist aber naturgemäß zeitlich begrenzt. Bei entzündlichen Prozessen z. B. im Rahmen einer Osteoarthritis ist mitunter die lokale oder systemische Gabe von Glucocorticoiden hilfreich. Neben Glucocorticoiden kann auch Hyaluronsäure nach intraartikulärer Applikation eine Verbesserung der Symptomatik herbeiführen, es liegen jedoch nur sehr wenige kontrollierte Studien zu dieser Medikation vor. Antidepressiva wie Serotonin- oder Noradrenalin-Reuptakehemmer werden als Zusatzmedikation bei chronischen Schmerzen eingesetzt und sollen zu einer Verbesserung der Schmerzverarbeitung führen. Sie sind insbesondere bei Schmerzpatienten sinnvoll, die ohnehin unter Depressionen leiden. Die Wirksamkeit dieser Substanzen bei nichtdepressiven Patienten ist jedoch umstritten.

Bei rheumatoider Arthritis gilt Methotrexat als Mittel der ersten Wahl sowohl in der Monotherapie als auch als Kombinationspartner. Die Substanz gehört zur Gruppe der DMARDs (disease-modifying anti-rheumatic drugs) und kann das Fortschreiten der entzündlichen Erkrankung effektiv aufhalten sowie Schmerzen und Schwellungen reduzieren. Weitere Substanzen aus dieser Gruppe wie zum Beispiel Sulfasalazin und Ciclosporin A werden als Mittel der zweiten Wahl angesehen, ebenso die Zytokin-Inhibitoren Infliximab oder Etanercept. Auch Goldpräparate bewirken eine Verbesserung der Symptome bei rheumatoider Arthritis. Sie sind jedoch meist schlechter wirksam als Methotrexat und verursachen erhebliche Nebenwirkungen. Die Therapie mit Glucocorticoiden hat sich aufgrund ihrer symptomlindernden und entzündungshemmenden Wirkung gut etabliert. Der Effekt setzt in der Regel schnell ein. Daher ist die überbrückende Gabe von Cortison eine Möglichkeit, eine symptomatische Besserung zu erzielen, bis der verzögerte Effekt der DMARDs einsetzt.

Eine Therapie chronischer Schmerzen sollte in jedem Fall nach 4–8 Wochen reevaluiert werden, um eine Chronifizierung des Schmerzes durch Entstehung eines Schmerzgedächtnisses zu vermeiden. Anderenfalls kann es durch eine vermehrte Schmerzbahnung zu einer „Schmerzkrankheit" mit der Notwendigkeit langfristiger regelmäßiger Medikamenteneinnahme kommen. Die Behandlung degenerativer Erkrankungen der Hüfte und des Knies endet häufig mit dem Einbau künstlicher Gelenke. Aufgrund fortgeschrittener Operationstechniken und Materialien kann auf diesem Weg meist Schmerzfreiheit bei guter bis sehr guter Beweglichkeit und Belastbarkeit hergestellt werden.

27.8 Fertigarzneimittel (exemplarische Auswahl)

Wirkstoff	Präparatebeispiele®
Chondroitinsulfat	ProGelenk
Diclofenac	Diclofenac Kalium AL, Diclofenac Kalium STADA, Diclofenac-ratiopharm Schmerztabletten
Diclofenac (topisch)	Diclabeta Schmerzgel, Diclofenac-ratiopharm Schmerzgel, Voltaren Schmerzgel
Flufenaminsäure (topisch)	Mobilat Intens
Glucosamin	dona, LEKA, Progona
Ibuprofen	Dolormin für Kinder, Ibudolor, Nurofen, Aktren, ibudolor
Ibuprofen (topisch)	doc Ibuprofen Schmerzgel, Dolgit Creme, ibutop
Indometacin (topisch)	Indo Top-ratiopharm Spray, Mobilat Schmerzspray, Rheubalmin Indo Spray
Ketoprofen (topisch)	Effekton Gel mit Ketoprofen, PHARDOL KETOPROFEN SCHMERZGEL
Naproxen	Togal Naproxen, Naproxen Schwörer, Aleve
Paracetamol	Benuron, Paracetamol AL, Paracetamol-ratiopharm, Captin, Thomapyrin
Teufelskrallen-Extrakt	Harpagoforte, Jucurba, Rivoltan Teufelskralle, Arkocaps

Literatur

Albert SG., Oiknine RF, Parseghian S, Mooradian AD, Haas MJ, McPherson T. The effect of glucosamine on Serum HDL cholesterol and apolipoprotein AI levels in people with diabetes. Diabetes Care; 30(11):2800–2803, 2007

Ammon H, Mutschler E, Scholz H (Hrsg.). Arzneimittel Information und Beratung. 12. Akt.lfg., Wissenschaftliche Verlagsgesellschaft Stuttgart, 2013

Binder A. Neck pain, Clinical Evidence; 08:1103, 2008

Bisset L, Coombes B, Vicenzino B. Tennis elbow, Clinical Evidence; 06:1117, 2011

Cameron M, Chrubasik S. Herbal therapy for treating rheumatoid arthritis, Cochrane Database of Systematic Reviews, Issue 5, 2013

Chaparro LE, Furlan AD, Deshpande A, Mailis-Gagnon A, Atlas S, Turk DC. Opioids compared to placebo or other treatments for chronic low-back pain, Cochrane Database of Systematic Reviews, Issue 8, 2013

Chou R. Low back pain (chronic), Clinical Evidence; 10:1116, 2010

Clegg DO, Reda DJ, Harris CL et al. Glucosamine, chondroitin sulfate, and the two in combination for painful knee osteoarthritis. New England Journal of Medicine; 354(8):795–808, 2006

Coxib and traditional NSAID Trialists' (CNT) Collaboration. Vascular and upper gastrointestinal effects of non-steroidal anti-inflammatory drugs: meta-analyses of individual participant data from randomised trials, Lancet; 382/9894:769–779, 2013

Degenerative Gelenkerkrankungen. Therapieempfehlungen der Arzneimittelkommission der deutschen Ärzteschaft. 3. Auflage 2008

Drugdex® System. Thomson Healthcare, Zugegriffen 04/2014

Fachinformationen der einzelnen Wirkstoffe

French SD, Cameron M, Walker BF, Reggars JW, Esterman AJ. Superficial heat or cold for low back pain, Cochrane Database of Systematic Reviews, Issue 2, 2011

Gagnier JJ, van Tulder MW, Berman BM, Bombardier C. Herbal medicine for low back pain, Cochrane Database of Systematic Reviews, Issue 2, 2011

Garner SE, Fidan D, Frankish RR, Maxwell L. Rofecoxib for osteoarthritis, Cochrane Database of Systematic Reviews, Issue 4, 2008

Gøtzsche PC. NSAIDs, Clinical Evidence; 06:1108, 2010

Green S, Buchbinder R, Hetrick SE. Acupuncture for shoulder pain, Cochrane Database of Systematic Reviews, Issue 4, 2008

Griffin MR. High-dose non-steroidal anti-inflammatories: painful choices, Lancet; 382/9894:746–748, 2013

McIntosh G, Hall H. Low back pain (acute), Clinical Evidence; 05:1102, 2011

Murphy RJ, Carr AJ. Shoulder pain, Clinical Evidence; 07:1107, 2010

Nationale Versorgungsleitlinie Kreuzschmerz, Bundesärztekammer (BÄK), Kassenärztliche Bundesvereinigung (KBV), Arbeitsgemeinschaft der Wissenschaftlichen Medizinischen Fachgesellschaften (AWMF), 2010

Nüesch E, Rutjes AWS, Husni E, Welch V, Jüni P. Oral or transdermal opioids for osteoarthritis of the knee or hip, Cochrane Database of Systematic Reviews, Issue 1, 2010

Pattanittum P, Turner T, Green S, Buchbinder R. Non-steroidal anti-inflammatory drugs (NSAIDs) for treating lateral elbow pain in adults, Cochrane Database of Systematic Reviews, Issue 5, 2013

Roelofs PDDM, Deyo RA, Koes BW, Scholten RJPM, van Tulder MW. Non-steroidal anti-inflammatory drugs for low back pain, Cochrane Database of Systematic Reviews, Issue 2, 2011

Rosenbaum L. The Art of Doing Nothing. N Engl J Med; 365:782–78, 2011

Rutjes AWS, Nüesch E, Reichenbach S, Jüni P. S-Adenosylmethionine for osteoarthritis of the knee or hip, Cochrane Database of Systematic Reviews, Issue 4, 2009

S3-Leitlinie Management der frühen rheumatoiden Arthritis, AWMF-Registernr. 060/002; 2011

S3-Leitlinie Koxarthrose, AWMF-Registernr. 033/001; 2011

Scott D. Osteoarthritis of the hip, Clinical Evidence; 06:1122, 2009

Scott D, Kowalczyk A. Osteoarthritis of the knee, Clinical Evidence; 09:1121, 2007

Shi Z, Guo C, Awad M. Hyaluronate for temporomandibular joint disorders, Cochrane Database of Systematic Reviews, Issue 1, 2009

Therapieempfehlungen der Arzneimittelkomission der deutschen Ärzteschaft Degenerative Gelenkerkrankungen, 3. Auflage, 2008

Towheed T, Maxwell L, Anastassiades TP, Shea B, Houpt JB, Welch V, Hochberg MC, Wells GA. Glucosamine therapy for treating osteoarthritis, Cochrane Database of Systematic Reviews, Issue 4, 2009

Villareal DT, Chode S, Parimi N, Sinacore DR, Hilton T, Armamento-Villareal R, Napoli N, Qualls C, Shah K. Weight Loss, Exercise, or Both and Physical Function in Obese Older Adults. N Engl J Med; 364:1218–1229, 2011

Walker-Bone K, Farrow S. Rheumatoid arthritis, Clinical Evidence; 08:1124, 2007

Wichtl M. Teedrogen und Phytopharmaka. 5. Aufl., Wissenschaftliche Verlagsgesellschaft Stuttgart, 2009

28 Schnupfen/Sinusitis

Schnupfen (Rhinitis) ist eine Entzündung der Nasenhöhlenschleimhaut, die mit Niesattacken, wässrigem oder eitrigem Sekretfluss und erschwerter Nasenatmung einhergeht (zu allergisch bedingtem Schnupfen ▸Kap. 3, Allergische Rhinitis/Heuschnupfen). Die Erkrankung wird überwiegend durch Viren wie Rhino-, Influenza- und Parainfluenzaviren ausgelöst und dauert etwa 1–2 Wochen an. In etwa 10 % der Fälle geht sie in eine Sinusitis, einer Entzündung der Schleimhaut der Nasennebenhöhlen, über. Typische zusätzliche Symptome hierbei sind Kopfschmerzen im Bereich von Stirn, Nasenansatz und Augen, die sich beim Bücken verstärken. Bleibt die Erkrankung über längere Zeit bestehen oder treten innerhalb eines Jahres mehr als vier Krankheitsepisoden auf, spricht man von einer chronischen Sinusitis. Die Ursache hierbei liegt häufig in anatomischen Besonderheiten wie einer Nasenscheidewandverkrümmung oder Schleimhautwucherungen (sog. Nasenpolypen). Bei nasaler Hyperreaktivität wie z. B. der nichtallergischen und nichtinfektiösen vasomotorischen Rhinitis reagiert die Nasenschleimhaut übermäßig empfindlich auf Nervenbotenstoffe, Hormone, Eiweißstoffe und andere Faktoren, die die Blutgefäße und Schleimhautzellen steuern. Auch hier kommt es u. a. zu Schwellungen und vermehrtem Sekretausfluss.

Trockene Atemluft, Hormonschwankungen (z. B. Schwangerschaftsschnupfen), Schwächungen des Immunsystems, psychische Belastungen, die Einnahme bestimmter Medikamente (Pille, ACE-Hemmer), häufige Anwendung von Schnupfensprays oder auch Alkoholabusus können die Entstehung einer Rhinitis oder Sinusitis begünstigen. Zigarettenrauch schädigt die Flimmerhärchen der Nasenschleimhaut und stört somit den physiologischen Reinigungseffekt des Nasen- und Nasennebenhöhlenraums.

Zur Behandlung einer Rhinitis oder Sinusitis konnte bislang kein eindeutiger Nutzen durch Nasenspülungen mit (isotonischen) Salzlösungen oder durch Inhalationen mit Wasserdampf nachgewiesen werden. Es kommt allenfalls zu einer subjektiven Verbesserung der Beschwerden. Durch vermehrtes Trinken tritt eine Sekretverflüssigung ein, allerdings sollten chronisch Herz- oder Nierenkranke nicht zu viel Flüssigkeit zuführen. Der Nutzen von Akupunktur bei Rhinitis oder Sinusitis konnte bislang nicht eindeutig nachgewiesen werden.

Im Rahmen der Selbstmedikation kann eine systemische oder topische Behandlung mit abschwellend oder entzündungshemmend wirkenden Substanzen oder Pflanzenextrakten sowie mit Zink oder Probiotika erfolgen.

28.1 Topische Schnupfenmittel

28.1.1 Topische α-Sympathomimetika (z. B. Oxymetazolin, Xylometazolin)

Wirkung

Topische α-Sympathomimetika wirken vasokonstriktorisch und bewirken so ein Abschwellen der Schleimhäute. Hieraus resultieren eine erleichterte Nasenatmung und ein verbesserter Sekretabfluss.

Dosierung

- Erwachsene: 0,05–0,1%ige Lösung
- Kinder: 0,01–0,05%ige Lösung

Bis zu 3-mal täglich 1–2 Tropfen oder 1 Sprühstoß je Nasenloch

Pharmakokinetische Eigenschaften

Wirkungseintritt und -dauer

Die Wirkung setzt innerhalb von 5–10 Minuten ein und hält 5–8 Stunden an.

Metabolismus und Ausscheidung

Zum pharmakokinetischen Verhalten der intranasal anzuwendenden α-Sympathomimetika liegen nur unzureichende Daten vor.

Besondere Hinweise

Mittel zur Abschwellung der Nasenschleimhaut tragen zur Linderung der Beschwerden bei. Durch eine verbesserte Nasenatmung während der Nacht kann somit ein erholsamer Schlaf herbeigeführt werden. Die Heilung wird durch diese Substanzen nicht beschleunigt. Bei längerer Anwendung topischer Vasokonstriktoren kann es zur Atrophie der Nasenschleimhaut kommen. Die Therapiedauer sollte daher auf 5–7 Tage begrenzt bleiben. Ein Teil des Wirkstoffs gelangt in die systemische Zirkulation und kann Tachykardien und Blutdruckanstiege hervorrufen. Während der Schwangerschaft ist erhöhte Vorsicht geboten.

Zusammenfassende Bewertung

●●●○

Topische α-Sympathomimetika wie Oxymetazolin oder Xylometazolin können bei Rhinitis oder Sinusitis kurzfristig zur Verbesserung der Nasenatmung angewendet werden. In randomisierten kontrollierten Studien linderten topische α-Sympathomimetika subjektiv die nasale Verstopfung. Andere Erkrankungssymptome oder der Heilungsprozess werden nicht positiv beeinflusst. Bei chronischen Verläufen besteht erhöhtes Missbrauchspotenzial.

28.1.2 Beclometason

Wirkung

Topische Glucocorticoide führen bei Rhinitis oder Sinusitis zur Reduktion der Entzündungsreaktion und zur Verbesserung der Nasenatmung. Die Konzentration von Entzündungsmediatoren in der Nasenschleimhaut wird nachhaltig reduziert. Beclometason wirkt antiexsudativ und antientzündlich, hemmt die Leukozytenmigration, tonisiert die Blutgefäße und führt zur Zurückbildung der ödematösen Schleimhaut.

Dosierung

- Erwachsene und Kinder > 12 Jahre: 2-mal täglich 0,1 mg je Nasenloch

Pharmakokinetische Eigenschaften

Wirkungseintritt

Zum Eintritt der Wirkung liegen keine Erkenntnisse vor.

Metabolismus und Ausscheidung

Die Biotransformation findet in der Leber und in der Lunge statt. U. a. entsteht der pharmakologisch aktive Metabolit Beclometason-17-monopropionat. Die Ausscheidung erfolgt überwiegend mit den Fäzes, nur 10–15 % werden im Urin wiedergefunden.

Besondere Hinweise

Durch Anwendung topischer Glucocorticoide kommt es bei Rhinitis und Sinusitis zur Verbesserung der Symptome und zu einer beschleunigten Heilung. Beclometason-Nasenspray ist zzt. allerdings nur für allergische Rhinitis zugelassen, die Anwendung kann daher nur im Off-Label-Bereich bei dieser Indikation erfolgen. Die Untersuchungen zur Wirksamkeit topischer Glucocorticoide bei Rhinitis und Sinusitis beziehen sich auf das verschreibungspflichtige Mometason. Bei bestehenden Mykosen des Mund- und Rachenraums sollte nicht mit diesen Substanzen behandelt werden. Wegen möglicher systemischer Wirkungen ist Beclometason für die Behandlung von Kindern < 12 Jahren nicht freigegeben. Eine Anwendung während der Schwangerschaft sollte insbesondere im ersten Trimenon vermieden werden.

Zusammenfassende Bewertung

●●○○

Durch ihre antiinflammatorische Wirkung führen intranasal verabreichte Glucocorticoide bei Rhinitis oder Sinusitis zu einer beschleunigten Heilung. Das Risiko für systemische Nebenwirkungen oder Missbrauch ist minimal. Die Wirksamkeit von Glucocorticoiden wurde für diese Indikation allerdings nur für das verschreibungspflichtige Mometason nachgewiesen. Die Übertragbarkeit auf Beclometason bleibt abzuwarten. Weitere randomisierte kontrollierte klinische Studien sind zur Beurteilung des Nutzens erforderlich.

28.2 Systemische α-Sympathomimetika

28.2.1 Pseudoephedrin

Wirkung

Systemische α-Sympathomimetika wie Pseudoephedrin bewirken eine Vasokonstriktion und somit eine Abschwellung der Schleimhäute. Bei Rhinitis oder Sinusitis wird eine Verbesserung der Nasenatmung erreicht.

Dosierung

- Erwachsene und Kinder > 12 Jahre: 2-mal täglich 120 mg

Pharmakokinetische Eigenschaften

Wirkungseintritt und -dauer

Die abschwellende Wirkung von Pseudoephedrin setzt innerhalb von 15–30 Minuten ein und erreicht nach etwa einer Stunde ihr Maximum. Die Wirkungsdauer liegt bei 3–4 Stunden, für Retardformulierungen bei 8–10 Stunden.

Metabolismus und Ausscheidung

10–30 % der resorbierten Dosis werden in der Leber in den aktiven Metaboliten Norpseudoephedrin umgewandelt. Dieser kann zentrale Erregungszustände hervorrufen. Die Ausscheidung erfolgt zu 70–90 % renal.

Besondere Hinweise

Systemische α-Sympathomimetika wie Pseudoephedrin können zur kurzfristigen Symptomlinderung bei Rhinitis oder Sinusitis angewendet werden. Durch eine verbesserte Nasenatmung während der Nacht kann somit ein erholsamer Schlaf herbeigeführt werden. Die Heilung wird durch diese Substanzen nicht beschleunigt. Die Substanzen können Tachykardien, Unruhe, Schlaflosigkeit und Hypertonie auslösen. Sie dürfen nicht bei Patienten < 12 bzw. über 60 Jahren angewendet werden, ebenso nicht bei eingeschränkter Leber- oder Nierenfunktion sowie während der Schwangerschaft. Die Kontraindikationen (z. B. schwere Hypertonie, Herzinsuffizienz) sind zu beachten.

Zusammenfassende Bewertung

●●○○

Systemische α-Sympathomimetika wie Pseudoephedrin können bei Rhinitis oder Sinusitis kurzfristig eine Verbesserung der Nasenatmung bewirken. Andere Symptome sowie der Heilungsprozess werden nicht positiv beeinflusst. Es muss mit Nebenwirkungen gerechnet werden. Bei chronischen Verläufen besteht erhöhtes Missbrauchspotenzial. Die Anwendung wird in den aktuellen Rhinosinusitis-Leitlinien der AWMF nicht empfohlen.

28.3 Immunstimulanzien

28.3.1 Zinkionen (peroral)

Wirkung

Zink ist als Spurenelement ein Cofaktor zahlreicher Enzyme im zellulären Metabolismus. Neben seiner antiinflammatorischen Wirkungen durch Hemmung der Granulozytenchemotaxis, Expression von TNF-alpha und des Adhäsionsmoleküls ICAM-1 wurde für Zinksulfat eine Hemmung der Virusreplikation bei Rhinoviren nachgewiesen.

Dosierung

- Erwachsene und Kinder >10 Jahre: 50–75 mg elementares Zink pro Tag (Richtdosis zur Prophylaxe und Therapie von Rhinitis oder Sinusitis)

Die Einnahme sollte vorzugsweise in Form von Lutschtabletten und im Abstand von mindestens einer Stunde zu einer Mahlzeit erfolgen. Für die Anwendung bei Kindern <10 Jahren liegen keine Erkenntnisse zur Wirksamkeit und Sicherheit vor.

Pharmakokinetische Eigenschaften

Erforderliche Behandlungsdauer

Erkenntnisse über die erforderliche Einnahmedauer liegen noch nicht vor.

Metabolismus und Ausscheidung

Etwa 30 % des eingenommenen ionischen Zinks werden über einen aktiven, sättigbaren und einen passiven, nicht sättigbaren Prozess aus dem Dünndarm resorbiert. Kupfer-, Eisen-, Calcium- und Phosphationen können diesen Vorgang behindern. Zinkionen unterliegen einem enterohepatischen Kreislauf. Hauptspeicherorgane sind Haare, Augen, Prostata, Muskulatur und Knochen. Die Ausscheidung erfolgt bis zu 85 % über die Fäzes. Zudem wird Zink über Haut, Haare, Sperma, Urin und Schweiß eliminiert.

28

Besondere Hinweise

Bei Anwendung innerhalb von 24 Stunden nach den ersten Anzeichen einer Erkrankung kommt es insbesondere bei Applikation als Lutschtablette zu einer deutlichen Verkürzung und Abmilderung der Symptome. Bei regelmäßiger Einnahme über längere Zeit wird die Inzidenz für Erkältungskrankheiten wie Rhinitis und Sinusitis signifikant gesenkt. Zurzeit liegen noch keine gesicherten Empfehlungen zur Dosierung und zum Anwendungszeitraum vor. Unter der Einnahme von Zinkionen können gastrointestinale Beschwerden wie Diarrhö auftreten, die Verträglichkeit ist jedoch im Allgemeinen gut. Bei Applikation von Zink in Form von Lutschtabletten besteht eine erhöhte Inzidenz für das Auftreten von Geschmacksstörungen und Übelkeit. Die Gefahr einer akuten Zink-Vergiftung besteht bei einmaliger Aufnahme von etwa 2 g Zink, chronische Vergiftungserscheinungen wurden bei Applikation von mehr als 110 mg Zink pro Tag beobachtet. Während der Schwangerschaft sollten Zinkionen nur bei serologisch nachgewiesenem Zinkmangel eingenommen werden.

Zusammenfassende Bewertung

●●●○

Oral in Form von Lutschtabletten applizierte Zinkionen können zur Therapie von Rhinitis bei Erwachsenen und Kindern > 10 Jahren empfohlen werden. Sie bewirkten in einigen kontrollierten Untersuchungen eine Verkürzung und Abmilderung der Erkrankung und senkten das Erkrankungsrisiko bei prophylaktischer Einnahme. Auf die Gewährleistung einer ausreichend hohen Dosierung (> 75 mg) muss geachtet werden. Eine endgültige Beurteilung ist derzeit aufgrund der bisherigen Datenlage nicht möglich. Die Empfehlung gilt nicht in gleichem Maß für die perorale Einnahme mit ausschließlich gastrointestinaler Resorption.

28.3.2 Probiotika

Wirkung

Probiotika wie Lactobacillus acidophilus oder L. bifidus kommen am häufigsten vor. Sie besitzen keine pathogenetischen Eigenschaften und können das Wachstum pathogener Keime verhindern.

Bei chronisch rezidivierenden Infekten der oberen Atemwege kommt es zu einer unspezifischen Stimulation der Immunabwehr.

Dosierung

Je nach Probiotikum unterschiedlich entsprechend der Zulassung.

Die Zubereitung kann einige Zeit im Mund behalten und ggf. gegurgelt werden. Bei chronischen Erkrankungen kann die Anwendung über einen Zeitraum von 6 Monaten fortgesetzt werden.

Pharmakokinetische Eigenschaften

Wirkungseintritt

Der genaue Zeitpunkt des Wirkungseintritts ist nicht feststellbar.

Metabolismus und Ausscheidung

Nach Beendigung der Einnahme verschwinden die Probiotika sehr schnell wieder aus dem Gastrointestinaltrakt.

Besondere Hinweise

Probiotika können bei prophylaktischer Gabe die Inzidenz von akuter Rhinitis oder Sinusitis senken. Auch die Einnahmehäufigkeit von Antibiotika wird reduziert. Die Übertragbarkeit dieser Resultate auf ältere Patienten wurde bislang noch nicht nachgewiesen. Abgesehen von leichten gastrointestinalen Störungen treten keine relevanten Nebenwirkungen auf. Bei Patienten mit stark geschwächter Immunabwehr sollte die Einnahme vermieden werden. Kleinkinder < 2 Jahren sollten nur unter ärztlicher Aufsicht behandelt werden. Die Einnahme während der Schwangerschaft und der Stillzeit ist möglich.

Zusammenfassende Bewertung

●●○○

Durch die prophylaktische Einnahme von Probiotika kann möglicherweise das Auftreten von akuten Infektionen der oberen Atemwege und die Einnahmehäufigkeit von Antibiotika reduziert werden. Ein heilender Effekt wurde bislang nicht nachgewiesen. Die Evidenzlage ist bislang recht schwach, zu einer eindeutigen Beurteilung sind weitere methodisch gute Untersuchungen erforderlich.

28.4 Anmerkungen

- Erkältungssalben mit stark riechenden ätherischen Ölen dürfen nicht bei Säuglingen angewendet werden, da hier die Gefahr eines Atemstillstands oder eines Glottisödems besteht.
- In Zusammenhang mit Sinusitis auftretende starke Kopfschmerzen können mit nichtopioiden Analgetika oder NSAIDs wie Paracetamol oder Ibuprofen behandelt werden (▸ Kap. 17, Kopfschmerzen).
- Für Nasentropfen mit Salzlösungen, Zinkionen oder Probiotika konnte bislang weder eine Heilungsbeschleunigung noch eine objektive Besserung der Beschwerden eindeutig nachgewiesen werden. Falls vom Patienten eine Befeuchtung als angenehm empfunden wird, ist dagegen jedoch nichts einzuwenden.
- Pelargonium-sidoides-Extrakte können aufgrund ihrer antibakteriellen, antiviralen und immunstimulierenden Wirkungen im Off-Label-Use zur Behandlung von Rhinitis oder Sinusitis angewendet werden. In kleineren Studien kam es zur Verbesserung der Symptome bei guter Verträglichkeit. Trotz dieser vielversprechenden Wirkungen sind zur abschließenden Beurteilung kontrollierte Untersuchungen an größeren Patientenkollektiven erforderlich. Allerdings besteht zzt. ein Verdacht auf mögliche lebertoxische Effekte. Aus diesem Grund wurde für Produkte aus Pelargonium sidoides ein Stufenplanverfahren eingeleitet, dessen Ausgang abzuwarten bleibt.
- Bei Vitamin C ist es nach derzeitiger Datenlage unwahrscheinlich, dass es den Schweregrad oder die Dauer einer Rhinitis oder Sinusitis wesentlich reduziert.
- Zum Wirkungsnachweis pflanzlicher Zubereitungen z. B. aus Myrtol, Cineol oder Primelextrakten liegen keine ausreichenden Daten aus kontrollierten Untersuchungen vor, die eine abschließende Bewertung erlauben. Es bestehen jedoch Hinweise auf symptomlindernde und kurative Wirkungen.
- Zur Anwendung von Zubereitungen mit dem proteolytischen Enzym Bromelain liegen widersprüchliche Untersuchungen vor. Es kommt zu einer Verflüssigung des Schleims und zur Abmilderung der Entzündung. Insbesondere bei Sinusitis konnte eine Beschleunigung der Heilung gezeigt werden. Zur abschließenden Beurteilung sind weitergehende kontrollierte klinische Studien an größeren Patientenkollektiven erforderlich, die bisherige Datenlage ist heterogen.

28.5 Abgrenzung zu verschreibungspflichtigen Arzneimitteln und anderen ärztlichen Therapieverfahren

Wenn die Beschwerden einer Rhinitis oder Sinusitis über mehr als 2 Wochen anhalten, Fieber über 39 °C, starke Kopf- oder Ohrenschmerzen hinzukommen oder wenn Säuglinge betroffen sind, sollte ein Arzt hinzugezogen werden. Differenzialdiagnostisch können z. B. Allergien, akute Rachenentzündungen, Otitis media, Autoimmunerkrankungen oder Tumoren im betroffenen Gebiet ausgeschlossen werden. Auch dentogene Ursachen wie Entzündungen von Zahnwurzelspitzen oder Kieferhöhlenfisteln sind in Erwägung zu ziehen. Bei akuten, bakteriell bedingten Sinusitiden kann eine antibiotische Behandlung erwogen werden. Amoxicillin gilt dabei als Mittel der ersten Wahl. Akute Rhinosinusitiden sollten jedoch nur bei besonders gefährdeten Patienten mit schwerwiegenden chronischen Erkrankungen (z. B. Immundefizienz) mit Antibiotika behandelt werden. Bei chronischer Sinusitis kann eine antibiotische Therapie zusammen mit topischen Glucocorticoiden in Form von Nasensprays verordnet werden. Operative Maßnahmen wie das Abtragen der Schleimhaut oder von Polypen, eine Begradigung der Nasenscheidewand oder eine Erweiterung des Nasengangs sind in schweren Fällen möglich.

28.6 Fertigarzneimittel (exemplarische Auswahl)

Wirkstoff	Präparatebeispiele®
Beclomethason (intranasal)	ratioAllerg, Rhinivict nasal
Oxymetazolin	Nasivin, WICK Sinex Schnupfenspray
Probiotika	Perenterol, Probiocult, Symbioflor, Colibiogen, Hylak, Mutaflor
Pseudoephedrin	Aspirin Complex, Reactine duo, Rhinopront
Xylometazolin	Olynth, Otriven, nasic, Snup, schnupfen endrine
Zinkionen (peroral)	Cefazink, Unizink, Zink Verla, Zinkaspart Kapseln, ZINKOTASE

Literatur

Agbabiaka TB, Guo R, Ernst E. Pelargonium sidoides for acute bronchitis: a systematic review and meta-analysis. Phytomedicine; 15(5):378–85, 2008

Ah-See K. Sinusitis (acute), Clinical Evidence; 12:511, 2011

Ammon H, Mutschler E, Scholz H (Hrsg.). Arzneimittel Information und Beratung. 12. Akt.lfg., Wissenschaftliche Verlagsgesellschaft Stuttgart, 2013

Anon JB. Acute bacterial rhinosinusitis in pediatric medicine: current issues in diagnosis and management. Paediatr Drugs; 5 Suppl 1:25–33, 2003

Arroll B. Common cold, Clinical Evidence; 03:1510, 2011

Arzneiverordnung in der Praxis – Therapieempfehlungen der Arzneimittelkommission der deutschen Ärzteschaft: Empfehlungen zur Therapie akuter Atemwegsinfektionen und der ambulant erworbenen Pneumonie, 3. Auflage, Band 40, Sonderheft 1, 2013

Braun JM, Schneider B, Beuth HJ. Therapeutic use, efficiency and safety of the proteolytic pineapple enzyme Bromelain-POS in children with acute sinusitis in Germany, In Vivo; 19(2):417–421, 2005

Damoiseaux RAJM, Rovers MM AOM in children, Clinical Evidence; 5:301, 2011

Drugdex® System. Thomson Healthcare, Zugegriffen 04/2014

Fachinformationen der einzelnen Wirkstoffe

Guo R, Canter PH, Ernst E. Herbal medicines for the treatment of rhinosinusitis: a systematic review, Otolaryngol Head Neck Surg; 135(4):496–506, 2006

Habermann W, Zimmermann K, Skarabis H, Kunze R, Rusch V. Reduction of acute recurrence in patients with chronic recurrent hypertrophic sinusitis by treatment with a bacterial immunostimulant (Enterococcus faecalis Bacteriae of human origin). Arzneimittelforschung; 52(8):622–7, 2002

Hamacher H, Wahl MA. Selbstmedikation, 2. Aufl., Wissenschaftliche Verlagsgesellschaft Stuttgart, 2011

Hao Q, Lu Z, Dong BR, Huang CQ, Wu T. Probiotics for preventing acute upper respiratory tract infections, Cochrane Database of Systematic Reviews. Issue 7, 2011

Helms S, Miller A. Natural treatment of chronic rhinosinusitis. Altern Med Rev; 11(3):196–207, 2006

Jaber R. Respiratory and allergic diseases: from upper respiratory tract infections to asthma. Prim Care; 29(2):231–61, 2002

Kassel JC, King D, Spurling GKP. Saline nasal irrigation for acute upper respiratory tract infections, Cochrane Database of Systematic Reviews, Issue 10, 2010

Leung AK, Kellner JD. Acute sinusitis in children: diagnosis and management. J Pediatr Health Care; 18(2):72–6, 2004

Piccirillo JF. Acute Bacterial Sinusitis. N Engl J Med; 351:902–910, 2004

Poole MD. A focus on acute sinusitis in adults: changes in disease management. Am J Med; 106(5A):38S–47S; discussion 48S–52S, 1999

S2k-Leitlinie Rhinosinusitis; AWMF-Registernr. 017/049; 2011

Shaikh N, Wald ER, Pi M. Decongestants, antihistamines and nasal irrigation for acute sinusitis in children, Cochrane Database of Systematic Reviews, Issue 9, 2012

Singh M, Das RR. Zinc for the common cold, Cochrane Database Syst Rev 6 (2013).

Singh M, Singh M. Heated, humidified air for the common cold, Cochrane Database of Systematic Reviews, Issue 6, 2013

Timmer A, Günther J, Rücker G, Motschall E, Antes G, Kern WV. Pelargonium sidoides extract for acute respiratory tract infections, Cochrane Database of Systematic Reviews, Issue 10, 2013

Venekamp RP, Thompson MJ, Hayward G, Heneghan CJ, Del Mar CB, Perera R, Glasziou PP, Rovers MM. Systemic corticosteroids for acute sinusitis, Cochrane Database of Systematic Reviews, Issue 12, 2011

Wichtl M. Teedrogen und Phytopharmaka. 5. Aufl., Wissenschaftliche Verlagsgesellschaft Stuttgart, 2009

Wyk van B-E, Wink C, Wink M. Handbuch der Arzneipflanzen. 1. Aufl., Wissenschaftliche Verlagsgesellschaft Stuttgart, 2004

Zalmanovici Trestioreanu A, Yaphe J. Intranasal steroids for acute sinusitis, Cochrane Database of Systematic Reviews, Issue 2, 2013

29 Sodbrennen

Sodbrennen wird durch Aufsteigen von Mageninhalt in die Speiseröhre, sog. Reflux, ausgelöst. Wichtige Symptome sind saures Aufstoßen, schmerzhafte Schluckbeschwerden, Druckgefühl hinter dem Brustbein, Heiserkeit, Reizhusten oder Übelkeit. Bei häufiger auftretenden Symptomen kommt es zu Reizungen und Entzündungen der Speiseröhre (Refluxösophagitis). Vor allem ältere Menschen, aber auch Säuglinge sind von Sodbrennen betroffen. Die Beschwerden treten vorzugsweise nach fettreichen Mahlzeiten, beim Bücken oder im Liegen auf und sind meist auf eine Funktionsstörung des unteren Schließmuskels der Speiseröhre, eine Magenpförtnerenge, Speiseröhrenkrämpfe oder einen Zwerchfellbruch zurückzuführen. Auch kann die Speiseröhrenmuskulatur zu schwach sein, den Mageninhalt wieder zurückzupressen. Nahrungsmittel wie Schokolade, Minze, Tomatensoße, Kohlensäure, Kaffee, Alkohol, verschiedene Medikamente wie z. B. NSAIDs oder Bisphosphonate können die Auslösung der Beschwerden begünstigen. Auch unter der Wirkung von Nicotin kommt es zu einer Erschlaffung des Speiseröhrenschließmuskels. Die Inzidenz für das Auftreten von Sodbrennen im letzten Trimenon der Schwangerschaft liegt zwischen 45 und 70 %. Neben dem erhöhten Platzbedarf des Fetus ist hierfür eine Progesteron-bedingte Erschlaffung des Speiseröhrenschließmuskels verantwortlich.

Folgende Maßnahmen scheinen zur Linderung oder Vermeidung der Symptome sinnvoll, auch wenn deren Wirksamkeit nach wissenschaftlichen Kriterien nicht als belegt gelten:

- Verteilung der Nahrungsaufnahme auf häufigere kleinere Mahlzeiten
- Einschränkung des Fett- und Zuckerkonsums zugunsten von Proteinen
- Einnahme der Mahlzeiten im Sitzen
- Nicht zu späte Einnahme der Abendmahlzeit
- Einschränkung des Nicotin- oder Kaffeekonsums

Bislang konnte kein Nutzen durch eine Schlafposition mit leicht erhöhtem Oberkörper oder Liegen auf der linken Körperseite nachgewiesen werden. Obwohl eine Gewichtszunahme das Auftreten einer Refluxerkrankung begünstigt, konnte nicht eindeutig gezeigt werden, dass eine Gewichtsreduktion wieder zu einer Besserung der Symptome führt. Der Nutzen von Akupunktur und homöopathischen Behandlungsmethoden wurde bislang nicht nachgewiesen. Bei akutem Sodbrennen können warme verdünnte Milch, trockenes Brot oder das Kauen von Nüssen möglicherweise hilfreich sein. Insbesondere

Schwangere, die die Einnahme von Medikamenten vermeiden möchten, sollten bei leichten Beschwerden zunächst auf solche Maßnahmen zurückgreifen. Im Rahmen der Selbstmedikation stehen für kurzzeitig auftretende Beschwerden die Protonenpumpenhemmer Omeprazol und Pantoprazol, der H_2-Antagonist Ranitidin oder Antazida zur Verfügung.

29.1 Protonenpumpenhemmer

29.1.1 Omeprazol

Wirkung

Der Protonenpumpenhemmer Omeprazol hemmt durch kovalente Bindung das Enzym H^+/K^+-ATPase in den Belegzellen des Magens. Die eigentliche Wirkform ist das praktisch ausschließlich im sauren Milieu (pH < 4) der Belegzellen entstehende Sulfenamid. Sowohl die basale als auch die stimulierbare Sekretion von Magensaft werden somit blockiert. Die maximale Hemmung der Säuresekretion liegt zwischen 50 und 85 %. Der Magen-pH-Wert steigt bei reduziertem Sekretionsvolumen an. Die anhaltende Wirkung von Omeprazol geht nicht auf dauerhaft erhöhte Plasmaspiegel, sondern auf den Verbleib des Sulfenamids in den Parietalzellen zurück. In der Langzeitbehandlung verursacht die Substanz einen mäßigen Gastrinanstieg.

Dosierung

- Erwachsene: 1-mal täglich 20 mg

Höhere Dosierungen unterliegen der Verschreibungspflicht. Die Einnahme der magensaftresistenten Zubereitungen erfolgt nüchtern, 30 Minuten vor einer Mahlzeit. Im Rahmen der Selbstmedikation sollten nicht mehr als 20 mg innerhalb von 24 Stunden eingenommen werden. Die einmal tägliche Applikation sollte kontinuierlich bis zum Abklingen der Symptome erfolgen. Falls nach 2 Wochen keine Besserung eintritt, sollte ein Arzt aufgesucht werden. Die Behandlung von Kindern und Jugendlichen < 18 Jahren sollte nur unter ärztlicher Aufsicht erfolgen.

29

Pharmakokinetische Eigenschaften

Wirkungseintritt und -dauer

Innerhalb von 1–2,5 Stunden nach der ersten Applikation kommt es zur Erhöhung des Magen-pH-Wertes über 4. Die Wirkung hält über 1–5 Tage an.

Metabolismus und Ausscheidung

Omeprazol reichert sich als schwache Base selektiv im sauren Milieu der Belegzellen an und wird durch Protonierung in die Wirkform, das Sulfenamid, übergeführt. Wenn die H^+/K^+-ATPase bereits gehemmt ist, wird weniger Omeprazol umgewandelt. Die Anreicherung wird somit über einen Feedback-Mechanismus gesteuert. Die Biotransformation von Omeprazol erfolgt in der Leber durch CYP2C19, das einem genetischen Polymorphismus unterliegt. Bei langsamen Metabolisierern, aber auch bei Patienten mit Leberinsuffizienz kann sich die Elimination deutlich verzögern. Die pharmakologisch inaktiven Hauptmetaboliten sind Sulphon- und Sulfid-Derivate sowie Hydroxyomeprazol. Die Ausscheidung erfolgt zu 80 % renal und zu 20 % mit den Fäzes.

Besondere Hinweise

Protonenpumpenhemmer wie Omeprazol sind sehr gut zur Behandlung von Refluxbeschwerden geeignet. Bezüglich Wirksamkeit und Anwendungssicherheit sind sie H_2-Antagonisten oder Antazida deutlich überlegen. Omeprazol wird in der Leber durch das Cytochrom-P450-Enzymsystem metabolisiert und hemmt CYP2C19. Aufgrund möglicher Interaktionen besteht insbesondere bei polymorbiden Patienten, die mit verschiedenen anderen Medikamenten behandelt werden, eine erhöhte Interaktionsgefahr. Aufgrund fehlender Erfahrungen sollte eine Behandlung während der Schwangerschaft und Stillzeit nur bei starken Beschwerden erfolgen, wenn die wenig systemisch verfügbaren Antazida keine ausreichende Wirkung zeigen. Das Risiko von gastrointestinalen Infektionen ist bei verminderter Magensäure erhöht, die Resorption von Thyroxin wird vermindert.

Zusammenfassende Bewertung

●●●●

Omeprazol kann zur kurzzeitigen Behandlung von Sodbrennen in der Selbstmedikation empfohlen werden. Die Wirksamkeit wurde in randomisierten kontrollierten Studien bestätigt. Es kommt bei guter Verträglichkeit zu einer signifikanten Verbesserung der Symptome. Wegen des erhöhten Interaktionspotenzials ist jedoch bei Patienten, die weitere Medikamente einnehmen, Vorsicht geboten.

29.1.2 Pantoprazol

Wirkung

Der Protonenpumpenhemmer Pantoprazol hemmt durch kovalente Bindung das Enzym H^+/K^+-ATPase in den Belegzellen des Magens. Die eigentliche Wirkform ist das praktisch ausschließlich im sauren Milieu ($pH < 4$) der Belegzellen entstehende Sulfenamid. Sowohl die basale als auch die stimulierbare Sekretion von Magensaft werden somit blockiert. Der Magen-pH-Wert steigt bei reduziertem Sekretionsvolumen an. Die anhaltende Wirkung von Pantoprazol geht nicht auf dauerhaft erhöhte Plasmaspiegel, sondern auf den Verbleib des Sulfenamids in den Parietalzellen zurück. In der Langzeitbehandlung verursacht die Substanz einen mäßigen Gastrinanstieg.

Dosierung

- Erwachsene: 1-mal täglich 20 mg

Höhere Dosierungen unterliegen der Verschreibungspflicht. Die Einnahme der magensaftresistenten Zubereitungen erfolgt nüchtern, 30 Minuten vor einer Mahlzeit. Im Rahmen der Selbstmedikation sollten nicht mehr als 20 mg innerhalb von 24 Stunden eingenommen werden. Die einmal tägliche Applikation sollte kontinuierlich bis zum Abklingen der Symptome erfolgen. Falls nach 2 Wochen keine deutliche Besserung eintritt, sollte ein Arzt aufgesucht werden. Die Behandlung von Kindern und Jugendlichen < 18 Jahren sollte nur unter ärztlicher Aufsicht erfolgen. Die Selbstmedikation sollte auf 4 Wochen begrenzt bleiben.

Pharmakokinetische Eigenschaften

Wirkungseintritt und -dauer

Die Wirkung tritt nach etwa 2,5 Stunden ein und bleibt über bis zu 7 Tage bestehen.

Metabolismus und Ausscheidung

Pantoprazol reichert sich als schwache Base selektiv im sauren Milieu der Belegzellen an und wird durch Protonierung in die Wirkform, das Sulfenamid, übergeführt. Wenn die H^+/K^+-ATPase bereits gehemmt ist, wird weniger Pantoprazol umgewandelt. Die Anreicherung wird somit über einen Feedback-Mechanismus gesteuert. Die Biotransformation erfolgt fast ausschließlich in der Leber, hauptsächlich durch CYP2C19. Als Hauptmetabolit entsteht mit Sulfat konjugiertes Desmethylpantoprazol. Die Ausscheidung findet in Form von Metaboliten, zu 80 % über die Niere und zu 20 % mit den Fäzes statt. Bei langsamen Metabolisierern bezüglich CYP2C19, aber auch bei Patienten mit Leberinsuffizienz kann sich die Elimination verzögern.

Besondere Hinweise

Protonenpumpenhemmer wie Pantoprazol sind sehr gut zur Behandlung von Refluxbeschwerden geeignet. Bezüglich Heilung, Prävention und Anwendungssicherheit sind sie H_2-Antagonisten oder Antazida deutlich überlegen. Pantoprazol zeigt im Gegensatz zu Omeprazol keine relevanten Interaktionen mit dem Cytochrom-P450-Enzymsystem. Die Anwendung während der Schwangerschaft und Stillzeit sollte vermieden werden. Das Risiko von gastrointestinalen Infektionen ist bei verminderter Magensäure erhöht, die Resorption von Thyroxin wird vermindert.

> **Zusammenfassende Bewertung**
>
> ●●●●
>
> Pantoprazol kann zur kurzzeitigen Behandlung von Sodbrennen in der Selbstmedikation empfohlen werden. Die Wirksamkeit wurde in randomisierten kontrollierten Studien bestätigt. Es kommt bei guter Verträglichkeit zu einer signifikanten Verbesserung der Symptome. Eine pharmakokinetische Interaktion mit anderen Pharmaka ist im Vergleich zu Omeprazol gering.

29.2 H_2-Antagonisten

29.2.1 Ranitidin

Wirkung

Der H_2-Antagonist Ranitidin hemmt sowohl die basale als auch die stimulierte Sekretion der Magensäure. Es kommt zu einer Verringerung des Magensaftvolumens und zu einer Reduktion des Pepsinanteils.

Dosierung

- Erwachsene und Jugendliche > 16 Jahre: 1–4-mal täglich 75 mg

Höhere Dosierungen unterliegen der Verschreibungspflicht. Die Einnahme kann unabhängig von einer Mahlzeit erfolgen. Falls nach 2 Wochen keine Besserung eintritt, sollte ein Arzt aufgesucht werden. Die Behandlung von Kindern und Jugendlichen < 16 Jahren sollte nur unter ärztlicher Aufsicht erfolgen.

Pharmakokinetische Eigenschaften

Wirkungseintritt

Die Wirkung tritt innerhalb von 10–20 Minuten ein und hält über etwa 8 Stunden an.

Metabolismus und Ausscheidung

Ranitidin wird nur in geringem Umfang biotransformiert. Bislang wurden Desmethylranitidin, sowie Ranitidin-N- und -S-Oxid als Metaboliten identifiziert. Sie sind pharmakologisch nicht aktiv. Der resorbierte Anteil wird zu etwa 70 % renal durch tubuläre Sekretion ausgeschieden. Der verbleibende Anteil wird in den Fäzes wiedergefunden.

Besondere Hinweise

Ranitidin kann zur Linderung von Sodbrennen angewendet werden. Die Substanz führt zu einer verbesserten Heilung und kann das Auftreten von Rezidiven verhindern. Die Effektivität von H_2-Antagonisten wie Ranitidin reicht jedoch nicht an die von Protonenpumpeninhibitoren heran. Patienten mit mittelschwerer bis schwerer Leber- oder Niereninsuffizienz sollten Ranitidin nicht ohne ärztlichen Rat einnehmen. Anders als der H_2-Antagonist Cimetidin bewirkt Ranitidin keine relevante Hemmung von Biotransformationsenzymen. Aufgrund fehlender Erfahrungen sollte eine Behandlung während der Schwangerschaft und Stillzeit nur bei starken Beschwerden nach Rücksprache mit einem Arzt erfolgen, wenn die wenig systemisch verfügbaren Antazida keine ausreichende Wirkung zeigen. Das Risiko von gastrointestinalen Infektionen ist bei verminderter Magensäure erhöht, die Resorption von Thyroxin wird vermindert.

Zusammenfassende Bewertung

●●●○

Ranitidin kann zur kurzzeitigen Behandlung von Sodbrennen in der Selbstmedikation angewendet werden. Es kommt zu einer signifikanten Verbesserung der Symptome. Der Nutzen ist jedoch deutlich geringer als bei Protonenpumpeninhibitoren.

29.3 Antazida

29.3.1 Magaldrat, Hydrotalcit, Aluminium-, Magnesium- oder Calciumsalze

Wirkung

Die Wirkung von Antazida beruht auf der kurzfristigen Neutralisation von Magensäure.

Dosierung

- Erwachsene und Kinder > 12 Jahre: Bei Bedarf 1–4-mal täglich etwa eine Stunde nach dem Essen oder vor dem Schlafengehen

Kinder < 12 Jahren sollten nicht ohne ärztlichen Rat behandelt werden. Wenn innerhalb von 2 Wochen keine Besserung eintritt, sollte ein Arzt aufgesucht werden.

Pharmakokinetische Eigenschaften

Wirkungseintritt und -dauer

Die Wirkung setzt innerhalb von 10–20 Minuten ein und dauert höchstens 1–3 Stunden an. Magnesiumsalze wirken tendenziell etwas schneller und kürzer als Aluminiumsalze.

Metabolismus und Ausscheidung

Aluminium-, Magnesium- oder Calciumionen werden in unterschiedlichem Ausmaß aus dem Gastrointestinaltrakt resorbiert. Trotz der geringen Bioverfügbarkeit von 0,1–0,3 % kann es auch bei Aluminiumionen vorübergehend zu erhöhten Konzentrationen im Serum kommen. Bei Niereninsuffizienz oder langfristiger Einnahme sind hier Einlagerungen im Nerven- oder Knochengewebe möglich. Auch Magnesium- oder Calciumionen werden bei Niereninsuffizienz verlangsamt ausgeschieden. Die Exkretion der resorbierten Ionen erfolgt renal. Nichtresorbierte Aluminiumionen bilden im Darm schwerlösliche Salze mit Carbonat, Phosphat oder Fettsäuren. Diese werden in den Fäzes wiedergefunden.

Besondere Hinweise

Antazida können zur Linderung von Sodbrennen eingesetzt werden, die Wirkung ist jedoch nur sehr kurzfristig und nicht ursächlich. Patienten mit stark eingeschränkter Nierenfunktion sollten aluminiumhaltige Substanzen wegen der Gefahr eines erhöhten Plasma-Aluminiumspiegels nicht einnehmen. Antazida können die Resorption anderer Pharmaka beeinträchtigen und sollten daher stets mit zweistündigem Abstand eingenommen werden. Die kurzzeitige Anwendung während der Schwangerschaft und der Stillzeit nach sorgfältiger Nutzen-Risiko-Abwägung ist vertretbar.

29

Zusammenfassende Bewertung

●●○○

Antazida können zur kurzzeitigen Linderung von Sodbrennen in der Selbstmedikation angewendet werden. Der Nutzen ist jedoch deutlich geringer als bei Protonenpumpeninhibitoren oder H_2-Antagonisten. Die Substanzen können wegen ihrer geringen systemischen Wirkung während der Schwangerschaft und der Stillzeit nach Nutzen-Risiko-Abwägung angewendet werden. Insgesamt sind zur Erörterung des therapeutischen Stellenwertes mehr qualitativ hochwertige Studien wünschenswert.

29.4 Anmerkungen

- Alginsäure bildet einen auf dem Mageninhalt schwimmenden Film und soll bei Sodbrennen den Rückfluss in die Speiseröhre mechanisch verhindern. Bei Kindern und Schwangeren deutet die derzeitige Datenlage auf eine Wirksamkeit hin. Während der Schwangerschaft stellt der Einsatz alginsäurehaltiger Antazida eine erprobenswerte Behandlungsalternative dar.

- Zur Wirksamkeit von Maßnahmen aus der Volksmedizin wie der Rollkur mit Kamillenblütenextrakt oder der Einnahme von frischem Kartoffelsaft liegen keine kontrollierten Untersuchungen zum Wirksamkeitsnachweis vor.
- Bitterstoffhaltige Magentees wirken anregend auf die Magensaftsekretion und sind daher bei Sodbrennen ungünstig.

29.5 Abgrenzung zu verschreibungspflichtigen Arzneimitteln und anderen ärztlichen Therapieverfahren

Bei erstmals auftretenden, besonders starken oder häufig wiederkehren Beschwerden oder wenn Schluckbeschwerden auftreten, sollte ein Arzt aufgesucht werden. Ebenso ältere Patienten sollten bei entsprechenden Symptomen vergleichsweise frühzeitig ärztlichen Rat einholen. Wenn Schmerzen in der Brustregion hinzukommen, sollte bedacht werden, dass diese Anzeichen für einen Myokardinfarkt sein können. Andere Erkrankungen wie Ösophagusvarizen, Pilz- oder Virusinfektionen sollten ebenfalls ausgeschlossen werden. Eine länger als zwei Wochen anhaltende Refluxerkrankung bedarf einer konsequenten Behandlung unter ärztlicher Anleitung. Häufig kommt es zu Folgeproblemen wie narbige Verengung der Speiseröhre, Bildung von Geschwüren (Barrett-Ulkus) oder maligner Entartung. Bei regelmäßig auftretenden Refluxbeschwerden werden bevorzugt Protonenpumpenhemmer eingesetzt, H_2-Antagonisten wie Ranitidin sind Mittel der zweiten Wahl. Prokinetika, z. B. Metoclopramid oder Domperidon, können bei starken Beschwerden zusätzlich durch eine Beschleunigung der Magen-Darm-Passage eingesetzt werden. Ein Einsatz wird auch dann als Mittel der zweiten Wahl empfohlen, wenn Patienten nicht auf Protonenpumpenhemmer ansprechen. Im direkten Vergleich mit PPI waren sie weniger wirksam. Falls durch medikamentöse Maßnahmen keine ausreichende Besserung erzielbar ist, die Medikation nicht vertragen wird oder schwerwiegende Komplikationen zu befürchten sind, kann der untere Ringmuskel der Speiseröhre durch einen chirurgischen Eingriff verstärkt werden. Hierdurch werden etwa 80 % der Patienten völlig beschwerdefrei.

29.6 Fertigarzneimittel (exemplarische Auswahl)

Wirkstoff	Präparatebeispiele®
Antazida	Colina spezial, Duoventrinetten, Gastripan, Gelusil, Kompensan, Maaloxan, Megalac Hydrotalcit, Riopan, Talcid, Utilac
Omeprazol	Antra, Buscogast, OMEP akut, Ulcozol protect
Pantoprazol	Pantoprazol beta, Pantoprazol STADA, PANTOZOL Control
Ranitidin	Ranitidin-ratiopharm, Zantic

Literatur

Ammon H, Mutschler E, Scholz H (Hrsg.). Arzneimittel Information und Beratung. 12. Akt.lfg., Wissenschaftliche Verlagsgesellschaft Stuttgart, 2013

Broussard CN, Richter JE. Treating gastro-oesophageal reflux disease during pregnancy and lactation: what are the safest therapy options? Drug Saf; 19(4):325–37, 1998

Calabrese C, Fabbri A, Di Febo G. Long-term management of GERD in the elderly with pantoprazole. Clin Interv Aging; 2(1):85–92, 2007

Centanni M, Gargano L, Canettieri G, Viceconti N, Franchi A, Delle Fave G, Annibale B. Thyroxine in Goiter, Helicobacter pylori Infection, and Chronic Gastritis. N Engl J Med; 354:1787–95, 2006

Dowswell T, Neilson JP. Interventions for heartburn in pregnancy, Cochrane Database of Systematic Reviews, Issue 4, 2008

Drugdex® System. Thomson Healthcare, Zugegriffen 04/2014

Evidence-Based Clinical Pratice Guideline Dyspepsia: Managing dyspepsia in adults in primary care. North of England Dyspepsia Guideline Development Group, 2004

Fachinformationen der einzelnen Wirkstoffe

Hamacher H, Wahl MA. Selbstmedikation, 2. Aufl., Wissenschaftliche Verlagsgesellschaft Stuttgart, 2011

Jacobson BC, Somers SC, Fuchs CS, Kelly CP, Camargo CA Jr. Body-Mass Index and Symptoms of Gastroesophageal Reflux in Women. N Engl J Med; 354:2340–8, 2006

Kahrilas PJ. Gastroesophageal Reflux Disease. N Engl J Med; 359:1700–7, 2008

Kumar Y, Sarvananthan R. GORD in children, Clinical Evidence; 10:310, 2008

Leontiadis GI, Ford AC, Moayyedi P. Helicobacter pylori infection, Clinical Evidence; 10:406, 2009

Maradey-Romero C, Fass R. New and Future Drug Development for Gastroesophageal Reflux Disease, J Neurogastroenterol Motil; 20(1):6–16, 2014

Moayyedi P, Delaney B. GORD in adults, Clinical Evidence; 06:403, 2008

Pace F, Tonini M, Pallotta S, Molteni P, Porro GB. Systematic review: maintenance treatment of gastro-oesophageal reflux disease with proton pump inhibitors taken „on-demand". Aliment Pharmacol Ther; 26(2):195–204, 2007

Richter JE. Review article: the management of heartburn in pregnancy. Aliment Pharmacol Ther; 22(9):749–57, 2005

S3-Leitlinie Gastroösophageale Refluxkrankheit, AWMF-Registernr. 021/013, 2005

S3-Leitlinie Magenkarzinom, AWMF-Registernr. 032/009OL, 2012

Sigterman KE, van Pinxteren B, Bonis PA, Lau J, Numans ME. Short-term treatment with proton pump inhibitors, H2-receptor antagonists and prokinetics for gastro-oesophageal reflux disease-like symptoms and endoscopy negative reflux disease, Cochrane Database of Systematic Reviews, Issue 5, 2013

Stanghellini V. Management of gastroesophageal reflux disease. Drugs Today (Barc); 39 Suppl A:15–20, 2003

Talley NJ, Vakil N. Guidelines for the Management of Dyspepsia. Am J Gastroenterol; 100:2324–2337, 2005

van Pinxteren B, Sigterman KE, Bonis P, Lau J, Numans ME. Short-term treatment with proton pump inhibitors, H_2-receptor antagonists and prokinetics for gastro-oesophageal reflux disease-like symptoms and endoscopy negative reflux disease, Cochrane Database of Systematic Reviews, Issue 11, 2010

van Zanten SJ, Henderson C, Hughes N. Patient satisfaction with medication for gastroesophageal reflux disease: a systematic review, Can J Gastroenterol; 26(4):196–204, 2012

Vazquez JC. Constipation, haemorrhoids, and heartburn in pregnancy, Clinical Evidence; 08:1411, 2010

Vela MF. Medical Treatments of GERD: The Old and New, Gastroenterol Clin North Am; 43(1):121–133, 2014

Wileman SM, McCann S, Grant AM, Krukowski ZH, Bruce J. Medical versus surgical management for gastro-oesophageal reflux disease (GORD) in adults, Cochrane Database of Systematic Reviews, Issue 4, 2010

30 Sonnenbrand

Sonnenbrand (Dermatitis solaris) ist eine Verbrennung ersten oder zweiten Grades, die im Sinne einer Entzündung mit Rötung, Hitzegefühl und Schmerzen, aber auch mit Juckreiz und Blasenbildung einhergehen kann. In schweren Fällen kann es zusätzlich zu Fieber und Kreislaufversagen kommen. Die ersten Symptome treten meist 3–6 Stunden nach der Exposition auf und sind auf die exponierten Areale begrenzt. Der Höhepunkt wird meist nach 12–36 Stunden erreicht, innerhalb von 4–7 Tage erfolgt die Abheilung. Es muss jedoch bedacht werden, dass bei jedem Sonnenbrand dauerhafte Schädigungen am genetischen Material der Haut auftreten und dass Sonnenstrahlen auch ohne sichtbaren Sonnenbrand Dauerschäden hervorrufen können. UVA-Strahlen dringen tief in die Haut ein und bewirken eine vorzeitige Alterung sowie das Auftreten von Sonnenallergien. Energiereiche UVB-Strahlen haben eine geringere Eindringtiefe und stimulieren die Freisetzung von Histamin und Prostaglandinen. Sie fördern die Entwicklung von Hautkrebs, insbesondere durch Auslösung von Sonnenbränden im früheren Kindesalter. Die Inzidenz von malignen Melanomen hat sich in den letzten 10 Jahren etwa verdoppelt. Das Auftreten von hellem Hautkrebs korreliert dagegen eher mit dem Lebensalter und somit mit der Summe der Sonnenstrahlung, nicht mit den aufgetretenen Sonnenbränden.

In Abhängigkeit vom Hauttyp ist bei einem geplanten Aufenthalt in der Sonne ein prophylaktischer Schutz, idealerweise auf Pigmentbasis mit Titandioxid oder Zinkoxid in jedem Fall zu empfehlen. Der Verdacht, dass chemische Filter wie Zimtsäureester über eine estrogene Wirkung verfügen, konnte bislang noch nicht vollständig ausgeräumt werden. Die Verwendung von Selbstbräunern ist zur Vorbeugung nicht effektiv, da hier nur die Korneozyten durch externes Pigment gebräunt werden.

Die nichtmedikamentöse Therapie eines Sonnenbrands kann aus folgenden Maßnahmen bestehen:

- Aufsuchen des Schattens
- Ruhen
- Bedeckung mit leichter, lichtdichter Kleidung
- Kühlung

Leichte Hautrötungen ohne Blasenbildung können zunächst durch Kühlung behandelt werden. Insbesondere bei Kindern sollte dabei jedoch auf eine mögliche Unterkühlung geachtet werden. Duschen mit 25 °C warmem Wasser, Auflegen kalter Kompressen und Auftragen feuchtigkeitsspendender Lotionen oder auch von Quark bzw. Joghurt aus dem Kühlschrank wirken lindernd und bewirken eine Durchfeuchtung und Beruhigung. Zusätze wie Aloe-vera-Extrakt, essigsaure Tonerde, Radikalfänger auf Vitamin-E-Basis und Harnstoff sind möglicherweise hilfreich, ihre Wirkung ist jedoch nicht klinisch erwiesen. Der Zusatz von Dexpanthenol zeigt in kleineren klinischen Untersuchungen im Vergleich zu Placebo keinen Vorteil. Die Anwendung von Salben oder lipophilen Cremes ist zu vermeiden, da sie Wärmeabgabe der Haut behindern. Verstärktes Trinken von Wasser lindert die oft bestehende Dehydratation.

Zur Selbstmedikation von leichtem bis mittelschwerem Sonnenbrand können topische Glucocorticoide und Oberflächenanästhetika oder topische oder systemische H_1-Antihistaminika zur symptomatischen Behandlung angewendet werden. Bei Schmerzen und leicht erhöhter Temperatur ist auch die systemische Gabe von Analgetika bzw. Antipyretika möglich. Allerdings muss betont werden, dass zur medikamentösen Behandlung von Sonnenbrand im Rahmen der Selbstmedikation kaum aussagekräftige Untersuchungen vorliegen, die eine Einschätzung des therapeutischen Stellenwerts der verfügbaren Substanzen ermöglichen würden. An dieser Stelle daher nur ein kurzer Überblick über die Behandlungsmöglichkeiten. Eine Charakterisierung der im Folgenden genannten Substanzen sowie die geeignete Dosierung kann dem ▸Kap. 17 Kopfschmerzen bzw. dem ▸Kap. 33 Urtikaria dieses Buches entnommen werden.

Therapiemöglichkeiten bei Sonnenbrand

- Die rezeptfrei erhältlichen topischen Glucocorticoide Hydrocortison und das entsprechende Acetat wirken entzündungshemmend, antiexsudativ, antiallergisch und antipruriginös. Sie führen somit zu einer leichten Beruhigung der von Sonnenbrand betroffenen Hautflächen. Die Substanzen sind insbesondere bei zusätzlicher Sonnenallergie hilfreich. Eine klinisch relevante Verkürzung der Rekonvaleszenz konnte allerdings bislang nicht nachgewiesen werden.
- Topisch applizierte H_1-Antihistaminika wie Dimetinden wirken schwach abschwellend, kühlend und antipruriginös. Aufgrund ihrer geringen Eindringtiefe sind sie bei Sonnenbrand nur begrenzt wirksam.
- Das Oberflächenanästhetikum Polidocanol lindert bei einem Sonnenbrand die Schmerzen und den Juckreiz. Der Einsatz von Polidocanol kann erfolgen, wenn eine systemische Analgesie nicht in Frage kommt. Die Substanz besitzt jedoch keinerlei Einfluss auf die begleitende entzündliche Reaktion.
- Systemisch applizierte H_1-Antagonisten der zweiten Generation wie Loratadin oder Cetirizin können bei Sonnenbrand zur Linderung von Rötungen, Schwellungen und Juckreiz beitragen. Eine signifikante Verkürzung der Rekonvaleszenz konnte jedoch bislang nicht nachgewiesen werden.
- Systemisch applizierte H_1-Antihistaminika der ersten Generation wie Dimetinden oder Clemastin bewirken bei Sonnenbrand eine Linderung von Rötungen, Schwellungen und Juckreiz. Aufgrund einer ungünstigen Nutzen-Risiko-Relation bei Sonnenbrand sollte die Anwendung nur in Erwägung gezogen werden, wenn der sedierende Effekt, zum Beispiel bei Kindern, erwünscht ist. Eine signifikante Verkürzung der Rekonvaleszenz konnte noch nicht nachgewiesen werden.

- Aloe-vera-Gele wirken kühlend und leicht entzündungshemmend. Zur Verbesserung der Symptome bei Sonnenbrand liegen keine ausreichenden kontrollierten Studien vor.
- Zum Nutzen von Zubereitungen mit Silberionen sind keine zuverlässigen kontrollierten Studien hinsichtlich der Behandlung von Sonnenbrand vorhanden.
- Wenn Sonnenbrand mit starken Schmerzen oder Fieber einhergeht, können nichtopioide Analgetika oder NSAIDs angewendet werden. Paracetamol ist bei kleineren Kindern oder Fieber geeignet, Ibuprofen wirkt gut entzündungshemmend, Acetylsalicylsäure sollte nur bei Erwachsenen eingesetzt werden.

30.1 Anmerkungen

- Die DNA-Reparaturenzyme Photolyase und T4N5-Endonuklease spalten durch UVB-Strahlung entstandene Thymidin- bzw. Pyrimidindimere. Bei topischer Applikation kommt es somit zu einer Regeneration der geschädigten DNA. Die Wirkung von T4N5-Endonuklease als Substitutionstherapie wurde bei Patienten mit Xeroderma pigmentosum, einem genetischen Defekt, nachgewiesen. Hochwertige Studien, die eine Verbesserung von UV-induzierten Langzeitschäden nachweisen, sind wünschenswert.

30.2 Abgrenzung zu verschreibungspflichtigen Arzneimitteln und anderen ärztlichen Therapieverfahren

Bei Sonnenbrand sollte immer dann ein Arzt aufgesucht werden, wenn die Rötung einen großen Bereich umfasst, mit starken Schmerzen, Fieber oder Schüttelfrost einhergeht, es zu Blasenbildung kommt oder Babys bzw. Kleinkinder betroffen sind. Bei schweren Entzündungen oder Schmerzen können peroral NSAIDs, opioide Analgetika oder verschreibungspflichtige Glucocorticoide gegeben werden. Eine Superinfektion entstandener Blasen kann mittels topischer oder systemischer Antibiotika behandelt werden. Bei starker Dehydratation ist u. U. eine intravenöse Versorgung mit Flüssigkeit und Elektrolyten angeraten.

Ein Sonnenbrand kann Rezidive von Herpesinfektionen hervorrufen, die ggf. mit Virustatika wie Aciclovir behandelt werden müssen. Zusätzliche Symptome wie Kopfschmerzen, Nackensteifigkeit, Übelkeit oder Erbrechen können Anzeichen für einen sog. Sonnenstich sein. Der Patient sollte sofort in den Schatten gebracht werden. Der Kopf muss hochgelagert und in feuchte, kalte Tücher gehüllt werden. Bei schweren Symptomen wie z. B. einer Schocksymptomatik sind entsprechende Maßnahmen einzuleiten. Wiederholtes Auftreten von Sonnenbränden, insbesondere im Kindesalter, erhöht, wie erwähnt, das Risiko für aktinische Keratosen und Hauttumoren wie Melanome oder Basaliome.

30.3 Fertigarzneimittel (exemplarische Auswahl)

Wirkstoff	Präparatebeispiele®
Cetirizin (peroral)	Cetiderm, Reactine, Zyrtec, Cetirigamma, Cetirizin AL, Cetirizin HEXAL
Clemastin (peroral)	Tavegil
Dimetinden (peroral)	Fenistil
Dimetinden (topisch)	Fenistil Gel
Hydrocortison	Ebenol, Hydrocutan Creme, Linola akut
Loratadin (peroral)	Loraderm, Lorano, Loratadin STADA
Polidocanol	Balneum Hermal, Linola Fett N Ölbad

Literatur

Ammon H, Mutschler E, Scholz H (Hrsg.). Arzneimittel Information und Beratung. 12. Akt.lfg., Wissenschaftliche Verlagsgesellschaft Stuttgart, 2013

Cafardi JA, Elmets CA. T4 endonuclease V: review and application to dermatology. Expert Opin Biol Ther; 8(6):829–38, 2008

Dowsett C. The assessment and management of burns. Br J Community Nurs; 7(5):230–9, 2002

Drugdex® System. Thomson Healthcare, Zugegriffen 04/2014

Duteil L, Queille-Roussel C, Lorenz B, Thieroff-Ekerdt R, Ortonne JP. A randomized, controlled study of the safety and efficacy of topical corticosteroid treatments of sunburn in healthy volunteers. Clin Exp Dermatol; 27(4):314–8, 2002

Fachinformationen der entsprechenden Wirkstoffe

Foster J. „Sunburn“ (Eds. James Li, et al.). Medscape 27 Oct. 2004

Guideline Summary NGC-5675, Evaluation, management and treatment of sunburns in adults, University of Austin/Texas, School of Nursing, Family Nurse Practitioner Program, 2007

Hamacher H, Wahl MA. Selbstmedikation, 2. Aufl., Wissenschaftliche Verlagsgesellschaft Stuttgart, 2011

Han A, Maibach HI. Management of acute sunburn. Am J Clin Dermatol; 5(1):39–47, 2004

Hudspith J, Rayatt S. First aid and treatment of minor burns. BMJ; 19/328(7454):1487–9, 2004

Simons FER. Advances in H_1-Antihistamines. N Engl J Med; 351:2203–2217, 2004

31 Übelkeit und Erbrechen

Übelkeit und Erbrechen können sehr unterschiedliche Ursachen haben. Sie können u. a. Symptom eines „verdorbenen Magens" sein, bei Reisen auftreten, kommen bei den meisten Frauen in der frühen Schwangerschaft vor und können eine Reaktion auf großen psychischen Stress, bestimmte Nahrungsmittel bzw. die Behandlung mit Medikamenten sein. Von wesentlicher Bedeutung bei der Auslösung von Erbrechen sind Serotoninrezeptoren im Hirnstamm. Die agierenden Organe sind letztlich der Magen und die Speiseröhre. Bei wiederholtem Erbrechen kann es zu Flüssigkeits- und Elektrolytverlusten, Stoffwechselentgleisungen, Gewichtsabnahme und Zahnschäden kommen. Die Wirkung zuvor eingenommener Medikamente kann eingeschränkt oder aufgehoben sein. Eine Behandlung von Erbrechen und Übelkeit richtet sich grundsätzlich nach der Ursache. Bei verdorbenem Magen, z. B. nach Alkoholgenuss, ist das Erbrechen als Schutzreflex prinzipiell erwünscht, da Schädliches somit sehr schnell aus dem Organismus entfernt werden kann.

Reise- oder Seekrankheit (Kinetose) ist normalerweise eine zeitlich begrenzte Störung. Sie beruht auf einem Datenkonflikt zwischen dem Gleichgewichtsorgan und Wahrnehmungen der Augen. Maßnahmen wie vor der Fahrt etwas Leichtes zu essen, Kaugummi zu kauen, sich in den Mittelpunkt des Fahrzeugs in Fahrtrichtung zu setzen und einen Punkt am Horizont zu fixieren, können gegebenenfalls hilfreich sein. Auch sollte während der Reise nicht gelesen oder Computer o. Ä. gespielt und für ausreichend Frischluft gesorgt werden.

Während der Schwangerschaft leiden vor allem im 1. Trimenon 50–80 % aller Frauen an Übelkeit. Als Ursachen werden neben einer genetischen Disposition, dem Alter der Mutter und dem Vorliegen einer Mehrlingsschwangerschaft erhöhte Estrogen-, Prostaglandin- oder β-hCG-Spiegel, ein erschlaffter Ösophagussphinkter, eine Helicobacter-pylori-Infektion und ein Vitamin-B_6-Mangel diskutiert. Schwere Formen, wie die mit einer Inzidenz von etwa 1 % auftretende Hyperemesis gravidarum, können einen stationären Aufenthalt mit intravenöser Rehydrierung und parenteraler Ernährung notwendig machen. Akupressur zeigte in verschiedenen Untersuchungen zur Behandlung von Schwangerschaftserbrechen einen Nutzen. Zur abschließenden Beurteilung sind jedoch weitere kontrollierte Studien an größeren Patientenkollektiven erforderlich. Für den Einsatz von Akupunktur und Hypnose liegen derzeit keine eindeutigen Wirksamkeitsnachweise vor. Ob die häufig geratene Umstellung der Ernährungsgewohnheiten, wie z. B. vor dem Aufstehen eine Kleinigkeit zu essen oder die Verteilung der Mahlzeiten auf viele kleine Portionen, einen Nutzen bringt, ist umstritten.

Im Rahmen einer Krebserkrankung kommt es häufig durch die Erkrankung selbst oder durch die notwendige Behandlung zu Übelkeit und Erbrechen. Prophylaxe oder Behandlung im Rahmen einer Chemotherapie richten sich u.a. nach dem emetischen Potenzial der eingesetzten Substanzen. Da die Beschwerden sehr stark sein können, ist in der Regel der Einsatz verschreibungspflichtiger Antiemetika (▸Kap. 31.2) erforderlich. Aber auch hier wird die Akupressur als erprobenswerter Therapieansatz angesehen.

Unabhängig von der Ursache für Übelkeit und Erbrechen können im Rahmen der Selbstmedikation zur Linderung H_1-Antihistaminika der ersten Generation, Ingwerpräparate oder Vitamin B_6 (Pyridoxin) angewendet werden. Ein routinemäßiger Einsatz von Antiemetika wird bei Kindern mit akuter Gastroenteritis von einer aktuellen europäischen Leitlinie nicht empfohlen.

31.1 Antiemetika

31.1.1 H_1-Antihistaminika der ersten Generation

Wirkung

Die H_1-Antihistaminika der ersten Generation wie Dimenhydrinat und Diphenhydramin wirken anticholinerg, zentral sedierend, antiemetisch und lokalanästhetisch. Die antiemetische Wirkung wird auf eine Beeinflussung aufsteigender Nervenbahnen zum Brechzentrum zurückgeführt.

Dosierung

Dimenhydrinat

- Erwachsene und Jugendliche > 14 Jahre: 1–4-mal täglich 50–100 mg
- Kinder von 6–14 Jahren: 1–3-mal täglich 25–50 mg
- Kleinkinder ab 6 kg KG: 3–4-mal täglich 1,25 mg/kg KG

Diphenhydramin

- Erwachsene und Jugendliche > 12 Jahre: 1–3-mal täglich 25–50 mg
- Kinder von 6–12 Jahren: 1–3-mal täglich 20 mg
- Kinder von 1–5 Jahren: 1–2-mal täglich 20 mg
- Säuglinge bis zu einem Jahr: 1–2-mal täglich 10 mg

Bei starken Beschwerden kann die rektale Applikation von Vorteil sein. Die Dosierungen liegen etwa im Bereich der peroralen Gabe.

Zur prophylaktischen Anwendung bei Kinetosen sollte die Einnahme etwa 30 Minuten vor Reisebeginn erfolgen.

Pharmakokinetische Eigenschaften

Wirkungseintritt und -dauer

Die Wirkung tritt innerhalb von etwa 30 Minuten ein, die Wirkungsdauer liegt bei 3–6 Stunden.

Metabolismus und Ausscheidung

Dimenhydrinat dissoziiert im Blut in Diphenhydramin und 8-Chlortheophyllin. Diphenhydrinat überwindet die Blut-Hirn- und die Plazentaschranke und geht in die Muttermilch über. Die Substanz unterliegt einer ausgeprägten hepatischen Biotransformation. Die Ausscheidung erfolgt hauptsächlich renal, praktisch ausschließlich in Form von Metaboliten. 8-Chlortheophyllin trägt nicht relevant zur Wirkung bei.

Besondere Hinweise

H_1-Antihistaminika der ersten Generation zeigen bei Übelkeit und Erbrechen gute Wirksamkeit, sie können jedoch Schläfrigkeit und Schwindel verursachen. Bei Engwinkelglaukom, Prostatahyperplasie, Asthma bronchiale oder Epilepsie dürfen die Substanzen nicht eingenommen werden. Die Wirkung zentral dämpfender Pharmaka kann verstärkt werden. Dimenhydrinat darf während der Schwangerschaft nur eingenommen werden, wenn nichtmedikamentöse Maßnahmen keinen Erfolg gezeigt haben und wenn kein erhöhtes Risiko für vorzeitige Wehen besteht. In umfangreichen Untersuchungen konnte kein Anhalt für ein erhöhtes Fehlbildungspotenzial gefunden werden. Von einem Einsatz in den letzten Wochen der Schwangerschaft wird in der Fachinformation abgeraten.

Dies gilt zwar prinzipiell auch für Diphenhydramin, die Substanz ist jedoch in Deutschland nicht zur Behandlung von Schwangeren vorgesehen. Beide Substanzen sind während der Stillzeit kontraindiziert.

Zusammenfassende Bewertung

●●●○

H_1-Antihistaminika der ersten Generation wie Dimenhydrinat oder Diphenhydramin können zur Behandlung und Prophylaxe von Übelkeit und Erbrechen empfohlen werden. Bei Erbrechen im Rahmen einer Gastroenteritis bei Kindern konnte eine geringe Verkürzung der Krankheitsdauer nachgewiesen werden.

Obwohl robuste Daten fehlen, besteht unter Experten Konsens, dass sie bei Reisekrankheit sinnvoll eingesetzt werden können. Die Substanzen können während der Schwangerschaft mit Vorsicht eingesetzt werden, sie wirken jedoch stark sedierend. Kontraindikationen und Nebenwirkungen sind zu beachten.

31.1.2 Ingwer

Wirkung

Die antiemetische Wirkung von Ingwer beruht auf einem Antagonismus an zentralen 5-HT_3-Rezeptoren. Sie wird auf die enthaltenen Gingerole und Shogaole zurückgeführt. Daneben kommt es u. a. zu einer Förderung der gastrointestinalen Motilität, des Gallenflusses, der Speichel- und der Magensaftsekretion.

Dosierung

- Erwachsene und Kinder > 6 Jahre: bei Bedarf 1–2 g Droge täglich, verteilt auf mehrere Einzelgaben, Tagesmaximaldosis während der Schwangerschaft 1 g

Für die prophylaktische Anwendung bei Kinetosen sollte die Einnahme etwa 30 Minuten vor Reisebeginn erfolgen. Zur Anwendung bei Kindern <6 Jahren liegen keine ausreichenden Erfahrungen vor.

Pharmakokinetische Eigenschaften

Wirkungseintritt

Die Wirkung tritt innerhalb von 15–30 Minuten ein.

Metabolismus und Ausscheidung

Erkenntnisse zur Pharmakokinetik von Inhaltsstoffen des Ingwers liegen nicht vor.

Besondere Hinweise

Ingwer zeigte in klinischen Studien gute Wirksamkeit zur Linderung und Prophylaxe von Übelkeit und Erbrechen. In kleineren klinischen Studien wurde ein Nutzen bei Schwangerschaftserbrechen, Chemotherapie und bei Kinetosen nachgewiesen. Die Droge darf bei Gallensteinleiden nicht angewendet werden und kann Sodbrennen auslösen. Die Anwendung von Ingwer während der Schwangerschaft ist nach strenger Indikationsstellung vertretbar. Eine ärztliche Rücksprache wird sicherheitshalber empfohlen. Zur Anwendung während der Stillzeit liegen keine Erfahrungen vor.

> **Zusammenfassende Bewertung**
>
> ●●○○
>
> Ingwer kann zur Behandlung von Schwangerschaftsübelkeit und Erbrechen eingesetzt werden, bisherige Daten aus Studien deuten auf eine positive Wirkung hin. Die Substanz ist während der Schwangerschaft jedoch mit Vorsicht einzusetzen. Zur abschließenden Beurteilung des Nutzens sind weitere kontrollierte Studien an größeren Patientenkollektiven, insbesondere zur Sicherheit während der Schwangerschaft, erforderlich. Zur Behandlung der Reisekrankheit sind die Daten bislang nicht konsistent.

31

31.1.3 Vitamin B_6 (Pyridoxin)

Wirkung

Phosphoryliertes Vitamin B_6 (Pyridoxal-5'-phosphat) ist ein Coenzym vieler Enzyme des nichtoxidativen Stoffwechsels von Aminosäuren. Sie bewirken Reaktionen wie Decarboxylierungen, Transaminierungen, Spaltungen und Synthesen. U. a. beeinflusst Vitamin B_6 an vier Stellen den Tryptophan-Stoffwechsel.

Dosierung

- Erwachsene und Kinder: 3-mal täglich 5–25 mg

Pharmakokinetische Eigenschaften

Erforderliche Behandlungsdauer

Zum Wirkungseintritt liegen keine Angaben vor.

Metabolismus und Ausscheidung

Vitamin B_6 wird hauptsächlich in der Leber und in den Erythrozyten biotransformiert. Es entstehen pharmakologisch aktives Pyridoxalphosphat und Pyridoxaminphosphat sowie inaktive 4-Pyridoxinsäure. Die Ausscheidung erfolgt zu 35–60 % renal.

Besondere Hinweise

In kleineren Studien zeigte Vitamin B_6 einen Nutzen bei der Behandlung und Prophylaxe von Übelkeit und Erbrechen, insbesondere in der frühen Schwangerschaft. Bei langfristiger Einnahme von Tagesdosen über 50 mg kann es zu peripheren sensorischen Neuropathien kommen. Aus Sicherheitsgründen sollte während der Schwangerschaft, bei nicht nachgewiesenem Vitamin-B_6-Mangel, vorsichtig dosiert werden. Hohe Dosierungen können während der Stillzeit die Milchbildung hemmen.

Zusammenfassende Bewertung

●●○○

Vitamin B_6 kann zur Behandlung von Schwangerschaftsübelkeit und Erbrechen eingesetzt werden. Eine abschließende Beurteilung des Nutzens ist jedoch erst nach Durchführung weiterer kontrollierter Studien an größeren Kollektiven möglich. Insbesondere die Wirksamkeit und Sicherheit während der Schwangerschaft sollten genauer untersucht werden, da Schwangerschaftserbrechen eine bevorzugte Anwendung sein könnte.

31.1.4 Anmerkungen

- Das H_1-Antihistaminikum Doxylamin ist ebenso gut zur Behandlung von Übelkeit geeignet wie die oben erwähnten Diphenhydramin und Dimenhydrinat. In den USA und Kanada gilt es als Mittel der Wahl, insbesondere zur Behandlung von Schwangerschaftserbrechen. In Deutschland ist die Substanz allerdings nur bei Schlafstörungen zugelassen. Nach Absprache mit dem behandelnden Gynäkologen kann Doxylamin jedoch auch in der Schwangerschaft abgegeben werden. Die amerikanischen Leitlinien empfehlen 12,5 mg bei Bedarf jeweils am Morgen und am Nachmittag sowie 25 mg zur Nacht.

31.2 Abgrenzung zu verschreibungspflichtigen Arzneimitteln und anderen ärztlichen Therapieverfahren

Bei Übelkeit und Erbrechen, die länger als 3 Tage anhalten oder mit hohem Fieber, Krämpfen, kolikartigen Schmerzen, Blutungen oder schlechtem Allgemeinzustand einhergehen, sollte ein Arzt aufgesucht werden. Eine Vielzahl möglicher, auch schwerwiegender Ursachen wie Migräne, Gehirnerschütterung, Hirnhautentzündung, Nierenversagen, Vergiftungen, Blinddarmentzündung, Magen- oder Zwölffingerdarm-Geschwüre, Gallenwegsverschluss, Hepatitis, gut oder bösartige Verengungen des Gastrointestinaltrakts, Herzinfarkt oder auch Störungen des Gleichgewichtsorgans wie die Menière-Krankheit stehen zur Auswahl, um nur einige zu nennen. Diese Ursachen müssen ausgeschlossen oder entsprechend therapiert werden.

Wenn es durch Übelkeit und Erbrechen zu starken Flüssigkeits- oder Elektrolytverlusten kommt, ist zunächst eine entsprechende ggf. intravenöse Versorgung zu gewährleisten. In schweren Fällen, z. B. bei Hyperemesis gravidarum, kann eine parenterale Ernährung indiziert sein. Zur antiemetischen Behandlung stehen dem Arzt Phenothiazine wie Chlorpromazin oder Promethazin sowie als Prokinetika Dopamin-Antagonisten wie Metoclopramid zur Verfügung. Wenn diese Substanzen nicht ausreichend wirksam sind, sollte auf Serotoninantagonisten wie Ondansetron oder das Neuroleptikum Haloperidol zurückgegriffen werden. Bei stark emetogenen Chemotherapien werden zusätzlich zu Serotoninantagonisten NK1-Antagonisten, z. B. Aprepitant, und Glucocorticoide eingesetzt. Auch Benzodiazepine wie Diazepam oder Lorazepam werden bei Erbrechen im Rahmen von Krebserkrankungen, vor allem beim so genannten „konditionierten (antizipatorischen) Erbrechen" eingesetzt. Der Nutzen von Cannabinoiden bedarf weiterer Erprobung. Sie zeigen gute antiemetische Wirkungen, allerdings verbunden mit relevanten Nebenwirkungen.

Scopolamin kann sowohl prophylaktisch als auch therapeutisch bei schweren Kinetosen eingesetzt werden.

31.3 Fertigarzneimittel (exemplarische Auswahl)

Wirkstoff	Präparatebeispiele®
Dimenhydrinat	Reisefit hennig, Superpep, Vomacur, Vomex A
Diphenhydramin	Emesan Tabletten
Ingwer	Zintona
Vitamin B_6 (Pyridoxin)	B_6-Vicotrat, Vitamin B_6-Hevert

31

Literatur

Ammon H, Mutschler E, Scholz H (Hrsg.). Arzneimittel Information und Beratung. 12. Akt.lfg., Wissenschaftliche Verlagsgesellschaft Stuttgart, 2013

Apfel CC, Korttila K, Abdalla M, Kerger H, Turan A, Vedder I, Zernak C, Danner K, Jokela R. Pocock SJ, Trenkler S, Kredel M, Biedler A, Sessler DI, Roewer N. A Factorial Trial of Six Interventions for the Prevention of Postoperative Nausea and Vomiting. N Engl J Med; 350:2441–51, 2004

Borrelli F, Capasso R, Aviello G, Pittler MH, Izzo AA. Effectiveness and safety of ginger in the treatment of pregnancy-induced nausea and vomiting. Obstet Gynecol; 105(4):849–56, 2005

Dorman S, Perkins P. Droperidol for treatment of nausea and vomiting in palliative care patients, Cochrane Database of Systematic Reviews, Issue 10, 2010

Drugdex® System. Thomson Healthcare, Zugegriffen 04/2014

Ezzo J, Streitberger K, Schneider A, Cochrane systematic reviews examine P6 acupuncture-point stimulation for nausea and vomiting. J Altern Complement Med; 12(5):489–95, 2006

Fedorowicz Z, Jagannath VA, Carter B. Antiemetics for reducing vomiting related to acute gastroenteritis in children and adolescents, Cochrane Database of Systematic Reviews, Issue 9, 2011

Festin M. Nausea and vomiting in early pregnancy, Clinical Evidence; 06:1405, 2009

Fachinformationen der einzelnen Wirkstoffe

Guarino A, Albano F, Ashkenazi S, Gendrel D, Hoekstra H, Shamir R, Szajewska H. Evidence-based Guidelines for the Management of Acute Gastroenteritis in Children in Europe, European Society for Pediatric Gastroenterology, Hepatology, and Nutrition and North American Society for Pediatric Gastroenterology, Hepatology, and Nutrition. J Pediatr Gastroenterol Nutr; 46:81–184, Suppl. 2, 2008

Haji Seid Javadi E, Salehi F, Mashrabi O. Comparing the effectiveness of vitamin b_6 and ginger in treatment of pregnancy-induced nausea and vomiting, Obstet Gynecol Int; 927834, 2013

Hamacher H, Wahl MA. Selbstmedikation, 2. Aufl., Wissenschaftliche Verlagsgesellschaft Stuttgart, 2011

Hines S, Steels E, Chang A, Gibbons K. Aromatherapy for treatment of postoperative nausea and vomiting, Cochrane Database of Systematic Reviews, Issue 4, 2012

Jueckstock JK, Kaestner R, Mylonas I. Managing hyperemesis gravidarum: a multimodal challenge. BMC Med; 15(8):46, 2010

Keeley PW. Nausea and vomiting in people with cancer and other chronic diseases, Clinical Evidence; 01:2406, 2009

Koren G, Levichek Z. The teratogenicity of drugs for nausea and vomiting of pregnancy: perceived versus true risk. Am J Obstet Gynecol; 186(5 Suppl):S248–52, 2002

Lee J, Oh H. Ginger as an antiemetic modality for chemotherapy-induced nausea and vomiting: a systematic review and meta-analysis, Oncol Nurs Forum; 40(2):163–170, 2013

Magee LA, Mazzotta P, Koren G. Evidence-based view of safety and effectiveness of pharmacologic therapy for nausea and vomiting of pregnancy (NVP). Am J Obstet Gynecol; 186(5 Suppl): S256–61, 2002

Matthews A, Dowswell T, Haas DM, Doyle M, O'Mathúna DP. Interventions for nausea and vomiting in early pregnancy, Cochrane Database of Systematic Reviews, Issue 9, 2010

Mazzotta P, Gupta A, Maltepe C, Koren G, Magee L. Pharmacologic treatment of nausea and vomiting during pregnancy. Can Fam Physician; 44:1455–7, 1998

Murdin L, Golding J, Bronstein A. Managing motion sickness (Clinical review). BMJ; 343:d7430, 2011

Nachum Z, Shupak A, Gordon CR. Transdermal scopolamine for prevention of motion sickness : clinical pharmacokinetics and therapeutic applications. Clin Pharmacokinet; 45(6):543–66, 2006

Niebyl JR. Nausea and Vomiting in Pregnancy. N Engl J Med; 363:1544–50, 2010

Perkins P, Dorman S. Haloperidol for the treatment of nausea and vomiting in palliative care patients, Cochrane Database of Systematic Reviews, Issue 1, 2010

Sahakian V, Rouse D, Sipes S, Rose N, Niebyl J. Vitamin B_6 is effective therapy for nausea and vomiting of pregnancy: a randomized, double-blind placebo-controlled study. Obstet Gynecol; 78(1):33–6, 1991

Schmitt T, Mikus G, Egerer G. Leitliniengerechte Therapie von Übelkeit und Erbrechen. J Gastroenterol Hepatol Erkr; 9(1):18–24, 2011

Sahakian V, Rouse D, Sipes S, Rose N, Niebyl J. Vitamin B_6 is effective therapy for nausea and vomiting of pregnancy: a randomized, double-blind placebo-controlled study, Obstet Gynecol;78(1):33–36, 1991

Shupak A, Gordon CR. Motion sickness: advances in pathogenesis, prediction, prevention, and treatment. Aviat Space Environ Med; 77(12):1213–23, 2006

Simons FER. Advances in H_1-Antihistamines. N Engl J Med; 351:2203–2217, 2004

Spinks A, Wasiak J. Scopolamine (hyoscine) for preventing and treating motion sickness, Cochrane Database of Systematic Reviews, Issue 6, 2011

Streitberger K, Ezzo J, Schneider A. Acupuncture for nausea and vomiting: an update of clinical and experimental studies. Auton Neurosci; 30; 129(1–2):107–17, 2006

Tan PC, Yow CM, Omar SZ. A placebo-controlled trial of oral pyridoxine in hyperemesis gravidarum, Gynecol Obstet Invest; 67(3):151–157, 2009

Thomson M, Corbin R, Leung L. Effects of ginger for nausea and vomiting in early pregnancy: a meta-analysis, J Am Board Fam Med; 27(1):115–122, 2014

Vutyavanich T, Kraisarin T, Ruangsri R. Ginger for nausea and vomiting in pregnancy: randomized, double-masked, placebo-controlled trial. Obstet Gynecol; 97(4):577–82, 2001

Vutyavanich T, Wongtrangan S, Ruangsri R. Pyridoxine for nausea and vomiting of pregnancy: a randomized, double-blind, placebo-controlled trial. Am J Obstet Gynecol; 173(3 Pt 1):881–4, 1995

White B. Ginger: an overview. Am Fam Physician; 75(11):1689–91, 2007

Wichtl M. Teedrogen und Phytopharmaka. 5. Aufl., Wissenschaftliche Verlagsgesellschaft Stuttgart, 2009

32 Übergewicht

In Deutschland sind etwa 60 % der Erwachsenen und 10–20 % der Schulkinder übergewichtig bzw. adipös. Die Einschätzung des Körpergewichts erfolgt üblicherweise anhand des Body Mass Index (BMI), dem Quotienten aus Körpergewicht [kg] und Quadrat der Körperlänge [m^2]. Ein BMI von 25–30 gilt bei Erwachsenen als Übergewicht, bei > 30 spricht man von Adipositas. Der BMI ist allerdings lediglich ein grober Richtwert, da er die individuelle Zusammensetzung des Körpers wie die Muskelmasse nicht berücksichtigt. Ist der Taillenumfang bei Frauen > 80 cm und bei Männern > 94 cm, muss von einem erhöhten Risiko für Stoffwechselstörungen und kardiovaskuläre Erkrankungen ausgegangen werden. Zur Einschätzung von Kindern sollten Tabellen mit entsprechenden Altersrichtlinien herangezogen werden. Übergewicht wird neben einer verringerten Lebensqualität und psychosozialen Problemen mit einem erhöhtem Risiko z. B. für Arteriosklerose, Gelenkerkrankungen, Ateminsuffizienz, metabolisches Syndrom, Diabetes Typ II, Hypertriglycerinämie, Hypertonie, Hyperurikämie, KHK, Karzinome sowie mit reduzierter Fruchtbarkeit und Lebenserwartung in Verbindung gebracht. Abgesehen von einer genetischen Disposition gelten Bewegungsmangel und Fehlernährung als hauptsächliche Ursachen. Eine Gewichtszunahme kann auch durch die Einnahme von Medikamenten wie oralen Kontrazeptiva, Antidepressiva oder Gluco- bzw. Mineralocorticoiden sowie durch die Aufgabe des Zigarettenrauchens begünstigt werden.

Die effektive und anhaltende Herbeiführung einer relevanten Gewichtsreduktion gestaltet sich bekanntermaßen schwierig, ist doch die lebenswichtige Nahrungsaufnahme der stärkste Instinkt des Menschen. Im Rahmen einer effektiven Gewichtsreduktion sollte der angestrebte Gewichtsverlust bei höchstens etwa 2 kg pro Monat liegen, da somit ein nachhaltigerer Erfolg erzielt werden kann. Sogenannte Crashdiäten sind prinzipiell abzulehnen. Eingeschränkt erfolgversprechend ist die Aufstellung eines Diätplans mit reduzierter Kalorienzufuhr (angestrebtes Energiedefizit: 600 kcal/Tag), kohlenhydratreicher und fettarmer Ernährung, Bevorzugung von Obst und Gemüse mit niedriger Energiedichte sowie der Verzicht auf Zucker und Alkohol. Besonders wichtig ist die Aufklärung über Inhaltstoffe von Nahrungsmitteln und Getränken, insbesondere über verstecken Zucker in Softdrinks. Erwiesenermaßen sind der Gewichtsverlust sowie die Verbesserung des Lipidprofils bei übergewichtigen Personen am besten, wenn sie eine Diät mit niedrigem glykämischen Index (LGI) einhalten. Bei ad libitum LGI-Diäten kommt es zu einer signifikant stärkeren Reduktion von Körpermasse, BMI, Gesamtcholesterol und LDL-

Cholesterol als bei herkömmlichen Reduktionsdiäten. Untersuchungen über längere Beobachtungszeiträume stehen jedoch noch aus.

Als hilfreich haben sich weiterhin das Führen eines Ernährungstagebuchs zur Selbstkontrolle, Verhaltenstherapien oder der Besuch von Selbsthilfegruppe erwiesen. Weiterhin sollte zu sportlicher Betätigung z. B. durch gelenkschonenden Ausdauersport geraten werden. Insbesondere Kinder sollten weniger Zeit vor dem Fernseher oder dem Computer verbringen. Formuladiäten, bei denen eine oder mehrere Mahlzeiten durch vorgefertigte Pulverzubereitungen ersetzt werden, können zwar initial zu einer kurzfristigen Gewichtsabnahme führen, sie gelten aber langfristig als nicht erfolgversprechend. Die Abbruchquote ist wegen der Eintönigkeit der Ernährung groß und es kommt zu keiner Umstellung der Ernährungsgewohnheiten. Für eine alleinige Umstellung auf ballaststoffreiche Ernährung konnte bislang kein eindeutiger Nutzen festgestellt werden.

Im Rahmen der Selbstmedikation liegen nur wenige evidenzbasierte Empfehlungen vor. Der Lipasehemmer Orlistat kann zur Unterstützung der Gewichtsabnahme eingesetzt werden.

32.1 Lipasehemmer

32.1.1 Orlistat

Wirkung

Orlistat verhindert im Gastrointestinaltrakt durch kovalente Bindung an Lipasen die Spaltung von Triglyceriden zu resorbierbaren freien Fettsäuren und Monoglyceriden. In der Folge kommt es zu einer bis zu 25%igen Hemmung der Fettresorption im Dünndarm.

Dosierung

- Erwachsene: 3-mal täglich 60 mg zu den Hauptmahlzeiten

Höhere Dosierungen unterliegen der Verschreibungspflicht. Die Einnahme sollte nur zusammen mit fetthaltigen Mahlzeiten erfolgen. Zur Anwendung bei Personen < 18 Jahren liegen keine ausreichenden Erkenntnisse zur Sicherheit und Wirksamkeit vor. Die Behandlung im Rahmen der Selbstmedikation ist auf 6 Monate zu begrenzen. Wenn innerhalb von 3 Monaten kein Erfolg im Sinne einer 5%igen Reduktion des Ausgangsgewichts eintritt, sollte Orlistat abgesetzt werden.

Pharmakokinetische Eigenschaften

Wirkungseintritt

Innerhalb von 24–48 Stunden ist ein erhöhter Fettanteil im Stuhl feststellbar. Die Wirkung hält etwa 72 Stunden an.

Metabolismus und Ausscheidung

Peroral appliziertes Orlistat wird nur zu etwa 3–5 % systemisch aufgenommen. Nach teilweiser Biotransformation in der Darmwand erfolgt die Ausscheidung des resorbierten Anteils renal. 95–97 % der applizierten Dosis werden hauptsächlich in unveränderter Form mit den Fäzes ausgeschieden.

Besondere Hinweise

Lipasehemmer wie Orlistat sollten nur in Kombination mit einer kalorien- und fettreduzierten Ernährung sowie vermehrter sportlicher Betätigung angewendet werden. Die Substanz kann einen mäßigen Gewichtsverlust herbeiführen. Langzeituntersuchungen bestätigen die Nachhaltigkeit in der Wirkung über 4 Jahre. Erkenntnisse zur langfristigen Auswirkung auf die Mortalität und kardiovaskuläre Mortalität liegen noch nicht vor. Unter der Einnahme von Orlistat kann es insbesondere bei Zufuhr größerer Mengen an Nahrungsfetten zu Meteorismus, fettigen Stühlen und Stuhlinkontinenz kommen, ein erzieherischer Effekt ist somit denkbar. Gleichzeitig eingenommene lipophile Arzneimittel (z. B. Ciclosporin, orale Kontrazeptiva) oder fettlösliche Vitamine werden zum Teil wesentlich schlechter resorbiert. Wegen einer Wirkungsverstärkung oraler Antikoagulanzien durch Orlistat besteht zur Vermeidung von Blutungen eine Kontraindikation für die gleichzeitige Anwendung. Orlistat darf nicht während der Schwangerschaft oder der Stillzeit eingenommen werden.

Zusammenfassende Bewertung

●●○○

Orlistat kann in Kombination mit einer effektiven Ernährungsumstellung zur Unterstützung der Gewichtsreduktion eingesetzt werden. Der erzielbare moderate Effekt besitzt offenbar eine gewisse Nachhaltigkeit. Eine mögliche verminderte Reduktion gleichzeitig applizierter lipophiler Substanzen einschließlich fettlöslicher Vitamine muss bedacht werden. Eine alleinige medikamentöse Therapie ohne Ernährungsumstellung wird nach Expertenmeinung nicht empfohlen. Das BfArM hat aufgrund von Berichten über hepatotoxische Nebenwirkungen ein Stufenplanverfahren eingeleitet; lt. dem Beschluss muss zukünftig in der Fachinformation und der Packungsbeilage auf diese mögliche Nebenwirkung hingewiesen werden.

32.1.2 Anmerkungen

- Zum Wirksamkeitsnachweis von Quellmitteln wie Alginat, Alginsäure, Carmellose, Flohsamenschalen oder Konjakwurzel liegen keine kontrollierten Untersuchungen vor. Die unverdaulichen Substanzen bewirken eine Verstärkung des Sättigungsgefühls, eine mittelfristige Veränderung des Essverhaltens wird jedoch nicht erreicht. Gegen eine unterstützende Anwendung im Rahmen einer Diät bestehen keine Bedenken, wenn gleichzeitig ausreichend Flüssigkeit zugeführt wird.
- Zur Anwendung von Matetee liegen keine Wirksamkeitsnachweise vor. Es besteht die Gefahr von Unruhezuständen.
- Für einzelne Nahrungsergänzungsmittel wie z. B. grüner Tee, MCT-Fette, Calciumionen oder Nüsse konnte in einigen Studien ein schwacher bzw. transienter Effekt auf das Körpergewicht beobachtet werden, der klinisch nicht signifikant war, während andere Studien keinerlei gewichtssenkende Wirkung zeigten. Keines der genannten Nahrungsergänzungsmittel kann derzeit zur Unterstützung einer Gewichtsabnahme empfohlen werden.
- Die Wirksamkeit von Produkten aus Schalentierpanzern (Chitosan), die neben einem quellenden Effekt die gastrointestinale Resorption von Fetten verringern sollen, konnte in kontrollierten Untersuchungen nicht bestätigt werden.

- Sogenannte Blutreinigungs- oder Entschlackungstees, die z. B. Birkenblättern, Brennnesselkraut oder Hauhechelwurzel enthalten, sind nicht zur Gewichtsreduktion geeignet. Sie bewirken allenfalls eine leichte Gewichtsreduktion durch geringfügige Wasserdiurese.

32.2 Abgrenzung zu verschreibungspflichtigen Arzneimitteln und anderen ärztlichen Therapieverfahren

Wenn eine Gewichtszunahme plötzlich, innerhalb kurzer Zeit auftritt oder wenn trotz intensiver Versuche keine Erfolge zu verzeichnen sind, sollte ein Arzt aufgesucht werden. Auch übergewichtige Kinder sollten ärztlich betreut werden. Der Arzt sollte zunächst ausschließen, ob eine Zunahme des Gewichts auf andere Ursachen wie z. B. eine Schwangerschaft, Ödembildung, Cushingsyndrom oder Schilddrüsenunterfunktion zurückgeführt werden muss. Bei ausbleibendem Diäterfolg kann der Arzt bereits getroffene Maßnahmen zur Gewichtsreduktion überprüfen und ggf. durch Gabe von Medikamenten unterstützen. Amphetamin-Derivate wie Cathin (D-Norpseudoephedrin), Phenylpropanolamin oder Amfepramon sind umstritten, da sie aufgrund ihres Wirkungsmechanismus verstärkt kardiovaskuläre Nebenwirkungen verursachen. Die Substanz Sibutramin wurde wegen starker unerwünschter Wirkungen durch Stimulation des vegetativen Nervensystems vom Markt genommen. Die Zulassung des eigentlich für die Raucherentwöhnung entwickelten Rimonabant ruht ebenfalls. Der Lipasehemmer Orlistat (▸ Kap. 32.1) stellt einen alternativen und besser verträglichen Behandlungsansatz dar. Die verschreibungspflichtige Dosierung von 120 mg ist zur Behandlung von Personen mit einem BMI > 28 zugelassen.

Bei einem BMI > 35 und dem Vorliegen von mindestens einer schwerwiegenden Begleiterkrankung kann eine Indikation zur operativen Verkleinerung des Magens oder Verkürzung des Dünndarms bestehen. Mit diesen Methoden sind nachgewiesenermaßen signifikante Gewichtsreduktionen erzielbar. In der Folge kommt es zur Reduktion für die Inzidenz von Folgeerkrankungen wie Diabetes mellitus, Hypertonie oder Hyperlipoproteinämie.

32.3 Fertigarzneimittel (exemplarische Auswahl)

Wirkstoff	Präparatebeispiele®
Orlistat	Alli, Orlistat HEXAL, Orlistat-ratiopharm

Literatur

Ammon H, Mutschler E, Scholz H (Hrsg.). Arzneimittel Information und Beratung. 12. Akt.lfg., Wissenschaftliche Verlagsgesellschaft Stuttgart, 2013

Canoy D, Bundred P. Obesity in children, Clinical Evidence; 04:325, 2011

Chugh PK, Sharma S. Recent advances in the pathophysiology and pharmacological treatment of obesity. J Clin Pharm Ther; 30, 2012

DeLaet D, Schauer D. Obesity in adults, Clinical Evidence; 03:604, 2011

32

Dietz WH, Robinson TN. Overweight Children and Adolescents. N Engl J Med; 352:2100–9, 2005
Drugdex® System. Thomson Healthcare, Zugegriffen 04/2014
Eckel RH. Nonsurgical Management of Obesity in Adults. N Engl J Med; 358:1941–50, 2008
Fachinformationen der einzelnen Wirkstoffe
Hamacher H, Wahl MA. Selbstmedikation, 2. Aufl., Wissenschaftliche Verlagsgesellschaft Stuttgart, 2011
Ioannides-Demos LL, Proietto J, McNeil JJ. Pharmacotherapy for obesity. Drugs; 65(10):1391–418, 2005
Moreno LA, Tresaco B, Bueno G, Fleta J, Rodríguez G, Garagorri JM, Bueno M. Psyllium fibre and the metabolic control of obese children and adolescents. J Physiol Biochem; 59(3):235–42, 2003
Obesity, Guideline commissioned by the National Institute for Health and Clinical Excellence (NICE), 2006
Padwal RS, Rucker D, Li SK, Curioni C, Lau DCW. Long-term pharmacotherapy for obesity and overweight, Cochrane Database of Systematic Reviews, Issue 1, 2009
Price HC, Simmons RK. Primary prevention of CVD: diet, Clinical Evidence; 02:219, 2011
Rodríguez-Morán M, Guerrero-Romero F, Lazcano-Burciaga G. Lipid- and glucose-lowering efficacy of Plantago psyllium in type II diabetes. J Diabetes Complications; 12(5):273–8, 1998
S2-Leitlinie Diagnostik, Therapie und Prävention der Adipositas im Kindes- und Jugendalter, Deutsche Adipositas Gesellschaft, AWMF-Registernr. 050/002, 2012
S3-Leitlinie, Prävention und Therapie der Adipositas, Deutsche Adipositas Gesellschaft, AWMF-Registernr. 050/001, 2007
Scottish Intercollegiate Guidelines Network (SIGN). Management of Obesity. Edinburgh: SIGN No 115; 2010
Shaw KA, Gennat HC, O'Rourke P, Del Mar C. Exercise for overweight or obesity, Cochrane Database of Systematic Reviews, Issue 1, 2009
Siebenhofer A, Horvath K, Jeitler K, Berghold A, Stich AK, Matyas E, Pignitter N, Siering U. Long-term effects of weight-reducing drugs in hypertensive patients, Cochrane Database of Systematic Reviews, Issue 3, 2009
Summerbell CD, Moore HJ, Vögele C, Kreichauf S, Wildgruber A, Manios Y, Douthwaite W, Nixon CA, Gibson EL. Evidence-based recommendations for the development of obesity prevention programs targeted at preschool children. Obes Rev; 13 Suppl 1:129–32, 2012
Thomas D, Elliott EJ, Baur L. Low glycaemic index or low glycaemic load diets for overweight and obesity, Cochrane Database of Systematic Reviews, Issue 1, 2009
Witkamp RF. Current and future drug targets in weight management. Pharm Res; 28(8):1792–818, 2011
Yanovski SZ, Yanovski JA. Long-term drug treatment for obesity: a systematic and clinical review, JAMA; 1/311(1):74–86, 2014

33 Urtikaria

Urtikaria ist eine Überempfindlichkeitsreaktion, die meist mit Juckreiz, Rötung und Quaddelbildung einhergeht. Die Symptome können akut auftreten und innerhalb weniger Stunden verschwinden, sie können jedoch auch chronisch oder chronisch rezidivierend bestehen bleiben. Bei 50 % aller diagnostizierten Fälle ist keine direkte Ursache bekannt. Begünstigend auf diesen Prozess wirken jedoch eine genetische Disposition sowie Umweltfaktoren. Die Urtikaria ist eine heterogene Gruppe von Erkrankungen. Die verschiedenen Formen gehen mit charakteristischen Hautreaktionen einher, nämlich der Entwicklung von Quaddeln. In seltenen Fällen kann es auch zu einem Angioödem kommen. Dem Krankheitsbild kann zum einen eine IgE-vermittelte Reaktion zugrunde liegen, die auf eine vorherige Sensibilisierung zurückzuführen ist. Typische Auslöser sind exogene Allergene wie Nahrungsmittel, Metalle, Insektengifte, Medikamente oder Tierhaare. Zu den endogenen Allergenen gehören u. a. Stoffwechselprodukte von Hefen oder Bakterien oder Tumorzerfallsprodukte. Bei Beendigung des Allergenkontakts oder des Reizes tritt meist innerhalb von 1–2 Wochen eine Abheilung ein. Als Ursache für eine chronisch spontane Urtikaria werden z. B. chronische Infektionen u. a. durch Helicobacter pylori oder nicht allergische Hypersensitivitätsreaktionen (Pseudoallergien) auf Lebensmittel und Medikamente genannt. Eine Urtikaria kann auch ohne IgE-Vermittlung, z. B. durch direkten Kontakt mit Brennnesseln, Quallen oder durch physikalische Faktoren wie Wärme, Kälte, Druck und Licht ausgelöst werden oder Zeichen einer Autoimmunreaktion bedingt durch Autoantikörper sein. In der Folge kommt es direkt oder indirekt zur verstärkten Freisetzung von Mediatoren wie Histamin, Serotonin, Bradykinin, Leukotrienen oder Prostaglandinen. Die Symptome einer akuten Urtikaria erreichen meist nach 8–12 Stunden ihr Maximum und verschwinden meist bereits nach etwa 24 Stunden wieder. Von einer chronisch-spontanen Urtikaria spricht man, wenn die Symptome über 6 Wochen andauern.

Ist der Kontakt mit dem Auslöser nicht vermeidbar oder wird die Ursache nicht gefunden, können sich die Symptome verstärken. Der chronische Reiz bewirkt eine Verdickung und Schuppung der Haut mit Verstärkung des Juckreizes. Durch Kratzen wird über eine verstärkte Degranulierung von Mastzellen nicht nur die Reaktion weiter unterhalten, sondern es können auch Bakterien eindringen und zu schweren Superinfektionen führen.

Die nichtmedikamentöse Therapie sollte sich auf folgende Maßnahmen stützen:
- Identifikation der Ursache und Karenz (soweit möglich)
- Behandlung infektiöser Ursachen (soweit zutreffend)
- Vermeidung von Kratzen
- Kühlung durch wirkstofffreie Lotionen (z. B. Lotio alba) oder feuchte Umschläge

Die Behandlung im Rahmen der Selbstmedikation kann mit Hydrocortison, topischen und peroralen H_1-Antihistaminika, Lokalanästhetika (Polidocanol) oder Cromoglicinsäure erfolgen.

33.1 Perorale Therapeutika

33.1.1 Loratadin

Wirkung

Loratadin wird als selektiver peripherer H_1-Antagonist der zweiten Generation zur Linderung von Rötungen, Schwellungen und Juckreiz bei Urtikaria eingesetzt.

Dosierung

- Erwachsene und Kinder > 2 Jahre und KG > 30 kg: 1-mal täglich 10 mg

Pharmakokinetische Eigenschaften

Wirkungseintritt und -dauer

Die antihistaminerge Wirkung tritt nach 1–4 Stunden ein und erreicht nach 8–12 Stunden ihr Maximum. Die Wirkungsdauer liegt bei 24–48 Stunden.

Metabolismus und Ausscheidung

Loratadin unterliegt einem ausgeprägten First-Pass-Metabolismus durch CYP3A4 und CYP2D6, wobei der Hauptmetabolit Desloratadin für die klinische Wirkung verantwortlich ist. Die Exkretion erfolgt renal und über die Fäzes. Loratadin kann den Metabolismus anderer Arzneistoffe wie Amiodaron hemmen.

Besondere Hinweise

Loratadin soll bei Patienten mit schweren Leberfunktionsstörungen nur unter Reduktion der Initialdosis angewendet werden. Bei geriatrischen Patienten und Patienten mit Nierenfunktionsstörungen ist keine Dosisanpassung notwendig.

Zusammenfassende Bewertung

●●●●

Loratadin gehört nach Empfehlung internationaler Leitlinien zu den Mitteln der ersten Wahl für Urtikaria bei Erwachsenen und Kindern. Es hat bei der Mehrzahl der Patienten und bei Anwendung in therapeutischen Dosen keine klinisch relevanten sedierenden oder anticholinergen Effekte.

33.1.2 Cetirizin

Wirkung

Cetirizin ist ein wirksamer und selektiv peripherer H_1-Antagonist der zweiten Generation und wird zur Linderung von Rötungen, Schwellungen und Juckreiz bei Urtikaria eingesetzt.

Dosierung

- Erwachsene und Jugendliche ab 12 Jahren: 1-mal täglich 10 mg
- Kinder von 2–12 Jahren: 2-mal täglich 5 mg
- Kinder mit einem Körpergewicht < 30 kg: 1-mal täglich 5 mg

Pharmakokinetische Eigenschaften

Wirkungseintritt und -dauer

Die antihistaminerge Wirkung tritt innerhalb von 20 Minuten ein und erreicht nach einer Stunde ihr Maximum. Die Wirkungsdauer liegt bei mindestens 24 Stunden.

Metabolismus und Ausscheidung

Cetirizin wird nur zu einem geringen Teil metabolisiert, etwa 2/3 der Dosis werden unverändert renal ausgeschieden.

Besondere Hinweise

Bei älteren Menschen muss, soweit die Nierenfunktion unauffällig ist, die Dosis nicht reduziert werden. Bei schweren Nierenfunktionsstörungen ist Cetirizin kontraindiziert, bei leichteren Formen muss die Dosis angepasst werden. Bei Patienten mit eingeschränkter Leberfunktion ist keine Dosisanpassung erforderlich.

> **Zusammenfassende Bewertung**
>
> ●●●●
>
> Cetirizin gehört nach Empfehlung internationaler Leitlinien zu den Mitteln der ersten Wahl für die Behandlung von Urtikaria bei Erwachsenen und Kindern. Aufgrund der pharmakokinetischen und pharmakodynamischen Eigenschaften wird das Interaktionspotenzial als gering eingeschätzt. Cetirizin zeigt nur geringe Nebenwirkungen auf das ZNS (z. B. Schläfrigkeit) und ist praktisch frei von anticholinergen Wirkungen.

33.1.3 Dimetinden

Wirkung

Dimetinden ist ein H_1-Antihistaminikum der ersten Generation und wird zur symptomatischen Akutbehandlung bei Urtikaria eingesetzt, wenn gleichzeitig eine Sedierung erwünscht ist.

Dosierung

- Erwachsene
- Peroral (unretardiert): 3-mal täglich 1–2 mg
- Peroral (retardiert): 1-mal täglich 4 mg

Kinder und Jugendliche > 6 Jahre
- Peroral (unretardiert): 3-mal täglich 1 mg

Der Wirkstoff ist bei dieser Indikation erst für Kinder ab 6 Jahren zugelassen.

Pharmakokinetische Eigenschaften

Wirkungseintritt und -dauer

Die antihistaminerge Wirkung tritt innerhalb von 30 Minuten ein und erreicht nach 2–5 Stunden ihr Maximum. Die Wirkungsdauer liegt bei 8–10 Stunden.

Metabolismus und Ausscheidung

Dimetinden wird in der Leber metabolisiert. Die Ausscheidung von Wirkstoff und Metaboliten erfolgt sowohl biliär als auch renal.

Besondere Hinweise

Bei Patienten mit Glaukom und Prostatahypertrophie ist bei der Anwendung von Dimetinden Vorsicht geboten.

Zusammenfassende Bewertung

●●○○

H_1-Antihistaminika der ersten Generation werden aufgrund einer ungünstigen Nutzen-Risiko-Relation bei Urtikaria nicht als Mittel der ersten Wahl empfohlen. Die sedierenden und anticholinergen Wirkungen sind zu beachten. Dimetinden kann jedoch in Erwägung gezogen werden, wenn der sedierende Effekt, zum Beispiel bei Kindern, erwünscht ist.

33.1.4 Clemastin

Wirkung

Clemastin ist ein H_1-Antihistaminikum der ersten Generation und wird zur symptomatischen Behandlung von Urtikaria eingesetzt, wenn gleichzeitig eine Sedierung indiziert ist.

Dosierung

- Erwachsene und Jugendliche ab 12 Jahren: 1 mg 2-mal täglich
- Kinder > 6 Jahren: 0,5–1 mg 2-mal täglich
- Kinder von 5–6 Jahren: 0,5 mg 2-mal täglich
- Kinder von 2–4 Jahren: 0,25 mg 2-mal täglich

Pharmakokinetische Eigenschaften

Wirkungseintritt und -dauer

Die antihistaminerge Wirkung von Clemastin setzt innerhalb von 2 Stunden ein und erreicht nach 5–7 Stunden ihr Maximum. Die Wirkungsdauer beträgt 10–12 Stunden.

Metabolismus und Ausscheidung

Clemastin wird intensiv in der Leber metabolisiert. Die Metabolite werden hauptsächlich über die Nieren ausgeschieden.

Besondere Hinweise

Patienten mit Leber- und Niereninsuffizienz dürfen Clemastin nicht anwenden. Zahlreiche Kontraindikationen sind zu beachten, z. B. Engwinkelglaukom, stenosierendes Magengeschwür, symptomatische Prostatahyperplasie. Bei Patienten mit kardialen Erkrankungen werden EKG-Kontrollen empfohlen. Das Interaktionspotenzial (z. B. mit Makrolid-Antibiotika und Antimykotika vom Azol-Typ) ist bei dieser Substanz zu berücksichtigen.

> **Zusammenfassende Bewertung**
>
> ●●○○
>
> H_1-Antihistaminika der ersten Generation werden aufgrund einer ungünstigen Nutzen-Risiko-Relation bei Urtikaria nicht als Mittel der ersten Wahl empfohlen. Die sedierenden und anticholinergen Wirkungen sind zu beachten. Clemastin kann jedoch in Erwägung gezogen werden, wenn der sedierende Effekt, zum Beispiel bei Kindern, erwünscht ist.

33.1.5 Natriumcromoglicat

Wirkung

Natriumcromoglicat blockiert den mit dem IgE-Rezeptor gekoppelten Calciumkanal und hemmt dadurch den Einstrom von Calcium in die Mastzellen. Die Degranulation der Mastzellen wird gehemmt und somit die Freisetzung von Entzündungsmediatoren.

Dosierung

- Erwachsene: 4-mal täglich 200–500 mg peroral
- Kinder von 2–14 Jahren: 4-mal täglich 100–200 mg peroral
- Säuglinge und Kleinkinder > 2 Monate: 20–40 mg/kg KG peroral, verteilt auf 4 Einzelgaben

Die Einnahme erfolgt 15–30 Minuten vor einer Mahlzeit.

Pharmakokinetische Eigenschaften

Wirkungseintritt

Ein Effekt tritt nur bei Anwendung vor einem Allergenkontakt ein.

Metabolismus und Ausscheidung

Nach oraler Applikation werden bis zu 2 % des Wirkstoffs resorbiert und in unmetabolisierter Form zu gleichen Teilen renal und biliär eliminiert.

Besondere Hinweise

Zur Anwendung während der Schwangerschaft und der Stillzeit liegen keine ausreichenden Erfahrungen vor. Insbesondere im 1. Trimenon ist besondere Vorsicht geboten. Für Kinder < 2 Jahren besteht eine Kontraindikation.

Zusammenfassende Bewertung

●●●●

Natriumcromoglicat wird bei Urtikaria als nicht wirksam eingeschätzt und deshalb in aktuellen Leitlinien nicht zur Behandlung empfohlen.

33.2 Topische Therapeutika

33.2.1 Hydrocortison bzw. Hydrocortisonacetat

Wirkung

Hydrocortison und das entsprechende Acetat sind schwach wirksame Glucocorticoide. Sie wirken entzündungshemmend, antiexsudativ, antiallergisch und antipruriginös und führen somit zu einem Abheilen einer Urtikaria.

Dosierung

- 0,25–0,5%ige Zubereitungen dünn auf die Hautregion auftragen, im akuten Zustand bis zu 2-mal täglich

Vor allem bei Behandlung größerer Hautareale sollte nach spätestens zwei Wochen ärztlicher Rat eingeholt werden.

Pharmakokinetische Eigenschaften

Wirkungseintritt

Die Wirkung tritt innerhalb von 2–7 Tagen ein.

Metabolismus und Ausscheidung

Nach topischer Applikation ist das Penetrationsvermögen von Hydrocortison u. a. vom Hautzustand, Applikationsort und vom verwendeten Vehikel abhängig. Im Stratum corneum als der stärksten Permeationsbarriere bildet sich ein epidermales Depot, von dem aus der Wirkstoff langsam an das darunterliegende Gewebe abgegeben wird. Dort setzt die Metabolisierung ein. Hydrocortison wird bis zu 95 % an Transcortin und Albumine gebunden. Die systemische Biotransformation erfolgt hauptsächlich hepatisch, die Ausscheidung vorwiegend renal.

Besondere Hinweise

Als Nebenwirkungen können Hautatrophien, Teleangiektasien, Hautinfektionen, periorale Dermatitis, steroidinduzierte Rosacea und Striae distensae auftreten. Diese sind bei Hydrocortison geringer als bei den meisten verschreibungspflichtigen Glucocorticoiden. Kinder reagieren jedoch besonders empfindlich, daher dürfen Kinder <6 Jahren nur unter ärztlicher Aufsicht behandelt werden. Topische Glucocorticoide sollten nicht bei bakteriellen, viralen oder mykotischen Superinfektionen eingesetzt werden. Die Anwendung auf den Schleimhäuten oder im Gesicht ist zu vermeiden. Während dem 1. Trimenon der Schwangerschaft besteht eine Kontraindikation. Im weiteren Verlauf der Schwangerschaft sowie während der Stillzeit sollte die Behandlung auf kleinere Areale begrenzt bleiben. Während der Stillzeit darf die Zubereitung nicht auf die Brust aufgebracht werden, um einen Kontakt zum Säugling zu vermeiden.

Zusammenfassende Bewertung

●●○○

Topische Glucocorticoide sind zur Behandlung leichter Urtikaria prinzipiell geeignet. Das rezeptfrei erhältliche Hydrocortison zeigt eine gute Wirkung gegen Hautsymptome bei überschaubarem Nebenwirkungsprofil. Laut einer amerikanischen Leitlinie sollten sie jedoch nicht routinemäßig eingesetzt werden.

33.3 Exkurs: Calciumsalze bei Allergien

33.3.1 Calciumsalze

Wirkung

Für Calciumionen wird zum einen ein zellwandstabilisierender Effekt postuliert, wodurch die Zellen gegen exogene Reize unempfindlicher werden sollen. Zum anderen soll es durch eine erhöhte intrazelluläre Calciumkonzentration zu einer Abbauhemmung von cAMP und somit zu einer reduzierten Histaminliberation kommen.

Dosierung

- Erwachsene: 500–1 500 mg pro Tag
- Kinder: 500–1 000 mg pro Tag (in Abhängigkeit vom Körpergewicht)

Pharmakokinetische Eigenschaften

Wirkungseintritt

Der Wirkungseintritt ist nicht feststellbar.

Metabolismus und Ausscheidung

5 % des im Körper zirkulierenden Calciums bildet Komplexe mit Anionen. Die Knochen enthalten 99 % des körpereigenen Calciums. Der resorbierte Anteil wird mit dem Schweiß und über die Niere ausgeschieden, wobei ein großer Teil an den Nierentubuli rückresorbiert wird. Der nicht aus dem Gastrointestinaltrakt aufgenommene Anteil wird in den Fäzes wiedergefunden.

Besondere Hinweise

Calciumsalze wurden insbesondere zur Vorbeugung einer Sonnenallergie empfohlen. Aus Recherchen bei der Datenbank „Medline" über den Zeitraum der letzten 15 Jahre konnten keine Erkenntnisse zu einer Behandlung bei Urtikaria bzw. (Sonnen-)Allergie gefunden werden. Eine Empfehlung für die Einnahme bei dieser Indikation kann daher nicht erfolgen. Bei bereits bestehender Hypercalcämie, Hypophosphatämie, Nephrocalcinose und Niereninsuffizienz ist Vorsicht geboten. Während der Schwangerschaft sollte eine Hypercalcämie unbedingt vermieden werden.

Zusammenfassende Bewertung

●●●●

Die Einnahme von Calciumsalzen bei (pseudo-)allergischen Hautreaktionen kann wegen fehlender eindeutiger Wirksamkeitsnachweise nicht empfohlen werden. Bei Medline (Zugang über PubMed) finden sich keine aktuellen randomisierten kontrollierten Studien, die auf eine entsprechende Wirksamkeit hinweisen würden.

33.4 Anmerkungen

- Dimetinden ist ein H_1-Antihistaminikum der ersten Generation. Bei topischer Applikation wirkt es zwar abschwellend, kühlend und juckreizstillend. Zum Nutzen bei Urtikaria liegen jedoch keine Erkenntnisse aus kontrollierten klinischen Untersuchungen vor. Die Eindringtiefe ist geringer als die von Glucocorticoiden.
- Polidocanol ist ein Oberflächenanästhetikum und kann bei einer Urtikaria den Juckreiz lindern. Die Substanz hat jedoch keinen Einfluss auf das eigentliche Krankheitsgeschehen. Eine Beurteilung aufgrund kontrollierter klinischer Studien ist zzt. nicht möglich. Polidocanol kann allergische Reaktionen verursachen.

33.5 Abgrenzung zu verschreibungspflichtigen Arzneimitteln und anderen ärztlichen Therapieverfahren

Ärztliche Hilfe sollte bei Urtikaria in Anspruch genommen werden, wenn größere Hautareale oder die Haut direkt am Auge betroffen sind, der Ausschlag länger als eine Woche anhält oder immer wieder auftritt. Ein Angioödem gilt als ärztlicher Notfall.

Leukotrien-Rezeptor-Antagonisten wie Montelukast oder Zafirlukast und H_2-Antihistaminika können zusätzlich eingesetzt werden, wenn allergische Reaktionen nicht auf hohe Dosierungen von H_1-Antihistaminika ansprechen. Klinische Studien beweisen die bessere Effektivität dieser Kombinationstherapien. Bei Auftreten einer bakteriellen Superinfektion muss zusätzlich antibiotisch behandelt werden.

Schwere Reaktionen, die eventuell auch mit Angioödemen einhergehen können, sollten über einen kurzen Zeitraum mit peroralen Glucocorticoiden behandelt werden. Begleitende Symptome wie Atemnot, Tachykardie oder Blutdruckabfall können eine stärkere anaphylaktische Reaktion ankündigen. Diese sollte mit hoch dosierten Antihistaminika (i. v. oder i. m.) bzw. mit Adrenalin (s. c.) therapiert werden.

Sehr selten kommt es bei Urtikaria zusätzlich zu Angioödem, Blutdruckabfall und Bronchospasmen, die nicht auf eine Therapie mit den vorgenannten Substanzen ansprechen. In diesen Fällen handelt es sich meist um eine Autoimmunerkrankung, die mit Ciclosporin oder Omalizumab erfolgreich behandelt werden kann.

33.6 Fertigarzneimittel (exemplarische Auswahl)

Wirkstoff	Präparatebeispiele®
Calciumionen	frubiase calcium, Calcitrat, Calcium Sandoz
Cetirizin (peroral)	Cetiderm, Reactine, Zyrtec, Cetirigamma, Cetirizin AL, Cetirizin HEXAL
Clemastin (peroral)	Tavegil
Dimetinden (peroral)	Fenistil
Hydrocortison	Ebenol, Hydrocutan Creme, Linola akut
Loratadin (peroral)	Loraderm, Lorano, Loratadin STADA
Natriumcromoglicat (peroral)	Allergoval, Colimune Sachets, PENTATOP

Literatur

Ammon H, Mutschler E, Scholz H (Hrsg.). Arzneimittel Information und Beratung. 12. Akt.lfg., Wissenschaftliche Verlagsgesellschaft Stuttgart, 2013

Atar S, Freedberg NA, Antonelli, Rosenfeld T. Torsades de pointes and QT prolongation due to a combination of loratadine and amiodarone. Pacing and clinical electrophysiology; 26(3):785–786, 2003

Deacock SJ. An approach to the patient with urticaria. Clin Exp Immunol; 153(2):151–61, 2008

Drugdex® System. Thomson Healthcare, Zugegriffen 04/2014

Fachinformationen der einzelnen Wirkstoffe

Fernando S, Broadfoot A. Chronic urticaria-assessment and treatment. Aust Fam Physician; 39(3):135–8, 2010

Grattan CE, Humphreys F (British Association of Dermatologists Therapy Guidelines and Audit Subcommittee). Guidelines for evaluation and management of urticaria in adults and children. Br J Dermatol; 157(6):1116–23, 2007

Greaves MW, Sabroe RA. Allergy and the skin, I – Urticaria. BMJ; 316:1147–1150, 1998

Hamacher H, Wahl MA. Selbstmedikation, 2. Aufl., Wissenschaftliche Verlagsgesellschaft Stuttgart, 2011

Huggins JL, Looney RJ. Allergen immunotherapy. Am Fam Physician; 70(4):689–96, 2004

Jáuregui I, Ferrer M, Montoro J, Dávila I, Bartra J, del Cuvillo A, Mullol J, Sastre J, Valero A. Antihistamines in the treatment of chronic urticaria. J Investig Allergol Clin Immunol; 17 Suppl 2:41–52, 2007

Makris M, Maurer M, Zuberbier T. Pharmacotherapy of chronic spontaneous urticarial, Expert Opin Pharmacother; 14(18):2511–2519, 2013

Patriarca G, Schiavino D, Pecora V, Lombardo C, Pollastrini E, Aruanno A, Sabato V, Colagiovanni A, Rizzi A, De Pasquale T, Roncallo C, Decinti M, Musumeci S, Gasbarrini G, Buonomo A, Nucera E. Food allergy and food intolerance: diagnosis and treatment. Intern Emerg Med; 4(1):11–24, 2009

Powell RJ, Du Toit GL, Siddiquez N, Leech SC, Dixon TA, Clark AT, Mirakiank R, Walker SM, Huber PAJ, Nasser SM. BSACI guidelines for the management of chronic urticaria and angio-oedema. Clin Exp Allergy; 37:631–650, 2007

S3-Leitlinie Allergieprävention; AWMF-Registernr. 061/016; 2009

S3-Leitlinie Urtikaria, Klassifikation, Diagnostik und Therapie; AWMF-Registernr. 013/028; 2011

Scow DT, Luttermoser GK, Dickerson KS. Leukotriene inhibitors in the treatment of allergy and asthma. Am Fam Physician; 75(1):65–70, 2007

Simons FER. Advances in H_1-Antihistamines. N Engl J Med; 351:2203–2217, 2004

34 Vaginalmykosen

Die Vaginalmykose gehört neben der bakteriellen Vaginose zu den häufigsten vaginalen Infektionen der Frau. 3 von 4 Frauen erkranken wenigstens einmal im Leben daran. Etwa 5 % leiden an einer chronisch-rezidivierenden Form mit mindestens 4 Rückfällen pro Jahr. Typische Symptome sind zunächst Juckreiz sowie vermehrter dünner Fluor, später abwischbare weißliche Beläge, käsiger Ausfluss mit Rötung und Brennen. Im Gegensatz zu bakteriell verursachten Infektionen, die oft mit unangenehmem Geruch einhergehen, ist ein solcher bei einer Pilzinfektion meist nicht feststellbar. Auslöser ist in 80–90 % der Fälle Candida albicans. Die vaginale Hefepilzkolonisation ist abhängig vom Glucoseangebot in der Vagina, das unter dem Einfluss der Sexualsteroide zyklisch unterschiedlich ausgebildet ist. Sie liegt beispielsweise bei 5 % bei postmenopausalen Frauen und bei 30–40 % bei unbehandelten Schwangeren. Demnach ist eine Schwangerschaft ein Risikofaktor für das Auftreten einer Vaginalmykose. Eine genetische Disposition, Diabetes mellitus, kleine Verletzungen im Genitalbereich sowie die Einnahme von Antibiotika, Immunsuppressiva und Glucocorticoiden wirken ebenfalls begünstigend. Die Inzidenz steigt mit Aufnahme der sexuellen Aktivität. Der Einfluss hormonhaltiger Kontrazeptiva ist nicht geklärt.

Folgende Maßnahmen können eine (Re-)Infektion verhindern oder eine Heilung begünstigen:

- Verzicht auf eng anliegende, synthetische Kleidung im Intimbereich
- Verzicht auf kunststoffbeschichtete Slipeinlagen oder Binden
- Waschen des Intimbereichs mit pH-neutralen Produkten und Einmalwaschlappen bzw. -handtüchern
- Beachtung der Toilettenhygiene (von vorne nach hinten wischen!)
- Beachtung der Sexualhygiene (kein Vaginalverkehr nach Analverkehr)

Vaginalspülungen haben sich nicht als hilfreich erwiesen. Im Gegenteil können sie zu Komplikationen wie bakteriellen Infektionen, Endometritis und ektopischer Schwangerschaft führen. Eine Ernährungsumstellung mit Verzicht auf zuckerhaltige Nahrungsmittel wird nicht empfohlen. Die Wirksamkeit ist wissenschaftlich weder belegt noch begründet.

Eine akute Vaginalmykose ist zwar relativ harmlos, heilt jedoch in der Regel nicht spontan aus. Bei immungeschwächten Patienten besteht bereits bei asymptomatischen

Formen die Gefahr der weiteren Ausbreitung. Schwangere sollten ebenfalls bei Beschwerdefreiheit behandelt werden, da die Gefahr einer Übertragung auf das Kind bei vaginaler Geburt besteht. Candida albicans ist in den ersten Lebenstagen und -wochen für das Neugeborene praktisch obligat pathogen. Im Fall einer Kolonisation mit Hefepilzen vor Ende der ersten Lebenswoche entwickelt sich in mindestens 90 % der Fälle im 1. Lebensjahr eine Mykose, wobei Mund- und Anogenitalcandidose etwa gleich häufig auftreten.

Zur Behandlung von Vaginalmykosen in der Selbstmedikation stehen topische Zubereitungen mit Clotrimazol, Nystatin, Teebaumöl, Lactobacillus acidophilus oder Milchsäure zur Verfügung. Die Substanzen werden in Form von Cremes, Ovula oder Vaginaltabletten appliziert.

34.1 Topische Therapeutika

34.1.1 Clotrimazol

Wirkung

Hauptangriffspunkt des Imidazols Clotrimazol ist die Hemmung der Ergosterolbiosynthese in der Pilzzellmembran. Durch Einlagerung falscher Sterole werden die Membranfunktion und -permeabilität gestört. In fungistatischer Konzentration kommt es zu einer Verdickung der Zytoplasmamembran und zu Änderungen in der Membranpermeabilität, die zu einer selektiven Hemmung der Aufnahme von essenziellen nutritiven Substanzen führen können. In fungizider Konzentration treten eine Nekrotisierung des Zellinneren und eine Destruktion der Zellwand auf. Die Wirkung betrifft überwiegend proliferierende Pilzzellen. Eine Resistenzbildung wird nur vereinzelt beobachtet.

Dosierung

- 500–600 mg als Vaginalovula oder -tabletten verteilt auf 1–3 Behandlungstage

Da meist Vagina und Vulva betroffen sind, ist eine Kombinationsbehandlung mit einer meist 1%igen Salbe sinnvoll. Die Anwendung höherer Dosierungen oder die Behandlung über mehr als 3 Tage sollte unter ärztlicher Aufsicht erfolgen.

Pharmakokinetische Eigenschaften

Erforderliche Behandlungsdauer

Die Behandlungsdauer in der Selbstmedikation liegt bei 1–3 Tagen. Die Wirksamkeit von Zubereitungen für die Behandlung über einen, drei, sechs oder 15 Tage unterscheidet sich nicht wesentlich. Die Heilungsraten liegen bei bis zu 80 %. Die Zubereitung zur einmaligen Behandlung erreicht bei guter Compliance initial sogar einen deutlicheren Symptomrückgang. In 50 % der Fälle tritt jedoch innerhalb von 6 Monaten ein Rezidiv auf. Der Nutzen einer prophylaktischen Gabe einmal pro Monat konnte bislang nicht nachgewiesen werden.

Metabolismus und Ausscheidung

Nach vaginaler Applikation ist die systemische Verfügbarkeit mit 3–10 % gering. Resorbiertes Clotrimazol wird in der Leber durch Oxidation und Abbau des Imidazol-Rings zu unwirksamen Hydroxy-Derivaten biotransformiert und hauptsächlich mit dem Urin ausgeschieden.

Besondere Hinweise

Bei schweren entzündlichen Infektionen kann es nach intravaginaler Applikation zu Rötungen und Brennen kommen. Eine Anwendung während der Menstruation sollte möglichst vermieden werden. Eine Partnerbehandlung hat sich nicht als erfolgreich erwiesen und wird in aktuellen Leitlinien nicht empfohlen.

Es besteht ein Verdacht auf ein erhöhtes Spontanabort-Risiko im ersten Trimenon der Schwangerschaft nach vaginaler Applikation von Clotrimazol. Aus Gründen der Vorsicht darf die Substanz während der gesamten Schwangerschaft nur nach entsprechender Nutzen-/Risikoabwägung angewendet werden. Wegen der geringen Resorption bei topischer Anwendung ist mit dem Stillen für den Säugling vermutlich kein Risiko verbunden.

Andere Imidazol-Antimykotika wie Butoconazol, Miconazol, Ketoconazol und Sertaconazol stehen in Deutschland nicht bzw. nur im Rahmen der Verschreibungspflicht zur vaginalen Behandlung zur Verfügung, sie werden jedoch analog zu Clotrimazol beurteilt.

Zusammenfassende Bewertung

●●●●

Clotrimazol kann zur topischen Anwendung bei Vaginalmykosen empfohlen werden. Die Wirksamkeit wurde in randomisierten kontrollierten Studien nachgewiesen. Es ist bei akuten Krankheitszuständen ebenso effektiv wie systemisches Fluconazol oder Itraconazol. Lediglich bei Nachbeobachtung über 6 Monate ist es bezüglich der Rezidiv-Verhinderung leicht unterlegen. Clotrimazol unterscheidet sich bezüglich seiner Effektivität gegen Candida albicans nicht von anderen Imidazolen.

34.1.2 Nystatin

Wirkung

Das Polyen-Antimykotikum Nystatin bindet irreversibel an Sterole der Pilzmembran und bewirkt so einen Austritt essenzieller Zytoplasmabestandteile, wie z. B. von Kalium. Nach längerer Kontaktzeit oder bei hohen Wirkstoffkonzentrationen betrifft der Verlust auch höhermolekulare Zytoplasma-Bestandteile, so dass unterschiedlichste Stoffwechselvorgänge gestört werden. Die Affinität zu dem in Pilzen vorkommenden Ergosterol ist größer als zu Cholesterol, was die hohe Spezifität von Nystatin erklärt. Das Wirkungsspektrum umfasst vor allem pathogene Hefen wie Candida-Arten. Eine Resistenzbildung wird nur vereinzelt beobachtet.

Dosierung

- 100 000–200 00 I. E. Nystatin als Vaginalovula oder -tabletten verteilt auf 3–6 Behandlungstage

Da meist Vagina und Vulva betroffen sind, ist eine Kombinationsbehandlung mit einer 100 000 I. E. Nystatin pro Gramm enthaltenden Salbe sinnvoll.

Pharmakokinetische Eigenschaften

Erforderliche Behandlungsdauer

Die Behandlungsdauer im Rahmen der Selbstmedikation liegt bei 3–6 Tagen.

Metabolismus und Ausscheidung

Nystatin wird nicht in relevantem Ausmaß systemisch aufgenommen.

Besondere Hinweise

Eine Partnerbehandlung hat sich nicht als erfolgreich erwiesen. Topisches Nystatin kann während der Schwangerschaft und der Stillzeit angewendet werden.

Zusammenfassende Bewertung

●●●○

Nystatin kann zur topischen Behandlung von Vaginalpilz angewendet werden. Die Wirksamkeit wurde in einer randomisierten kontrollierten Studie nachgewiesen. Jedoch wurde hier eine 14-tägige Therapiedauer geprüft; wie sich die kürzere Therapiedauer in der Selbstmedikation auf die Heilungserfolge auswirkt, kann nicht sicher gesagt werden.

34.1.3 Teebaumöl

Wirkung

Teebaumöl weist gegenüber vielen Mikroorganismen wie z. B. Propionibacterium acnes oder Mycoplasma pneumoniae antibakterielle und antimykotische Wirkungen auf. Die enthaltenen Mono- und Sesquiterpene wie 1-Terpinen-4-ol dringen in Biomembranen von Bakterien, Pilzen und Viren ein und stören deren Funktion. Es kommt zum Verlust der Barrierefunktion und somit zum Austreten von Ionen. An Staphylococcus aureus wurde nach Einwirkung von Teebaumöl u. a. ein Verlust an Kaliumionen nachgewiesen. Die vollständige Lyse eines Bakteriums konnte nicht gezeigt werden.

In-vitro-Untersuchungen ergaben Hinweise auf eine mögliche Antitumorwirkung von Teebaumöl. An Melanomzellen konnte eine Apoptose-Induktion gezeigt werden.

Dosierung

- 1–2-mal täglich mit Hilfe einer Tamponade unverdünnt oder als 5–15%ige Zubereitung anwenden, weiterhin Sitzbäder

Pharmakokinetische Eigenschaften

Erforderliche Behandlungsdauer

Zur genauen Behandlungsdauer liegen keine Erkenntnisse vor.

Metabolismus und Ausscheidung

Aufgrund seiner Lipophilie wird Teebaumöl gut über die Haut und die Schleimhäute resorbiert. Zur weiteren Pharmakokinetik liegen keine Erkenntnisse vor.

Besondere Hinweise

Der Nutzen von Teebaumöl bei Vaginalmykosen wurde bislang nicht in kontrollierten klinischen Studien nachgewiesen. Lediglich im Rahmen von In-vitro-Untersuchungen konnten Hinweise auf eine positive Beeinflussung der Erkrankung gefunden werden. Teebaumöl kann als Zellgift Reizungen verursachen oder allergische Reaktionen auslösen. Insbesondere gealtertes Öl enthält vermehrt p-Cymen und Ascaridol, die möglicherweise das Auftreten von Kontaktdermatitiden begünstigen. Dieser Alterungsprozess setzt bereits innerhalb weniger Tage nach dem Öffnen ein. Ein zugelassenes Teebaumöl-Fertigarzneimittel mit definierter Indikation steht derzeit nicht zur Verfügung.

Zusammenfassende Bewertung

●○○○

Teebaumöl könnte u. U. bei Vaginalmykosen, insbesondere bei zusätzlicher bakterieller Infektion hilfreich sein. Die Wirksamkeit wurde jedoch bislang nicht in kontrollierten klinischen Studien nachgewiesen, die eine abschließende Einschätzung ermöglichen. Es besteht die Gefahr einer Allergisierung.

34.1.4 Lactobacillus acidophilus bzw. Milchsäure

Wirkung

Bakterien der Gattung Lactobacillus gehören zur natürlichen Besiedlung des Darmes und der Vagina. Alle Lactobazillen bilden Milchsäure, die das umgebende Milieu ansäuert. Durch diese Säurewirkung können sie bei Frauen vor der Menopause zur Bildung eines normalen pH-Milieus von 4–4,5 in der Scheide beitragen. Bei Frauen in und nach der Menopause liegt der Scheiden-pH-Wert jedoch im Bereich von 7. Über eine Hemmung des Wachstums pathogener Keime in der Vagina durch Lactobacillus-acidophilus- oder Milchsäure-Präparate liegen widersprüchliche Erkenntnisse vor.

Dosierung

- 1-mal täglich 1 g Lactobacillus acidophilus oder 50 mg Milchsäure als Vaginalovulum oder -tablette

Anstelle eines Fertigpräparats kann auch probiotischer Joghurt mit Lactobacillus acidophilus angewendet werden.

Pharmakokinetische Eigenschaften

Erforderliche Behandlungsdauer

Die Behandlung wird normalerweise über 6–12 Tage durchgeführt.

Metabolismus und Ausscheidung

Über eine systemische Resorption von Lactobazillen nach vaginaler Applikation liegen keine Erkenntnisse vor.

Besondere Hinweise

Positive Befunde liegen insbesondere aus Untersuchungen mit Lactobacillus acidophilus, Lactobacillus rhamnosus GR-1 und Lactobacillus fermentum RC-14 vor. Bei Anwendung in der Vagina können vereinzelt Brennen, Juckreiz und allergische Reaktion auftreten. Patienten mit geschwächtem Immunsystem sollten die Applikation von Lactobazillen wegen des bisher nicht einschätzbaren Risikos einer Bakteriämie vermeiden. Die Anwendung während der Schwangerschaft und der Stillzeit ist möglich.

Zusammenfassende Bewertung

●●○○

Bislang konnten keine klinisch relevanten Effekte für die intravaginale Anwendung von Lactobacillus acidophilus oder Milchsäure im Rahmen randomisierter kontrollierter klinischer Studien zur Therapie eines Vaginalpilzes eindeutig nachgewiesen werden. Unter Umständen kann eine vorbeugende Applikation bei gehäuften Infektionen oder im Anschluss an eine Behandlung mit spezifischen Antimykotika erwogen werden. Daten aus klinischen Untersuchungen deuten auf eine mögliche geringe prophylaktische Wirkung hin. Die Übertragbarkeit der Erkenntnisse auf andere Stämme ist wegen möglicher unterschiedlicher Wirksamkeit nicht gegeben.

34.1.5 Anmerkungen

- Zur vaginalen Anwendung von Antiseptika wie Povidon-Iod, Policresulen, Octenidin oder Hexetidin liegen keine ausreichenden Studien zur klinischen Wirksamkeit vor. Die Wirkung ist durchgehend unspezifisch. Povidon-Iod führt zu relevanter Iod-Aufnahme, die insbesondere während einer Schwangerschaft gefährlich sein kann.

34.2 Abgrenzung zu verschreibungspflichtigen Arzneimitteln und anderen ärztlichen Therapieverfahren

Wenn eine Vaginalmykose erstmalig auftritt, eine topische Behandlung in der Selbstmedikation nicht erfolgreich verläuft, immer wieder Rezidive auftreten oder eine Schwangerschaft vorliegt, sollte ein Arzt konsultiert werden. Wenn weiterhin Fieber, Schmerzen und blutiger Ausfluss auftreten, ist ebenfalls keine Selbstmedikation indiziert.

Nach Diagnose einer Mykose kann eine verlängerte topische Behandlung mit Clotrimazol oder verschreibungspflichtigem Miconazol erfolgen. Oft ist jedoch eine systemische Therapie mit Triazolen wie Fluconazol oder Itraconazol erforderlich. Beide Substanzen sind vergleichbar gut wirksam und erreichen bei Infektionen mit Candida albicans Heilungsraten von bis zu 90 %. Die Behandlung dauert meist nur wenige Tage. Oft genügt sogar die einmalige Einnahme eines peroralen Antimykotikums. Eine Partnerbehandlung hat sich auch für die systemische Gabe nicht als erfolgreich erwiesen. Innerhalb von 6 Monaten kommt es allerdings bei mehr als 35 % der Patienten zu Rückfällen. Daher wird bei chronisch-rezidivierender Candida-albicans-Vaginitis nach einer hochdosierten Initialtherapie mit Fluconazol oder Itraconazol eine intermittierende Erhaltungstherapie über mehrere Monate hinweg durchgeführt.

Die chronisch rezidivierenden Vulvovaginalcandidosen werden mit einer oralen Fluconazoltherapie behandelt.

34.3 Fertigarzneimittel (exemplarische Auswahl)

Wirkstoff	Präparatebeispiele®
Clotrimazol (vaginale Anwendung)	Canesten GYN, KadeFungin, Vagisan Myko Kombi
Lactobacillus acidophilus/Milchsäure	Vagiflor, Vagisan Milchsäure
Nystatin (vaginale Anwendung)	Adiclair Vaginaltabletten, Biofanal, Nystatin fem JENAPHARM

Literatur

Achkar JM, Fries BC. Candida infections of the genitourinary tract. Clin Microbiol Rev; 23(2):253–73, 2010

Ammon H, Mutschler E, Scholz H (Hrsg.). Arzneimittel Information und Beratung. 12. Akt.lfg., Wissenschaftliche Verlagsgesellschaft Stuttgart, 2013

Bond CM, Watson MC. The development of evidence-based guidelines for over-the-counter treatment of vulvovaginal candidiasis. Pharm World Sci; 25(4):177–81, 2003

Carson CF, Hammer KA, Riley TV. Melaleuca alternifolia (Tea Tree) oil: a Review of Antimicrobial and other Medicinal Properties. Clin Microbiol Rev; 19/1:50–62, 2006

Drugdex® System. Thomson Healthcare, Zugegriffen 04/2014

Fachinformationen der einzelnen Wirkstoffe

Falagas ME, Betsi GI, Athanasiou S. Probiotics for prevention of recurrent vulvovaginal candidiasis: a review. J. Antimicrob. Chemother; 58 (2): 266–272, 2006

Hainer BL, Gibson MV. Vaginitis, Am Fam Physician; 1/83(7):807–815, 2011

Hamacher H, Wahl MA. Selbstmedikation, 2. Aufl., Wissenschaftliche Verlagsgesellschaft Stuttgart, 2011

Jensen JS, Sherrard J, Donders G, D. European (IUSTI/WHO) Guideline on the Management of Vaginal Discharge, 2011

Martins HP, da Silva MC, Cássia L, Svidzinski TI, Consolaro ME. Efficacy of Fluconazole and Nystatin in the Treatment of Vaginal Candida Species. Acta Derm Venereol; 10:1194, 2011

Mendling W, Brasch J. Guideline vulvovaginal candidosis (2010) of the German Society for Gynecology and Obstetrics, the Working Group for Infections and Infectimmunology in Gynecology and Obstetrics, the German Society of Dermatology, the Board of German Dermatologists and the German Speaking Mycological Society, Mycoses; 55 Suppl 3:1–13, 2012

Mondello F, De Bernardis F, Girolamo A, Cassone A, Salvatore G. In vivo activity of terpinen-4-ol, the main bioactive component of Melaleuca alternifolia Cheel (tea tree) oil against azole-susceptible and -resistant human pathogenic Candida species, BMC Infect Dis; 3/6:158, 2006

Mondello F, De Bernardis F, Girolamo A, Salvatore G, Cassone A. In vitro and in vivo activity of tea tree oil against azole-susceptible and -resistant human pathogenic yeasts, J Antimicrob Chemother; 51(5):1223–1229, 2003

Nurbhai M, Grimshaw J, Watson M, Bond C, Mollison J, Ludbrook A. Oral versus intra-vaginal imidazole and triazole anti-fungal treatment of uncomplicated vulvovaginal candidiasis (thrush), Cochrane Database of Systematic Reviews. Issue 4, 2007

Pappas PG, Rex JH, Sobel, JD, Dismukes WE, Walsh TJ, Edwards JE, Clinical Practice Guidelines for the Management of Candidiasis: 2009 Update by the Infectious Diseases Society of America. Clin Infect Dis; 48(6):503–535, 2009

Sobel JD. Factors involved in patient choice of oral or vaginal treatment for vulvovaginal candidiasis, Patient Prefer Adherence; 16(8):31–34, 2013

S2k-Leitlinie Vulvovaginalkandidose; AWMF-Registernr. 015/072; 2013

Spence D. Candidiasis (vulvovaginal), Clinical Evidence; 01:815, 2010

van Kessel K, Assefi N, Marrazzo J, Eckert L. Common complementary and alternative therapies for yeast vaginitis and bacterial vaginosis: a systematic review. Obstet Gynecol Surv; 58(5):351–358, 2003

Watson MC, Bond CM (Members of the Grampian Evidence Based Community Pharmacy Guidelines Group). Evidence-based guidelines for non-prescription treatment of vulvovaginal Candidiasis. Pharm World Sci; 25(4): 129–134, 2003

Watson MC, Grimshaw JM, Bond CM, Mollison J, Ludbrook A. Oral versus intra-vaginal imidazole and triazole anti-fungal agents for the treatment of uncomplicated vulvovaginal candidiasis (thrush): a systematic review. BJOG; 109(1):85–95, 2002

Wichtl M. Teedrogen und Phytopharmaka. 5. Aufl., Wissenschaftliche Verlagsgesellschaft Stuttgart, 2009

Wyk van B-E, Wink C, Wink M. Handbuch der Arzneipflanzen. 1. Aufl., Wissenschaftliche Verlagsgesellschaft Stuttgart, 2004

35 Venenleiden

Von einem Venenleiden (Varikose) spricht man, wenn es zur Bildung bläulicher, knotenförmig erweiterter und oft geschlängelter Venen kommt. In diesen sog. Krampfadern fließt das Blut langsamer und es kommt zu einem Rückstau. Die betroffenen Gefäße sind gut zu erkennen, weil sie meist oberflächlich unter der Haut liegen. Krampfadern stellen somit zunächst ein kosmetisches Problem dar. Eine dauerhafte Überlastung auch des tief gelegenen Venensystems kann jedoch zu einer Krampfaderbildung der sogenannten Leitvenen führen. 90 % der deutschen Bevölkerung sind von Venenleiden betroffen, 60 % in leichterer Form, 30 % in Form schwerwiegenderer Veränderungen, die mit Ödembildung einhergehen. Symptome eines Venenleidens sind Schwere-, Wärme- und Druckgefühl in den Beinen, Juckreiz und Wadenkrämpfe. Langes Stehen oder Sitzen, Hitze sowie das Eintreten der Monatsblutung bei der Frau kann zur Verstärkung der Beschwerden führen. Eine Schwangerschaft erhöht das Risiko, vermutlich durch die hormonellen Umstellungen des Organismus.

Primäre Krampfadern sind auf eine Bindegewebsschwäche mit einer gestörten Venenklappenfunktion zurückzuführen. Sekundäre Krampfaderleiden werden durch eine Abflussbehinderung, z. B. durch Thromben oder Tumoren, verursacht. In der Folge kehrt sich die Strömungsrichtung um, das Blut staut sich und die Gefäße dehnen sich aus. Der erhöhte Druck presst die Flüssigkeit in die umliegenden Gewebe und verursacht so Ödeme. Ohne geeignete Gegenmaßnahmen kann das Venenleiden fortschreiten und es kommt zu Verfärbungen und Verhärtungen. In der Folge sind Venenentzündungen, Ulcus cruris (offenes Bein), Thrombosen oder mitunter tödliche Lungenembolien möglich.

Bislang konnte nicht eindeutig nachgewiesen werden, dass Sportarten, die die Muskelpumpe anregen, regelmäßiges Hochlagern der Beine, kalte Wassergüsse an Knien und Schenkeln, Gewichtsreduktion oder der Verzicht auf Nicotin die Heilung unterstützen bzw. einem Venenleiden vorbeugen. Das Tragen von Kompressionsstrümpfen oder Verbänden wirkt sich meist positiv aus, das Auftreten von Rezidiven ist reduziert. Mehrschichtige elastische Systeme sind besser geeignet als einschichtige bzw. nichtelastische.

Eine Behandlung im Rahmen der Selbstmedikation kann durch systemische oder topische Venenmittel erfolgen.

35.1 Systemische Venenmittel

35.1.1 Flavonoide (Rutoside, Troxerutin, Weinlaub-Extrakt)

Wirkung

Flavonoide bewirken eine Verminderung der venösen Kapazität und Dehnbarkeit sowie eine Verringerung einer pathologisch erhöhten Kapillarpermeabilität. Die Wirkung wird auf Wechselwirkungen mit Phospholipiden in den Zellmembranen zurückgeführt, auch eine gehemmte Freisetzung von Prostaglandinen wird als Wirkmechanismus diskutiert. Bei Venenschwäche sollen Flavonoide eine Besserung der Symptome wie Ödembildung und Schmerzen bewirken.

Dosierung

- Rutosid: 1–2-mal täglich 50–100 mg
- Troxerutin: 1-mal täglich 300 mg
- Weinlaub-Extrakt: 1–4-mal täglich 180 mg

Pharmakokinetische Eigenschaften

Behandlungsdauer

Die Behandlung kann über einen längeren Zeitraum erfolgen.

Metabolismus und Ausscheidung

Natürliche Flavonoide werden gut aus dem Gastrointestinaltrakt resorbiert. Die Ausscheidung erfolgt hauptsächlich über die Galle mit den Fäzes.

Besondere Hinweise

Häufige Nebenwirkungen sind Diarrhö, Dyspepsie, Übelkeit und Erbrechen. Die Unbedenklichkeit und Wirksamkeit bei Kindern < 12 Jahren ist nicht ausreichend nachgewiesen. Auch bei einer Anwendung während der Schwangerschaft ist wegen begrenzter Erfahrung, insbesondere im ersten Trimenon, Vorsicht geboten. Es ist nicht bekannt, ob Flavonoide in die Muttermilch übergehen, daher sollte auch hier eine strenge Nutzen-Risiko-Abwägung erfolgen. Für Troxerutin wurden im Tierversuch Störungen der Fertilität nachgewiesen. Die Anwendung diese Flavonoid-Derivats sollte daher bei Kinderwunsch ganz unterbleiben.

Zusammenfassende Bewertung

●●○○

Perorale Flavonoide können zur Behandlung leichterer Venenbeschwerden eingesetzt werden. Eine Reduktion der Beschwerden wie Ödembildung und Schmerzen wurde in klinischen Studien gezeigt, die klinische Relevanz dieser Ergebnisse ist jedoch nicht eindeutig. Die sichere Anwendung während der Schwangerschaft ist bislang nicht belegt. Zur endgültigen Beurteilung sind laut einem Cochrane Review weitere randomisierte kontrollierte Untersuchungen erforderlich.

35.1.2 Aescin

Wirkung

Das Triterpenglykosid Aescin bewirkt bei einer pathologisch gesteigerten Permeabilität der Gefäßwand eine Hemmung der Exsudation. Der Effekt wird auf eine veränderte Durchlässigkeit der beteiligten Kapillarwandöffnungen zurückgeführt. Darüber hinaus steigert Aescin die Kapillarresistenz und hemmt entzündliche Prozesse. Bei Venenschwäche soll es zu einer Verminderung der Ödembildung und der Schmerzen kommen.

Dosierung

- Initial 3-mal täglich 40 mg Aescin, als Erhaltungsdosis oder in leichteren Fällen 2-mal täglich

Pharmakokinetische Eigenschaften

Behandlungsdauer

Die Behandlung sollte mindestens über vier Wochen erfolgen. Es besteht keine Beschränkung der Anwendungsdauer.

Metabolismus und Ausscheidung

Im Tierversuch wird Aescin nach peroraler Gabe zu 12–16 % resorbiert. Die Ausscheidung erfolgt sowohl renal als auch biliär. Untersuchungen zu Pharmakokinetik am Menschen liegen nicht vor.

Besondere Hinweise

Aescin kann die Wirkung von Antikoagulanzien verstärken. Es können leichtere gastrointestinale Beschwerden auftreten. Nach hohen Dosierungen ist Atemstillstand möglich. Aufgrund fehlender Erfahrung sollte die Substanz während der Schwangerschaft und der Stillzeit nicht angewendet werden.

Zusammenfassende Bewertung

●●○○

Verschiedene Studien deuten auf eine Wirksamkeit von peroralem Aescin bei leichten Venenleiden hin. Zu einer endgültigen Beurteilung müssen randomisierte kontrollierte Untersuchungen an größeren Patientenkollektiven und über längere Zeiträume durchgeführt werden.

35.2 Kompression

35.2.1 Kompressionsstrümpfe

Wirkung

Kompressionsstrümpfe oder -verbände können eine Verbesserung des venösen Rücktransports bewirken. Sie stellen ein Widerlager für die Muskelbewegung dar und erzeugen einen äußeren Druck auf das Gewebe. Venen- und Lymphsystem werden entlastet und es kommt zur Linderung von Beschwerden wie Schwellungen oder Schmerzen. Langfristig sollen schwerwiegende Veränderungen wie Ulzera vermieden werden. Die

Produkte bestehen meist aus Zweizugmaterial verschiedener Kompressionsklassen mit Längs- und Querdehnung und werden im Rund- oder Flachstrickverfahren hergestellt. Ggf. kann eine Maßanfertigung sinnvoll sein.

Besondere Hinweise

Elastische Multikomponentsysteme sind effektiver als einfache unelastische Binden. In den meisten der vorliegenden Studien wurde die Anwendung von Kompressionsstrümpfen in Kombination mit anderen Venentherapeutika untersucht. Es liegen keine eindeutigen Erkenntnisse vor, welche Strumpflänge den bestmöglichen Effekt erzielt. Wegen der fehlenden Muskelarbeit wirken Kompressionsstümpfe bei immobilen Patienten nur sehr eingeschränkt.

Zusammenfassende Bewertung

●●●○

Kompressionsstrümpfe können zur Linderung von Venenbeschwerden hilfreich sein. In einigen kontrollierten Untersuchungen wurden positive Effekte, insbesondere durch elastische Zweizugmaterialien nachgewiesen. Zur endgültigen Beurteilung sollten weitere Studien zur alleinigen Anwendung von Kompressionsstrümpfen durchgeführt werden. Die Wirksamkeit der Therapie und der Rezidivprophylaxe venöser Ulzera gilt als belegt.

35.3 Anmerkungen

- Mäusedornwurzelstock-(Rusci aculeati rhizoma-)Extrakt reduziert dosisabhängig den Venendurchmesser, an Arterien wird dagegen eine Vasodilatation durch Freisetzung von EDRF erreicht. Trotz vielversprechender Wirkungen in verschiedenen klinischen Studien sind zur abschließenden Beurteilung randomisierte Untersuchungen an größeren Patientenkollektiven erforderlich.
- Topische Zubereitungen mit Aescin oder Flavonoiden bewirken möglicherweise eine Linderung der Symptome bei leichten Venenbeschwerden. Zu einer Bewertung liegen jedoch keine ausreichenden klinischen Untersuchungen vor. Die Wirkung ist aufgrund der geringen Eindringtiefe begrenzt.
- Zur Wirksamkeit topischer Heparin- oder Chondroitinpolysulfat-Zubereitungen liegen bislang keine ausreichenden klinischen Untersuchungen vor.
- Zum Nutzen ätherischer Öle aus Rosmarin, Latschenkiefern, Salbei oder Arnikablüten liegen keine zu einer Bewertung ausreichenden klinischen Untersuchungen vor.

35.4 Abgrenzung zu verschreibungspflichtigen Arzneimitteln und anderen ärztlichen Therapieverfahren

Patienten mit Herzinsuffizienz, Leber- oder Nierenfunktionsstörungen sowie Diabetiker und Schwangere sollten auch bei leichteren Beschwerden, insbesondere bei erstmaligem Auftreten von Venenbeschwerden, einen Arzt aufsuchen. Für kleinere Krampfadern, sogenannte Seitenäste, und Besenreiser eignet sich eine Verödungstherapie. Hierbei spritzt der Arzt in die betroffenen Venen mit einer feinen Nadel ein entsprechendes Mittel, z. B. Aethoxysklerol. Bei Krampfadern größeren Durchmessers wird dieses Präparat zusätzlich aufgeschäumt, um die Venenwände besser zu erreichen. Im Anschluss wird ein Kompressionsverband angelegt, um die Venen vollständig zu verkleben. Ein Veröden ist ebenfalls durch endoluminale Laser- oder Radiowellentherapie möglich. Bei weiter fortgeschrittenem Krankheitsbild ist häufig ein operativer Eingriff erforderlich. Dabei werden die betroffenen Venenabschnitte entfernt oder modifiziert. Es stehen unterschiedliche Operationsmethoden wie Venenstripping oder Venenklappenmodelling zur Verfügung. Bei der CHIVA-Methode wird versucht, gezielt Seitenvenen mit Funktionsverlust abzutrennen und dabei die Stammvene zu erhalten. Bei zusätzlicher Kompressionsbehandlung wurde eine deutlich verbesserte Heilung von Ulcus cruris nachgewiesen. Eine unterstützende Ödemausschwemmung mit Diuretika sollte gegebenenfalls nur kurzfristig erfolgen. Bei bestehender Thrombosegefahr kann eine Behandlung mit Antikoagulanzien erwogen werden. Bei Verdacht auf eine Embolie sind die entsprechenden Notfallmaßnahmen einzuleiten.

35.5 Fertigarzneimittel (exemplarische Auswahl)

Wirkstoff	Präparatebeispiele®
Aescin (peroral)	Reparil-Dragees, Venostasin
Rutoside	Rutin-Kapseln, Venoruton
Troxerutin	Troxerutin-ratiopharm, Troxeven, Veno-SL
Weinlaub-Extrakt (peroral)	Antistax

Literatur

Ammon H, Mutschler E, Scholz H (Hrsg.). Arzneimittel Information und Beratung. 12. Akt.lfg., Wissenschaftliche Verlagsgesellschaft Stuttgart, 2013

Bamigboye AA, Smyth R. Interventions for varicose veins and leg oedema in pregnancy, Cochrane Database of Systematic Reviews, Issue 1, 2007

Briggs M, Nelson EA. Topical agents or dressings for pain in venous leg ulcers, Cochrane Database of Systematic Reviews, Issue 4, 2010

Drugdex® System. Thomson Healthcare, Zugegriffen 04/2014

Fachinformationen der einzelnen Wirkstoffe

Gillet JL. European and American guidelines on primary chronic venous disease: what's new? Vascular Medicine – Phlebology – FRANCE, 2010

Hamacher H, Wahl MA. Selbstmedikation, 2. Aufl., Wissenschaftliche Verlagsgesellschaft Stuttgart, 2011

Martinez-Zapata MJ, Bonfill Cosp X, Moreno RM, Vargas E, Capellà D. Phlebotonics for venous insufficiency, Cochrane Database of Systematic Reviews, Issue 4, 2008

Nelson EA. Venous leg ulcers, Clinical Evidence; 12:1902, 2011

Noppeney T, Nüllen H. Therapie der primären Varikosis. Internist; 51(3):344–50, 2010

O'Meara S, Cullum NA, Nelson EA. Compression for venous leg ulcers, Cochrane Database of Systematic Reviews, Issue 1, 2009

Pittler MH, Ernst E. Horse chestnut seed extract for chronic venous insufficiency, Cochrane Database of Systematic Reviews, Issue 9, 2010

S2+IDA-Leitlinie Diagnostik und Therapie der Venenthrombose und der Lungenembolie; AWMF-Registernr. 065/002; 2013

S3-Leitlinie Prophylaxe der Venösen Thromboembolie (VTE); AWMF-Registernr. 003/001; 2010

Scottish Intercollegiate Guidelines Network; Management of chronic venous leg ulcers. A national clinical guideline, No 120, 2010

Shingler S, Robertson L, Boghossian S, Stewart M. Compression stockings for the initial treatment of varicose veins in patients without venous ulceration, Cochrane Database of Systematic Reviews, Issue 11, 2011

Tisi PV. Varicose veins, Clinical Evidence; 01:212, 2011

Wichtl M. Teedrogen und Phytopharmaka. 5. Aufl., Wissenschaftliche Verlagsgesellschaft Stuttgart, 2009

Wyk van B-E, Wink C, Wink M. Handbuch der Arzneipflanzen. 1. Aufl., Wissenschaftliche Verlagsgesellschaft Stuttgart, 2004

36 Verstopfung

Verstopfung ist eine weit verbreitete Verdauungsstörung, von der insbesondere Frauen und ältere Menschen betroffen sind. Häufige Ursachen sind eine hektische Lebensweise, Reisen, kurzfristige Bettlägerigkeit oder Missbrauch von Arzneimitteln. Dazu kommen unerwünschte Arzneimittelwirkungen, z. B. von Anticholinergika oder Opiaten. Ballaststoffreiche Ernährung, auch die Einnahme von Flohsamenschalen oder Leinsamen, ist nach aktueller Datenlage hilfreich, positive Effekte durch körperliche Aktivität sowie erhöhte Zufuhr von Flüssigkeit sind nicht ausreichend belegt.

Schwangeren mit Verstopfungsproblemen kann als Maßnahme der ersten Wahl eine Erhöhung der Ballaststoffzufuhr empfohlen werden; dadurch wird die Stuhlfrequenz erhöht und die Stühle werden weicher. Eine erhöhte Flüssigkeitszufuhr wird zwar aus verschiedenen anderen medizinischen Gründen empfohlen, eine positive Auswirkung auf eine bestehende Verstopfung ist jedoch auch hier nicht belegt.

Eine Obstipation ist durch eine verlangsamte Darmpassage oder eine verzögerte Entleerung des Darms gekennzeichnet. Die Notwendigkeit einer Behandlung ist stark vom Einzelfall abhängig. Während manche Menschen ihren Darm normalerweise täglich entleeren, findet bei anderen der Stuhlgang nur alle zwei oder drei Tage statt. Das Gefühl der Verstopfung tritt bei diesen Personen entsprechend später auf.

Folgende Maßnahmen können zur Vermeidung einer Verstopfung ergriffen werden:
- Schulung der Patienten hinsichtlich körperlicher Wahrnehmung
- Einplanung des Toilettengangs in den Tagesablauf
- Einnahme von Quellmitteln (z. B. Flohsamenschalen, Leinsamen)

Eine Pharmakotherapie ist dann indiziert, wenn trotz Ernährungsumstellung oder zusätzlicher Gabe von Quellmitteln keine Besserung eintritt. Dies wird im Allgemeinen angenommen, wenn in Abständen von drei Tagen oder länger eine verzögerte, schmerzhafte Entleerung von hartem Stuhl erfolgt. Bei Verdacht auf eine akute Obstipation mit zusätzlichen Symptomen wie starkes Druckgefühl, Blähungen, abdominelle Schmerzen oder Übelkeit, sollte an einen Arzt verwiesen werden. Zur Selbstmedikation stehen osmotisch wirkende Substanzen, antiresorptiv oder hydragog wirkende Pharmaka, Gleitmittel sowie Defäkationsauslöser zur Verfügung.

36.1 Osmotisch wirkende Laxanzien

36.1.1 Lactose

Wirkung

Ungespaltene Lactose ist aus dem Gastrointestinaltrakt schwer resorbierbar. Bei Einnahme zusammen mit Wasser bindet sie dieses entsprechend des osmotischen Drucks im Darmlumen. Es entstehen große Kotmengen mit weicher Konsistenz, die eine Defäkation erleichtern. Weiterhin wird Lactose von Bakterien im Dickdarm zu Säuren umgewandelt. Diese sind ebenfalls osmotisch aktiv und bewirken durch die Absenkung des Darm-pH-Wertes eine Anregung der Peristaltik. Durch die Absenkung des pH-Wertes im Kolon kommt es zu einer Veränderung der Bakterienzusammensetzung. Lactose kann daher auch bei der Behandlung von Salmonellen-Dauerausscheidern hilfreich sein.

Dosierung

- Erwachsene: 40 g
- Kinder: 10–20 g

Pharmakokinetische Eigenschaften

Wirkungsbeginn

Die Wirkung setzt zwischen 5 und 48 Stunden nach Einnahme ein.

Metabolismus und Ausscheidung

Lactose wird durch die β-Galactosidase (Lactase) im Dünndarm zu Glucose und Galactose hydrolysiert, welche resorbiert und im Intermediärstoffwechsel metabolisiert werden. Der nicht resorbierte Anteil wird z. T. durch Dickdarm-Bakterien in Säuren umgewandelt.

Besondere Hinweise

Die Wirksamkeit von Lactose ist im Vergleich zu Lactulose schlechter erprobt. Im Säuglings- und Kleinkindalter wird das Lactose-spaltende Enzym Lactase (β-Galactosidase) im Allgemeinen in ausreichendem Ausmaß synthetisiert, so dass die Lactose überwiegend als Kalorienträger wirkt. Bei Erwachsenen ist das Enzym jedoch häufig nur noch in geringer Menge vorhanden oder es fehlt ganz (Lactoseintoleranz). Somit können abdominelle Beschwerden wie Flatulenz oder Diarrhö auftreten. Bei Patienten mit Diabetes mellitus sollten vermehrt die Blutzuckerspiegel kontrolliert werden.

Zusammenfassende Bewertung

●●○○

Lactose kann zur Behandlung der Obstipation eingesetzt werden. Vor der Anwendung bei Erwachsenen sollte eine häufig vorkommende Lactoseintoleranz ausgeschlossen werden. Bei längerfristiger Anwendung besteht die Gefahr der Gewichtszunahme.

36.1.2 Lactulose

Wirkung

Lactulose ist aus dem Gastrointestinaltrakt schwer resorbierbar. Bei Einnahme zusammen mit Wasser bindet sie dieses entsprechend des osmotischen Drucks im Darmlumen. Es entstehen große Kotmengen mit weicher Konsistenz, die eine Defäkation erleichtern. Weiterhin wird Lactulose von Darmbakterien zu Säuren wie Essig-, Propion-, Butter- oder Milchsäure umgewandelt. Diese sind ebenfalls osmotisch aktiv und bewirken durch die Absenkung des Darm-pH-Wertes eine Anregung der Peristaltik.

Dosierung

- Erwachsene: 1–2-mal täglich 5–10 g peroral
- Kinder: 1–2-mal täglich 3–6 g peroral
- Säuglinge und Kleinkinder: 3-mal täglich 1–4 g peroral

Pharmakokinetische Eigenschaften

Wirkungsbeginn

Die Wirkung setzt innerhalb von 2–48 Stunden ein.

Metabolismus und Ausscheidung

Die Resorptionsquote nach peroraler Gabe liegt bei 0,4–2 %, die renale Wiederfindung unveränderter Lactulose bei < 3 %. Im Dickdarm wird das Disaccharid bakteriell zu organischen Säuren, hauptsächlich Milchsäure, aber auch Essig- und Ameisensäure, biotransformiert.

Besondere Hinweise

Unter der Behandlung mit Lactulose kann es zu Blähungen kommen. Bei Patienten mit Diabetes mellitus sollten vermehrt die Blutzuckerspiegel kontrolliert werden. Die Fachinformation empfiehlt bei Säuglingen und Kleinkindern vor der Anwendung das Fructose-Intoleranz-Syndrom auszuschließen.

> **Zusammenfassende Bewertung**
>
> ●●●○
>
> Lactulose ist wegen ihrer guten Verträglichkeit für die Obstipations-Behandlung von Kindern und Erwachsenen zu empfehlen. Die Substanz wird insbesondere zur Therapie der Opioid-induzierten Obstipation empfohlen. Wirksamkeit und Verträglichkeit sind auch bei Einnahme über längere Zeiträume gewährleistet. Nebenwirkungen wie z. B. Flatulenz treten häufiger auf als bei Polyethylenglykol.

36.1.3 Polyethylenglykol (Macrogol 3350–4000)

Wirkung

Polyethylenglykol (Macrogol) bindet das Wasser, mit dem es eingenommen wird, und transportiert es bis in den Dickdarm. Es entstehen große Kotmengen mit weicher Konsistenz. Infolge des erhöhten Drucks auf die Darmwand kommt es weiterhin zu einer Verstärkung der Peristaltik.

Dosierung

- Erwachsene: 1–3-mal täglich 15 g in Wasser gelöst
- Kinder (2–11 Jahre): 0,2–0,8 g/kg täglich in Wasser gelöst

Pharmakokinetische Eigenschaften

Wirkungsbeginn

Die Wirkung tritt innerhalb von 2–48 Stunden ein.

Metabolismus und Ausscheidung

Polyethylenglykol wird weder resorbiert noch biotransformiert. Die Ausscheidung erfolgt unverändert mit den Fäzes.

Besondere Hinweise

Polyethylenglykol ist bei akuter funktioneller und bei chronischer Obstipation wirksam und sicher und gehört zu den Mitteln der ersten Wahl. Bei Patienten mit Stauung und Verhärtung von Kot im Dickdarm (Koprostase) sollte die Behandlung aus Sicherheitsgründen unter ärztlicher Aufsicht erfolgen. Polyethylenglykol kann auch während der Schwangerschaft eingesetzt werden. Eine Begrenzung des Einnahmezeitraums ist nicht erforderlich.

Zusammenfassende Bewertung

●●●●

Die Anwendung von Polyethylenglykol zur Obstipations-Behandlung kann empfohlen werden. Die Wirkung ist rein physikalisch, daher tritt kein Gewöhnungseffekt auf. Polyethylenglykol gilt als wirksam und sicher, die Wirksamkeit wurde in randomisierten kontrollierten Studien bestätigt. Im direkten Vergleich mit Lactulose ist Polyethylenglykol wirksamer im Hinblick auf Stuhlfrequenz und Stuhlhärte. Die Substanz wird insbesondere zur Therapie der Opioid-induzierten Obstipation empfohlen.

36.1.4 Magnesium- oder Natriumsulfat

Wirkung

Die laxierende Wirkung von Magnesium- oder Natriumsulfat (Bitter- oder Glaubersalz) beruht überwiegend auf der schweren Resorbierbarkeit des Sulfations aus dem Gastrointestinaltrakt. Bei Einnahme zusammen mit Wasser bindet das Anion die Flüssigkeit entsprechend des osmotischen Drucks im Darm. Bei Anwendung hypertoner Lösungen kommt es zusätzlich zur Abgabe von Wasser in das Darmlumen. Es entstehen große Kotmengen mit weicher Konsistenz, die eine Defäkation erleichtern.

Dosierung

- Aus 10–20 g Salz werden möglichst gewebsisotone Lösungen hergestellt (Magnesiumsulfat 3,3%ig, Natriumsulfat 4,2%ig)

Pharmakokinetische Eigenschaften

Wirkungsbeginn

Die Wirkung setzt nach 0,5–2 Stunden ein.

Verteilung und Ausscheidung

Nach peroraler Gabe werden Natrium- oder Magnesiumionen in bedeutendem Umfang resorbiert, Sulfat nur geringfügig. Die Ausscheidung der resorbierten Ionen erfolgt über die Nieren.

Besondere Hinweise

Insbesondere bei schlecht hydratisierten Patienten kann es durch Einnahme hypertoner Salzlösungen zu einer Dehydratation kommen. Es besteht erhöhte Thrombosegefahr. Bei Hypertonikern können bei längerer Anwendung von Natriumsalzen eine Verschlimmerung des Krankheitsbildes sowie eine Flüssigkeitsretention auftreten. Bei niereninsuffizienten Patienten kann es durch Einnahme Magnesiumionen-haltiger Laxanzien zu einer Hypermagnesiämie kommen, die mit Muskelschwäche, Reflexausfällen und Blutdruckabfall einhergeht.

Zusammenfassende Bewertung

●●○○

Die Wirksamkeit und Sicherheit von salinischen Abführmitteln wurde nicht in randomisierten kontrollierten Studien untersucht. Allerdings waren salinische Abführmittel seit Jahrzehnten Standard bei der Darmreinigung vor diagnostischen und therapeutischen Eingriffen. Magnesium- oder Natriumsulfat sind wegen der Gefahr der massiven Störung von Elektrolyt- und Flüssigkeitshaushalt und deren Folgen nicht zu empfehlen. Fallberichte weisen darauf hin, dass besonders Patienten mit renalen und kardialen Problemen gefährdet sind. Salinische Abführmittel sollten allenfalls eingesetzt werden, wenn eine schnelle und vollständige Darmentleerung erwünscht ist und keine Risikofaktoren bestehen.

36.2 Antiresorptiv oder hydragog wirkende Laxanzien

36.2.1 Bisacodyl

Wirkung

Bisacodyl stimuliert die propulsive Motilität des Kolons und hemmt die Wasserresorption bzw. stimulieren die Sekretion. Es entstehen große Kotmengen mit weicher Konsistenz. Infolge des erhöhten Drucks auf die Darmwand kommt es weiterhin zu einer Verstärkung der Peristaltik. Elektrolytverschiebungen im Serum wurden, entgegen früherer Annahmen, bei bis zu Jahrzehnte langer Einnahme nicht beobachtet.

Dosierung

- Erwachsene: 5–10 mg peroral, 10 mg rektal
- Kinder (2–10 Jahre): 5 mg peroral, 5 mg rektal

Pharmakokinetische Eigenschaften

Wirkungsbeginn

Die Dauer bis zum Einsetzen der Wirkung ist von der jeweiligen Applikationsform abhängig. Rektale Zubereitungen wirken bereits nach 0,25–1 Stunde, perorale nach 6–8 Stunden.

Metabolismus und Ausscheidung

Bisacodyl wird nur zu einem sehr geringen Anteil aus dem Gastrointestinaltrakt resorbiert und nach Glucuronidierung wieder in den Darm ausgeschieden. Die Substanz geht nicht in die Muttermilch über.

Besondere Hinweise

Bisacodyl ist bei akuter funktioneller und bei chronischer Obstipation wirksam und sicher und gehört zu den Mitteln der ersten Wahl. Für Kinder < 2 Jahren besteht eine Kontraindikation. Auch bei älteren Kindern sollte die Anwendung nur unter ärztlicher Aufsicht erfolgen. Krampfartige Bauchschmerzen können als Ausdruck der motorischen Wirkung auftreten. Ansonsten sind die Substanzen gut verträglich und auch in der Schwangerschaft und Stillzeit unbedenklich.

Zusammenfassende Bewertung

●●●●

Bisacodyl kann zur Behandlung einer Obstipation empfohlen werden. Die Wirksamkeit bei kurzfristiger und mehrwöchiger Gabe wurde in kontrollierten Studien nachgewiesen. Eine Begrenzung des Einnahmezeitraums ist offenbar nicht erforderlich.

36.2.2 Natriumpicosulfat

Wirkung

Natriumpicosulfat stimuliert die propulsive Motilität des Kolons und hemmt die Wasserresorption bzw. stimulieren die Sekretion. Es entstehen große Kotmengen mit weicher Konsistenz. Infolge des erhöhten Drucks auf die Darmwand kommt es weiterhin zu einer Verstärkung der Peristaltik. Elektrolytverschiebungen im Serum wurden, entgegen früherer Annahmen, bei bis zu Jahrzehnte langer Einnahme nicht beobachtet.

Dosierung

- Erwachsene: 5–10 mg mit ausreichend Flüssigkeit
- Kinder (4–10 Jahre): 2,5–5 mg mit ausreichend Flüssigkeit

Pharmakokinetische Eigenschaften

Wirkungsbeginn

Die Wirkung tritt innerhalb von 8–12 Stunden ein.

Metabolismus und Ausscheidung

Natriumpicosulfat wird nur in geringem Umfang aus dem Dünndarm resorbiert. Das nach Spaltung des Schwefelsäureesters entstehende pharmakologisch aktive Diphenol wird teilweise resorbiert und nach Konjugation hauptsächlich biliär ausgeschieden. Die Substanz geht nicht in die Muttermilch über.

Besondere Hinweise

Natriumpicosulfat ist bei akuter funktioneller und bei chronischer Obstipation wirksam und sicher und gehört zu den Mitteln der ersten Wahl. Für Kinder < 4 Jahren besteht eine Kontraindikation. Auch bei älteren Kindern sollte die Anwendung nur unter ärztlicher Aufsicht erfolgen. Krampfartige Bauchschmerzen können als Ausdruck der motorischen Wirkung auftreten. Ansonsten sind die Substanzen gut verträglich und auch in der Schwangerschaft und Stillzeit unbedenklich.

Zusammenfassende Bewertung

●●●●

Natriumpicosulfat kann zur Behandlung einer Obstipation empfohlen werden. Die Wirksamkeit bei kurzfristiger und mehrwöchiger Gabe wurde in kontrollierten Studien nachgewiesen. Eine Begrenzung des Einnahmezeitraums ist offenbar nicht erforderlich.

36.2.3 Anthraglykoside

Wirkung

Anthraglykoside, z. B. aus Aloe, Faulbaumrinde, Kreuzdornbeeren, Sennesblättern oder Rhabarber, wirken prokinetisch und sekretagog. Sie werden im Darm nach Spaltung der Glykosidbindung von Coli-Bakterien zu Anthronen oder Anthranolen reduziert. Diese hemmen im Dickdarm die Natriumionen- und Wasserresorption aus dem Darmlumen durch Blockade der Na^+/K^+-ATPase (antiresorptive Wirkung). Es kommt zu einer Erhöhung der Durchlässigkeit von Kittleisten in der Darmwand und zu einem verstärkten Einstrom von Wasser und Elektrolyten in das Lumen. Die Peristaltik wird sowohl durch die Volumenzunahme als auch durch einen direkten Angriff an der glatten Muskulatur des Darms verstärkt.

Dosierung

- 15–30 mg Hydroxyanthracen-Derivate 1-mal täglich

Pharmakokinetische Eigenschaften

Wirkungsbeginn

Die Wirkung tritt nach 8–10 Stunden ein.

Metabolismus und Ausscheidung

Anthrachinon-Derivate werden hauptsächlich mit den Fäzes ausgeschieden, zuvor kommt es zur teilweisen Hydrolyse bzw. Reduktion durch Darmbakterien. Ein kleinerer Anteil wird nach gastrointestinaler Resorption über die Niere ausgeschieden, meist in Form von Glucuronid- und Sulfat-Konjugaten. Der Harn ist hierdurch dunkel gefärbt. Resorbierter Wirkstoff gelangt auch in die Muttermilch.

Besondere Hinweise

Unter der Behandlung mit Anthraglykosiden können krampfartige Bauchschmerzen als Ausdruck der motorischen Wirkung auftreten. In-vitro-Untersuchungen gaben Hinweise auf ein mutagenes Potenzial, In-vivo-Untersuchungen konnten dies jedoch nicht bestätigen. Anthraglykoside sollten bei entzündlichen Darmerkrankungen nicht eingesetzt werden. Aus Sicherheitsgründen ist die Anwendung bei Schwangeren, Stillenden und Kindern < 12 Jahren kontraindiziert. Die oft behauptete Gewöhnung an Sennoside scheint sehr selten zu sein, systematische Untersuchungen hierzu fehlen jedoch.

Zusammenfassende Bewertung

●●●○

Anthraglykoside können zur Behandlung von Verstopfungen angewendet werden. Ihre Wirksamkeit bei kurzfristiger und mehrwöchiger Gabe sowie ihre Überlegenheit gegenüber Lactulose wurden in kontrollierten Studien nachgewiesen. Elektrolytverschiebungen im Serum wurden dabei nicht beobachtet. Langfristige systematische Beobachtungen fehlen allerdings.

36.3 Gleitmittel

36.3.1 Paraffinum subliquidum

Wirkung

Das Mineralöl macht die Fäzes weicher und gleitfähiger und erleichtert somit die Defäkation.

Dosierung

- Erwachsene: 10–45 mg täglich peroral
- Kinder (2–11 Jahre): 10–30 mg täglich peroral

Die Einnahme sollte wegen der Aspirationsgefahr in aufrechter Haltung erfolgen.

Pharmakokinetische Eigenschaften

Wirkungsbeginn

Die Wirkung tritt nach 6–12 Stunden ein.

Metabolismus und Ausscheidung

Das Mineralöl Paraffinum subliquidum ist unverdaulich und wird praktisch nicht resorbiert. Eine Einnahme in emulgierter Form erhöht die Resorptionsquote. Die Substanz kann unter Granulombildung im Gewebe abgelagert werden.

Besondere Hinweise

Bei Kindern < 2 Jahren ist die perorale Gabe u. a. wegen Aspirationsgefahr kontraindiziert, bei Kindern < 6 Jahren ist erhöhte Vorsicht geboten.

Bei längerer Anwendung besteht die Gefahr einer Hypovitaminose fettlöslicher Vitamine, die Resorption von Arzneimitteln, z. B. oralen Antikoagulanzien und oralen Kontrazeptiva, kann vermindert sein. Weiterhin können Verdauungsstörungen oder Fremdkörperreaktionen durch resorbierte Öltröpfchen auftreten. Eine versehentliche Aspiration kann zu Mineralöl- oder Lipidpneumonie führen. Allgemein sollte Paraffin bei Patienten, bei denen Aspirationsgefahr besteht, z. B. geriatrischen oder behinderten Patienten, nicht eingesetzt werden. Unangenehm ist weiterhin eine mögliche Undichtigkeit des Anus.

Zusammenfassende Bewertung

●○○○

Randomisierte kontrollierte Studien zu Wirksamkeit und unerwünschten Wirkungen liegen nicht vor. Mineralöle wie Paraffinum subliquidum gelten heute für die Obstipations-Behandlung als obsolet. Bei versehentlicher Einatmung besteht die Gefahr einer Aspirationspneumonie. Zur Behandlung stehen besser erprobte, wirksame und sicherere Substanzen zur Verfügung. Die Einnahme sollte allenfalls kurzzeitig z. B. bei Vergiftungen erfolgen, wenn andere Substanzen nicht ausreichend wirksam sind.

36.4 Defäkationsauslöser

36.4.1 Glycerol

Wirkung

Glycerol kann rektal in Form von Suppositorien oder Mikroklysmen zur Auslösung der Defäkation angewendet werden. Durch den osmotischen Effekt kommt es zu einer Volumenzunahme und somit zur Anregung der Darmmotilität. Weiterhin wirkt Glycerol als Gleitmittel und weicht die Fäzes auf.

Dosierung

- Erwachsene: Bis zu 2 g rektal (85 % Glycerol)
- Kinder: 0,75–1,5 g rektal (85 % Glycerol)

Nach Möglichkeit sollte das Medikament etwa 15 Minuten am Wirkort verbleiben.

Pharmakokinetische Eigenschaften

Wirkungsbeginn

Die Wirkung tritt in der Regel innerhalb von 90 Minuten ein.

Metabolismus und Ausscheidung

Rektal verabreichtes Glycerol ist kaum systemisch verfügbar. Resorbiertes Glycerol wird renal eliminiert.

Besondere Hinweise

Glycerol kann bereits bei Säuglingen und Kleinkindern angewendet werden. Allerdings ist zu beachten, dass der Stuhlgang beim gestillten Säugling physiologischerweise u. U. in bis zu 14-tägigen Abständen erfolgen kann.

Zusammenfassende Bewertung

●●○○

Es liegen keine relevanten randomisierten kontrollierten Studien zu Wirksamkeit und Verträglichkeit von Glycerinzäpfchen vor. Jedoch wird rektal verabreichtes Glycerol in einer S1-Leitlinie für Kinder als eine Möglichkeit zur kurzzeitigen Behandlung einer akuten Obstipation empfohlen.

36.4.2 Sorbitol

Wirkung

Sorbitol kann rektal in Form von (Mikro-)Klysmen zur Auslösung der Defäkation angewendet werden. Durch den osmotischen Effekt erfolgt eine Anregung der Darmmotilität. Weiterhin wirkt Sorbitol als Gleitmittel und weicht die Fäzes auf.

Dosierung

- Erwachsene: 20–50 g rektal
- Kinder: 8–16 g rektal

Nach Möglichkeit sollte das Medikament etwa 15 Minuten am Wirkort verbleiben.

Pharmakokinetische Eigenschaften

Wirkungsbeginn

Die Wirkung tritt in der Regel direkt nach Applikation ein.

Metabolismus und Ausscheidung

Rektal verabreichtes Sorbitol ist praktisch nicht systemisch verfügbar.

Besondere Hinweise

Sorbitol kann bereits bei Säuglingen und Kleinkindern angewendet werden. Allerdings ist zu beachten, dass der Stuhlgang beim gestillten Säugling physiologischerweise u. U. in bis zu 14-tägigen Abständen erfolgen kann.

Zusammenfassende Bewertung

●●○○

Sorbitol kann bei rektaler Gabe zur Behandlung der Obstipation eingesetzt werden. Die Wirksamkeit wurde nicht in randomisierten kontrollierten Studien untersucht. Zusammenfassend kann festgestellt werden, dass zur Behandlung der Obstipation besser untersuchte wirksame Substanzen zur Verfügung stehen. Aktuelle Therapieempfehlungen sehen jedoch einen Stellenwert in Fällen, in denen andere medikamentöse Maßnahmen versagt haben und zur initialen Behandlung der akuten Obstipation bei Kindern.

36.4.3 Docusat-Natrium (Natriumdioctylsulfosuccinat)

Wirkung

Docusat-Natrium ist ein oberflächenaktiver Stoff, der aufgrund seiner emulgierenden Wirkung die Fäzes weicher und gleitfähiger macht. Die Substanz bewirkt eine schwache intestinale Sekretion von Flüssigkeit in das Darmlumen.

Dosierung

- Rektale Gabe: 50–100 mg als Klistier

Pharmakokinetische Eigenschaften

Wirkungsbeginn

Die Wirkung nach rektaler Gabe tritt innerhalb von 5–20 Minuten ein.

Metabolismus und Ausscheidung

Untersuchungen zur Pharmakokinetik nach rektaler Gabe von Docusat-Natrium existieren nicht.

Besondere Hinweise

Die rektale Anwendung von Docusat-Natrium ist sowohl bei Säuglingen und Kleinkindern als auch bei Schwangeren möglich. Allerdings ist zu beachten, dass der Stuhlgang beim gestillten Säugling physiologischerweise u. U. in bis zu 14-tägigen Abständen erfolgen kann.

> **Zusammenfassende Bewertung**
>
> ●●○○
>
> Docusat-Natrium kann bei rektaler Gabe zur Behandlung der Obstipation eingesetzt werden. Daten deuten darauf hin, dass es eventuell weniger wirksam ist als peroral applizierte Flohsamenschalen.

36.4.4 Natriumdihydrogenphosphat mit Natriumhydrogencarbonat (CO_2-freisetzend)

Wirkung

Natriumdihydrogenphosphat und Natriumhydrogencarbonat können rektal in Form von Suppositorien oder Mikroklysmen zur Auslösung der Defäkation angewendet werden. Durch den osmotischen Effekt und die Freisetzung von CO_2 kommt es zu einer Volumenzunahme und somit zur Anregung der Darmmotilität.

Dosierung

- Erwachsene: 680 mg Natriumdihydrogenphosphat/500 mg Natriumhydrogencarbonat rektal
- Kinder: 340 mg Natriumdihydrogenphosphat/250 mg Natriumhydrogencarbonat rektal
- Säuglinge: 170 mg Natriumdihydrogenphosphat/125 mg Natriumhydrogencarbonat rektal

Nach Möglichkeit sollte das Medikament etwa 15 Minuten am Wirkort verbleiben.

Pharmakokinetische Eigenschaften

Wirkungsbeginn

Die Wirkung tritt etwa 30 Minuten nach Applikation ein.

Metabolismus und Ausscheidung

Bei rektaler Verabreichung sind die Substanzen nur wenig systemisch verfügbar. Bei peroraler Gabe können durch Resorption der Salze erhebliche Elektrolytstörungen in Form von Hyperphosphatämie bzw. Hypocalcämie auftreten.

Besondere Hinweise

Natriumdihydrogenphosphat und Natriumhydrogencarbonat können bereits bei Säuglingen und Kleinkindern angewendet werden. Allerdings ist zu beachten, dass der Stuhlgang beim gestillten Säugling physiologischerweise u. U. in bis zu 14-tägigen Abständen erfolgen kann.

Zusammenfassende Bewertung

●●○○

Natriumdihydrogenphosphat und Natriumhydrogencarbonat können bei rektaler Gabe zur Behandlung der Obstipation eingesetzt werden. Zusammenfassend kann festgestellt werden, dass zur Behandlung der Obstipation besser untersuchte wirksame Substanzen zur Verfügung stehen. Bei Kindern werden sie in einer aktuellen S1-Leitlinie besonders zur Stuhlkonditionierung empfohlen.

36.5 Abgrenzung zu verschreibungspflichtigen Arzneimitteln und anderen ärztlichen Therapieverfahren

Eine akute Obstipation kann auf schwerwiegende Erkrankungen wie Ileus, Stenosen, Kolonkarzinome, Hypothyreose oder Depressionen hindeuten. Diese Krankheitsbilder bedürfen einer Behandlung durch einen Arzt. Erst wenn eine schwerwiegende Erkrankung als Ursache einer Verstopfung ausgeschlossen werden kann, darf in der Selbstmedikation auf die genannten therapeutischen Maßnahmen zurückgegriffen werden.

Bei einer durch Opioide ausgelösten Obstipation oder bei postoperativem Ileus können verschreibungspflichtige, peripher wirksame μ-Opioid-Rezeptor-Antagonisten (z. B. Methylnaltrexon, Alvimopan; zzt. in Deutschland noch nicht zugelassen) angewendet werden. Methylnaltrexon erwies sich bei Palliativpatienten als wirksam, auch wenn zuvor die Therapie mit konventionellen Laxanzien versagt hat. Es gibt keinen Hinweis auf einen Opioid-Entzug. Weiterhin ist für Frauen, bei denen andere Maßnahmen unwirksam sind, der 5-HT_4-Agonist Prucaloprid zugelassen. Die Therapieerfahrung zu Opioid-Rezeptor-Antagonisten und Serotonin-Rezeptor-Agonisten ist bislang gering. Ihr Einsatz unter ärztlicher Überwachung sollte daher auf schwere Krankheitsbilder beschränkt bleiben. Der Einsatz des Chlorid-Kanal-Aktivators Lubiproston oder des Guanylatzyklase-C-Agonisten Linaclotid kann in therapierefraktären Fällen versucht werden, die weder auf konventionelle Therapie noch auf Prucaloprid ansprechen bzw. diese Therapien nicht vertragen. Die Indikation zur Kolonresektion soll auf schwere, therapierefraktäre Slow Transit Obstipation und/oder auf idiopathisches Megakolon beschränkt werden.

36.6 Fertigarzneimittel (exemplarische Auswahl)

Wirkstoff	Präparatebeispiele®
Anthraglykoside	Bekunis Instant Tee, Midro Tee, Kräuterlax, LEGAPAS
Bisacodyl	Dulcolax, Laxans AL, Mediolax Medice, Tirgon
Docusat-Natrium	NORGALAX
Glycerol (rektal)	Babylax, Glycilax, Milax
Lactose	Edelweiß Milchzucker
Lactulose	Bifiteral, Lactuflor, Lactulose-saar
Magnesium- oder Natriumsulfat	F. X. Passage SL
Natriumdihydrogenphosphat mit Natriumhydrogencarbonat	Fleet Phospho-soda Lösung, Lecicarbon-Laxans
Natriumpicosulfat	Darmol Pico, Laxoberal, Regulax Picosulfat
Paraffinum subliquidum	Obstinol M
Polyethylenglykol (Macrogol)	Dulcolax M Balance, Laxofalk, Movicol
Sorbitol (rektal)	Microlax, Yal

Literatur

Ahmedzai SH, Boland J. Constipation in people described opioids, Clinical Evidence; 04:2407, 2010

Ammon H, Mutschler E, Scholz H (Hrsg.). Arzneimittel Information und Beratung. 12. Akt.lfg., Wissenschaftliche Verlagsgesellschaft Stuttgart, 2013

Candy B, Jones L, Goodman ML, Drake R, Tookman A. Laxatives or methylnaltrexone for the management of constipation in palliative care patients, Cochrane Database of Systematic Reviews, Issue 8, 2011

Drugdex® System. Thomson Healthcare, Zugegriffen 04/2014

European Medicines Agency: Evaluation of Medicines for Human, Community Herbal Monograph on Cassia senna L., Fructus, and Cassia angustifolia Vahl, Fructus, 2006

Fachinformationen der einzelnen Wirkstoffe

Gonzalez-Martinez MA, Ortiz-Olvera NX, Mendez-Navarro J. Novel pharmacological therapies for management of chronic constipation, J Clin Gastroenterol; 48(1):21–28, 2014

Gordon M, Naidoo K, Akobeng AK, Thomas AG. Osmotic and stimulant laxatives for the management of childhood constipation, Cochrane Database of Systematic Reviews, Issue 7, 2012

Hamacher H, Wahl MA. Selbstmedikation, 2. Aufl., Wissenschaftliche Verlagsgesellschaft Stuttgart, 2011

Jewell D, Young G. Interventions for treating constipation in pregnancy, Cochrane Database of Systematic Reviews, Issue 1, 2009

Lee-Robichaud H, Thomas K, Morgan J, Nelson RL. Lactulose versus Polyethylene Glycol for Chronic Constipation, Cochrane Database of Systematic Reviews, Issue 1, 2011

Miller LE, Ouwehand AC. Probiotic supplementation decreases intestinal transit time: meta-analysis of randomized controlled trials, World J Gastroenterol; 7/19(29):4718–4725, 2013

Mueller-Lissner SA, Wald A. Constipation in adults, Clinical Evidence; 07:413, 2010

S1-Leitlinie Obstipation im Kindesalter; AWMF-Registernr. 068/019; 2007

S2k-Leitlinie Chronische Obstipation: Definition, Pathophysiologie, Diagnostik und Therapie; AWMF-Registernr. 021/019; 2013

Tabbers MM, Boluyt N, Berger MY, Benninga MA. Constipation in children, Clinical Evidence; 04:303, 2010

Tack J, Müller-Lissner S, Stangehellini V, Boeckxstaens G, Kamm MA, Simren M, Galmiche JP, Fried M. Diagnosis and treatment of chronic constipation – a European perspective. Neurogastroenterol Motil; 23, 697–710, 2011

Thayalasekeran S, Ali H, Tsai HH. Novel therapies for constipation, World J Gastroenterol; 7/19(45):8247–8251, 2013

Vazquez JC. Constipation, haemorrhoids, and heartburn in pregnancy, Clinical Evidence; 08:1411, 2010

Wichtl M. Teedrogen und Phytopharmaka. 5. Aufl., Wissenschaftliche Verlagsgesellschaft Stuttgart, 2009

Wyk van B-E, Wink C, Wink M. Handbuch der Arzneipflanzen. 1. Aufl., Wissenschaftliche Verlagsgesellschaft Stuttgart, 2004

37 Warzen

Warzen sind gutartige Hautwucherungen, die meist durch humane Papillomaviren (HPV) verursacht werden, von denen es mehr als 100 verschiedene Typen gibt. Lediglich Dellwarzen werden durch ein Pockenvirus ausgelöst, während Alterswarzen nicht durch Viren entstehen und daher nicht ansteckend sind. Warzen treten vorzugsweise an den Fingern, der Fußsohle, im Gesicht, unter der Nagelplatte oder im Genitalbereich auf. Der jeweilige Warzentyp ergibt sich aus dem auslösenden Virus und der befallenen Stelle. Stachelwarzen sind stecknadelkopf- bis erbsengroß und sehen oft rau und schuppig oder pinselartig aus. Bei Warzen an den Fußsohlen handelt es sich im Wesentlichen um Mosaik- oder Dornwarzen. Mosaikwarzen treten beetartig in großer Zahl auf und verursachen normalerweise keine Beschwerden. Dornwarzen wachsen wie Dornen in tiefere Hautschichten ein und können beim Gehen erhebliche Schmerzen bereiten. Sie haben meist eine stark verhornte Oberfläche und sind von dunklen Pünktchen durchsetzt. Flachwarzen sind flach, nur wenige Millimeter groß und finden sich häufig im Gesicht sowie an den Händen. Sie betreffen in erster Linie Kinder und können in großer Zahl auftreten. Dellwarzen sind stecknadelkopfgroße, hellrote Knötchen, die in der Mitte eine charakteristische Delle aufweisen und eine breiige, weißliche Flüssigkeit enthalten. Sie kommen bevorzugt im Gesicht, am Hals sowie an Armen und Beinen vor, insbesondere bei Kindern mit trockener, zu Neurodermitis neigender Haut. Feigwarzen treten normalerweise im Genital- oder Analbereich auf, sind rötlich bis grau-weißlich und bilden knotige Warzenbeete. Insbesondere durch HPV-Typ 16 oder 18 ausgelöste Warzen können maligne entarten, daher sollten Feigwarzen stets unter ärztlicher Aufsicht behandelt werden. Alterswarzen treten ab dem 50. Lebensjahr vorwiegend an der Brust, am Rücken und im Gesicht auf. Sie sehen rundlich bis oval aus und sind linsen- bis bohnengroß. UV-Strahlen begünstigen ihr Auftreten.

Alle Warzenarten, bis auf Alterswarzen, werden durch Schmierinfektion oder beim Barfußlaufen, z. B. im Schwimmbad, übertragen, Feigwarzen durch ungeschützten Geschlechtsverkehr. Die Viren können über winzige Verletzungen in die oberste Hautschicht eindringen und dort einzelne Zellen infizieren. Die Inkubationszeit liegt zwischen vier Wochen und 8 Monaten. Begünstigende Faktoren sind feuchtes Milieu, ein geschwächtes Immunsystem, trockene Haut bzw. Neurodermitis, Rauchen oder Diabetes mellitus. Auch Kinder haben ein erhöhtes Risiko für das Auftreten von Warzen, da ihr Immunsystem noch nicht entsprechend geprägt ist. Hände müssen nach Berührung einer

Warze gründlich gewaschen oder desinfiziert werden, um eine Verschleppung der Viren zu vermeiden. Kontaminierte Handtücher und Kleidung sind bei mindestens 60 °C zu waschen.

Zwei Drittel aller nichtgenitalen Warzen verschwinden bei immunkompetenten Personen nach einiger Zeit von selbst wieder. Bei Kindern dauert dies 6 bis 12 Monate, bei Erwachsenen 12 bis 24 Monate. Manchmal reicht es daher, einfach abzuwarten. Wenn die Hautwucherungen jedoch von der Hautoberfläche emporragen, zerklüftet aussehen und somit ein kosmetisches Problem darstellen oder wenn Dornwarzen Schmerzen bereiten, kann eine entsprechende Behandlung eingeleitet werden. Im Rahmen der Selbstmedikation kann dies durch Keratolytika, Vereisen, Teebaumöl oder systemisches Zinksulfat erfolgen.

37.1 Topische Therapeutika

37.1.1 Salicylsäure

Wirkung

Salicylsäure wirkt ab Konzentrationen von 5 % keratolytisch. Sie weicht die stark verhornte Haut auf und ermöglicht das schichtweise Abtragen der Warze. Die keratolytische Wirkung beruht auf der direkten Einwirkung auf die interzellulären Kittsubstanzen bzw. die Desmosomen, die den Verhornungsvorgang fördern. Unter Okklusion ist der epidermolytische Effekt verstärkt. Weiterhin zeigt Salicylsäure antiseptische, antiproliferative und entzündungshemmende Effekte. Die Heilungsraten nach 2–4-monatiger Behandlung liegen bei 70–80 %.

Dosierung

- Lösungen: 5–40%ige Zubereitungen 1–2-mal täglich dünn auftragen
- Pflaster: Zubereitungen mit 10–25 mg Salicylsäure/cm^2 2–3 Tage auf der Warze belassen und dann wechseln

Die Maximaldosis liegt für Erwachsene bei 2 g, für Kinder > 1 Jahr bei 0,2 g und darf nur über maximal eine Woche angewendet werden.

Pharmakokinetische Eigenschaften

Erforderliche Behandlungsdauer

Die Behandlung sollte bis zum vollständigen Verschwinden der Warze durchgeführt werden. Dies dauert in der Regel etwa zwölf Wochen. Zwischenzeitlich kann die aufgeweichte Hornhaut immer wieder, z. B. bei einem Bad, entfernt werden. Es sollte darauf geachtet werden, dass die Warze nicht blutet, da sonst eine Ausbreitung möglich ist.

Metabolismus und Ausscheidung

Die Bioverfügbarkeit nach topischer Applikation von Salicylsäure liegt bei 10–25 %, daher sind starke systemische Nebenwirkungen möglich. Dies gilt insbesondere bei der Behandlung von Kindern oder bei großflächiger Anwendung. Die Substanz wird nach transdermaler Aufnahme z. T. in Salicylursäure, Glucuronide, Gentisinsäure und Dihydroxybenzoesäure umgewandelt. Die Ausscheidung erfolgt fast ausschließlich renal. Insbesondere bei Niereninsuffizienz kann es daher zu systemischen toxischen Reaktionen kommen.

Besondere Hinweise

Die Zubereitung wird vorzugsweise nach einem (Teil-)Bad aufgetragen. Die umgebende Haut kann mit Zinkpaste oder Vaseline geschützt werden. Wenn sich auf der behandelten Stelle ein Film gebildet hat, sollte dieser vor dem erneuten Auftragen entfernt werden. Salicylsäure wird häufig mit der sehr ähnlich wirkenden Milchsäure kombiniert.

Salicylsäure kann Brennen und Rötungen, in Einzelfällen Kontaktallergien hervorrufen. Bei Säuglingen darf die Substanz nicht angewendet werden. Kleinkinder und Schwangere dürfen nur auf kleineren Flächen ($< 5\ cm^2$) behandelt werden, um die resorbierte Menge möglichst gering zu halten. In der Stillzeit sollte kein direkter Kontakt des Säuglings mit behandelter Haut erfolgen. Eine Anwendung im Gesicht, auf den Schleimhäuten oder im Genitalbereich sollte unterbleiben. Bei eingeschränkter Nierenfunktion ist Vorsicht geboten.

Zusammenfassende Bewertung

●●●●

Topische Salicylsäure kann zur Behandlung von Warzen empfohlen werden. Die Substanz ist erwiesenermaßen wirksam und gut verträglich.

37.1.2 Teebaumöl

Teebaumöl besitzt nicht nur antibakterielle und antimykotische, sondern auch antivirale Wirkungen. Der Wirkungsmechanismus für die antivirale Aktivität ist nicht bekannt. In-vitro-Untersuchungen ergaben Hinweise auf eine mögliche Antitumorwirkung von Teebaumöl. An Melanomzellen konnte eine Apoptose-Induktion gezeigt werden.

Dosierung

- Unverdünnt oder als 5–10%ige Zubereitung 1–2-mal täglich auftragen

Pharmakokinetische Eigenschaften

Erforderliche Behandlungsdauer

Die Behandlung sollte bis zum vollständigen Verschwinden der Warze durchgeführt werden. Dies dauert in der Regel mehrere Wochen.

Metabolismus und Ausscheidung

Aufgrund seiner Lipophilie wird Teebaumöl gut über die Haut und die Schleimhäute resorbiert. Zur weiteren Pharmakokinetik liegen keine Erkenntnisse vor.

Besondere Hinweise

Teebaumöl kann als Zellgift Reizungen verursachen oder allergische Reaktionen auslösen. Insbesondere gealtertes Öl enthält vermehrt p-Cymen und Ascaridol, die möglicherweise das Auftreten von Kontaktdermatitiden begünstigen. Dieser Alterungsprozess setzt bereits innerhalb weniger Tage nach dem Öffnen ein. Ein zugelassenes Teebaumöl-Fertigarzneimittel mit definierter Indikation steht derzeit nicht zur Verfügung.

Zusammenfassende Bewertung

●○○○

Ein Behandlungsversuch mit Teebaumöl kann allenfalls bei nicht zu tief gehenden Warzen erfolgen. Als Wirksamkeitsbeleg liegen bislang nur Einzelfallberichte vor. Zur Beurteilung sind kontrollierte randomisierte Untersuchungen an größeren Patientenkollektiven erforderlich.

37.1.3 Kryotherapie mit Dimethylether/Propan

Wirkung

Im Rahmen der Kryotherapie werden Warzen für einige Sekunden mit einem Dimethylether-Propan-Gemisch betupft oder besprüht. Das Warzengewebe soll dabei absterben. Die im Rahmen der Selbstmedikation erreichten Temperaturen liegen bei –50 bis –60 °C.

37

Dosierung

- In Abhängigkeit von Größe und Lokalisation der Warze über 10–40 Sekunden anwenden

Direkt benachbarte Warzen dürfen nur im Abstand von 2 Wochen behandelt werden.

Pharmakokinetische Eigenschaften

Erforderliche Behandlungsdauer

Die Wirkung setzt unmittelbar nach der Behandlung ein. Diese sollte im Rahmen der Selbstmedikation auf drei Anwendungen im Abstand von jeweils zwei Wochen beschränkt bleiben.

Metabolismus und Ausscheidung

Zur Pharmakokinetik existieren keine Angaben.

Besondere Hinweise

Für die Behandlung von Kindern < 4 Jahren besteht eine Kontraindikation. Bei Patienten mit Diabetes mellitus darf die Kryotherapie wegen des schlecht heilenden Gewebes nicht durchgeführt werden. Bei Patienten mit schlechter Durchblutung ist Vorsicht geboten. Die Haut kann sich vorübergehend weiß verfärben. Bei zu intensiver Anwendung können Narben, Nervenschädigungen und Nekrosen auftreten. Die Kryotherapie darf daher nicht auf empfindlichen oder vorgeschädigten Hautarealen angewendet werden.

Die vorliegenden klinischen Studien zur Kryotherapie sind sehr heterogen und hinsichtlich der Beurteilung widersprüchlich. In jedem Fall sind bei der von medizinischem Fachpersonal durchgeführten sog. aggressiven Kryotherapie mit flüssigem Stickstoff oder Kohlendioxid erheblich niedrigere Temperaturen erzielbar. Diese Formen gelten daher als deutlich effektiver als die mit Dimethylether-Propan-Gemisch im Rahmen der Selbstmedikation.

Zusammenfassende Bewertung

●●○○

Die Kryotherapie im Rahmen der Selbstmedikation kann nur eingeschränkt empfohlen werden. Es sind weitere kontrollierte Untersuchungen erforderlich um nachzuweisen, dass die im Rahmen der Selbstmedikation erreichten Temperaturen wirksam sind.

37.2 Systemische Therapeutika

37.2.1 Zinkionen (peroral)

Wirkung

Zink ist als Spurenelement ein Cofaktor zahlreicher Enzyme im zellulären Metabolismus. Neben seiner antiinflammatorischen Wirkungen durch Hemmung der Granulozytenchemotaxis, Expression von TNF-alpha und des Adhäsionsmoleküls ICAM-1 wurde für Zinksulfat eine antivirale Wirksamkeit gegen viral bedingte Warzen nachgewiesen.

Dosierung

- Erwachsene und Kinder > 10 Jahre: 25–50 mg elementares Zink pro Tag

Pharmakokinetische Eigenschaften

Erforderliche Behandlungsdauer

Erkenntnisse über die erforderliche Behandlungsdauer liegen nicht vor.

Metabolismus und Ausscheidung

Etwa 30 % des eingenommenen ionischen Zinks werden über einen aktiven, sättigbaren und einen passiven, nicht sättigbaren Prozess aus dem Dünndarm resorbiert. Kupfer-, Eisen-, Calcium- und Phosphationen können diesen Vorgang behindern. Zinkionen unterliegen einem enterohepatischen Kreislauf. Hauptspeicherorgane sind Haare, Augen, Prostata, Muskulatur und Knochen. Die Ausscheidung erfolgt bis zu 85 % über die Fäzes. Zudem wird Zink über Haut, Haare, Sperma, Urin und Schweiß eliminiert.

Besondere Hinweise

Bei peroraler Applikation von Zinkionen können insbesondere bei höheren Dosierungen gastrointestinale Beschwerden wie Übelkeit, Erbrechen, Bauchschmerzen und Diarrhö auftreten. Die Gefahr einer akuten Zinkvergiftung besteht bei einmaliger Aufnahme von etwa 2 g Zink, chronische Vergiftungserscheinungen wurden bei Applikation von mehr als 110 mg Zink pro Tag beobachtet. Für die perorale Gabe liegen keine Erkenntnisse zur Wirksamkeit und Sicherheit bei Kindern < 10 Jahren vor. Während der Schwangerschaft sollten Zinkionen nur bei serologisch nachgewiesenem Zinkmangel eingenommen werden.

Zusammenfassende Bewertung

●○○○

Zur peroralen Anwendung von Zink liegen für die Behandlung viral bedingter Warzen nur positive Befunde aus Untersuchungen mit sehr hohen Dosierungen > 100 mg/d vor. Diese Substanzmengen riefen jedoch auch verstärkt gastrointestinale UAW hervor und können bei chronischer Anwendung zu Vergiftungserscheinungen führen. Eine endgültige Beurteilung ist derzeit aufgrund der bisherigen Datenlage nicht möglich.

37.3 Anmerkungen

- Der Saft von Schöllkraut enthält viruzide Alkaloide, antimitotisch wirksames Chelidonin und proteolytische Enzyme. In der Volksmedizin wird er zur Behandlung von Warzen topisch aufgetragen. Der Nutzen ist jedoch nur unzureichend durch klinische Studien dokumentiert.
- Ein Nutzen durch alleinige Verwendung von Okklusivverbänden oder Tapes konnte nicht eindeutig belegt werden.
- (Chlor-)Essigsäure und Silbernitrat wirken sehr stark ätzend, letzteres dazu verfärbend. Der Nutzen ist nur unzureichend durch klinische Studien dokumentiert.
- Kaliumhydroxid kann allenfalls zur Behandlung von Dellwarzen angewendet werden. Der Nutzen ist nur unzureichend durch klinische Studien dokumentiert.

37.4 Abgrenzung zu verschreibungspflichtigen Arzneimitteln und anderen ärztlichen Therapieverfahren

Bei Warzen im Anogenitalbereich oder wenn Blutungen im Rahmen der Selbstmedikation aufgetreten sind, sollte stets ein Arzt aufgesucht werden. Auch die Behandlung von Fußwarzen bei Patienten mit Diabetes mellitus sollte wegen der Blutungsgefahr ärztlich überwacht werden. Weiterhin müssen sich rasch verändernde Hautwucherungen auf eine maligne Entartung geprüft werden.

Falls gutartige Warzen durch die Methoden der Selbstmedikation nicht abheilen, können verschieden Maßnahmen ergriffen werden, deren Wirksamkeit, abgesehen von der Kryotherapie mit flüssigem Stickstoff, bisher nicht eindeutig belegt ist. Letztere wird von medizinischem Fachpersonal durchgeführt und erzielt mit −196 °C wesentlich niedrigere Temperaturen als die Kältebehandlung mit einem Dimethylether-Propan-Gemisch im Rahmen der Selbstmedikation. Die Heilungsraten durch eine Kryotherapie liegen im Bereich der durch topische Salicylsäure erzielten. Es treten jedoch wesentlich häufiger Schmerzen und Blasenbildungen auf. Aus diesem Grund sollte die Kryotherapie auf Fälle beschränkt bleiben, die nicht auf Salicylsäure angesprochen haben. Der therapeutische Stellenwert von topischem 5-Fluoruracil kann aufgrund der bisherigen Datenlage noch nicht eindeutig festgestellt werden. 0,1–1%iges Bleomycin oder Interferon alfa können intraläsional appliziert werden, genauso wie für die perorale Behandlung mit Cimetidin wurde die Effizienz der Therapie nicht bestätigt. Eine photodynamische Behandlung mit

Aminolävulinsäure führt möglicherweise zu einem beschleunigten Abheilen der Warzen, verursacht im Vergleich zu Placebo jedoch stärkere Schmerzen.

Kosmetisch störende oder in größerer Anzahl auftretende Warzen können chirurgisch entfernt oder mit einem Laser abgetragen werden. Eine Heilung ist jedoch auch durch diese Methoden nicht sichergestellt. Insbesondere bei tief reichenden Dornwarzen an den Fußsohlen können weiterhin schmerzhafte Wunden entstehen, deren Abheilung einige Wochen dauert.

Eine Impfung gegen humane Papillomaviren kann vor einer Infektion mit bestimmten HPV-Typen und damit gegen genitale Feigwarzen schützen. Gegen andere Warzenarten hat die Impfung keinen vorbeugenden Effekt.

37.5 Fertigarzneimittel (exemplarische Auswahl)

Wirkstoff	Präparatebeispiele®
Kryotherapie mit Dimethylether/ Propan	Wartner
Salicylsäure	Clabin, Collomack Topical, Duofilm, Verrucid
Zinkionen (peroral)	Cefazink, Unizink, Zink Verla, Zinkaspart Kapseln, ZINKOTASE

Literatur

Adalatkhah H, Khalilollahi H, Amini N, Sadeghi-Bazargani H. Compared therapeutic efficacy between intralesional bleomycin and cryotherapy for common warts: a randomized clinical trial, Dermatol Online J; 13(3):4, 2007

Al-Gurairi FT, Al-Waiz M, Sharquie KE. Oral zinc sulphate in the treatment of recalcitrant viral warts: randomized placebo-controlled clinical trial, Br J Dermatol; 146(3):423–31, 2002

Bruggink SC, Eekhof JA, Egberts PF, van Blijswijk SC, Assendelft WJ, Gussekloo J. Natural course of cutaneous warts among primary schoolchildren: a prospective cohort study, Ann Fam Med; 11(5):437–441, 2013

Cockayne S, Hewitt C, Hicks K, Jayakody S, Kang'ombe AR, Stamuli E, Turner G, Thomas K, Curran M, Denby G, Hashmi F, McIntosh C, McLarnon N, Torgerson D. Cryotherapy versus salicylic acid for the treatment of plantar warts (verrucae): a randomised controlled trial, BMJ; 342:d3271, 2011

Connolly M, Bazmi K, O'Connell M, Lyons JF, Bourke JF. Cryotherapy of viral warts: a sustained 10-s freeze is more effective than the traditional method, Br J Dermatol; 145(4):554–7, 2001

Drugdex® System. Thomson Healthcare, Zugegriffen 04/2014

Ernst E, Huntley A. Tea tree oil: a systematic review of randomized clinical trials, Forschende Komplementärmedizin/Research in Complementary Medicine; 7.1:17–20, 2004

Fachinformationen der einzelnen Wirkstoffe

Gibbs S, Harvey I. Topical treatments for cutaneous warts, Cochrane Database of Systematic Reviews, Issue 1, 2009

Hamacher H, Wahl MA. Selbstmedikation, 2. Aufl., Wissenschaftliche Verlagsgesellschaft Stuttgart, 2011

Loo SK, Tang WY. Warts (non-genital), Clinical Evidence; 09:1710, 2009

Millar BC, Moore JE. Successful topical treatment of hand warts in a paediatric patient with tea tree oil (Melaleuca alternifolia). Complement Ther Clin Pract; 14(4):225–7, 2008

Mulheim E, Pinelis S. Treatment of Nongenital Cutaneous Warts, Am Fam Physician; 1/84(3):288–293, 2011

Stender IM, Na R, Fogh H, Gluud C, Wulf HC. Photodynamic therapy with 5-aminolaevulinic acid or placebo for recalcitrant foot and hand warts: randomised double-blind trial. Lancet; 18; 355(9208):963–6, 2000

Warts and verrucae, Guideline commissioned by the National Institute for Health and Clinical Excellence (NICE), 2009

Wichtl M. Teedrogen und Phytopharmaka. 5. Aufl., Wissenschaftliche Verlagsgesellschaft Stuttgart, 2009

Wyk van B-E, Wink C, Wink M. Handbuch der Arzneipflanzen. 1. Aufl., Wissenschaftliche Verlagsgesellschaft Stuttgart, 2004

38 Wechseljahrsbeschwerden

Als Wechseljahre oder Klimakterium der Frau bezeichnet man die Jahre der hormonellen Umstellung vor und nach der letzten Monatsblutung. Der durchschnittliche Beginn der Prämenopause liegt zwischen 45,5 und 47,5 Jahren. Das durchschnittliche Alter der eigentlichen Menopause, also der letzten Monatsblutung, liegt bei etwa 50 Jahren, die Streubreite ist jedoch groß. Die Postmenopause beginnt 1–2 Jahre nach der Menopause und reicht etwa bis zum 65. Lebensjahr. Im Körper der Frau verändern sich in diesem Zeitraum die Konzentrationen der Geschlechts-Hormone, insbesondere der Estrogene, des Follikel stimulierenden Hormons (FSH) und somit auch des Progesterons. Durch das kontinuierliche Absinken der Progesteronspiegel ab dem Beginn der Prämenopause kommt es über eine längere Zeit zu einem Estrogenüberschuss, während die von der Frau produzierten männlichen Hormone auf dem bisherigen Niveau bleiben. Erste Anzeichen der Wechseljahre können Schwankungen in der Zykluslänge oder eine Verkürzung der Regelblutung sein. Die Abstände der Monatsblutungen vergrößern sich, die Blutungen können verstärkt sein und es kann zu Zwischenblutungen kommen. Sobald keine Eizellen mehr in den Eierstöcken vorhanden sind, kommt auch die Estrogenproduktion zum Stillstand.

Aufgrund des beschriebenen Hormon-Ungleichgewichts kommt es zu den typischen Wechseljahrsbeschwerden wie Hitzewallungen, Schweißausbrüchen, Schlafstörungen, Stimmungsschwankungen, depressiven Verstimmungen, Reizbarkeit, Nervosität, Gewichtszunahme, Brustspannungen, Haarausfall, abnehmender Leistungsfähigkeit oder Erschöpfungszuständen. Durch den lokalen Estrogenmangel im Genitalbereich sind ein Elastizitätsverlust des Beckenbodens evtl. mit Blasenschwäche, ein Rückgang des Lustempfindens sowie ein Abbau der Scheidenhaut mit entsprechender Trockenheit der Scheide möglich. Weiterhin kann es auch häufiger zu Harnwegsinfektionen kommen (▸Kap. 5, Blasenentzündung). Einige Symptome wie Hitzewallungen treten nur vorübergehend auf, andere wie z. B. Scheidenatrophie bleiben jedoch dauerhaft bestehen. Wenn der Spiegel der weiblichen Hormone abnimmt, steigt auch das Risiko für Osteoporose. Für manche Frauen sind diese Symptome sehr belastend, andere haben keine oder nur wenige Probleme. In einer schottischen Untersuchung an mehr als 6000 Frauen im Alter von 45–54 Jahren trat bei 84 % mindestens ein klassisches Menopausensymptom auf. 45 % empfanden ein oder mehrere ihrer Symptome als echte Belastung. Häufig kommt es in dieser Zeit zu weitere Veränderungen wie das Selbständigwerden der Kinder, eine verstärkten Annäherung oder Abkehr in der Partnerschaft sowie eine berufliche Umorientierung oder ein völliger Neustart. Ob diese Zeit als Übergang in das Alter oder als neue Chance gesehen wird, ist individuell sehr verschieden. Die Betroffenen sollten sich jedoch immer bewusst sein, dass es sich um einen natürlichen Vorgang und keine Erkrankung im eigentlichen Sinn handelt.

Möglicherweise sind zur Milderung von Wechseljahrsbeschwerden eine vernünftige Ausübung von Sport, insbesondere von Ausdauersport oder Entspannungstechniken wie z. B. Yoga hilfreich. Feuchtigkeit spendenden Cremes, Zäpfchen oder Gele (sog. Lubricants) können bei trockener Scheide appliziert werden. Bei Blasenschwäche kann eine gezielte Beckenbodengymnastik von Nutzen sein. Allgemeine Ratschläge für eine gesündere Lebensführung wie ausreichend Bewegung, ausgewogenes Essen, ausreichende Flüssigkeitszufuhr, Erreichen und Halten des Normalgewichts, Verzicht auf Alkohol und Nikotin, Stressabbau durch bewusstes Entspannen oder ausreichend lange Schlafenszeiten gelten insbesondere für die Zeit der Wechseljahre. Auch die Wirksamkeit von Akupunktur bei vasomotorischen Störungen wurde im Rahmen einer Metaanalyse belegt.

Im Rahmen der Selbstmedikation stehen verschiedene Phytohormone aus Traubensilberkerze, Rotklee, Soja oder Vitex agnus castus zur Verfügung. Bei depressiven Verstimmungen können ebenso Johanniskraut-Präparate eingesetzt werden (▸Kap. 7, Depressionen), bei Schlafstörungen kurzfristig H_1-Antihistaminika oder Baldrian-Präparate (▸Kap. 26).

38.1 Pflanzliche Therapeutika

38.1.1 Traubensilberkerzen-Extrakt (Cimicifuga)

Wirkung

Das Rhizom der Traubensilberkerze enthält neben Bitterstoffen Phytoestrogene, die hormonartige Wirkungen zeigen. Die Droge wird in erster Linie bei prämenstruellen, dysmenorrhoischen, klimakterischen oder neurovegetativen Beschwerden eingesetzt. Ihre endokrine Wirkung ist im Tierversuch belegt und wird in erster Linie auf das Isoflavon Formononetin sowie die Triterpenglykoside Actein und Cimicifugosid sowie die entsprechenden Aglyka Acetylacteol und Cimigenol zurückgeführt. Offenbar bewirken diese Substanzen eine Modulation des Estrogenrezeptors sowie eine reduzierte Ausschüttung von LHRH bzw. des luteinisierenden Hormons. Weiterhin wurden in vitro durch Cimicifuga-Extrakte eine Beeinflussung des noradrenergen Systems, eine intrinsische Aktivität am D_2-Rezeptor, osteoprotektive Effekte und eine Wachstumshemmung bei humanen Prostatakarzinomzellen nachgewiesen. Für Actein-haltige Extrakte wurden ferner spasmolytische, vasodilatierende und antihypertonische Wirkungen gefunden. Wässrige Cimicifuga-Extrakte zeigten im Tierversuch antiphlogistische und analgetische Effekte, möglicherweise über eine Hemmung der Prostaglandinsynthese. Die vorliegenden Resultate aus klinischen Studien zur endokrinen Wirksamkeit von Traubensilberkerzen-Präparaten sind widersprüchlich.

Dosierung

- Tagesdosis: 40–200 mg Droge

Die Anwendung sollte auf 3–6 Monate begrenzt bleiben.

Pharmakokinetische Eigenschaften

Wirkungseintritt

Zum Wirkungseintritt liegen keine Erkenntnisse vor.

Metabolismus und Ausscheidung

Zum pharmakokinetischen Verhalten von Traubensilberkerzen-Extraten sind ebenfalls keine Daten vorhanden.

Besondere Hinweise

Klinische Studien zur Milderung von Wechseljahrsbeschwerden durch Extrakte aus Traubensilberkerzen-Wurzelstock ergaben bislang nur inkonsistente Ergebnisse. Ein größerer Teil der vorliegenden Untersuchungen erfüllt weiterhin nicht die notwendigen Qualitätsanforderungen, insbesondere wegen schlechter Dokumentation und fehlendem Placebovergleich. Hinsichtlich der vasomotorischen Symptome ist bislang kein Unterschied zur Placebowirkung darstellbar. Ebenso liegen keine Daten zu einer möglichen Verbesserung von Lebensqualität, Sexualität oder Knochendichte vor. Traubensilberkerze kann gelegentlich gastrointestinale Beschwerden, Schwindel, Kopfschmerzen, Hautrötungen, allergische Reaktionen, Gewichtszunahme, Brustspannung und menstruationsähnliche Blutungen verursachen. Auch Hepatotoxizität wird zurzeit als mögliche Nebenwirkung diskutiert, daher ist besonders bei Leberfunktionsstörungen erhöhte Vorsicht geboten. Während der Schwangerschaft und der Stillzeit sowie bei Patienten mit hormonabhängig wachsenden Tumoren sollte die Einnahme wegen der endokrinen Wirkkomponenten der Droge unterbleiben.

Zusammenfassende Bewertung

●●○○

Zubereitungen aus Traubensilberkerzen-Wurzelstock können bei der Behandlung von Wechseljahrsbeschwerden möglicherweise eine leichte Besserung bewirken. Die vorliegenden Resultate aus klinischen Studien zur endokrinen Wirksamkeit sind allerdings widersprüchlich. Die Durchführung kontrollierter randomisierter Untersuchungen mit größerer Aussagekraft wäre wünschenswert. Bei hormonabhängigen Tumoren besteht durch Traubensilberkerze möglicherweise die Gefahr einer Wachstumsstimulation.

38.1.2 Isoflavone (z. B. in Rotklee-Extrakt oder Soja)

Wirkung

Die Isoflavone, die z. B. in Rotklee oder Sojaprodukten enthalten sind, besitzen strukturelle Ähnlichkeit mit Estrogenen und werden daher als Phytoestrogene bezeichnet. Sie binden vor allem an den β-Subtyp des Estrogenrezeptors und lösen daher nur einen Teil der Estrogenwirkung aus. Dieser β-Subtyp ist vorzugsweise an Ovar, Knochen, Lunge, Gefäßen und Hippocampus vorzufinden, der α-Subtyp eher an Uterus, Ovar, Brustdrüse und Hypothalamus. Kommen beide Subtypen an einem Organ nebeneinander vor, hemmt der β-Subtyp meist die α-vermittelten Wirkungen. Auch eine vorbeugende Wirkung auf Herz-Kreislauf-Erkrankungen und Osteoporose wird diskutiert. Aufgrund dieser endokrinen Wirkungen kann bei Behandlung von Wechseljahrsbeschwerden ein Therapieversuch mit Isoflavon-Präparaten erwogen werden. Isoflavone sind weiterhin Substrate der thyreoidalen Peroxidase und können somit kompetitiv die Synthese von Schilddrüsenhormonen beeinträchtigen. Zum anderen wurde gezeigt, dass sie dieses Enzym auch direkt hemmen können. Diese Effekte bestehen jedoch nur bei Unterversorgung mit Iod und werden durch ausreichende Iodaufnahme aufgehoben.

Dosierung

- Tagesdosis: Etwa 40–100 mg/d

Pharmakokinetische Eigenschaften

Wirkungseintritt

Zum Wirkungseintritt liegen keine Erkenntnisse vor.

Metabolismus und Ausscheidung

Zum pharmakokinetischen Verhalten von Rotklee-Extraten sind keine Daten vorhanden.

Besondere Hinweise

Aussagekräftige klinische Studien bezüglich der Milderung von Wechseljahrsbeschwerden durch Isoflavon-haltige Arzneimittel und Nahrungsergänzungsmittel liegen bislang nicht vor. In einigen Placebo-kontrollierten Studien war bei relativ hohem Placeboeffekt kein relevanter Unterschied zur den Verum-Gruppen feststellbar, weder bezüglich vasomotorischen Symptomen wie Hitzewallungen und noch zu urogenitalen oder psychischen Befunden. Offenbar profitieren von der Behandlung allenfalls einzelne Patientinnen. Die Studien wiesen weiterhin qualitative Mängel auf, z. B. war die Deklaration der enthaltenen Isoflavone häufig insuffizient, die Dosierungen waren sehr heterogen und die Anzahl der Patienten war meist sehr niedrig. Ein postulierter Schutz vor Herz-Kreislauf-Erkrankungen durch Senkung des LDL-Cholesterolspiegels und Oxidationsschutz von Lipoproteinen betrifft offenbar nur Patientinnen mit erhöhtem Lipid-Plasmaspiegel. Als unerwünschte Wirkungen sind nach Applikation von Isoflavonen gastrointestinale Beschwerden wie Übelkeit, Verstopfung und Blähungen möglich. Frauen mit Brustkrebs in der Vorgeschichte sollten Isoflavone nicht anwenden, da sie in vitro und in Tierversuchen das Tumorwachstum förderten und die Wirksamkeit von Tamoxifen zur Brustkrebsbehandlung beeinträchtigten. Ebenso besteht offenbar ein erhöhtes Risiko für eine Endometriumshyperplasie, eine Schilddrüsenunterfunktion und eine reversible Kropfbildung. Weiterhin wirken insbesondere Sojaproteine stark allergisierend.

Zusammenfassende Bewertung

●○○○

Zubereitungen mit Isoflavonen können derzeit nicht zur Behandlung von Wechseljahrsbeschwerden empfohlen werden. Wirksamkeitsnachweise in kontrollierten klinischen Studien ergaben keinen Unterschied zur Placebowirkung. Weiterhin besteht durch Isoflavone die Gefahr einer Endometriumshyperplasie und einer Wachstumsstimulation von Tumoren.

38

38.1.3 Mönchspfefferfrüchte-Extrakt (Vitex agnus castus)

Wirkung

Wässrig-alkoholische Extrakte aus Mönchspfefferfrüchten hemmen in vitro die Prolaktinsekretion. Es soll zu einer selektiven Stimulation von D_2-Rezeptoren kommen. Tierexperimentell wurde entsprechend eine Beeinträchtigung der Stillleistung nachgewiesen. Humanpharmakologisch ist eine Senkung des Prolaktinspiegels bisher nicht belegt. Mönchspfeffer wird bei verschiedenen Menstruationsstörungen, klimakterischen Beschwerden und Mastodynie eingesetzt. Die Wirkung wird einem Inhaltsstoff mit dopaminerger Wirkung an der Hypophyse zugeschrieben, wodurch die Prolaktin-Freisetzung gehemmt wird.

Dosierung

- Tagesdosis: 4–40 mg als Trockenextrakt oder bis zu 3 g als zerkleinerte Früchte

Pharmakokinetische Eigenschaften

Wirkungseintritt

Zum Wirkungseintritt liegen keine Erkenntnisse vor.

Metabolismus und Ausscheidung

Zum pharmakokinetischen Verhalten von Mönchspfeffer-Extrakten sind keine Daten vorhanden.

Besondere Hinweise

Die Wirksamkeit von Mönchspfefferfrüchte-Extrakt bei Wechseljahrsbeschwerden konnte bislang nicht belegt werden. Unter der Einnahme kann es vereinzelt zu Kopfschmerzen, Hauterscheinungen sowie zu Beschwerden im Magen-Darm-Trakt und im Unterleib kommen. Wegen einer möglichen Beeinflussung des Brustgewebes darf Mönchspfeffer bei Patientinnen mit Mammakarzinom in der Anamnese nicht angewendet werden. Bei Spannungs- und Schwellungsgefühl in den Brüsten sowie beim Auftreten von Blutungen sollte zur diagnostischen Abklärung ein Arzt aufgesucht werden.

> **Zusammenfassende Bewertung**
>
> ●○○○
>
> Zubereitungen aus Mönchspfefferfrüchte-Extrakt können nicht zur Behandlung von Wechseljahrsbeschwerden empfohlen werden. Es sind keine aussagekräftigen klinischen Studien verfügbar. Bei Patientinnen mit Mammakarzinom in der Anamnese besteht eine Kontraindikation.

38.1.4 Anmerkungen

- Zum Nutzen von Salbei-Extrakten bei der Prophylaxe von menopausalen Hitzewallungen liegen keine zuverlässigen Daten vor.
- Für die Anwendung von Zubereitungen aus Nachtkerzenöl, Krokus, Lavendelöl oder Chinesischer Angelikawurzel (Dong Quai) bei Wechseljahrsbeschwerden kann wegen der nur sehr wenigen vorhandenen klinischen Studien keine Empfehlung erteilt werden.

- Ginseng-Präparate wirken sich zwar möglicherweise positiv auf Wohlbefinden, Stimmung und Schlafqualität während der Menopause aus. Zur Wirksamkeit bei den typischen vasomotorischen Wechseljahrs-Symptome konnte jedoch bislang kein Nachweis erbracht werden.
- Zur Vorbeugung einer Osteoporose wird die kombinierte Anwendung von Calciumpräparaten und Cholecalciferol bzw. Calcitriol empfohlen. Für die alleinige Einnahme von Calcium-Ionen oder Vitamin-D_3-Präparaten konnte dagegen kein Nutzen nachgewiesen werden. Bei alleiniger Einnahme von Calcium-Ionen besteht sogar ein erhöhtes Risiko für kardiovaskuläre Ereignisse.

38.2 Abgrenzung zu verschreibungspflichtigen Arzneimitteln und anderen ärztlichen Therapieverfahren

Vasomotorische Symptome wie Hitzewallungen und Herzrasen können Folge des veränderten Hormonhaushalts in den Wechseljahren sein. Zumindest initial sollten die Beschwerden jedoch ärztlich abgeklärt werden, da auch viele andere Ursachen wie z. B. kardiovaskuläre Erkrankungen, Störungen der Schilddrüsenfunktion oder andere hormonelle Störungen denkbar sind. Zur Diagnosefindung kann neben körperlichen Untersuchungen und Abstrichen über einen Bluttest die Konzentrationen der verschiedenen Geschlechtshormone bestimmt werden um herauszufinden, in welcher Phase der Wechseljahre sich die betreffende Frau befindet.

Bei starken Wechseljahrsbeschwerden wird häufig eine Behandlung mit Hormonen (Estrogenen und/oder Gestagenen) erwogen. Das Ziel einer Hormontherapie (HT) ist im Gegensatz zu anderen Substitutionstherapien nicht, die physiologischen Verhältnisse wiederherzustellen. Daher wurde die frühere Bezeichnung „Hormonersatztherapie (HET)" zugunsten der „Hormontherapie (HT)" verlassen. Durch eine Hormontherapie können, die meisten akuten Symptome der Menopause effektiv kontrolliert werden. Die Applikation kann peroral, als intramuskuläre Injektion, Nasenspray, Gel, Creme, Zäpfchen oder Pflaster erfolgen. Man unterscheidet zwischen einer Monotherapie mit Estrogenen und einer Kombinationstherapie mit Estrogenen und Gestagenen. Letztere wird bei Frauen mit vorhandener Gebärmutter bevorzugt angewendet, da ohne Gestagen ein erhöhtes Risiko für verstärkte Endometriumproliferation, Endometriumkarzinome und Gebärmutterhalskrebs besteht. In der Peri- und frühen Postmenopause werden kombinierte Präparate meist sequenziell als perorale Arzneiformen oder Pflaster angewendet. In der späteren Postmenopause erfolgt die Applikation dagegen kontinuierlich. Generell sollte eine Hormontherapie wegen der damit assoziierten schwerwiegenden Nebenwirkungen in der niedrigsten wirksamen Dosierung und für die kürzest mögliche Dauer erfolgen. Estrogene erhöhen nicht nur das Risiko für Endometrium- und Mammakarzinome, sondern auch für Schlaganfälle und venöse Thromboembolien.

Alternativ zur klassischen Hormontherapie kann das als Estrogen, Gestagen und Androgen wirksame Steroid Tibolon eine Reduktion von vasomotorischen Wechseljahrssymptomen und eine Verbesserung der urogenitalen Störungen bewirken. Aber auch diese Substanz ist mit einem erhöhten Brustkrebsrisiko assoziiert. Bei trockener Scheide kann zur Entlastung des Organismus topisches Estrogen als Creme, Zäpfchen oder Gel eingesetzt werden.

Stark belastende depressive Verstimmungen müssen unter Umständen mit Antidepressiva wie selektiven Serotonin-Wiederaufnahmehemmern (SSRI), selektiven Serotonin/Noradrenalin-Wiederaufnahmehemmern, tricyclischen oder tetracyclischen Antidepressiva oder Monoaminoxidasehemmern behandelt werden (▸Kap. 7 Depressionen). Diese Substanzen mildern unmittelbar, zumindest über kürzere Behandlungszeiträume, auch vasomotorische Wechseljahrssymptome ab. So reduzierten SSRI wie Venlafaxin, Paroxetin und Fluoxetin in Kurzzeitstudien die Inzidenz von Hitzewallungen um 50–60 %.

Eine zusätzliche Knochendichtemessung zum Eintreten der Wechseljahre kann eine möglicherweise beginnende Osteoporose sichtbar machen. In diesem Fall sollte eine Behandlung mit Calcium und Vitamin D_3 bzw. mit Bisphosphonaten wie Aledronat, Ibandronat oder Risedronat erwogen werden.

38.3 Fertigarzneimittel (exemplarische Auswahl)

Wirkstoff	Präparatebeispiele®
Isoflavon/Soja	Isoflavon 45 mg, Revomed Soja
Johanniskraut	Felis, Hyperforat, Laif, Neuroplant Aktiv, Remifemin plus, Texx
Mönchspfeffer/Agnus castus	Agnolyt Madaus, Castufemin, Feminon A, Gynocastus, Strotan
Rotklee	Menoflavon, Promensil
Salbei	Salbei Curarina, Salvia N Synergon, Sweatosan
Traubensilberkerze/Cimicifuga	Cimicifuga-ratiopharm, Feminon C, Klimadynon, Remifemin,

Literatur

Ammon H, Mutschler E, Scholz H (Hrsg.). Arzneimittel Information und Beratung. 12. Akt.lfg., Wissenschaftliche Verlagsgesellschaft Stuttgart, 2013

Avenell A, Gillespie WJ, Gillespie LD, O'Connell D. Vitamin D and vitamin D analogues for preventing fractures associated with involutional and post-menopausal osteoporosis, Cochrane Database of Systematic Reviews, Issue 2, 2009

Bischoff-Ferrari HA1, Willett WC, Wong JB, Giovannucci E, Dietrich T, Dawson-Hughes B. Fracture prevention with vitamin D supplementation: a meta-analysis of randomized controlled trials, JAMA; 11/293(18):2257–2264, 2005

Burbos N, Morris EP. Menopausal symptoms, Clinical Evidence; 06:804, 2011

Chin HY, Pan CH, Shyn YK, Han BC, Tsai PS. Effects of acupuncture on menopause-related symptoms and quality of life in women on natural menopause: a meta-analysis of randomized controlled trials Menopause; 7:2014

Daley A, Stokes-Lampard H, MacArthur C. Exercise for vasomotor menopausal symptoms, Cochrane Database of Systematic Reviews, Issue 5, 2011

Dodin S, Blanchet C, Marc I, Ernst E, Wu T, Vaillancourt C, Paquette J, Maunsell E. Acupuncture for menopausal hot flushes, Cochrane Database of Systematic Reviews, Issue 7, 2013

Drugdex® System. Thomson Healthcare, Zugegriffen 04/2014

Dwyer AV, Whitten DL, Hawrelak JA. Herbal Medicines, other than St. John's Wort, in the Treatment of Depression: A Systematic Review, Altern Med Rev; 16(1):40–49, 2010

Fachinformationen der einzelnen Wirkstoffe

Formoso G, Perrone E, Maltoni S, Balduzzi S, D'Amico R, Bassi C, Basevi V, Marata AM, Magrini N, Maestri E. Short and long term effects of tibolone in postmenopausal Women, Cochrane Database of Systematic Reviews, Issue 2, 2012

Gale CK, Millichamp J. Generalised anxiety disorder, Clinical Evidence; 10:1002, 2011

Geddes JA, Inderjeeth CA. Evidence for the treatment of osteoporosis with vitamin d in residential care and in the community dwelling elderly. Biomed Res Int. 2013:463589

Hamacher H, Wahl MA. Selbstmedikation, 2. Aufl., Wissenschaftliche Verlagsgesellschaft Stuttgart, 2011

Leach MJ, Moore V. Black cohosh (Cimicifuga spp.) for menopausal symptoms, Cochrane Database of Systematic Reviews, Issue 9, 2012

Lethaby A, Hogervorst E, Richards M, Yesufu A, Yaffe K. Hormone replacement therapy for cognitive function in postmenopausal women, Cochrane Database of Systematic Reviews, Issue 1, 2008

Lethaby A, Marjoribanks J, Kronenberg F, Roberts H, Eden J, Brown J. Phytoestrogens for vasomotor menopausal symptoms, Cochrane Database of Systematic Reviews, Issue 12, 2013

Low Dog T. Menopause: a review of botanical dietary supplements, Am J Med; 118 (12B):98S–108S, 2005

Marjoribanks J, Farquhar C, Roberts H, Lethaby A. Long term hormone therapy for perimenopausal and postmenopausal women, Cochrane Database of Systematic Reviews, Issue 7, 2012

Nastri CO, Lara LA, Ferriani RA, Rosa-e-Silva ACJS, Figueiredo JBP, Martins WP. Hormone therapy for sexual function in perimenopausal and postmenopausal women, Cochrane Database of Systematic Reviews, Issue 6, 2013

Rahte S, Evans R, Eugster PJ, Marcourt L, Wolfender JL, Kortenkamp A, Tasdemir D. Salvia officinalis for hot flushes: towards determination of mechanism of activity and active principles, Planta Med;79(9):753–760, 2013

S3+IDA-Leitlinie Hormontherapie in der Peri- und Postmenopause; AWMF-Register-Nr. 015/062, 2013

S3-Leitlinie Prophylaxe, Diagnostik und Therapie der Osteoporose bei Erwachsenen; AWMF-Registernr. 043/003, 2009

van Zuuren EJ, Fedorowicz Z, Carter B, Andriolo RB, Schoones J. Interventions for female pattern hair loss, Cochrane Database of Systematic Reviews, Issue 5, 2012

Vera C. Non-hormonal therapy for hot flushes in postmenopausal women, Cochrane protocol, Issue 3, 2004

Vestergaard P, Mosekilde L, Langdahl B. Fracture prevention in postmenopausal women, Clinical Evidence; 05:1109, 2011

Cho SH, Whang WW, Acupuncture for vasomotor menopausal symptoms: a systematic review, Menopause; 16(5):1065–1073, 2009

Wichtl M. Teedrogen und Phytopharmaka. 5. Aufl., Wissenschaftliche Verlagsgesellschaft, Stuttgart 2009

Wyk van B-E, Wink C, Wink M. Handbuch der Arzneipflanzen. 1. Aufl., Wissenschaftliche Verlagsgesellschaft Stuttgart, 2004

39 Wundbehandlung

Jeder Mensch zieht sich im Verlauf seines Lebens mehr oder wenig häufig größere oder kleinere Wunden zu. Im Alltag entstehen akute offene oder geschlossene Wunden u.a. durch Abschürfungen, Schnitte, Stiche, Risse, Verbrennungen, Quetschungen oder Bisse. Ziel einer Wundversorgung ist es, eine möglichst vollständige Wiederherstellung ohne störende Narbenbildung zu erreichen. Wunden schließen sich normalerweise wieder von selbst.

Die Phasen der Wundheilung werden wie folgt unterschieden:

- Exsudative Phase (Entzündung): 1.–4. Tag
- Proliferative Phase (Granulation): 2.–16. Tag
- Reparative Phase (Epithelialisierung): 5.–25. Tag

Eine leichte Entzündungsreaktion beschleunigt die Wundheilung. Wird sie unterdrückt, hemmt man gleichzeitig den Heilungsprozess. Bei Infektionen mit Bakterien verstärkt sich die Entzündung und es kann zur Eiterbildung kommen. Als Richtlinie gilt, dass möglicherweise kontaminierte akute Wunden nur einmalig gereinigt und desinfiziert werden sollen, um durch die reizende Wirkung des Antiseptikums die Wundheilung nicht zu verzögern.

Kleinere Wunden können nach oberflächlichem Abspülen mit sauberem fließenden Wasser oder isotonischer Kochsalzlösung versorgt werden. Bei etwas tieferen Wunden trägt meist die entsprechende Blutung ausreichend zur Ausschwemmung von Krankheitskeimen bei. Die Befeuchtung der verwendeten Kompresse und die erforderliche Spülmenge richten sich nach der individuellen Wundsituation. Die Wundreinigung sollte entsprechend den allgemein anerkannten Verfahren der Hygiene unter keimarmen Bedingungen mit sterilen Instrumenten und sterilem Material unter Beachtung der „Non-Touch-Technik“ erfolgen. Abgesehen vom Entfernen größerer Fremdkörper sind weitere Spülmaßnahmen nicht erforderlich. Antiseptika wie z.B. Alkohole, iodhaltige Verbindungen, Polihexanid oder Octenidin können im Rahmen der Selbstmedikation eine Wundinfektion verhindern. Allerdings ist die Datenlage zum Nutzen dieser Maßnahmen nicht besonders gut. Die Substanzen werden auf die Wunde selbst und auf die angrenzende Region aufgebracht. Wundantiseptika sind – nach aktueller europäischer Konsensusempfehlung – nur nach sorgfältiger Indikationsstellung anzuwenden. Anderenfalls kann es zu Störungen der Wundheilung kommen. Eine Kombination der genannten Substanzen trägt nicht unbedingt zur besseren Wirksamkeit des Präparats bei, erhöht jedoch das Risiko für Nebenwirkungen wie z. B. Kontaktallergien. Hausmittel wie Mehl oder Öl sind abzulehnen. Mittel zur Regeneration wie Dexpanthenol, Hydrosomen oder verschiedene Pflanzenextrakte sollen die Wundheilung fördern.

Nach der Erstversorgung können kleinere Verletzungen durch Wundschnellverband, semipermeable Wundfolien, Klammerpflaster oder Sprühverband vor Sekundärinfektionen geschützt werden.

Ein optimaler Verband erfüllt folgende Kriterien:
- Aufnahme von Wundsekret ohne Austrocknung
- Atraumatischer Verbandswechsel möglich
- Verträgliches Material ohne Gefahr der Inkorporation in die Wunde
- Möglichkeit zum Gasaustausch
- Schutz gegen physikalische, chemische und mikrobielle Belastungen
- Reduktion von Schmerz und Juckreiz

Wundauflagen mit Alginat, Hydrogele oder Hydrokolloide sollen eine Aufrechterhaltung eines feuchten Wundmilieus bewirken. Dies soll zu einer beschleunigten und möglichst narbenfreien Abheilung führen. Schaumverbände mit wasserdampfdurchlässiger Polyurethan-Deckschicht werden eher bei tieferen oder langwierigeren Verletzungen eingesetzt. Sie schützen die betroffene Region, binden das Wundsekret und erhalten ebenfalls ein feuchtes Milieu. Ein eindeutiger Nutzen von Schaum- oder Alginatverbänden konnte bislang nicht nachgewiesen werden.

Im weiteren Verlauf muss der Wundbereich möglichst trocken gehalten werden. Nach dem Duschen ist der Verband zu wechseln, Baden ist zu vermeiden, gegebenenfalls können Duschpflaster verwendet werden.

39.1 Antiseptika

39.1.1 Alkohole

Wirkung

Alkohole wie Ethanol, Isopropanol wirken schädigend auf die Hülle von Mikroorganismen und töten sie somit ab. Die Wirksamkeit umfasst vor allem Bakterien (inkl. Tuberkelbakterien) und Pilze. Der viruzide Effekt gegen behüllte Viren, Rota- u. Adenoviren ist jedoch begrenzt. Bakterielle Sporen werden nicht angegriffen. Alkohole besitzen ihr Wirkungsoptimum bei 70 bis 80 %, da ein bestimmter Wassergehalt für die bakterizide Wirkung erforderlich ist.

Dosierung

- 70–80%ige Zubereitungen mit einem Tuch oder Tupfer aufbringen oder aufsprühen

Pharmakokinetische Eigenschaften

Wirkungseintritt

Die Einwirkzeit liegt mindestens bei einigen Minuten. Bei kleineren Wunden sollte die Anwendung nur einmalig erfolgen, um durch die reizende Wirkung des Antiseptikums die Wundheilung nicht zu verzögern.

Metabolismus und Ausscheidung

Zur topischen Applikation von Alkoholen liegen keine pharmakokinetischen Daten vor.

Besondere Hinweise

Alkohole dürfen nicht auf offenen Wunden oder Schleimhäuten angewendet werden, da ein unangenehmes Brennen auftritt. Ethanol und Isopropanol entfetten die Haut stark. Bei häufigerer Anwendung kann es daher zu Spannungsgefühlen kommen. Bei Säuglingen ist wegen der noch besonders empfindlichen Haut Vorsicht geboten.

Zusammenfassende Bewertung

●○○○

Alkohole sollten allenfalls zur kurzzeitigen Desinfektion kleinerer Wunden eingesetzt werden. Bei der Versorgung größerer Wunden kann verstärktes Brennen auftreten. Bei längerfristigem Einsatz wird die Wundheilung möglicherweise verzögert.

39.1.2 Povidon-Iod

Wirkung

Aus dem Povidon-Komplex freigesetztes Iod reagiert als starkes Oxidationsmittel u. a. mit ungesättigten Fettsäuren sowie mit oxidierbaren SH- oder OH-Gruppen der Aminosäuren in Enzymen und Strukturproteinen von Mikroorganismen. Aufgrund des unspezifischen Wirkprinzips ist Povidon-Iod gegen ein breites Spektrum humanpathogener Mikroorganismen, z. B. grampositive und gramnegative Bakterien, Mykobakterien, Pilze, zahlreiche Viren und einige Protozoen, wirksam.

Dosierung

- Akute Wunden: 10%ige Zubereitungen ein- bis mehrmals täglich unverdünnt auftragen
- Chronische Wunden: 10%ige Lösungen vor dem Auftragen 1:2 bis 1:20 mit Ringerlösung oder physiologischer Kochsalzlösung verdünnen

Pharmakokinetische Eigenschaften

Wirkungseintritt

Die Wirkung setzt innerhalb von 30 Sekunden ein und hält so lange an, wie die Anwesenheit von Iod durch die Braunfärbung angezeigt wird. Bei infizierten Wunden sollte die Anwendung so lange fortgeführt werden, wie noch Anzeichen einer Infektion bestehen. Kommt es nach Absetzen der Behandlung zu einem Infektionsrezidiv, so kann die Behandlung jederzeit erneut begonnen werden.

Metabolismus und Ausscheidung

Bei zeitlich begrenzter Anwendung auf intakter Haut werden nur sehr geringe Mengen an Iod resorbiert. Eine ausgeprägte Aufnahme kann bei längerfristiger Anwendung auf Schleimhäuten, ausgedehnten Haut-, Wund- oder Verbrennungsflächen erfolgen. Die Ausscheidung erfolgt überwiegend renal.

Besondere Hinweise

Povidon-Iod ist ein sicher wirksames und gut verträgliches Antiseptikum. Aufgrund seiner guten viruziden Wirkung ist es auch zur akuten Behandlung von Stich- und Schnittverletzungen bei Verdacht auf HIV-, HBV- oder HCV-Infektion geeignet. Povidon-Iod brennt auf verletzter Haut wesentlich schwächer als herkömmliche Iodtinktur. Offene tiefe Wunden sollten wegen einer verstärkten Iodresorption nicht behandelt werden. Ohnehin gehören sie in die Hand eines Arztes. Eine Erhöhung des Iod-Spiegels führt bei gesunder Schilddrüse nicht zu klinisch relevanten Veränderungen des Schilddrüsenhormonstatus. Hyperthyreose und der Zeitraum vor und nach einer Radio-Iod-Untersuchung gelten jedoch als Kontraindikation. Kinder < 6 Monaten sollten nur nach strenger Nutzen-Risiko-Abwägung behandelt werden. Wegen der Plazentagängigkeit von Iod und der Empfindlichkeit der Schilddrüse des Feten sollten iodhaltige Präparate während der gesamten Schwangerschaft vermieden werden. Auch die Anwendung während der Stillzeit wird nicht empfohlen.

Zusammenfassende Bewertung

●●○○

Povidon-Iod kann zur Desinfektion von kleineren Wunden eingesetzt werden. Es ist im Gegensatz zu Alkoholen auch gegen Viren wirksam und brennt nur wenig. Bei längerfristigem Einsatz wird jedoch möglicherweise die Wundheilung verzögert.

39.1.3 Polihexanid

Wirkung

Das Antiseptikum Polihexanid ist eine kationenaktive Verbindung und wirkt durch selektive Bindung an saure Lipide bakterieller Zellmembranen. Die Mikroorganismen werden schon von sehr geringen Konzentrationen nachhaltig geschädigt und abgetötet. Eine Bindung an menschliche Zellen erfolgt nicht. Polihexanid hat ein breites Wirkungsspektrum, u. a. auch gegen Methicillin-resistenten Staphylococcus aureus (MRSA). Die Substanz kann auch zur Dekontamination bei kritisch kolonisierten und infizierten Wunden erfolgen. Die Wundheilung wird durch Polihexanid kaum beeinträchtigt.

Dosierung

- 0,02–0,04%ige Lösungen zum Spülen infizierter Wunden oder als antimikrobielle Wundauflage einmal täglich applizieren

Pharmakokinetische Eigenschaften

Wirkungseintritt

Der Wirkungseintritt liegt bei 5–20 Minuten.

Metabolismus und Ausscheidung

Sowohl bei Anwendung auf intakter Haut als auch auf Wunden wird Polihexanid nicht resorbiert.

Besondere Hinweise

Aufgrund der sehr guten Gewebeverträglichkeit und Wirksamkeit ist Polihexanid ein Antiseptikum der Wahl. Dies gilt auch für die Behandlung schlecht heilender chronischer oder sehr empfindlicher Wunden oder für die MRSA-Dekontamination. Die Substanz ist hilfreich zum Abtragen nekrotischer oder infizierter Gewebeteile, beeinflusst Granulation und Wundheilung positiv und wirkt zusätzlich befeuchtend. Für die Anwendung bei kleineren Kindern sowie während der Schwangerschaft und der Stillzeit bestehen zurzeit keine ausreichenden Erfahrungen.

> **Zusammenfassende Bewertung**
>
> ●●●○
>
> Polihexanid ist aufgrund seiner guten Wirksamkeit gegen Bakterien und Pilze und wegen seiner Gewebeverträglichkeit auch für die längerfristige Anwendung geeignet. Es ist gegen MRSA wirksam, nicht jedoch gegen Viren.

39.1.4 Octenidin

Wirkung

Octenidin ist eine kationenaktive Substanz und reagiert mit Zellwand- und Membranbestandteilen von Mikroorganismen. In der Folge kommt es zur Zerstörung von deren Zellfunktion.

Dosierung

- 0,1%ige Lösungen mit Hilfe von Tupfern oder als Spray einmal täglich auf die betroffene Region aufbringen

Pharmakokinetische Eigenschaften

Wirkungseintritt

Die Wirkung tritt innerhalb von 30 Sekunden bis 5 Minuten ein. Die Anwendungsdauer sollte begrenzt bleiben.

Metabolismus und Ausscheidung

Octenidin wird sowohl gastrointestinal als auch perkutan in nur sehr geringem Umfang resorbiert. Ein Überwinden der Plazentaschranke kann ausgeschlossen werden.

Besondere Hinweise

Octenidin ist gut gewebeverträglich, sollte jedoch nicht am Ohr verwendet werden, um eine Beschädigung des Trommelfells zu vermeiden. Eine Anwendung während der Schwangerschaft und der Stillzeit erscheint vertretbar.

Octenidin wird meist in Kombination mit 2%igem Phenoxyethanol eingesetzt. Dieser Alkohol wirkt aufgrund einer Erhöhung der Durchlässigkeit der Zellmembran für Kalium bakterizid und brennt ebenfalls nicht.

Zusammenfassende Bewertung

●●●○

Octenidin kann zur Desinfektion von Wunden eingesetzt werden. Die Substanz ist gut wirksam und gewebeverträglich.

39.1.5 Ionisches Silber

Wirkung

Ionisches Silber wirkt über eine Störung der DNA-Synthese sowie über eine Bindung an Struktur- und Funktionsproteine von Bakterien. Aufgrund seiner zytotoxischen Wirkung beeinträchtigt es die Wundheilung.

Dosierung

- Ionische Silberverbindungen werden vor allem in Form von Wundauflagen appliziert.

Pharmakokinetische Eigenschaften

Wirkungseintritt

Zum genauen Wirkungseintritt liegen keine Erkenntnisse vor.

Metabolismus und Ausscheidung

Nach topischer Applikation werden Silberionen praktisch nicht resorbiert. Die Substanz verteilt sich in die Gewebe, vor allem in Leber und Milz. Die Ausscheidung erfolgt hauptsächlich über die Fäzes.

Besondere Hinweise

Ionische Silberverbindungen sollten vor allem in Form von Wundauflagen appliziert werden, damit die Durchdringung des Gewebes nicht zu stark ist und somit die Heilung nicht behindert wird. Bei topischer Anwendung kann Argyrie, eine blaugräuliche Gewebeverfärbung durch Silbersulfid, auftreten.

Ionische Silberverbindungen werden in randomisierten kontrollierten Studien nicht gut bewertet. Es konnte weder eine Beschleunigung der Heilung noch eine Reduktion der Infektionsrate nachgewiesen werden. In einigen Untersuchungen war die Heilung deutlich verzögert und es traten verstärkt Schmerzen auf.

Zusammenfassende Bewertung

●○○○

Ionische Silberverbindungen können trotz häufiger Anwendung in der Praxis nicht zur Wundbehandlung empfohlen werden. Aus der bisherigen Datenlage kann nicht geschlossen werden, dass die Wundheilung gefördert oder Wundinfektionen verhindert werden. Es gibt hingegen Hinweise, dass Silberverbindungen eventuell eine Verzögerung der Heilung und u. U. eine Verstärkung von Schmerzen bewirken.

39.1.6 Anmerkungen

- Das topisch eingesetzte Antibiotikum Tyrothricin kann über kurze Zeit bei leichten bakteriellen Wundinfektionen angewendet werden. Kontrollierte klinische Studien zum Wirksamkeitsnachweis liegen jedoch nicht vor.
- Das früher häufig eingesetzte Antiseptikum Dequaliniumchlorid gilt nicht mehr als bevorzugte Substanz. Es wirkt deutlich schwächer als z. B. iodhaltige Zubereitungen oder Alkohole.
- Benzalkonium, Biphenylol, Chinolinol, Chlorokresol und Dibromol gelten ebenfalls nicht mehr als bevorzugte Antiseptika. Es besteht ein erhöhtes Risiko für das Auftreten allergischer Reaktionen.
- Die Wirkung von Chlorhexidin ist zwar lange anhaltend, dafür bewirkt die Substanz eine Hemmung der Wundheilung und wirkt allergisierend. Daher kann allenfalls der einmalige Einsatz zur Erstversorgung empfohlen werden.
- Das iodhaltige Clioquinol ist ein nur mäßig wirksames Antiseptikum und wird in größerem Ausmaß systemisch resorbiert. Bei großflächiger Anwendung sind sogar Nervenschädigungen und Erblindung möglich. Von einer Anwendung wird abgeraten.
- Ethacridin ist ebenfalls ein überholtes Therapieprinzip. Neben einer unzureichenden antiseptischen Wirkung hemmt es die Wundheilung und löst Kontaktallergien aus.
- Zum Beleg der Wirksamkeit von Wasserstoffperoxid liegen keine klinischen Studien vor. Offenbar kommt es hauptsächlich zu einer mechanischen Reinigung der Wunde durch die Freisetzung von Sauerstoff.

39.2 Wundheilungsfördernde Substanzen

39.2.1 Hydrosomales Wundgel

Wirkung

Das Wundgel enthält Hydrosomen, zwiebelartig aufgebaute Doppelschichten mit eingelagertem Wasser, die bis zum Wundgrund penetrieren und die Wunde mit körperidentischen Phospholipiden und Feuchtigkeit versorgen. Diese Phospholipide unterstützen proliferative Vorgänge in der Wunde und den Abtransport von nekrotischem Material (autolytisches Débridement). Bei zusätzlicher Beladung der Hydrosomen mit einem Antiseptikum, z. B. Povidon-Iod, kann zusätzlich einer Wundinfektion vorgebeugt werden.

Dosierung

- Wundgel zwei Millimeter dick auf die Wunde auftragen oder auf eine entsprechende Wundauflage aufbringen

Pharmakokinetische Eigenschaften

Wirkungseintritt

Zum genauen Wirkungseintritt liegen keine Erkenntnisse vor.

Metabolismus und Ausscheidung

Pharmakokinetische Daten sind nicht bekannt.

Besondere Hinweise

In einigen kleineren kontrollierten Studien, insbesondere bei diabetischem Fuß, konnte gezeigt werden, dass hydrosomale Wundgele zur verbesserten Heilung beitragen können. Die Wunden werden intensiv befeuchtet und heilen somit schneller ab. Eine vorausgehende Behandlung mit einem Antiseptikum oder die Einlagerung eines solchen in die Hydrosomen verbessern die Heilungsergebnisse zusätzlich.

Zusammenfassende Bewertung

●●○○

Zur Wundheilungsförderung hydrosomaler Wundgele liegen einige kleinere klinische Studien vor. Die Anwendung in Kombination mit einem Antiseptikum ist ebenfalls möglich. Zur endgültigen Beurteilung sind weitere kontrollierte Untersuchungen an größeren Patientenkollektiven erforderlich.

39.2.2 Anmerkungen

- Pflanzenextrakte aus Kamille, Echinacea, Hamamelis, Calendula oder Zwiebeln werden sehr häufig zur Unterstützung der Wundheilung eingesetzt. Aussagekräftige kontrollierte klinische Studien zur Wirksamkeit liegen jedoch nicht vor.
- Die feuchte Wundbehandlung hat sich insbesondere bei chronischen Wunden bewährt und wird in entsprechenden Leitlinien empfohlen. Durch hydroaktive Verbände oder Pflaster wird verhindert, dass die Wundflüssigkeit austrocknet. Die Neubildung von Zellen wird angeregt und das Infektionsrisiko gesenkt. Die Bildung von Wundschorf, der die Einwanderung neu gebildeter Zellen stört, und das Verkleben mit dem Verbandmaterial wird verhindert.
- Dexpanthenol ist das alkoholische Analogon des sog. „Hautvitamins" Pantothensäure und als Bestandteil von Coenzym A an zahlreichen Stoffwechselprozessen beteiligt, wie z. B. an der Bildung von Granulationsgewebe. Die Datenlage zur heilungsfördernden Wirksamkeit ist bislang begrenzt.
- Zinkhaltige Externa haben einen adstringierenden, antiinflammatorischen und kühlenden Effekt. Die Anwendung kann daher bei entzündlichen Läsionen erfolgen. Eine Empfehlung auf der Basis kontrollierter Studien kann jedoch zurzeit nicht gegeben werden.
- Honig wirkt möglicherweise, zumindest bei akuten Wunden, beschleunigend auf die Wundheilung. Die in zahlreichen In-vitro-Untersuchungen nachgewiesene antimikrobielle Wirkung beruht auf der hohen Osmolarität des enthaltenen Zuckers und der damit einhergehenden Membrandestabilisierung sowie auf dem Gehalt an Wasserstoffperoxid welches durch das Enzym Glucose-Oxidase permanent gebildet wird. Zur eindeutigen Beurteilung sind jedoch weitere kontrollierte klinische Studien erforderlich.

39.3 Abgrenzung zu verschreibungspflichtigen Arzneimitteln und anderen ärztlichen Therapieverfahren

Bei größeren offenen, entzündeten, infizierten oder stark eiternden Wunden sollte ein Arzt konsultiert werden. Ebenso bei großem Blutverlust, Verdacht auf innere Verletzungen, Ulzerationen oder bei zusätzlichen Reaktionen wie Fieber oder Lymphknotenschwellungen. Große Wunden sollten bis zur ärztlichen Versorgung nicht ausgewaschen, gereinigt oder berührt werden. Zunächst stehen Blutstillung, sterile Abdeckung und Ruhigstellung im Vordergrund. Schnittwunden mit mehr als 1 cm Länge oder nicht glatten Wundrändern müssen möglicherweise chirurgisch versorgt bzw. genäht werden. Spezielle Wunden wie größere Brandwunden, Säure-/Laugenverletzungen, Dekubitus oder schlecht heilende Wunden bei Diabetikern bedürfen einer besonderen Behandlung und sollten daher auch unter ärztlicher Aufsicht versorgt werden. Bei akuten Verletzungen muss zunächst der Tetanus-Impfschutz überprüft und ggf. Tetanusimmunglobulin appliziert werden. Bei Tierbissen kann die Gabe von Tollwutimmunglobulin erforderlich sein.

Infizierte Wunden sollten vorzugsweise mit systemischen Antibiotika behandelt werden, da eine lokale Antibiose Allergien hervorrufen kann. Bisswunden von Katzen führen eher zu bakteriellen Infektionen als Hundebisse. Auf Menschen zurückzuführende Bisswunden sind prinzipiell gefährlicher als Tierbisse. Häufig treten hier Infektionen durch Problemkeime wie alpha-hämolysierende Streptokokken oder S. aureus auf. Bei Patienten mit verzögerter Blutgerinnung kann die Stillung der Blutung mit besonderen Naht oder Verbandstechniken herbeigeführt werden. Insbesondere bei chronischen Wunden kommt es mitunter zur Bildung von Wundbelägen und Nekrosen. Mit dem Débridementverfahren können diese Beläge entfernt werden. Dies ist entweder chirurgisch oder durch Aufbringen hydroaktiver Wundauflagen bzw. Enzymzubereitungen möglich. Biochirurgisches Débridement wird mit Hilfe steril gezüchteter Maden durchgeführt. Diese werden für 2–4 Tage auf die Wunde aufgebracht und sondern ein Sekret ab, das selektiv nekrotisches Gewebe auflöst, ohne gesundes Gewebe zu beschädigen.

Schlecht heilende Wunden, z. B. bei diabetischem Fuß, können mit Platelet-derived-growth-factor-Zubereitungen (PDGF) behandelt werden. PDGF unterstützt das Zusammenziehen des Gewebes und die Wiederherstellung der Festigkeit. In der Folge wird das Eindringen von Bindegewebszellen, die der Wundheilung dienen, gefördert. Aus autologen, allogenen oder xenogenen Zellen hergestellte sog. Tissue-Engineering-Produkte greifen ebenfalls aktiv in die Wundheilung ein. Die Behandlung mit Wachstumsfaktoren ist nicht immer erfolgreich, derzeit noch sehr teuer und daher nur speziellen Indikationen vorbehalten. Der eindeutige Nutzen dieser modernen Behandlungsformen muss in weiteren klinischen Studien nachgewiesen werden.

39.4 Fertigarzneimittel (exemplarische Auswahl)

Wirkstoff	Präparatebeispiele®
Alkohole	Kodan Tinktur, Rutisept extra
Hydrosomales Wundgel	Repithel
Octenidin	Octenidin, Octeniderm, Octenisept
Polihexanid	Serasept, Hemosept, DrakoWundgel
Povidon-Iod	Betaisodona, Braunol, Sepso J Lösung

Literatur

Augustin M. et al. Versorgungssituation bei chronischen Wunden: Studie zur leitliniengerechten und evidenzbasierten Versorgung des Ulcus cruris in Hamburg, Wundzentrum Hamburg DDG, BVDD, AWMF, DGfW, 2006

Bergin S, Wraight P. Silver based wound dressings and topical agents for treating diabetic foot ulcers, Cochrane Database of Systematic Reviews, Issue 2, 2011

Briggs M, Nelson EA. Topical agents or dressings for pain in venous leg ulcers, Cochrane Database of Systematic Reviews, Issue 4, 2010

Dumville JC, O'Meara S, Deshpande S, Speak K. Hydrogel dressings for healing diabetic foot ulcers, Cochrane Database of Systematic Reviews, Issue 9, 2011

Fachinformationen der einzelnen Wirkstoffe

Goldstein EJ. Bite wounds and infection. Clin Infect Dis; 14(3):633–8, 1992

Hamacher H, Wahl MA. Selbstmedikation, 2. Aufl., Wissenschaftliche Verlagsgesellschaft Stuttgart, 2011

Hauser J, Rossbach O, Langer S, et al. Local therapy of grade IIa burns: efficacy and tolerability of a new hydrosome wound gel for the local treatment of grade IIa burns as compared with silver sulfadiazine ointment. Unfallchirurg; 110:988–994, 2007

Hunt DL. Diabetes: foot ulcers and amputations, Clinical Evidence; 08:602, 2011

Jull AB, Rodgers A, Walker N. Honey as a topical treatment for wounds, Cochrane Database of Systematic Reviews, Issue 4, 2009

Kramer A, Daeschlein G, Kammerlander G, Andriessen A, Aspöck C, Bergemann R, Eberlein T, Gerngross H, Görtz G, Heeg P, Jünger M, Koch S, König B, Laun R, Peter RU, Roth B, Ruef C, Sellmer W, Wewalka G, Eisenbeiß W. Konsensusempfehlung zur Auswahl von Wirkstoffen für die Wundantiseptik, 2004

Looke D, Dendle C. Bites (mammalian), Clinical Evidence; 07:914, 2010

Moore ZE, Cowman S. Wound cleansing for pressure ulcers, Cochrane Database of Systematic Reviews, Issue 3, 2013

Nelson EA, Bell-Syer SE. Compression for preventing recurrence of venous ulcers, Cochrane Database of Systematic Reviews, Issue 8, 2012

O'Meara S, Al-Kurdi D, Ologun Y, Ovington LG, Martyn-St James M, Richardson R. Antibiotics and antiseptics for venous leg ulcers, Cochrane Database of Systematic Reviews, Issue 1, 2014

O'Meara S, Cullum NA, Nelson EA, Dumville JC. Compression for venous leg ulcers, Cochrane Database of Systematic Reviews, Issue 11, 2012

O'Meara S, Martyn-St James M. Alginate dressings for venous leg ulcers, Cochrane Database of Systematic Reviews, Issue 4, 2013

O'Meara S, Martyn-St James M. Foam dressings for venous leg ulcers, Cochrane Database of Systematic Reviews, Issue 5, 2013

RKI-Ratgeber für Ärzte, Tetanus, Robert-Koch-Institut, www.rki.de, Stand 2010

S1-Leitlinie Wunden und Wundbehandlung im Kindesalter; AWMF-Registernr. 006/129; 2011

S3-Leitlinie Lokaltherapie chronischer Wunden bei Patienten mit den Risiken periphere arterielle Verschlusskrankheit, Diabetes mellitus, chronisch venöse Insuffizienz; AWMF-Registernr. 091–001, 2012

Scottish Intercollegiate Guidelines Network; Management of chronic venous leg ulcers. A national clinical guideline, 2010

Shingler S, Robertson L, Boghossian S, Stewart M. Compression stockings for the initial treatment of varicose veins in patients without venous ulceration, Cochrane Database of Systematic Reviews, Issue 11, 2011

Storm-Versloot MN, Vos CG, Ubbink DT, Vermeulen H. Topical silver for preventing wound infection, Cochrane Database of Systematic Reviews, Issue 3, 2010

Vermeulen H, van Hattem JM, Storm-VerslootMN, Ubbink DT, Westerbos SJ. Topical silver for treating infected wounds, Cochrane Database of Systematic Reviews, Issue 10, 2010.

Wasiak J, Clelabd H. Burns (minor thermal), Clinical Evidence; 10:1903, 2009

40 Zahnungsbeschwerden

Zahnungsbeschwerden treten vor allem im Säuglings- und Kleinkindalter sowie im frühen Erwachsenenalter beim Durchtritt der Weisheitszähne auf.

Die ersten Milchzähne brechen in der Regel im Alter zwischen 6 und 12 Monaten durch, die letzten Backenzähne des Milchgebisses mit 24 Monaten. In manchen Fällen kommt es dabei zu Schmerzen, Rötungen und Schwellungen, in schwereren Fällen auch zu Fieber.

Über den durchbrechenden Zähnen können sich zusätzlich Durchbruchszysten oder Zahnungsgeschwüre zeigen. Bei einer Dentitio difficilis (Pericoronitis) ist das Zahnfleisch um die Spitze des durchbrechenden Zahns entzündet und es kann zu Eiterbildung kommen. Säuglinge und Kleinkinder sind meist nicht in der Lage, die Ursache zu artikulieren. Verhaltensänderungen, Reizbarkeit, Schlafstörungen, Reiben am Zahnfleisch und lokale Rötungen bzw. Schwellungen können Hinweise sein. Zahlreiche weitere Beschwerden wie vermehrter Speichelfluss, Saugen, erhöhte Infektanfälligkeit, Verdauungsbeschwerden oder Ausschlag im Gesicht werden traditionell dem Zahnen zugeschrieben, ein kausaler Zusammenhang konnte in wissenschaftlichen Studien jedoch nur bedingt gezeigt werden. Möglicherweise handelt es sich um ein zufälliges zeitliches Zusammentreffen, das u. a. auf die Abnahme mütterlicher Antikörper im Blut des Kindes zurückzuführen ist.

Bei jungen Erwachsenen kann der Durchtritt der Weisheitszähne aufgrund von Platzmangel zu starken Schmerzen und Entzündungszeichen führen. Zusätzlich wird gelegentlich eine Einschränkung der Mundöffnung (Kieferklemme) beobachtet. Da der Vorgang in Schüben über mehrere Jahre andauern kann, ist die Belastung für den Patienten mitunter erheblich.

Nichtmedikamentöse Maßnahmen zur Linderung von Zahnungsbeschwerden sind:

- Beißen auf harte Gegenstände oder Lebensmittel
- Massage
- Kühlung (Beißringe o. Ä. nicht tieffrieren!)

Zur Anwendung von in der Alternativmedizin eingesetzten Bernsteinketten bei zahnenden Kleinkindern liegen keine gesicherten Hinweise zur Beurteilung der Wirksamkeit vor. Zur medikamentösen Behandlung von Zahnungsbeschwerden im Rahmen der Selbstmedikation liegen nur sehr wenige Untersuchungen vor, die eine Einschätzung der verfügbaren Substanzen erlauben würden. An dieser Stelle daher nur ein kurzer Überblick über die Behandlungsmöglichkeiten. Eine Charakterisierung der im Folgenden genannten nichtopioiden Analgetika bzw. NSAIDs kann dem Kapitel 17 dieses Buches (Kopfschmerzen) entnommen werden.

Therapiemöglichkeiten bei Zahnungsbeschwerden

- Lidocain und Polidocanol sind Lokalanästhetika und können bei Zahnungsbeschwerden zur kurzzeitigen Schmerzlinderung angewendet werden. Die Substanzen wirken jedoch weder entzündungshemmend noch antibakteriell und können Allergien auslösen.
- Kamillen-Gesamtextrakte wirken nach lokaler Applikation antiinfektiv, wundheilungsfördernd, antibakteriell und bakterientoxinhemmend. Wie in verschiedenen kleineren klinischen Studien gezeigt wurde, wirkt sich dies durchaus positiv bei Zahnungsbeschwerden aus. Eine analgetische Komponente fehlt jedoch.
- Myrrhentinktur wirkt desinfizierend, desodorierend, schwach analgetisch und granulationsfördernd, nach dem derzeitigen Erkenntnisstand jedoch nicht adstringierend. Die Tinktur kann zur topischen Behandlung von Zahnungsbeschwerden eingesetzt werden. Wegen fehlender Erfahrung und des bitteren Geschmackes erscheint die Zubereitung zumindest für kleinere Kinder ungeeignet.
- Ratanhiatinktur wirkt aufgrund ihres Gerbstoffgehalts adstringierend und schleimhautabdichtend. Sie kann zur topischen Behandlung von Zahnungsbeschwerden eingesetzt werden. Der erzielte Effekt ist jedoch schwach, die analgetische Komponente fehlt ganz.
- Nelkenöl entspricht in seinen Wirkungen weitgehend denen seines Hauptinhaltsstoffes Eugenol. Es wirkt bakterizid, fungizid und lokalanästhetisch. Wegen seiner gewebereizenden Effekte kann Nelkenöl jedoch nicht bei Zahnungsbeschwerden empfohlen werden.
- Wenn Zahnungsbeschwerden mit starken Schmerzen oder Fieber einhergehen, können nichtopioide Analgetika oder NSAIDs angewendet werden. Paracetamol ist bei kleineren Kindern oder Fieber geeignet, Ibuprofen wirkt gut entzündungshemmend, Acetylsalicylsäure sollte im Rahmen der Selbstmedikation sicherheitshalber nur bei Erwachsenen eingesetzt werden.

40.1 Anmerkungen

- Für die in der Volksmedizin verwendeten Veilchen- oder Eibischwurzeln konnte die Wirksamkeit nicht belegt werden. Weiterhin ist auch aus hygienischen Gründen von deren Verwendung abzuraten.
- Durch den Einsatz von desinfizierenden Präparaten zur Spülung bei größeren Kindern wie Povidon-Iod, Dequalinium oder Chlorhexidin kann lediglich eine Keimzahlverminderung in der Mundhöhle erreicht werden. Sie wirken nur kurzzeitig, unspezifisch und oberflächlich. Eine relevante Wirkung im Bereich der bei einer Zahnung auftretenden tiefen Zahnfleischtaschen kann nicht erreicht werden.
- Povidon-Iod führt u. U. zu systemischer Iod-Aufnahme, die insbesondere während einer Schwangerschaft gefährlich sein kann.

40.2 Abgrenzung zu verschreibungspflichtigen Arzneimitteln und anderen ärztlichen Therapieverfahren

Bei Zahnungsbeschwerden, die mehr als 3 Tage anhalten, mit Fieber >39 °C, eingeschränkter Nahrungsaufnahme, Durchfall, Erbrechen, Krämpfen oder Hautausschlägen einhergehen, sollte ein Arzt konsultiert werden. Dieser kann abklären, ob die zugrunde liegende Infektion tatsächlich auf den Zahnungsvorgang zurückzuführen ist und ggf. ein Antibiotikum verordnen. Wenn Abszesse an der Stelle des durchbrechenden Zahnes auftreten, kann ein Zahnarzt diese eröffnen und ebenfalls eine antibiotische Therapie erwägen. Nicht vollständig durchgebrochene Weisheitszähne sind oft Ursache einer chronischen Entzündung. Falls eine chirurgische Entfernung der aufliegenden Gingivakappe nicht zum Erfolg führt, sollte eine Extraktion des Zahnes erwogen werden. Bei eindeutig vorhersehbarem Platzmangel ist eine prophylaktische Extraktion sinnvoll.

40.3 Fertigarzneimittel (exemplarische Auswahl)

Wirkstoff	Präparatebeispiele®
Lidocain (Lutschtabletten)	Trachilid (nur für Erwachsene)

40

Literatur

Ammon H, Mutschler E, Scholz H (Hrsg.). Arzneimittel Information und Beratung. 12. Akt.lfg., Wissenschaftliche Verlagsgesellschaft Stuttgart, 2013

Dodson TB, Susaria SM. Impacted wisdom teeth, Clinical Evidence; 04:1302, 2010

Drugdex® System. Thomson Healthcare, Zugegriffen 04/2014

Fachinformationen der einzelnen Wirkstoffe

Gutiérrez-Pérez JL. Third molar infections, Med Oral Patol Oral Cir Bucal; 9 Suppl:122–5; 120–2, 2004

Hamacher H, Wahl MA. Selbstmedikation, 2. Aufl., Wissenschaftliche Verlagsgesellschaft Stuttgart, 2011

Krasny M, Zadurska M, Cessak G, Fiedor P. Analysis of effect of non-steroidal anti-inflammatory drugs on teeth and oral tissues during orthodontic treatment. Report based on literature review, Acta Pol Pharm; 70(3):573–577, 2013

Milsom KM, Tickle M, King D. Does the dental profession know how to care for the primary dentition? Br Dent J; 195(6),301–303, 2003

Moloney J, Stassen LF. Pericoronitis: treatment and a clinical dilemma. J Ir Dent Assoc; 55(4):190–2, 2009

Rund um die Zähne – Anatomie. Online-Informationen der Kassenzahnärztlichen Bundesvereinigung. www.kzbv.de

S2-Leitlinie Odontogene Infektionen und Abszesse; AWMF-Registernr. 007/006; 2008

Taheri JB, Azimi S, Rafieian N, Zanjani HA. Herbs in dentistry, Int Dent J; 61(6):287–96, 2011

Tsang AKL. Teething, teething pain and teething remedies. Int Dent; 5(4),14–26, 2011

Wichtl M. Teedrogen und Phytopharmaka. 5. Aufl., Wissenschaftliche Verlagsgesellschaft Stuttgart, 2009

Wyk van B-E, Wink C, Wink M. Handbuch der Arzneipflanzen. 1. Aufl., Wissenschaftliche Verlagsgesellschaft Stuttgart, 2004

41 Anhang: Exkurs Evidenzbasierte Medizin

Die Evidenzbasierte Medizin ist ein Bereich der Medizin, der in den letzten Jahren zunehmend an Bedeutung gewonnen hat. Die Definition geht auf David Sacket zurück:

DEFINITION „Die Evidenzbasierte Medizin ist der gewissenhafte, ausdrückliche und vernünftige Gebrauch der gegenwärtig besten Evidenz für Entscheidungen in der medizinischen Versorgung individueller Patienten. Die Praxis der Evidenzbasierten Medizin bedeutet die Integration der individuellen klinischen Erfahrung mit der besten verfügbaren, externen klinischen Evidenz aus systematischer Forschung." (David Sacket, 1996)

Sackett et al. haben zur Umsetzung der Evidenzbasierten Medizin die 5 folgenden Schritte vorgeschlagen:

1. Formulierung einer relevanten, beantwortbaren Frage zum Fall
2. Literaturrecherche zur besten externen Evidenz
3. Kritische Einschätzung der Evidenz hinsichtlich Validität und Relevanz
4. Anwendung der Erkenntnisse auf das Ausgangsproblem
5. Bewertung des eigenen Vorgehens und der Resultate und gegebenenfalls Anpassung

Die therapeutische Entscheidung sollte im Einzelfall jedoch nicht nur aufgrundlage der so genannten „externen Evidenz", d. h. von wissenschaftlichen Erkenntnissen getroffen werden, sie basiert im Idealfall insgesamt auf 4 Säulen:

- Wissenschaftliche Evidenz („externe Evidenz")
- Erfahrung des Therapeuten („interne Evidenz")
- Wunsch des Patienten
- Erkrankung und Zustand des Patienten

Als externe Evidenz bezeichnet man die zu einem bestimmten Zeitpunkt verfügbare Information aus methodisch hochwertigen klinischen Studien. Die Recherche nach und Bewertung von Primärstudien ist jedoch sehr zeitaufwändig und in der Praxis häufig nicht durchführbar. Deshalb ist es in vielen Fällen praktikabel, auf die von Experten und Leitliniengruppen systematisch ausgewerteten und aufgearbeiteten Informationen zu einem Themengebiet zurückzugreifen, zum Beispiel auf hochwertige Leitlinien von Fachgesellschaften oder systematische Übersichtsartikel.

Besonders schwierig gestaltet sich das Vorgehen, wenn zu einem Thema nur begrenzt Daten oder nur Untersuchungen schlechter Qualität zur Verfügung stehen. In diesen Fällen ist es oft kaum möglich, sich aus der vorhandenen Datengrundlage eine eindeutige Meinung zu bilden. Hier bleibt dann in vielen Fällen nur der Therapieversuch.

Bei der eigenen Beurteilung klinischer Studien kann es hilfreich sein, sich über die Aussagekraft der jeweiligen Studie Gedanken zu machen. Für den Nachweis der Wirksamkeit gilt die gut durchgeführte randomisierte kontrollierte klinische Studie (RCT) als Goldstandard. Ergebnisse aus anderen Studiendesigns (z. B. Fall-Kontroll-, Kohortenstudien oder Anwendungsbeobachtungen) haben eine geringere Aussagekraft. Den geringsten „Evidenzgrad" haben Expertenmeinungen, Fallserien oder Einzelfallberichte.

Neben dem Studiendesign spielen jedoch auch die Studienplanung und Qualität der Durchführung eine entscheidende Rolle. So können qualitative Schwächen wie zum Beispiel:

- unklare Methodik der Patientenauswahl
- fehlende Vergleichsgruppe
- fehlendes oder unklares Randomisierungsverfahren
- fehlende oder nicht ausreichende Verblindung oder
- fehlende Intention-to-treat-Analyse
- fehlende a priori-Definition der Zielkriterien

die Aussagekraft der Studie wesentlich mindern. Diese Effekte können eine so genannte Verzerrung (engl. „Bias") des Studienergebnisses, z. B. eine Überschätzung des tatsächlichen Effektes, verursachen. Bei gut durchgeführten Studien ist die Gefahr der Verzerrung des Ergebnisses relativ klein.

Beim dargestellten Ergebnis sollte ein besonderes Augenmerk auf die klinische Relevanz gelegt werden. So ist es zum Beispiel fraglich, ob die Verkürzung der Krankheitsdauer um einen halben Tag bei einer durchschnittlichen Krankheitsdauer von 10 Tagen für den Patienten wirklich relevant ist, auch wenn die statistische Signifikanz gegeben ist.

Leitlinien können in verschiedenen Entwicklungsstufen vorliegen. Die Arbeitsgemeinschaft der wissenschaftlichen medizinischen Fachgesellschaften teilt die Leitlinien in folgende Stufen ein:

- S1: Eine Expertengruppe erarbeitet im informellen Konsens eine Empfehlung. Diese Leitlinien haben die niedrigste Entwicklungsstufe (Expertenempfehlung).
- S2: Auf dieser Stufe hat eine strukturierte Konsensfindung (S2k) oder eine systematische „Evidenz-Recherche" (S2e) stattgefunden.
- S3: Diese Leitlinien haben die höchste Entwicklungsstufe und wurden systematisch entwickelt (d. h. systematische Recherche, Auswahl und Bewertung der wissenschaftlichen Belege).

Diese Zusammenfassung soll nur einen kleinen Einblick geben. Weiterführende Anleitungen und Hinweise finden Sie in der nachfolgend genannten Literatur.

Literatur

Arbeitsgemeinschaft der Wissenschaftlichen Medizinischen Fachgesellschaften e. V., AWMF-Regelwerk, www.awmf.org, Zugegriffen 04/2014

Hinneburg I. Evidenzbasierte Medizin im Apothekenalltag. PZ Prisma; 19:143–148, 2012

Kunz R, Ollenschläger G, Raspe H, Jonitz G, Donner-Banzhoff N. Lehrbuch Evidenzbasierte Medizin in Klinik und Praxis. Deutscher Ärzte Verlag, 2007

Sackett DL, Rosenberg WM, Gray JA, Haynes RB, Richardson WS. Was ist Evidenz-basierte Medizin und was nicht? Munch Med Wochenschr; 139(44):644–645, 1997

Sackett DL, Rosenberg WM, Gray JA, Keynes M, et al. Evidence-based medicine: What it is and what it isn't, BMJ; 312:71–72, 1996

SIGN 50, A guideline developer's handbook, Stand 2011, www.sign.ac.uk

Timmer A, Richter R. Systematische Übersichtsarbeiten zu Fragen der Therapie und Prävention, Teil 1: Was ist eine systematische Übersichtsarbeit? Arzneimitteltherapie, Wissenschaftliche Verlagsgesellschaft Stuttgart; 4:137–139, 2008

Sachregister

B

C

D

E

G

H

L

O

P

Q

R

S

T

Die Autorin

Dr. Monika Neubeck

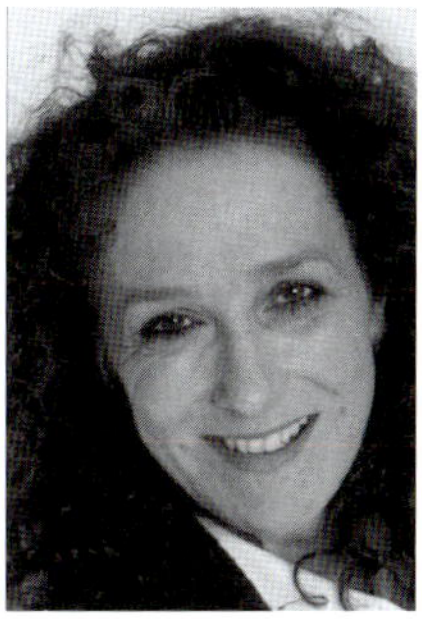

Nach Studium der Pharmazie an der Johann Wolfgang Goethe-Universität in Frankfurt am Main und nachfolgender Promotion war Frau Dr. Monika Neubeck zunächst als wissenschaftliche Mitarbeiterin am Pharmakologischen Institut für Naturwissenschaftler der Universität Frankfurt tätig. Hier leitete sie die Arbeitsgruppe Pharmakokinetik. Nach Verlassen der Universität arbeitete sie als selbstständige Gutachterin für Arzneimittel sowie als Übersetzerin von Zulassungsdossiers für die Firma Servier in Paris. Seit vielen Jahren ist Frau Dr. Neubeck als Autorin der Wissenschaftlichen Verlagsgesellschaft in Stuttgart an verschiedenen Projekten beteiligt (u. a. Arzneibuch-Kommentar, Pharmakologie oder Neue Arzneimittel). Durch regelmäßige Tätigkeiten in der öffentlichen Apotheke hält sie den Bezug zur Apothekenpraxis. Frau Dr. Neubeck ist Mutter von einer Tochter und zwei Söhnen.